解剖・生理と病態

症状・疾患と観察

治療・処置とケア

呼吸

循環

栄養・消化

代謝・排泄

神経・筋・運動

感覚・皮膚

生殖

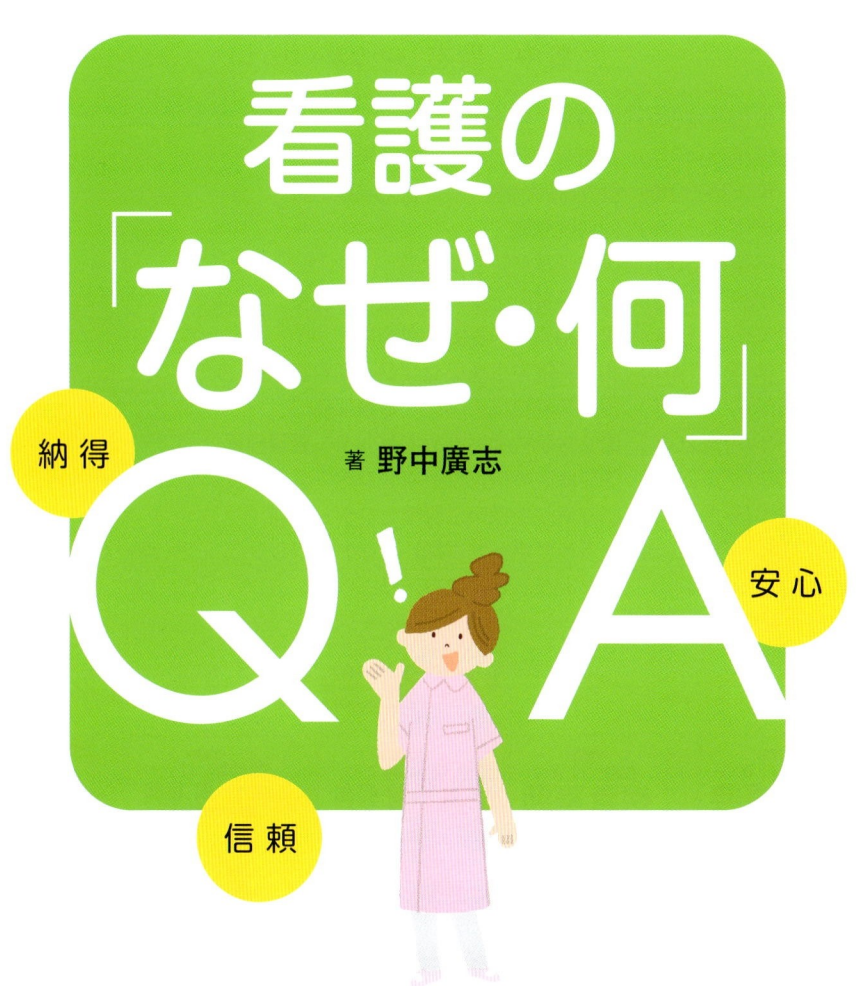

看護の「なぜ・何」Q&A

納得 安心 信頼

著 野中廣志

照林社

筆者 profile

野中　廣志 （のなか・ひろし）

1953年（昭和28年）	宮崎県に生まれる
1972年（昭和47年）	宮崎県立高鍋高等学校卒業
1975年（昭和50年）	国立国府台病院附属看護学校卒業
1975年（昭和50年）	同病院就職
1985年（昭和60年）	国立千葉病院看護士長
1998年（平成10年）	国立療養所千葉東病院副看護部長
2000年（平成12年）	国立相模原病院副看護部長
2002年（平成14年）	国立病院東京医療センター副看護部長
2005年（平成17年）	国立病院機構新潟病院看護部長
2008年（平成20年）	国立病院機構災害医療センター看護部長
2010年（平成22年）	国立病院機構東京医療センター看護部長
2013年（平成25年）	国立病院機構東京医療センター退職
2013年（平成25年）	キララサポート（株）モード・プランニング・ジャパン入社 エグゼクティブオフィサー

著書

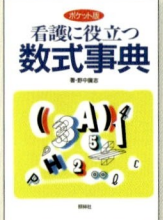

看護に役立つ数式事典（照林社、1996年）

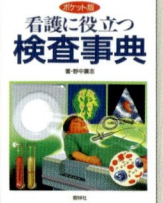

看護に役立つ検査事典（照林社、1997年）

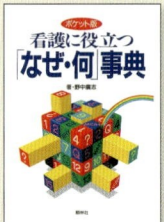

看護に役立つ「なぜ・何」事典（照林社、1998年）

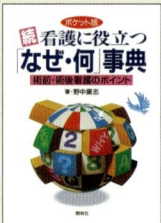

続・看護に役立つ「なぜ・何」事典（照林社、1999年）

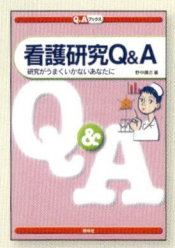

看護研究Q&A（照林社、2000年）

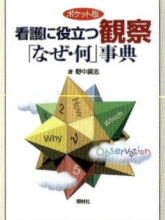

看護に役立つ観察「なぜ・何」事典（照林社、2003年）

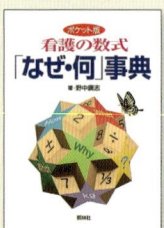

看護の数式「なぜ・何」事典（照林社、2005年）

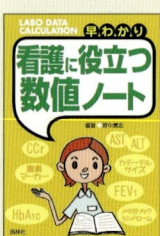

看護に役立つ数値ノート（照林社、2008年）

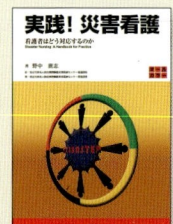

実践！災害看護（照林社、2010年）

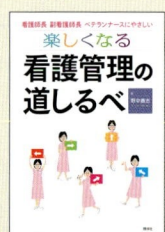

楽しくなる看護管理の道しるべ（照林社、2013年）

はじめに

　生きるパワーが低下した人々に、どのような看護を提供すればよいのか、看護の専門職として安心してもらえる看護、納得してもらえる看護、信頼してもらえる看護を提供するにはどうすればよいのか。安心・納得・信頼の看護を実践するための疑問を本の形に最初にまとめたのが、1996年（平成8年）発刊の『看護に役立つ数式事典』であった。それ以降も看護に関する疑問は尽きることなく、検査や処置・ケア、観察、治療などにかかわる疑問を、『看護に役立つ「なぜ・何」事典』(1998年)、『続・看護に役立つ「なぜ・何」事典』(1999年)、『看護に役立つ観察「なぜ・何」事典』(2003年) などに著した。いずれも読者である看護師や看護学生の皆さんが、臨床で遭遇する看護に関連する疑問を理解しやすいように、一語一語にこだわり、言葉の意味を砕いて、わかりやすい内容にまとめた。また可能な限りフローを用いて根拠が理解できるように整理した。

　本書は、これら著書の集成であり、さらに系統的な学びができるような構成とし、豊富で充実した内容になっている。看護師の皆さんが「看護を楽しく提供し、充実した日々が送れる」ことに資する内容であると自負している。

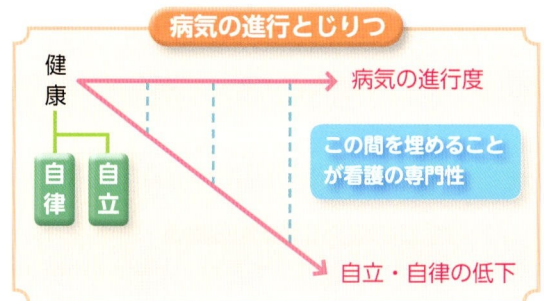

　私は、健康を「自律」と「自立」ととらえ、体の苦痛（痛みなどの体への影響）と心の苦痛（不安や心配、恐怖など心への影響）が看護対象であると考える。患者さんは、苦痛に伴い、2つの「じりつ」が低下した人ととらえている。

　病気により、2つの「じりつ（心と体）」の一方もしくは両方が損なわれ、その「じりつ」は病気の種類や程度（進行度）により「じりつ（健康）」との乖離の幅が大きくなる。

　少しでも乖離の幅を小さくして、患者自身が「じりつ」できるよう24時間患者に寄り添い、専門的な能力を発揮しているのが看護師である。したがって、看護師には、「じりつ」を維持、回復させるために「今を知る、今後の成り行きを予測する」などのさまざまな能力が必要とされる。

　本書が看護師の皆さんの看護活動に役立つことを切に願っている。

2013年10月

野中　廣志

本書の特徴と活用法

- 本書は、看護に必要な知識を7系統（呼吸、循環、栄養・消化、体液・代謝・排泄、神経・筋・運動、感覚・皮膚、生殖）、3分野（解剖・生理と病態、症状・疾患と観察、治療・処置とケア）に分類し、Q&Aでわかりやすく解説しています。
- 自分が関心のある系統のどの分野をみたいか早見インデックスで引いて、すぐに知りたい疑問を探すことができ、さらに見開き頁単位で独立した内容にしていますので、どこからでも読み進められます。
- 漢字や英語の読み方がわかるよう略語・索引が充実しています。略語が出てくる頁には、略語のフルスペルと英語の読み方、日本語が入っています。巻末の索引には、漢字にルビが付いています。辞典のように使えます。
- 看護学生の方や新しく病棟に配属された方など、日ごろの看護で疑問に思っていること、疑問に思っていても人に聞けないことの答えを見つけるられるようにていねいに説明しています。
- 看護学生や初心者を指導する立場にある方は、彼女（彼）らの疑問を知ることができ、さらに深い指導を行うことができます。

本書の構成

● 見開き頁に役立つ要素がギュッと詰まっています。

question
疑問（なぜこうなのか？・これって何？）：日ごろ疑問に思っていること、疑問に思っていても人に聞けないことがのっています。

answer
回答（こういうわけです・こういうことです）：病態関連図、関連図表、関連する豆知識で納得できる答えを得ることができます。

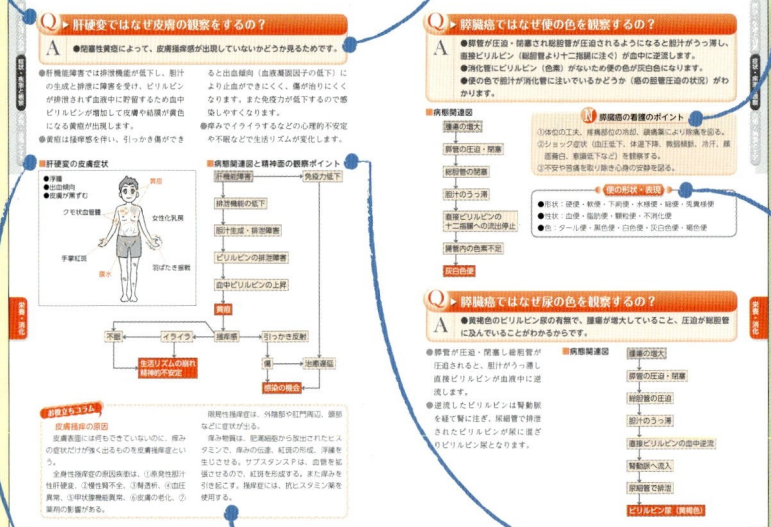

看護（だからこういう看護が必要です）：看護の必要性やポイントがわかります。

関連する豆知識で、理解の幅を広げることができます。

関連するわかりやすい図表をできる限り多く掲載しています。

さらに深く知るために役立つ知識をセレクトし、コラムにまとめています。

症状・疾患の関連図で、看護の根拠がわかります。

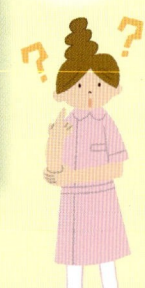

呼吸に関する「なぜ・何」QA 1

〈解剖・生理と病態〉
- Q 呼吸はどのように調節されているの？ ……… 2
- Q 呼吸運動はどのように行われるの？ ……… 4
- Q 酸素はなぜ体に必要なの？ ……… 5
- Q 酸素が少なかったり、二酸化炭素が多いと体はどうなるの？ …… 6

〈症状・疾患と観察〉
- Q 喀痰とは何？ ……… 8
- Q チアノーゼはなぜ起きるの？ ……… 9
- Q 呼吸困難の解剖生理学的な原因は何？ ……… 10
- Q 胸痛はなぜ起きるの？ ……… 11
- Q 喘鳴はなぜ起きるの？ ……… 12
- Q 呼吸はどのように観察するの？ ……… 13
- Q 異常呼吸にはどんな種類があるの？ ……… 14
- Q 低酸素のときは何を観察すればいいの？ ……… 15
- Q 気管支喘息の発作時は何を観察すればいいの？ ……… 16
- Q 気管支拡張症では何を観察すればいいの？ ……… 17
- Q 肺炎ではなぜ痰の色を観察するの？ ……… 18
- Q 肺炎ではなぜ咳嗽を観察するの？ ……… 18
- Q 肺炎ではなぜ呼吸音を観察するの？ ……… 19
- Q 間質性肺炎では何を観察すればいいの？ ……… 19
- Q 肺水腫では何を観察すればいいの？ ……… 20
- Q 気胸では何を観察すればいいの？ ……… 20
- Q 過換気症候群では何を観察すればいいの？ ……… 21

〈治療・処置とケア〉
- Q 痰の喀出が困難なときはどうすればいいの？ ……… 22
- Q 呼吸困難のときはどんな体位をとればいいの？ ……… 23
- Q 体位ドレナージ法で効果のある肺野は？ ……… 24
- Q 胸腔穿刺はどんなときに行われるの？ ……… 25
- Q 呼吸改善薬はどのように効くの？ ……… 26
- Q 酸素が投与されるのはどんなとき？ ……… 27
- Q 酸素流量はどのように決められるの？ ……… 28
- Q 酸素投与中は何を観察すればいいの？ ……… 30
- Q 気管切開の切開部位は決まっているの？ ……… 31
- Q 人工呼吸器装着中は何を観察すればいいの？ ……… 32
- Q 気管内チューブ挿入中、カフの何を観察すればいいの？ ……… 33
- Q 開胸術って何？ ……… 34
- Q 肺切除術にはどんな種類があるの？ ……… 36
- Q 肺全摘出術ってどんな手術？ ……… 38
- Q 肺部分（肺区域）切除術ってどんな手術？ ……… 39
- Q 肺切除後の看護ではどのようなことに気をつければいいの？ …… 40

- Q 肺縫縮術ってどんな手術？・・・・・・・・・・・・・・・・・・・・・・・・・・・・41
- Q 術後の呼吸では何を観察するの？・・・・・・・・・・・・・・・・・・・・42
- Q 胸膜癒着術ではなぜ時間で体位を変換するの？・・・・・・・・42
- Q トロッカーカテーテル挿入中は何を観察すればいいの？・・・・・43
- Q NPPVって何？ 何のために行うの？・・・・・・・・・・・・・・・・44

循環に関する「なぜ・何」QA 45

〈解剖・生理と病態〉
- Q 心臓はどのように動いているの？・・・・・・・・・・・・・・・・・・・・46
- Q 血圧はどのように調節されているの？・・・・・・・・・・・・・・・・47
- Q 高血圧はなぜ起きるの？・・・・・・・・・・・・・・・・・・・・・・・・・・・・48
- Q 血圧が高いとなぜ脳血管に障害を受けるの？・・・・・・・・・・49
- Q 便秘はなぜ高血圧をもたらすの？・・・・・・・・・・・・・・・・・・・・50
- Q 低血圧はなぜ起きるの？・・・・・・・・・・・・・・・・・・・・・・・・・・・・51
- Q 低血圧は体にどんな影響を及ぼすの？・・・・・・・・・・・・・・・・51
- Q 頻脈はなぜ起きるの？・・・・・・・・・・・・・・・・・・・・・・・・・・・・・・52
- Q 心房細動や心室細動のときは体にどのような影響があるの？・・・52
- Q ショックはどうして起きるの？・・・・・・・・・・・・・・・・・・・・・・・・54
- Q 体熱はどこで作られるの？・・・・・・・・・・・・・・・・・・・・・・・・・・56
- Q 体温はどのように調節されるの？・・・・・・・・・・・・・・・・・・・・56
- Q 体温が上昇するのはどんなとき？・・・・・・・・・・・・・・・・・・・・58
- Q 発熱すると体にどのような影響があるの？・・・・・・・・・・・・59
- Q 低体温は体にどのような影響を及ぼすの？・・・・・・・・・・・・60

〈症状・疾患と観察〉
- Q 発熱のときは何を観察すればいいの？・・・・・・・・・・・・・・・・61
- Q 高血圧では何を観察すればいいの？・・・・・・・・・・・・・・・・・・62
- Q 高血圧の人はなぜ眼底検査を受けるの？・・・・・・・・・・・・・・62
- Q 起立性低血圧では何を観察すればいいの？・・・・・・・・・・・・63
- Q 術後にはなぜ血圧を頻繁に観察するの？・・・・・・・・・・・・・・64
- Q 観血的動脈圧モニターは、何のために行うの？・・・・・・・・65
- Q スワンガンツカテーテルは何のために挿入されるの？・・・・66
- Q 中心静脈圧（CVP）はなぜ測定するの？・・・・・・・・・・・・・・66
- Q 大出血ではなぜ血圧や脈拍を観察するの？・・・・・・・・・・・・67
- Q 大出血ではなぜ呼吸状態を観察するの？・・・・・・・・・・・・・・68
- Q 大出血ではなぜ尿量を観察するの？・・・・・・・・・・・・・・・・・・68
- Q 心筋梗塞ではなぜ脈拍を観察するの？・・・・・・・・・・・・・・・・69
- Q 心筋梗塞ではなぜ呼吸状態を観察するの？・・・・・・・・・・・・69
- Q 心筋梗塞ではなぜ下肢の浮腫を観察するの？・・・・・・・・・・70
- Q 心筋梗塞ではなぜ頸部の観察をするの？・・・・・・・・・・・・・・70
- Q 心筋梗塞ではなぜ胸痛を観察するの？・・・・・・・・・・・・・・・・71
- Q 狭心症と心筋梗塞は観察で見分けられるの？・・・・・・・・・・72
- Q 肺高血圧症では何を観察すればいいの？・・・・・・・・・・・・・・72
- Q 下肢の深部静脈血栓では何を観察すればいいの？・・・・・・・・73

〈治療・処置とケア〉
- Q 温罨法と冷罨法はどのように使い分けるの？・・・・・・・・・・74

- Q 温罨法って何のために行うの？ ... 74
- Q 冷罨法って何のために行うの？ ... 75
- Q 高血圧の人にはなぜ塩分を制限するの？ ... 76
- Q 降圧薬はどのように効くの？ ... 77
- Q 降圧薬の内服中は何を観察すればいいの？ ... 78
- Q 昇圧薬はどのように効くの？ ... 79
- Q 抗不整脈薬はどのように効くの？ ... 80
- Q 強心薬はどのように効くの？ ... 81
- Q 抗狭心症薬はどのように効くの？ ... 82
- Q 造血薬はどのように効くの？ ... 83
- Q 止血薬はどのように効くの？ ... 84
- Q 抗血栓薬はどのように効くの？ ... 85
- Q 抗凝固薬はどのように効くの？ ... 86
- Q 心嚢穿刺はなぜ行われるの？ ... 87
- Q カウンターショック（除細動）は心筋にどのように作用するの？ ... 88
- Q A-Cバイパス術はどうして行われるの？ ... 90
- Q 経皮的冠動脈形成術って何？ ... 92
- Q 経皮経管冠状動脈形成術（PTCA）後は何を観察すればいいの？ ... 93
- Q ペースメーカー植込み術ってどんな手術？ ... 94
- Q 人工血管バイパス移植術ってどんな手術？ ... 96
- Q Yグラフト置換術ってどんな手術？ ... 97
- Q 下肢の静脈瘤ではなぜ下肢の挙上や弾性ストッキングを使用するの？ ... 98

栄養・消化に関する「なぜ・何」QA 99

〈解剖・生理と病態〉
- Q 空腹や満腹はどのように起きるの？ ... 100
- Q 空腹になるとなぜイライラするの？ ... 101
- Q どのような物質が消化にかかわるの？ ... 102
- Q 飲食物はどのように消化吸収されるの？ ... 103
- Q 嘔吐はどうして起きるの？ ... 104
- Q ストレスによる胃潰瘍はなぜ起きるの？ ... 105
- Q 黄疸はなぜ起きるの？ ... 106
- Q 肝臓が悪いとどうして栄養状態が低下するの？ ... 106
- Q 肝性昏睡（肝性脳症）はなぜ起きるの？ ... 107
- Q 膵臓癌ではなぜ悪心や嘔吐が見られるの？ ... 107

〈症状・疾患と観察〉
- Q なぜ栄養状態を把握する必要があるの？ ... 108
- Q 嘔吐のときは何を観察すればいいの？ ... 110
- Q 腹部膨満があるときは何を観察すればいいの？ ... 110
- Q 急性胃腸炎の最も重要な観察のポイントは何？ ... 111
- Q 急性胃腸炎ではなぜ便の性状の観察が大切なの？ ... 111
- Q ストレス性胃潰瘍では何を観察すればいいの？ ... 112
- Q 胃癌では何を観察すればいいの？ ... 113
- Q 食道癌では何を観察すればいいの？ ... 114
- Q 肝硬変ではなぜ意識障害を観察するの？ ... 115

- Q 肝硬変ではなぜ倦怠感を観察するの？ ・・・・・・・・・・ 116
- Q 肝硬変ではなぜ腹水の観察をするの？ ・・・・・・・・・・ 116
- Q 肝硬変ではなぜ皮膚の観察をするの？ ・・・・・・・・・・ 118
- Q 膵臓癌ではなぜ便の色を観察するの？ ・・・・・・・・・・ 119
- Q 膵臓癌ではなぜ尿の色を観察するの？ ・・・・・・・・・・ 119
- Q 膵臓癌ではなぜ皮膚の色を観察するの？ ・・・・・・・・ 120
- Q 胆石症では何を観察すればいいの？ ・・・・・・・・・・・・ 120
- Q 大腸癌では何を観察すればいいの？ ・・・・・・・・・・・・ 121
- Q イレウス（腸閉塞）では何を観察すればいいの？ ・・・ 122

〈治療・処置とケア〉
- Q 抗潰瘍薬はどのように効くの？ ・・・・・・・・・・・・・・・・・ 123
- Q 制吐薬はどのように効くの？ ・・・・・・・・・・・・・・・・・・・ 126
- Q 点滴ではどれぐらいのエネルギーが補えるの？ ・・・・ 127
- Q 中心静脈栄養法はどのようなときに行われるの？ ・・ 129
- Q 胃洗浄はどんなときにどれぐらい行えばいいの？ ・・ 130
- Q 腹腔穿刺はどんなときに行われるの？ ・・・・・・・・・・・ 131
- Q 胃チューブはどのようなとき必要なの？ ・・・・・・・・・ 132
- Q 胃全摘出術と胃亜全摘出術では何が違うの？ ・・・・・ 133
- Q 胃切除後はどのような食事に心がければいいの？ ・・ 134
- Q 胃瘻造設術ってどんな手術？ ・・・・・・・・・・・・・・・・・・ 135
- Q 経管栄養（PEG）のときは何を観察すればいいの？ ・ 136
- Q 経管栄養剤の特徴は？ ・・・・・・・・・・・・・・・・・・・・・・・ 137
- Q S-Bチューブ挿入時・挿入後には何を観察すればいいの？ 138
- Q 硬化療法って何？ ・・・・・・・・・・・・・・・・・・・・・・・・・・・ 139
- Q 食道の手術ってなぜ治りが悪いの？ ・・・・・・・・・・・・ 140
- Q Tチューブを抜いても胆汁は腹腔内に漏れないの？ ・ 141
- Q 肝臓癌のときになぜエタノールを注入するの？ ・・・ 142
- Q 肝動脈塞栓術って何のために行われるの？ ・・・・・・・ 143
- Q 肝動脈内注入療法はなぜ行われるの？ ・・・・・・・・・・ 144
- Q 胆嚢摘出術はなぜ行われるの？ ・・・・・・・・・・・・・・・・ 145
- Q ラパコレってどんな手術？ ・・・・・・・・・・・・・・・・・・・・ 146
- Q 膵臓の手術ってどんな手術？ ・・・・・・・・・・・・・・・・・・ 147
- Q 膵臓手術後の看護は何に気をつければいいの？ ・・・ 148
- Q 低位前方切除術ってどんな手術？ ・・・・・・・・・・・・・・ 149
- Q ポリペクトミーって何？ ・・・・・・・・・・・・・・・・・・・・・・ 150
- Q マイルス術ってどんな手術？ ・・・・・・・・・・・・・・・・・・ 151
- Q 人工肛門造設術後はどのような合併症に気をつければいいの？ 152
- Q ストーマの位置はどのように決めればいいの？ ・・・・ 153
- Q 肛門の手術には何があるの？ ・・・・・・・・・・・・・・・・・・ 154

体液・代謝・排泄に関する「なぜ・何」QA　155

〈解剖・生理と病態〉
- Q 体に水はなぜ必要なの？ ・・・・・・・・・・・・・・・・・・・・・・ 156
- Q 体液はどこでどのように調整されるの？ ・・・・・・・・・ 157
- Q 血液はどこで作られ、どのような働きをするの？ ・・ 158

- Q 電解質って何？ … 159
- Q アシドーシスって何、どうして起きるの？ … 160
- Q アルカローシスって何、どうして起きるの？ … 161
- Q 脱水ってどうして起きるの？ … 162
- Q 浮腫はなぜ起きるの？ … 163
- Q ブドウ糖の役割って何？ … 164
- Q 高血糖はなぜいけないの？ … 165
- Q 糖尿病性網膜剝離はどうして起きるの？ … 166
- Q 糖尿病性腎症はどうして起きるの？ … 167
- Q 糖尿病性神経障害はどうして起きるの？ … 168
- Q 低血糖状態ではなぜ脳症状が出るの？ … 170
- Q 糖尿病性ケトアシドーシスって何？ … 170
- Q 糖尿病ではなぜ空腹感が強いの？ … 171
- Q 糖尿病の患者の傷はなぜ治りにくいの？ … 172
- Q 尿量が多いとき、少ないときの原因は何？ … 173
- Q 排尿回数が多いとき、少ないときの原因は何？ … 174
- Q 尿の色が変化するときの原因は何？ … 175
- Q 尿失禁はどうして起きるの？ … 176
- Q 骨盤底筋が弱いとなぜ尿失禁が起きるの？ … 177
- Q 便っていったい何？ … 178
- Q 排便がないときの原因は何？ … 179
- Q 便が硬いときの原因は何？ … 179

〈症状・疾患と観察〉
- Q 白血病では何を観察すればいいの？ … 180
- Q 血小板が減少したときは何を観察すればいいの？ … 181
- Q 溶血性黄疸ではなぜ呼吸状態を観察するの？ … 181
- Q 糖尿病ではなぜ口唇や皮膚を観察するの？ … 182
- Q 糖尿病ではなぜ食事量を観察するの？ … 182
- Q 糖尿病ではなぜ体重を観察するの？ … 183
- Q 糖尿病ではなぜ感染の観察をするの？ … 184
- Q 糖尿病ではなぜ蓄尿をするの？ … 184
- Q 糖尿病ではなぜ意識状態を観察するの？ … 185
- Q 糖尿病ではなぜ睡眠状態を観察するの？ … 186
- Q 腎機能障害では何を観察すればいいの？ … 187
- Q アルドステロン症では何を観察すればいいの？ … 187
- Q ネフローゼ症候群では何を観察すればいいの？ … 188
- Q 下痢のときは何を観察すればいいの？ … 189

〈治療・処置とケア〉
- Q 血液製剤にはどのようなものがあるの？ … 190
- Q 輸血の副作用はなぜ起きるの？ … 190
- Q 抗糖尿病薬（内服）はどのように効くの？ … 192
- Q インスリン製剤はどのように効くの？ … 194
- Q 脂質異常症治療薬ってどのように効くの？ … 196
- Q 利尿薬はどのように効くの？ … 197
- Q 下剤はどのように効くの？ … 198

- Q 止痢薬はどのように効くの？ ……………………………… 200
- Q 腎臓は摘出しても大丈夫なの？ ……………………………… 201
- Q 尿路変更術は、どんな手術なの？ ……………………………… 202
- Q CAPD療法って何？ ……………………………… 203
- Q 留置バルンカテーテルは、なぜ早く抜去したほうがよいの？ … 204
- Q 便秘を予防する方法の根拠は？ ……………………………… 205
- Q よく行われる浣腸法は？ ……………………………… 206
- Q 高圧浣腸をしてはいけないときはどんなとき？ ……………… 207
- Q グリセリン浣腸をしてはいけないときはどんなとき？ ……… 208

神経・筋・運動に関する「なぜ・何」QA 209

〈解剖・生理と病態〉
- Q 中枢神経ってどんな働きをするの？ ……………………………… 210
- Q 脳神経ってどんな働きをするの？ ……………………………… 212
- Q 自律神経って何？ ……………………………… 213
- Q 脳幹反射って何？ ……………………………… 214
- Q 錐体路、錐体外路って何？ ……………………………… 216
- Q 病的反射で何がわかるの？ ……………………………… 218
- Q 意識障害はどんなときに起きるの？ ……………………………… 220
- Q 意識障害の観察はどのようにするの？ ……………………………… 222
- Q 舌の偏位や口蓋垂の偏位はどうして起きるの？ ……………… 224
- Q 言語障害はどうして起きるの？ ……………………………… 225
- Q 嚥下障害はどうして起きるの？ ……………………………… 226
- Q 聴力障害はどうして起きるの？ ……………………………… 227
- Q 不眠はなぜ起きるの？ ……………………………… 228
- Q 昼夜逆転はなぜ起きるの？ なぜいけないの？ ……………… 229
- Q 筋肉の疲労はどうして起きるの？ ……………………………… 230
- Q 腰痛はなぜ起きるの？ ……………………………… 230
- Q 長期臥床ではなぜ筋力が低下するの？ ……………………… 232
- Q 骨はどのように作られるの？ ……………………………… 233
- Q 老人にはなぜ大腿骨頸部骨折が多いの？ ……………………… 234
- Q 関節に水がたまるとなぜ痛いの？ ……………………………… 235

〈症状・疾患と観察〉
- Q くも膜下出血では何を観察すればいいの？ ……………………… 236
- Q くも膜下出血の再出血予防のためには何を観察すればいいの？ … 237
- Q 脳出血ではなぜ瞳孔の状態を観察するの？ ……………………… 238
- Q 脳出血のとき、眼底鏡を用いて何を観察しているの？ ………… 238
- Q 脳梗塞では何を観察すればいいの？ ……………………………… 239
- Q パーキンソン病では何を観察すればいいの？ …………………… 240
- Q 筋萎縮性側索硬化症（ALS）では何を観察すればいいの？ … 241
- Q 筋力を判断する方法は？ ……………………………… 242
- Q 腰椎椎間板ヘルニアでは何を観察すればいいの？ ……………… 243
- Q 大腿骨頸部骨折では何を観察すればいいの？ …………………… 244
- Q 変形性股関節症では何を観察すればいいの？ …………………… 245
- Q 関節リウマチでは何を観察すればいいの？ ……………………… 246

〈治療・処置とケア〉
- Q 脳循環・代謝改善薬はどのように効くの？ ... 247
- Q 抗認知症薬はどのように効くの？ ... 248
- Q 頭蓋内圧降下薬はどのように効くの？ ... 249
- Q 痛風治療薬はどのように効くの？ ... 250
- Q 抗パーキンソン薬はどのように効くの？ ... 251
- Q 筋弛緩薬はどのように効くの？ ... 252
- Q 抗てんかん薬はどのように効くの？ ... 253
- Q 睡眠薬（催眠薬）はどのように効くの？ ... 254
- Q 頭蓋内圧亢進を防ぐための治療とは？ ... 256
- Q 脳へのドレーン挿入時はどのようなことに気をつければいいの？ ... 257
- Q 硬膜外ブロック施行後には何を観察すればいいの？ ... 258
- Q 腰椎穿刺（髄液採取）後はどうして水平位なの？ ... 259
- Q 穿頭洗浄術ってどんな手術なの？ ... 260
- Q 安静は体にどのような影響があるの？ ... 261
- Q どうして良肢位は必要なの？ ... 262
- Q リハビリを行うか中止するかはどのように決めるの？ ... 263
- Q 筋力を維持したり増強するときはどんな運動をすればいいの？ ... 264
- Q なぜ ROM エクササイズが必要なの？ ... 266
- Q 麻痺のある患者の体位変換や移動では何に気をつければいいの？ ... 270
- Q 骨折はどれぐらいの期間で治るの？ ... 271
- Q 骨折のときはなぜ牽引をするの？ ... 272
- Q 牽引中は何を観察すればいいの？ ... 273
- Q CHS 固定はどのように行われるの？ ... 274
- Q 人工骨頭置換術の際なぜ骨セメントを使用する時としない時があるの？ ... 275
- Q 人工骨頭置換術後はなぜあぐらをかいてはいけないの？ ... 276
- Q 人工膝関節置換術後ではなぜ早期に膝の屈曲運動を行うの？ ... 278
- Q 骨の手術ではなぜ感染に神経質になるの？ ... 279
- Q 腰椎前方固定術の術後にはなぜ血栓性静脈炎に気をつけるの？ ... 280

感覚・皮膚に関する「なぜ・何」QA 281

〈解剖・生理と病態〉
- Q 皮膚はなぜ清潔でなければならないの？ ... 282
- Q 知覚障害はどうして起きるの？ ... 282
- Q 痛みは体にどのような影響を及ぼすの？ ... 284
- Q めまいはどうして起きるの？ ... 285
- Q メニエール病ではなぜめまいが起きるの？ ... 286
- Q 耳の閉塞感はどうして起きるの？ ... 286

〈症状・疾患と観察〉
- Q 皮膚の観察はなぜ必要なの？ ... 287
- Q 搔痒感があるときは何を観察すればいいの？ ... 288
- Q アトピー性皮膚炎では何を観察すればいいの？ ... 288
- Q 熱傷では何を観察すればいいの？ ... 289
- Q 褥瘡の発生予防では何を観察すればいいの？ ... 290
- Q 褥瘡予防のために座位のときは何を観察すればいいの？ ... 292

- Q 体位変換はなぜ必要なの？ ・・・・・・・・・・・・・・ 292
- Q 褥瘡予防のために側臥位のときは何を観察すればいいの？ ・・・ 293
- Q 疼痛のあるときは何を観察すればいいの？ ・・・・・・・・・ 294

〈治療・処置とケア〉
- Q 非ステロイド性抗炎症薬（NSAIDs）はどのように効くの？ ・・・ 295
- Q 麻薬性、非麻薬性鎮痛薬はどのように効くの？ ・・・・・・・ 296
- Q 眼科で使われる麻酔の特徴は何？ ・・・・・・・・・・・・ 297
- Q 白内障ではどのような手術が行われるの？ ・・・・・・・・・ 298
- Q 緑内障では何を観察すればいいの？ ・・・・・・・・・・・ 300
- Q 緑内障ではどのような手術が行われるの？ ・・・・・・・・・ 300
- Q 網膜剥離の手術後はなぜ体位が規制されるの？ ・・・・・・・ 302
- Q 鼓室形成術ってどんな手術？ ・・・・・・・・・・・・・・ 304
- Q 慢性副鼻腔炎に行われる手術ってどんな手術？ ・・・・・・・ 305
- Q 鼻中隔彎曲症に行われる手術ってどんな手術？ ・・・・・・・ 306
- Q 副腎皮質ステロイド薬はどのように効くの？ ・・・・・・・・ 307
- Q 抗ヒスタミン薬はどのように効くの？ ・・・・・・・・・・ 308

生殖に関する「なぜ・何」QA 309

〈解剖・生理と病態〉
- Q 子宮筋腫ではなぜ立ちくらみや倦怠感が出現するの？ ・・・・ 310
- Q 子宮筋腫ではなぜ頻尿になるの？ ・・・・・・・・・・・・ 311
- Q 子宮筋腫ではなぜ乏尿・無尿になるの？ ・・・・・・・・・・ 312
- Q 子宮筋腫ではなぜ便秘になるの？ ・・・・・・・・・・・・ 313
- Q 子宮筋腫ではなぜ痛みが出るの？ ・・・・・・・・・・・・ 313
- Q 膀胱炎の三大症状はどうして起きるの？ ・・・・・・・・・・ 314

〈症状・疾患と観察〉
- Q 膀胱癌では排尿の何を観察すればいいの？ ・・・・・・・・・ 315
- Q 前立腺肥大症では何を観察すればいいの？ ・・・・・・・・・ 316
- Q 前立腺炎では何を観察すればいいの？ ・・・・・・・・・・ 317
- Q 妊娠高血圧症候群では何を観察すればいいの？ ・・・・・・・ 318

〈治療・処置とケア〉
- Q 前立腺摘出術はなぜ行われるの？ ・・・・・・・・・・・・ 319
- Q クルドスコピーやラパロスコピーって何？ ・・・・・・・・・ 320
- Q 子宮脱ではどのような手術が行われるの？ ・・・・・・・・・ 321
- Q 子宮の摘出術にはどのような手術があるの？ ・・・・・・・・ 322
- Q 卵巣摘出術はどのような手術なの？ ・・・・・・・・・・・ 324
- Q 婦人科の手術後にはなぜ排尿障害が起きやすいの？ ・・・・・ 325
- Q 乳癌ではどのような手術が行われるの？ ・・・・・・・・・・ 326

文献 ・・・・・・・・・・・・・・・・・・・・・・・・・・・・ 328
欧文索引 ・・・・・・・・・・・・・・・・・・・・・・・・・・ 329
和文索引 ・・・・・・・・・・・・・・・・・・・・・・・・・・ 332

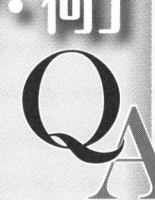

呼吸に関する「なぜ・何」Q&A

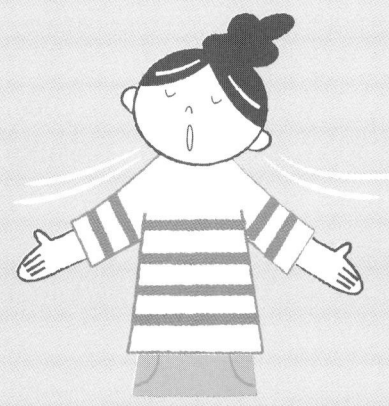

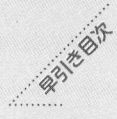
早引き目次

解剖・生理と病態
呼吸の調節 2／呼吸運動 4／酸素の必要性 5／低酸素・高二酸化炭素 6

症状・疾患と観察
喀痰 8／チアノーゼ 9／呼吸困難 10／胸痛 11／喘鳴 12／呼吸の観察 13／異常呼吸 14／低酸素 15／気管支喘息発作 16／気管支拡張症 17／肺炎：痰の色 18／肺炎：咳嗽 18／肺炎：呼吸音 19／間質性肺炎 19／肺水腫 20／気胸 20／過換気症候群 21

治療・処置とケア
痰喀出困難 22／呼吸困難時の体位 23／体位ドレナージ法 24／胸腔穿刺 25／呼吸改善薬 26／酸素投与 27／酸素流量 28／酸素投与中の観察 30／気管切開 31／人工呼吸器 32／気管内チューブ 33／開胸術 34／肺切除術 36／肺全摘出術 38／肺部分切除術 39／肺切除後の看護 40／肺縫縮術 41／術後の呼吸 42／胸膜癒着術 42／トロッカーカテーテル 43／NPPV 44

Q 呼吸はどのように調節されているの？

A ●呼吸運動は、体液性調節と神経性調節の刺激が呼吸調節中枢（脳橋、延髄にある）に伝わり、呼息と吸息（呼吸筋の運動）が統制され営まれています。

■呼吸調節のメカニズム

1．化学性（体液性）調節

1）中枢性化学受容体（延髄）
●血液中の二酸化炭素分圧が高まると脳脊髄液のpH濃度を高め、呼吸中枢を刺激して呼吸促迫となる

2）末梢性化学受容体（頸動脈体、大動脈体）
●動脈血の酸素分圧、pHの低下、二酸化炭素分圧の上昇を感知し、呼吸中枢に伝え、呼吸運動を強くして換気量を増加させる

3）血液の温度（体温）
●血液の温度の上昇（発熱）は呼吸中枢を刺激し、呼吸運動を高める

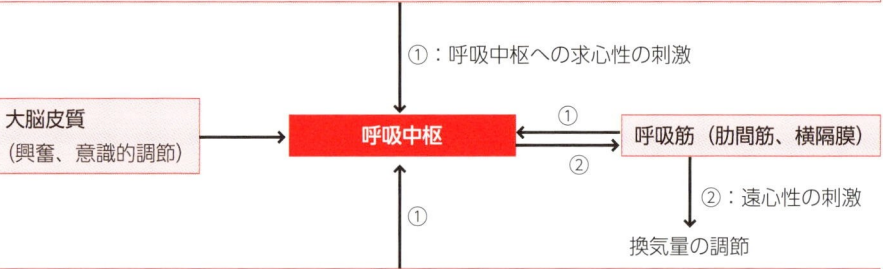

①：呼吸中枢への求心性の刺激
②：遠心性の刺激
換気量の調節

大脳皮質（興奮、意識的調節）→ 呼吸中枢 ⇔ 呼吸筋（肋間筋、横隔膜）

2．反射性（神経性）調節

1）ヘーリング・ブロイアー反射
●肺が膨らむと肺の圧受容体から迷走神経を介して呼吸中枢（吸気中枢）に刺激が伝わり吸気運動が抑制され、反射的に呼気中枢を刺激して呼気運動を起こさせる
●呼気運動により肺が縮小すると圧受容体から迷走神経を介して呼気中枢に刺激が伝わり、呼気運動を抑制し吸気運動を起こさせる

2）頸動脈洞反射、大動脈反射
●血圧の上昇は呼吸中枢を抑制し、血圧の低下は呼吸中枢を促進し浅速呼吸を起こす

3）ベインブリッジ反射
●心房からの刺激（右心房圧や大静脈圧の上昇）が迷走神経を介して呼吸中枢に伝わり呼吸を促進する

N 看護の必要性

●呼吸のメカニズムを理解したうえで、障害により生ずる看護の必要性を意味づけし、適切な看護を提供できるようにします。
●呼吸困難によって患者の生活は？　心は？　どうなっているでしょう。

呼吸器の構成

呼吸調節の仕組み

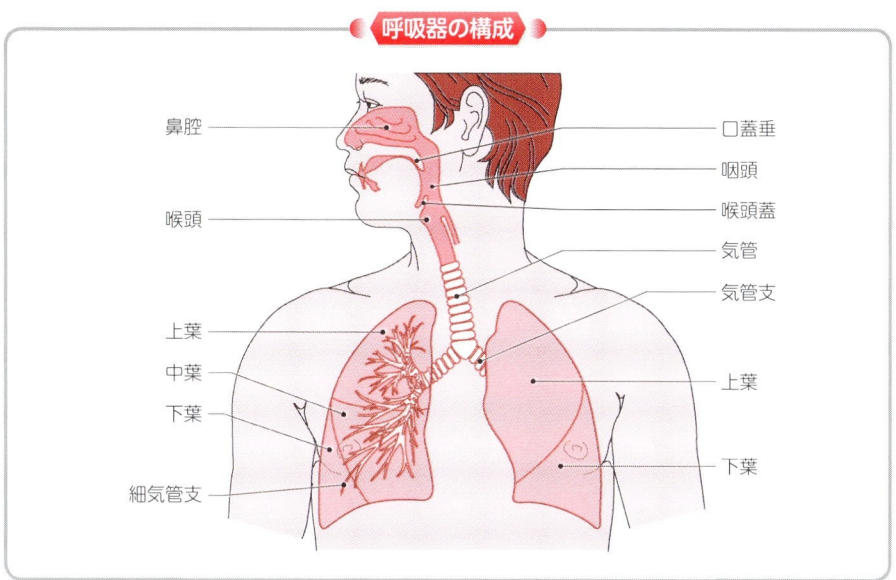

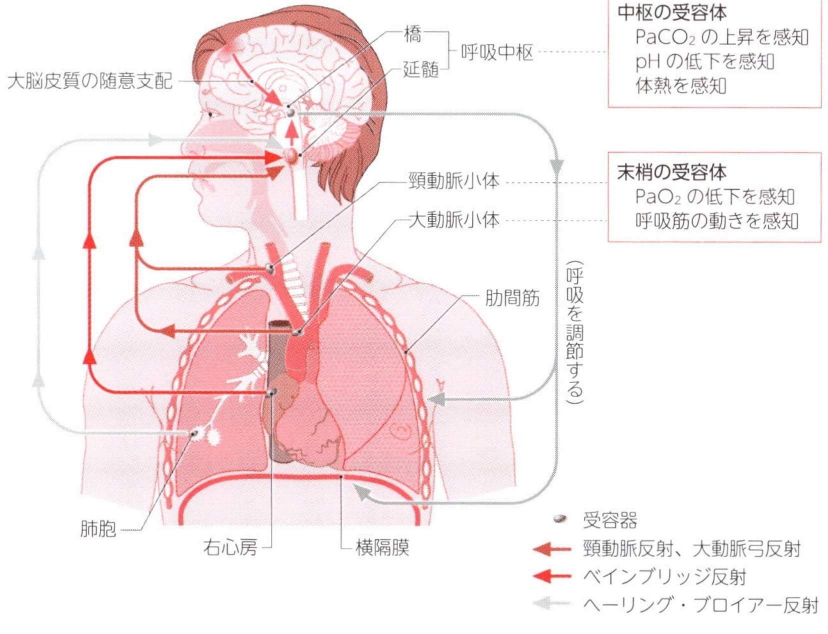

略語
$PaCO_2$：arterial CO_2 pressure（アーテリアル シーオーツー プレッシャー）動脈血二酸化炭素分圧
PaO_2：arterial O_2 pressure（アーテリアル オーツー プレッシャー）動脈血酸素分圧

Q ▶ 呼吸運動はどのように行われるの？

A ●呼吸は化学性（体液性）調節と反射性（神経性）調節を受け、胸式と腹式の2つの筋肉運動により行われています。

1. 胸式呼吸

- 肺や心臓を保護している肋骨と胸骨により呼吸運動が営まれています。
- 息を吸う（吸息）ときに、肋骨についている呼吸筋（肋骨神経に支配される外肋間筋）を収縮させ、胸骨側（前胸部）を引き上げます。
- 肋骨が脊椎に対して直角に近い角度まで引き上げられ、胸の厚さが増し（肺が膨らむ）、空気が肺に入ります（①）。
- 肺は胸腔内が陰圧（－2.5～8.5cmH$_2$O）に保たれ、常に元に戻ろうとする働きがあります。
- 肺胞が拡張すると迷走神経によって呼息中枢に伝達され、筋肉の緊張を解くように指令を受け、筋肉は伸び、胸骨が下がり肋骨内の空間は元に戻り空気が押し出されます（②）。

呼気時と吸気時の横隔膜の動き

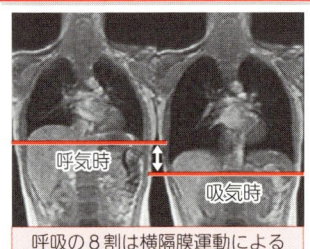

呼吸の8割は横隔膜運動による

2. 腹式呼吸

- 横隔膜はもともと皿を伏せたような形をしています（③）。
- 吸息中枢の刺激が横隔神経に伝わり横隔膜（筋肉）を刺激すると、横隔膜は緊張（収縮）し、平らな状態になり肋骨内の空間を広げて空気を肺に吸い込みます（④）。
- 呼気は胸式呼吸と同様に伝達され横隔膜の緊張が解け空気が押し出されます。

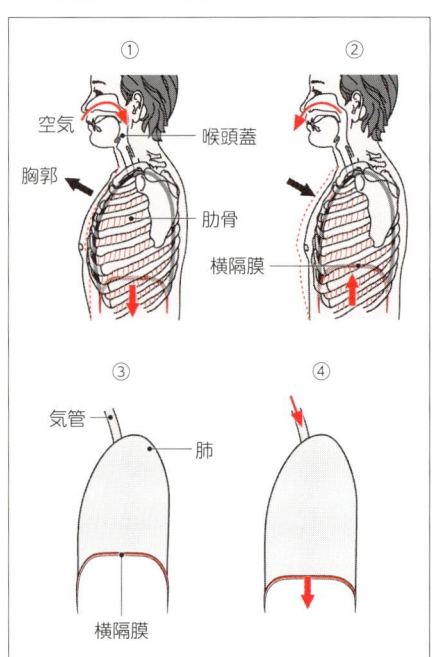

■横隔膜可動域のアセスメント

- 息を吸い、止めてもらい打診で共鳴音から濁音に変わる位置に印を付ける。
- 息を吐いてもらい共鳴音から濁音に変わる位置に印を付ける。
- 印の間隔を測定する。

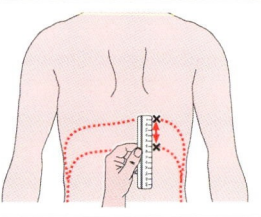

成人男性正常間隔：5～6cm
成人女性正常間隔：3～4cm

Q ▶ 酸素はなぜ体に必要なの？

A
- 生きていくためにはエネルギーが必要です。食物のもっている化学エネルギーを生命に必要なエネルギーに変換するときに酸素が必要となります。
- 酸素の供給能力は体力（生命力）を決定するので、酸素を効率よく使用しエネルギーを生産して細胞が生きられるようにする必要があります。

- 人間のエネルギーの元は、ATP（アデノシン三リン酸）という物質ですが、ATPを食物から直接摂取することはできないので、食物のもっている化学エネルギーをADP（アデノシン二リン酸）からATPに変換しエネルギーを作ります。そのときに酸素が必要となります。
- 食物でエネルギーの元になるのは主として糖分（炭水化物）です。これを酸素を使わずに分解してピルビン酸や乳酸を作ると、ATPが2単位できます。しかし、酸素を使いピルビン酸や乳酸を二酸化炭素と水に分解する（クレブス回路：細胞内のミトコンドリアにある）ときATPは36単位の大量のエネルギーを作ります。
- 酸素はいろいろな物質と化学反応をして別の物質を作り性質を変えています。例えば肝臓の細胞にあるミクロソームは高分圧の酸素を必要としますが、それにより物質の解毒を行っています。
- つまり人間が生きていくためには酸素と栄養は不可欠な訳です。

酸素、エネルギーを必要とする理由

1. 生物体のすべての活動に必要な筋肉運動に対する必要性。
2. 細胞膜が活性を保ち、必要なものを取り込み、不要なものを排除する代謝に対する必要性。
3. アミノ酸に分解した食物蛋白質から身体に必要な蛋白質を合成したり、合成に必要な酵素を作ることに対する必要性。
4. 神経の活動に対する必要性。

看護の必要性

- 気道を確保し必要な酸素を吸引しやすいようにします。
- 酸素の供給が不十分な場合にエネルギーの消耗（酸素の消費）を防ぐために安静にします。
- 熱エネルギーによる酸素消費を防ぐために保温をします。

お役立ちコラム

ブドウ糖の1日必要量と酸素量

ブドウ糖（$C_6H_{12}O_6$）は、1gあたり4kcalのエネルギーを産生する。成人の必要エネルギー量を2400kcalとすると、1日あたり600g（2400÷4）のブドウ糖を必要とする。

ブドウ糖1molは180g（$C_6H_{12}O_6$=（C:12×6）+（H:1×12）+（O:16×6）=72+12+96）なので、1日あたりのブドウ糖分解量：600÷180＝3.333molとなる。

ブドウ糖1molあたり6molのO_2が消費されるので、1日当たりのO_2消費量は3.333mol×6×16×2≒640gとなる。

略語
- **ATP**：adenosine triphosphate（アデノシン トライフォスフェイト）アデノシン三リン酸
- **ADP**：adenosine diphosphate（アデノシン ダイフォスフェイト）アデノシン二リン酸

Q ▶ 酸素が少なかったり、二酸化炭素が多いと体はどうなるの？

A ●動脈血液中のガスの変化は、①脳、②肺、③循環系、④肝臓、⑤腎臓、⑥血液、凝固系へ影響を及ぼします。

■血中ガスの変化による影響

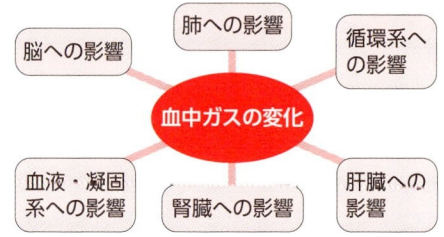

1. 脳への影響

1）アシドーシス

- 動脈血二酸化炭素分圧（$PaCO_2$）の増加によりアシドーシス（酸性の血液）となり、二酸化炭素の強力な血管拡張作用により脳血流量を増加させ、脳浮腫により頭痛や羽ばたき振戦などを起こします。
- 持続すると心拍出量が減少し、血圧低下により心不全やショックを起こします。

2）アルカローシス

- 動脈血二酸化炭素分圧（$PaCO_2$）の低下によりアルカローシス（アルカリ性の血液）となり、脳血流量が減少し、めまいを起こします。

2. 肺への影響

- 低酸素血症やアシドーシスにより肺の小血管が収縮（肺血管抵抗の上昇）し、肺高血圧となります。
- 肺動脈圧の上昇が持続すると、右心負荷により肺性心（右心肥大）となります。

3. 循環系への影響

1）頻脈、血圧の上昇、発汗、心拍数の増加

- 動脈血二酸化炭素分圧（$PaCO_2$）の上昇は、カテコラミンの分泌を増加させ、不足酸素を補うために心拍出量を増加（頻脈）させます。
- カテコラミンの分泌増加によって末梢血管が収縮するため血圧の上昇、発汗、心拍数の増加が起こります。

■呼吸による体液のバランス：アシドーシスとアルカローシス

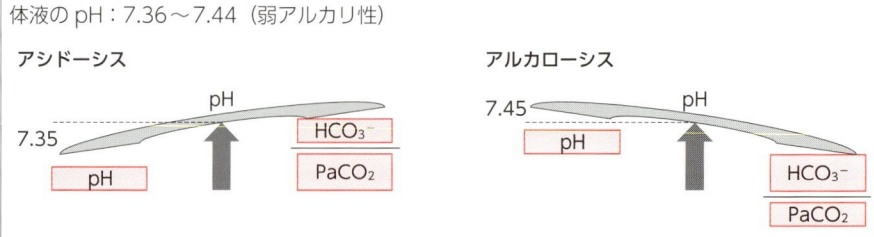

アシドーシス：ガス交換の低下によりCO_2が体内に蓄積して、酸性に傾く。呼吸促迫となる。
アルカローシス：生体で産生されるCO_2に比べ呼出されるCO_2が多いため、アルカリ性に傾く。呼吸抑制となる。

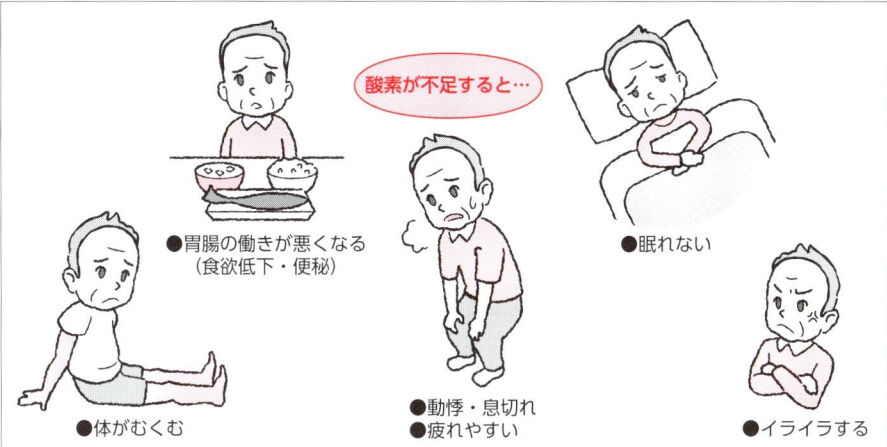

2) 冠血流量の低下
- 動脈血二酸化炭素分圧（$PaCO_2$）の低下は冠状動脈の血流を低下させ、狭心症や心筋梗塞になりやすくなります。

3) 肺性心
- 末梢の肺動脈血管抵抗の上昇により、肺動脈圧が亢進して肺性心が起きます。
- 肺性心により静脈圧が上昇し、右心不全を伴えば浮腫などが起きます。

4. 肝臓への影響
- 右心不全に伴う静脈圧の上昇はうっ血肝（肝臓の腫大）を起こし、肝細胞の働きを低下させます。

5. 腎臓への影響
- 高二酸化炭素血症（アシドーシス）や低酸素血症によって交感神経が興奮し、腎血流量の低下やADH、アルドステロンの増加を起こします。そのために尿、ナトリウムが排泄されず浮腫を生じます。

6. 血液、凝固系への影響
- 低酸素血症により多血症となり血液が固まりやすくなり、血栓を起こしやすくなります。

Ⓝ 看護の必要性

- 以下のような異常徴候の観察を十分に行い、余分なエネルギーを消費しないようなかかわりが必要になります。
① 低換気（低酸素）に伴う症状の観察：呼吸促迫に合わせ、頻脈、精神障害（無関心、判断力の低下、不安感、錯乱、せん妄、意識喪失など）、血圧上昇、チアノーゼ、不眠など。
② 過換気：二酸化炭素減少は血管運動中枢を刺激し、血圧下降、呼吸中枢の抑制による無呼吸へと移行する。
③ 高二酸化炭素に伴う症状の観察：頭痛、めまい、傾眠、錯乱、意識喪失。
④ アシドーシス：無関心、浅く不規則な呼吸、失見当識など。
⑤ アルカローシス：反射の亢進、視力減退、めまい、筋痙攣、発汗など。

略語 $PaCO_2$：arterial CO_2 pressure（アーテリアル シーオーツー プレッシャー）動脈血二酸化炭素分圧
ADH：antidiuretic hormone（アンティダイユレティック ホルモン）抗利尿ホルモン

Q ▶ 喀痰とは何？

A ●痰は、粘液腺より分泌される気道粘液で、気管支内壁を覆って保護しています。喀痰の約50％は炭水化物で、アルブミンと多糖類、電解質、炎症性細胞の崩壊物によりできています。

- 正常な気管支では、粘液腺から1日100mLの気道粘液が分泌され、気管支内壁を覆って保護しています。また線毛運動により1分間に2cmの速さで異物や細菌を喉頭に向かって運び上げ、気づかないうちに嚥下され胃で塩酸により殺菌されています。健康な人は粘液の排除機構により喀痰を自覚しません。
- 気道や気管支の粘液腺を刺激する因子があると口腔や鼻腔、気管、気管支などの粘膜から出た分泌物、あるいは漏出液に細菌やウイルス、粉塵、細胞などが混入した痰を自覚するようになります。

■喀痰の性状分類

喀痰の性状分類：血性痰／漿液性痰／膿性痰／粘膿性痰／粘液性痰

漿液性痰		サラサラした痰
粘液性痰		ネバネバした痰
粘膿性痰		ネバネバした膿の混じった痰
膿性痰		放置すると上層に泡沫性、下層に膿性に分離する痰
血性痰	血痰	ほとんどが血液の場合
	血線	血液が線状の場合
	血点	血液が点状の場合

痰を多くする因子と理由

- 加齢：痰の洗浄機能が衰える。
- 季節（冬）：大気の乾燥により気道の水分が失われ、洗浄効果が低下する。
- 喫煙：ニコチンやタールの刺激により粘膜が刺激される。
- 大気汚染：痰の材料である粉塵が増える。
- 粉塵の吸入：痰の材料である粉塵が増える。
- 化学物質の吸入：粘液腺を刺激し粘液の分泌が増える。
- 細菌、ウイルス感染：炎症反応により粘液腺が刺激される。
- 脱水：脱水により粘液腺からの粘液の分泌が減少し、気道の洗浄機能が低下する。
- アレルギー：ヒスタミンにより細胞が水分を取り込み浮腫が生じる。

なぜ寒いと乾燥するのか

- 空気中の水分が冷気により凝固し、より重くなって地面へ落下するため、空気中の水分が減少する。

Q チアノーゼはなぜ起きるの？

A ●チアノーゼは、皮膚毛細血管の還元ヘモグロビン（酸素と結合していないヘモグロビン）が、絶対量で5g/100mL（正常の2倍）以上、酸素飽和度が70％以下で出現します。

- 皮膚や粘膜等の表面を流れる毛細血管内の血液の色が、生理的または病理的な原因により青紫色になることをチアノーゼといいます。
- 全身や局所が暖かくてもチアノーゼが存在する場合は中心性（酸素不足）の原因によることが多く、短絡型疾患以外は100％酸素の投与で改善します。
- 末梢部や突出先端部にチアノーゼが目立ち、末梢部が冷たいときは末梢性で、寒冷やショック、うっ血性心不全などによる局所の血管収縮と血流減少のために生じます。

■換気不足（肺胞換気量減少）によるチアノーゼ

- 血液中の酸素含有量が低下し、低酸素状態が続くと肺動脈圧が上昇し、酸素の運搬を増すように赤血球産生が増加（多血症）して、心筋の収縮が十分に行われなくなって心不全を起こす。

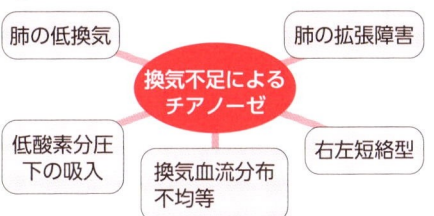

肺の低換気	・呼吸が浅く速い場合に起こり、肺の拡張制限がある場合に見られる ・1回換気量が減少し、表面的な呼吸になっているので呼吸数は増加しても肺胞換気量は減少しているため、血液中の酸素の補給が不足し、動脈血酸素分圧（PaO₂）は減少する
肺の拡張障害	・肺胞膜の変化や肺毛細血管床の血液不足のために、肺の拡張面積が減少する ・びまん性間質性肺炎や粟粒結核、サルコイドーシスなどに見られる
右左短絡型	・心室中隔欠損、肺血管腫などに見られる ・動脈血酸素分圧や酸素飽和度が低下する
換気血流分布不均等	・びまん性間質性肺炎などに見られる ・低酸素血症＊が顕著で咳や呼吸困難を生じる
低酸素分圧下の吸入	・高地や減圧室などの低酸素環境により起きる

＊低酸素血症（hypoxemia）：血液中の酸素量は正常だが、動脈血酸素分圧が下がる状態をいう

N 看護の必要性

- 口唇、爪床、耳介、頰、指趾の先のチアノーゼの分布、色調、皮膚温を観察し、保温、酸素が十分に吸引できる体位の工夫、気道の確保、酸素吸入を確実に行います。

略語 PaO_2：arterial O_2 pressure（アーテリアル オーツー プレッシャー）動脈血酸素分圧

Q ▶ 呼吸困難の解剖生理学的な原因は何？

A
- 呼吸困難は酸素の吸引不十分、二酸化炭素の排出不十分により出現します。
- 呼吸困難の程度は個人差が大きいので、ヒュー・ジョーンズ（Hugh-Jones）の分類や修正MRCスケールを用いて判断されます。

■呼吸困難をもたらす要件

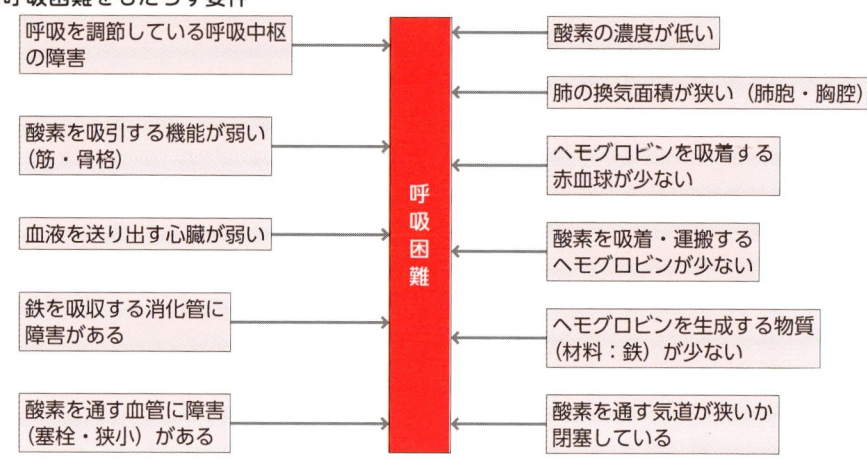

■ヒュー・ジョーンズの分類

Ⅰ度（正常）	同年齢の健康な人と同じように歩いたり階段の昇り降りができる
Ⅱ度（軽度）	平地では同年齢の健康な人と同様に歩けるが、坂道や階段は健康な人のようには昇れない
Ⅲ度（中程度）	平地でも健康な人のようには歩けないが、自分のペースなら1マイル（約1.6km）以上は歩ける
Ⅳ度（高度）	休み休みでないと50mも歩けない
Ⅴ度（きわめて高度）	話をしたり着物を着替えたり、身の回りのことをするのにも息が切れ、外出もできない

■修正MRC息切れスケール

0	激しい運動をしたときだけ息切れがある
1	平坦な道を早足で歩く、あるいは緩やかな上り坂を歩くときに息切れがある
2	息切れがあるので、同年代の人より平坦な道を歩くのが遅い、あるいは平坦な道を自分のペースで歩いているとき、息切れのために立ち止まることがある
3	平坦な道を約100m、あるいは数分歩くと息切れのために立ち止まる
4	息切れがひどく家から出られない、あるいは衣服の着替えをするときにも息切れがある

略語　MRC：Medical Research Council（メディカル リサーチ カウンシル）英国医療審議会

Q ▶ 胸痛はなぜ起きるの？

A ●胸痛は、胸郭の皮膚表面から深部内臓に至る領域で知覚される疼痛です。呼吸器疾患（肺実質と臓器側胸膜には痛覚受容器が少ないので、上気道、気管、肺血管、胸壁、縦隔で知覚される）や心臓疾患（狭心症、心筋梗塞などの虚血）、血管の疾患（胸部大動脈瘤、解離性大動脈瘤など）で現れます。

■胸痛を起こす主な疾患と特徴

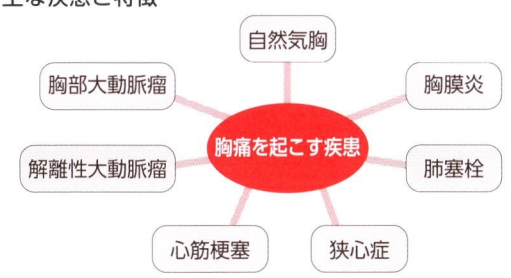

分類	疾患名	特徴	起因
呼吸器疾患	自然気胸	突発性限局性の鋭い痛みで虚脱が大きいと呼吸困難を伴う	肺側の胸膜が咳やカんだときに破れ、空気が膜と膜の間（胸膜腔）に漏れ、肺が縮んで症状を呈する
	胸膜炎（血胸、気胸）	鋭い表在性の切るような痛みで吸気、咳嗽で増強する	胸膜がウイルスなどの感染により炎症を起こし症状を呈する。胸水を伴う
	肺塞栓（肺梗塞）	胸膜痛あるいは狭心症様の痛みで呼吸困難を伴う	肺の動脈が血栓や塞栓により閉塞して症状を呈する
心臓疾患	狭心症	左胸から中央部の痛み、首のつけ根や左肩、腕にしびれを伴う放散痛がある。15分以内に治まる	心臓を養う冠状動脈に一過性の狭窄が起きて症状を呈する
	心筋梗塞	左胸から中央部の激痛が15分以上持続し、冷汗や嘔気を伴う	冠状動脈が閉塞し血流が途絶えて心筋に酸素が行かず壊死して症状を呈する
血管異常	解離性大動脈瘤	胸と背中に激痛が起きる。血管壁の裂ける方向に痛みが移動する	さまざまな原因で血管壁（内膜と中膜の間）が裂けて症状を呈する
	胸部大動脈瘤	血管壁が急激に嚢状や紡錘形に膨らんだときに胸と背中に激痛が起きる	動脈硬化や梅毒などにより血管壁が弱くなり発症する

Q ▶ 喘鳴はなぜ起きるの？

A
- 喘鳴（wheeze）とは、ゼーゼー・ヒューヒューという呼吸に伴う雑音をいい、気道の狭窄により発生します。
- 喘鳴が呼息のときに起きるか、吸息のときに起きるか、両方で起きるのかによって障害の種類や体の変化を推察することができるので、呼吸と喘鳴の起きるパターンを観察する必要があります。

1）呼息が延長する喘鳴
- 肺気腫や慢性気管支炎など：気管支内腔の粘膜浮腫や炎症、分泌液で満たされて起こります。
- 気管支喘息：気管支壁平滑筋が攣縮する（吸息時には比較的内腔が広がり空気が入るが、呼気時には極端に狭くなる）ときに起きます。

2）吸息のときに強く聴かれる喘鳴（stridor）
- 異物や声帯浮腫など上気道部（喉頭、気管）に狭窄があるときに起きます。

3）吸息期と呼息期で同じ長さの喘鳴（両期性喘鳴）
- 左心室から血液を送る力が弱まる左心不全や肺うっ血が起こり、肺胞内に血液中の液性成分が漏出して肺胞内に水があふれる（肺水腫）ときに起きます。

■喘鳴の分類

	発生部位	原因
吸気性喘鳴	鼻腔	鼻炎、アデノイドの肥大
	咽頭	口蓋扁桃肥大、腫瘍、舌根沈下
	喉頭	喉頭炎、喉頭浮腫、喉頭痙攣、異物、腫瘍、喉頭神経麻痺など
呼気性喘鳴	末梢部気管支	気管支喘息、慢性気管支炎、細気管支炎、異物、塵肺、過敏性肺炎、心不全・肺腫瘍など
吸気性・呼気性喘鳴	気管・気管支	気管・気管支炎、気管軟化症、気管内腫瘍、気管・気管支異物

■気道の分類

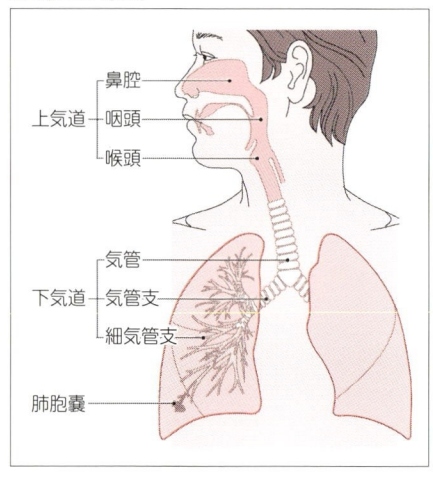

上気道：鼻腔、咽頭、喉頭
下気道：気管、気管支、細気管支
肺胞嚢

N 看護の必要性
- 気道を確保する必要性を理解して適切な方法で看護を行います。
1. 炎症の場合は、冷罨法を行う。
2. 浮腫の場合は栄養状態と水分出納を視点におく。
3. 喀痰喀出困難の場合は、加湿やタッピング、バイブレーターを活用する。
4. 舌根沈下の場合は、舌を固定し重力により舌根が落ちないようにする。
5. 呼吸法を訓練する。
6. 安静を保ち酸素の消費を抑える。
7. 不足な酸素を補う。
8. 体位を工夫する。

Q ▶ 呼吸はどのように観察するの？

A ●呼吸回数、リズムの観察をします。しかし観察だけでは呼吸の異常を知ることはできないので、呼吸音を聴診します。

- 呼吸は、大脳皮質の影響により意識的にコントロールすることやストレスによって変化します。したがって患者には測定を悟られないように脈拍や血圧測定をしながらその回数や呼吸内容を観察します。
- 呼吸内容では、吸息：呼息：休息の割合が 1：1.5：1 かどうかそのリズムを見ます。

■聴診部位図（前胸部）

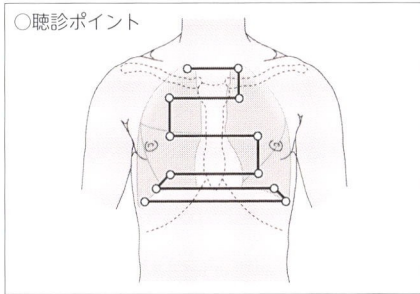

○聴診ポイント

- 呼吸回数やリズムだけで異常を知ることはできません。そこで実際に呼吸音を聴診します。
- 聴診した音によって気管支や肺の異常を知ることができます。

■異常呼吸音の分類と特徴

副雑音
├─ 連続性ラ音 ── 乾性ラ音 ┬─ 鼾音
│　（喘鳴音）　　　　　　└─ 笛音
└─ 断続性ラ音 ── 湿性ラ音 ┬─ 水泡音
　　（クラックル音）　　　└─ 捻髪音

種類	特徴
水泡音	・吸気の初めに聞かれ、また呼気に聞かれるブツブツという低い音で、口のところではシャリシャリという音で聞こえる ・体位による変化はない ・気管支炎・気管支拡張症・肺水腫・肺炎などで聞かれる
捻髪音	・吸気の半ばから終わりにかけチリチリとかバリバリという高い音で聞かれる。口のところでは聞こえない ・体位により音が減弱したり消失する ・間質性肺炎・肺水腫初期・肺炎初期などで聞かれる

■正常呼吸音

呼吸音名	聴診部位	音の特徴
気管呼吸音	頸部気管	ヒューヒュー
気管支肺胞呼吸音	第5肋骨胸骨両側	ハーハー
肺胞呼吸音	それ以外の胸部	サーサー

異常呼吸音はなぜ起きるの？

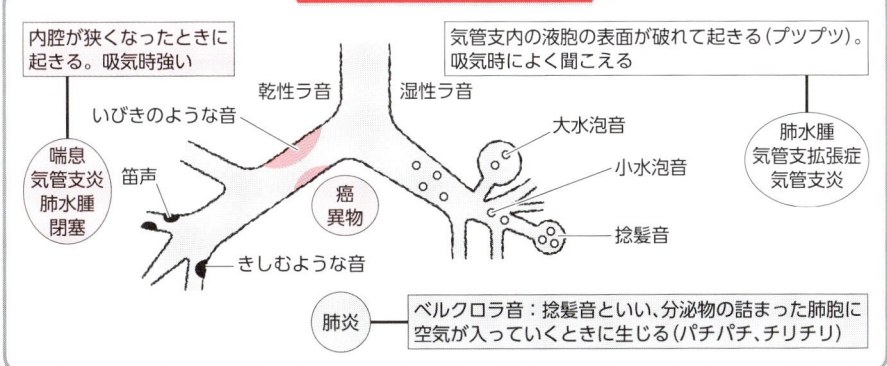

Q ▶ 異常呼吸にはどんな種類があるの？

A ●チェーンストークス呼吸、ビオー呼吸、鼻翼呼吸、クスマウル呼吸などがあります。

■異常呼吸の種類と特徴

異常呼吸の名称	特徴	発生する主な疾患
チェーンストークス呼吸	・無呼吸（5〜30秒）の後に呼吸の深さと数が次第に増大し、また深さと回数が次第に減少し無呼吸となる周期性の呼吸 ・脳の酸素欠乏状態（呼吸中枢の感受性低下）やCO_2が減少した状態で起きる	脳腫瘍・脳出血・脳外傷・心不全・中毒（睡眠薬・麻薬）・尿毒症
ビオー呼吸	・促迫した呼吸と無呼吸が10〜30秒間隔で交互に現れる（深さに変化はない）呼吸 ・脳障害で起きる	脳腫瘍・脳炎・脳外傷など
鼻翼呼吸	・吸気時に鼻翼を広げ、呼気時にもとに戻す努力性の呼吸 ・高熱などのときに起きる	炎症性疾患
クスマウル呼吸	・呼吸（吸気・呼気）が異常に深く遅い状態が持続する呼吸 ・糖尿病でケトアシドーシスが生じ、pHが低下するときに起きる	糖尿病アシドーシス

◀ 呼吸困難の出現の仕方 ▶

①急激に発症したか────気胸・気道異物・肺梗塞・左心不全・過換気など
②徐々に発症したか────肺気腫・気管支炎・胸水・心臓病など
③どんな状態で出現するか
④息を吸うとき苦しいか──うっ血心不全など
⑤吐くとき苦しいか────気管支喘息など
⑥発作が生じるか─────気管支喘息・うっ血性心不全など
⑦反復性に見られるか──気管支喘息・うっ血性心不全など

■呼吸数と深さの異常

	呼吸数	呼吸の深さ	原因
頻呼吸	増加（25回以上）	変化しない	疼痛、発熱、代謝性・呼吸性アルカローシス
徐呼吸	減少（9回以下）	変化しない	呼吸中枢抑制、頭蓋内圧亢進後の続発
過呼吸	変化しない	増加	運動、強い緊張、過換気症候群
減呼吸	変化しない	減少	呼吸筋麻痺、薬剤による影響
多呼吸	増加	増加	運動時、高熱時など酸素需要の著しい増加
小呼吸	減少	減少	末期・死亡直前

Q ▶ 低酸素のときは何を観察すればいいの？

A ●空気中の酸素濃度が低かったり、酸素を吸引するための諸機能（骨・筋などや酸素を運搬する血液、気道や肺など）に障害があると低酸素状態になります。低酸素では以下のような状態を観察します。

■病態関連図と観察のポイント

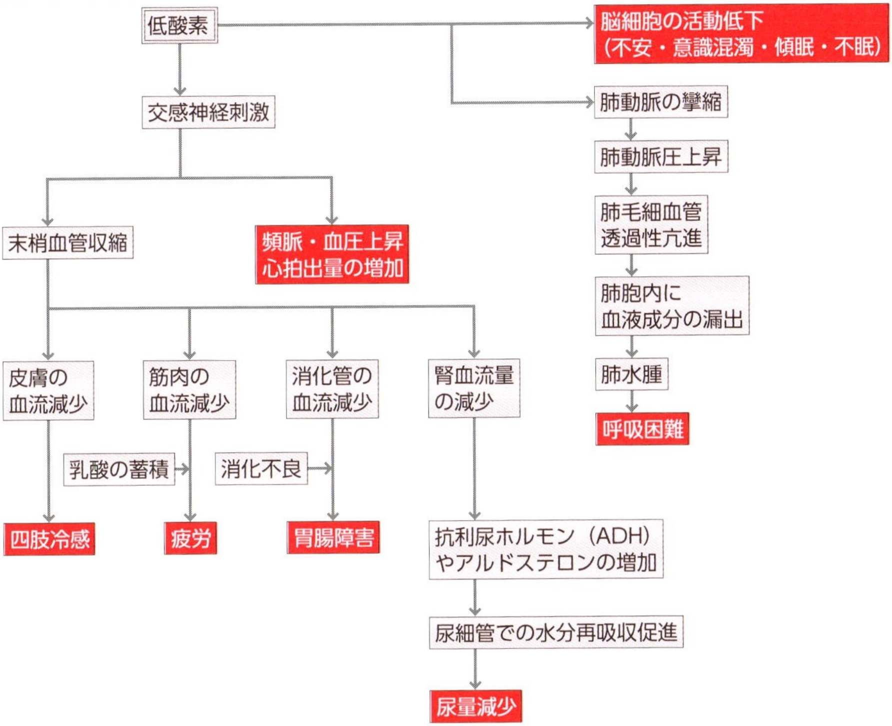

```
低酸素 ──────────┬──────────→ 脳細胞の活動低下
                │                  （不安・意識混濁・傾眠・不眠）
                ↓
            交感神経刺激 ──────→ 肺動脈の攣縮
                │                     ↓
                │                 肺動脈圧上昇
                │                     ↓
                │                 肺毛細血管
                │                 透過性亢進
                │                     ↓
                │                 肺胞内に
                │                 血液成分の漏出
                │                     ↓
                │                 肺水腫
                │                     ↓
                │                 呼吸困難
```

- 末梢血管収縮
  - 皮膚の血流減少 → 四肢冷感
  - 筋肉の血流減少 → 乳酸の蓄積 → 疲労
  - 消化管の血流減少 → 消化不良 → 胃腸障害
  - 腎血流量の減少 → 抗利尿ホルモン（ADH）やアルドステロンの増加 → 尿細管での水分再吸収促進 → 尿量減少
- 頻脈・血圧上昇 心拍出量の増加

お役立ちコラム

日本の結核事情

昭和25年の結核死亡者数は、121,769人（対10万死亡率146.4％、死亡順位1位）で、平成23年の死亡者数は、2,162人（同死亡率1.7％、死亡順位25位）へと減少してきた。近年の状況で特徴的なことは、結核感染の治療対象者（平成23年度）約1万人のうち2,345人（23.3％）が看護師・保健師で、医師425人（4.2％）、その他の医療従事者910人（9.1％）となっていて、治療を要する4割弱が医療関係者であり、病院で結核感染が起きている。

ちなみに先進諸国の中で結核菌が撲滅されていないのは日本だけで、人口10万対罹患率の少ない順位では、1位アメリカ（4.1％）、2位カナダ（4.7％）、3位ドイツ（4.8％）、4位イタリア（4.9％）、5位デンマーク（6.0％）、6位オーストラリア（6.3％）、7位スウェーデン（6.8％）で日本は11位（17.7％）と先進諸国の中では高率である。

（データはGlobal Tuberculosis WHO Report 2011を参考）

 ADH：antidiuretic hormone（アンティダイユレティック ホルモン）抗利尿ホルモン

Q ▶ 気管支喘息の発作時は何を観察すればいいの？

A ●気道狭窄に起因する症状、呼吸困難に起因する症状、そして最も重篤な低酸素血症に起因する症状を観察します。

■ 病態関連図と観察のポイント

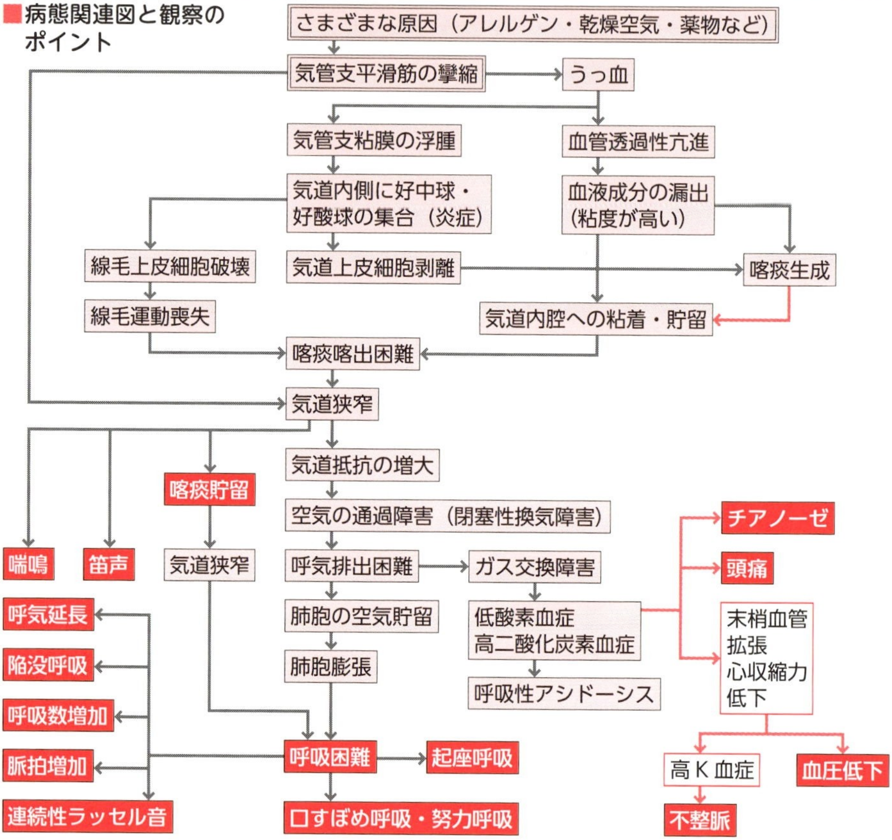

```
さまざまな原因（アレルゲン・乾燥空気・薬物など）
    ↓
気管支平滑筋の攣縮 → うっ血
    ↓                    ↓
気管支粘膜の浮腫       血管透過性亢進
    ↓                    ↓
気道内側に好中球・     血液成分の漏出
好酸球の集合（炎症）   （粘度が高い）
    ↓         ↓
線毛上皮細胞破壊  気道上皮細胞剥離 → 喀痰生成
    ↓                    ↓
線毛運動喪失      気道内腔への粘着・貯留
    ↓         ↓
喀痰喀出困難 ←
    ↓
気道狭窄
    ↓
気道抵抗の増大
    ↓
空気の通過障害（閉塞性換気障害）
    ↓
呼気排出困難 → ガス交換障害
    ↓              ↓
肺胞の空気貯留  低酸素血症
    ↓         高二酸化炭素血症
肺胞膨張         ↓
              呼吸性アシドーシス
```

観察項目：
- 喀痰貯留
- 喘鳴 / 笛声 / 気道狭窄
- 呼気延長
- 陥没呼吸
- 呼吸数増加
- 脈拍増加
- 連続性ラッセル音
- 呼吸困難 → 起座呼吸
- 口すぼめ呼吸・努力呼吸
- チアノーゼ
- 頭痛
- 末梢血管拡張・心収縮力低下
- 高K血症
- 血圧低下
- 不整脈

■ 喘息発作時の気道狭窄

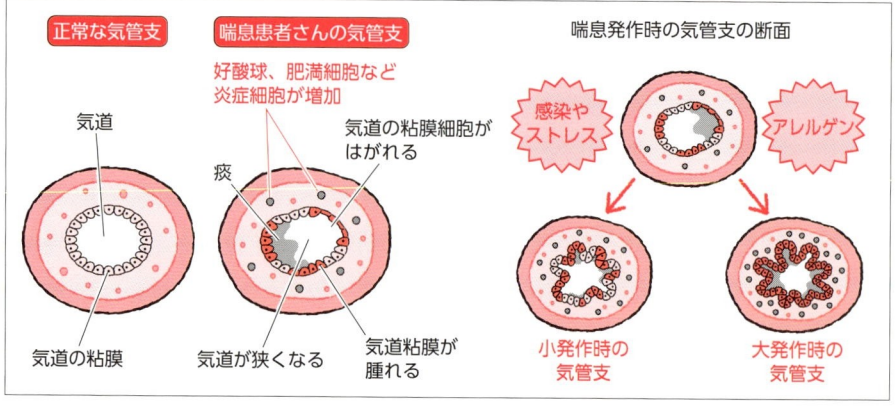

正常な気管支 / 喘息患者さんの気管支 / 喘息発作時の気管支の断面

- 気道 / 気道の粘膜
- 好酸球、肥満細胞など炎症細胞が増加
- 痰 / 気道の粘膜細胞がはがれる / 気道が狭くなる / 気道粘膜が腫れる
- 感染やストレス / アレルゲン
- 小発作時の気管支 / 大発作時の気管支

気管支拡張症では何を観察すればいいの？

 ●感染徴候、喀痰貯留状態が観察の重要ポイントになります。

- 気管支拡張症は慢性気道感染症の1つで、気管支壁が壊され弾力性を失って気管支が拡張（本来、先に行くほど細くなる気管支が太くなり元に戻らない）します。
- 気管支が拡張すると痰の分泌量が増え、排出機能も低下します。
- 気管から下の下気道は無菌状態ですが、気管の防御機能が傷害されると菌が常在化し、気管支壁が壊れて拡張すると、そこに痰がたまって慢性的に感染を起こし、分泌物の増加によりさらに痰が多量にたまって症状を発生させます。

■ 病態関連図と観察のポイント

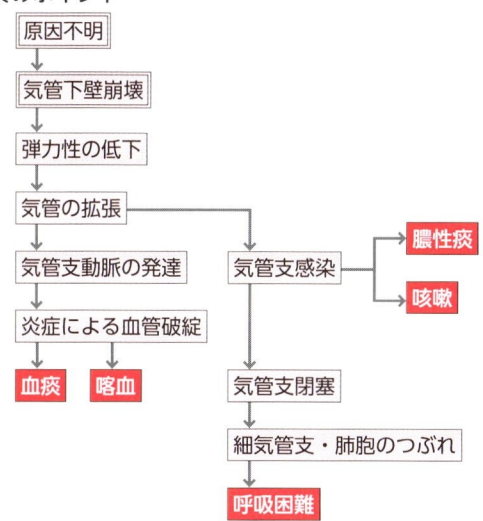

気管支拡張症の看護のポイント

①咳払い（ハッフィング）や体位ドレナージ（拡張部分を下にする）、スクウィージング、タッピングやバイブレーターにより痰を排出する。
②痰の色、量、性状を観察する。
③血痰（喀血）の有無の観察を行う。

お役立ちコラム

喀痰の吸引チューブの選択

気管チューブを挿管しているときは、挿管チューブの内径の1/2の太さの吸引チューブを選択する。細い吸引チューブは、吸引時の抵抗が大きく高い吸引圧が必要になり、吸引に長時間を要するため患者の苦痛を伴う。また太いチューブは気道内の空気を吸引し低酸素や無気肺を起こしやすい。

例えば、内径8mmのチューブを挿管している場合、8÷2＝4mmの吸引チューブとなる。これをFr（フレンチ）に換算すると、3倍すればよいので、4×3＝12Frの吸引チューブを使用することになる。

Q ▶ 肺炎ではなぜ痰の色を観察するの？

A ●肺胞壁の炎症により血管が拡張し、血流増加（充血）・血管壁の透過性亢進により肺胞空間内に血液成分が滲出し、喀痰を喀出します。喀痰の性状で肺胞の状態を予測できます。

■病態関連図と観察のポイント

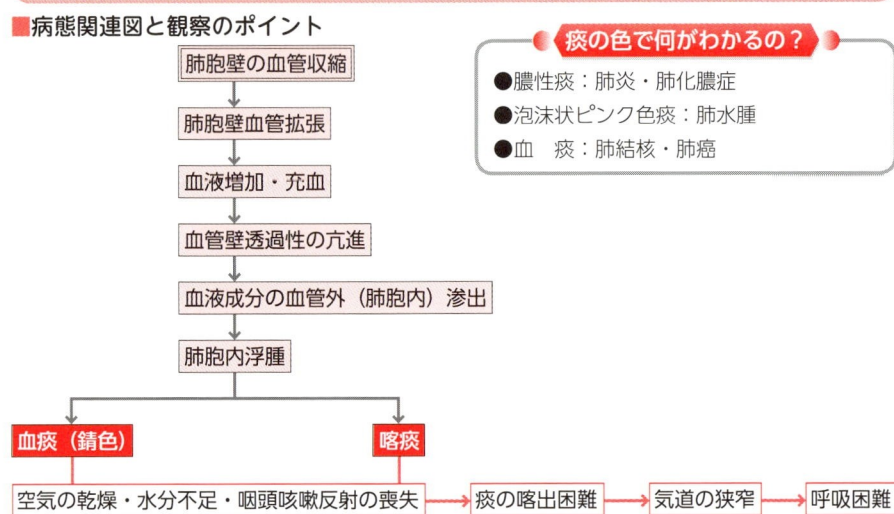

痰の色で何がわかるの？
- 膿性痰：肺炎・肺化膿症
- 泡沫状ピンク色痰：肺水腫
- 血　痰：肺結核・肺癌

Q ▶ 肺炎ではなぜ咳嗽を観察するの？

A ●咳嗽反射は正常ですが、それが呼吸困難や痛みの原因となることがあるからです。

- 肺胞にたまった水分、炎症により破綻した血管からの出血、炎症菌による膿などを体外に排出するために咳嗽が発生します。
- 気管内では秒速 200 〜 300m（時速 720 〜 1,080km）で異物を排出します。

■病態関連図と観察のポイント

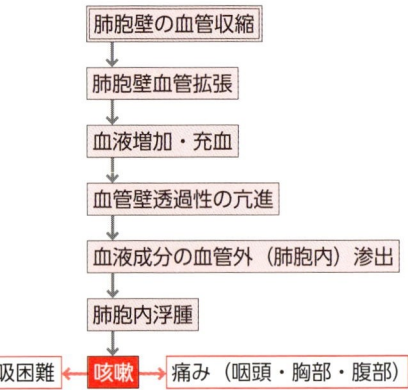

高齢者には、なぜ誤嚥による肺炎が多いの？
- 高齢者の肺炎の 7 〜 8 割は誤嚥性肺炎といわれている。
- 唾液の吸引や摂取した食物が胃から逆流し、下気道吸引により肺炎を起こす。
- 免疫力が低下していたり、嚥下反射・咳嗽反射が低下していると発生率は高くなる。
- 就寝前には飲食物を摂取せず胃を空っぽにしておくことや、寝る前には口腔ケアをすることが予防になる。

Q ▶ 肺炎ではなぜ呼吸音を観察するの？

A ●肺胞内の浮腫により気道の狭窄が起き、空気が通過する際に異常呼吸音が発生します。

■病態関連図と観察のポイント

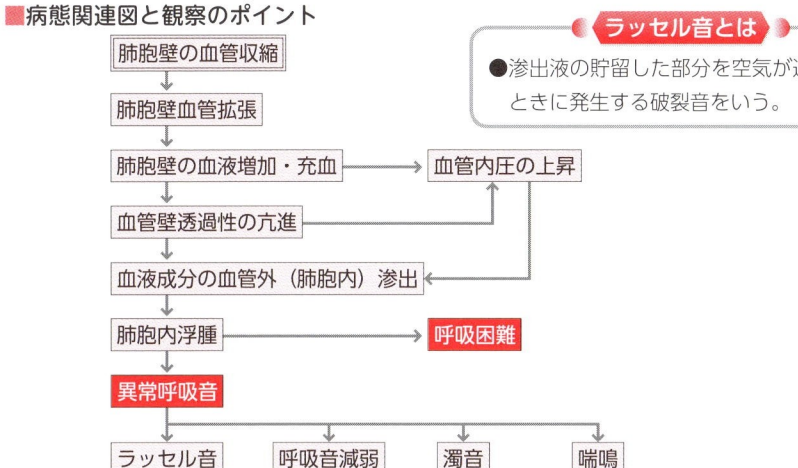

Q ▶ 間質性肺炎では何を観察すればいいの？

A ●異常呼吸音、痰のない咳、呼吸困難症状が観察のポイントです。

●肺炎は肺胞腔内で発生した炎症ですが、間質性肺炎は、肺胞を取り囲んでいる結合組織（コラーゲン線維）や毛細血管で構成されている間質という組織に炎症が起きた状態です。

■病態関連図と観察のポイント

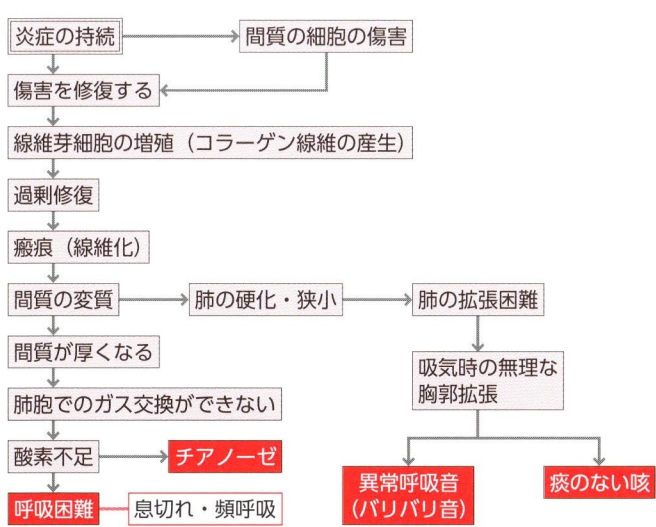

Q ▶ 肺水腫では何を観察すればいいの？

A ●肺水腫とは、心臓や腎臓の機能が低下して肺に水分がたまった状態をいい、以下のような症状を観察します。

●肺胞表面に水がたまることによって、肺胞表面から毛細血管内皮までの厚さ（0.5μm）が増し、酸素を拡散できなくなるので、以下の症状が出現します。それを観察します。

■肺胞

■病態関連図と観察のポイント

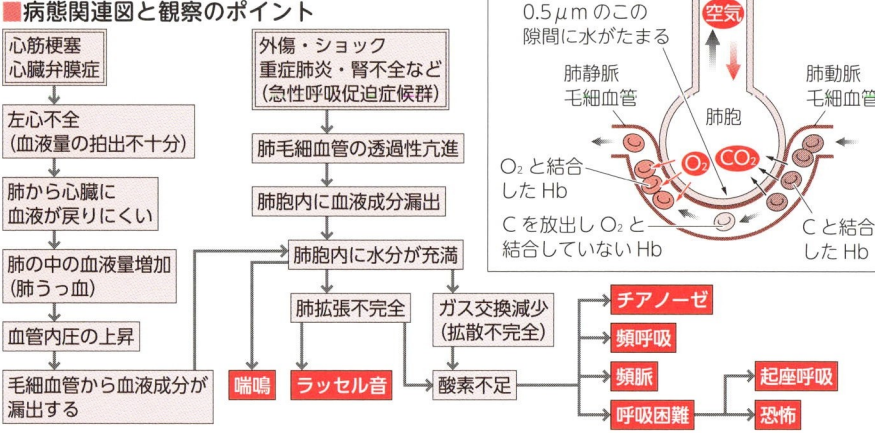

Q ▶ 気胸では何を観察すればいいの？

A ●気胸は、臓側胸膜が破れ空気が胸腔に流出し胸腔内の圧力が高まり肺が押しつぶされ呼吸困難をきたした状態です。
●胸部圧迫感・胸痛、呼吸困難に起因する症状を観察します。

■病態関連図と観察のポイント

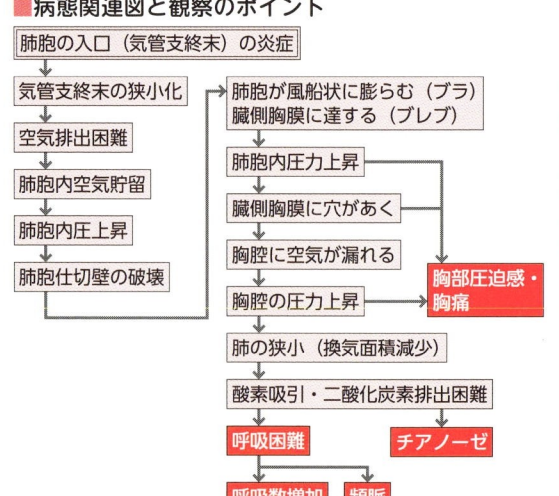

■ブラとブレブ

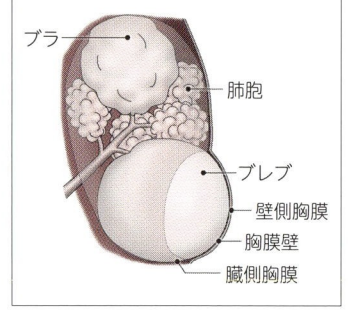

Q ▶ 過換気症候群では何を観察すればいいの？

- 過換気症候群は、安静の状態で駆け足をした後のように深くて速い呼吸をする状態をいいます。
- 呼吸性アルカローシスの症状が観察のポイントです。

■病態関連図と観察のポイント

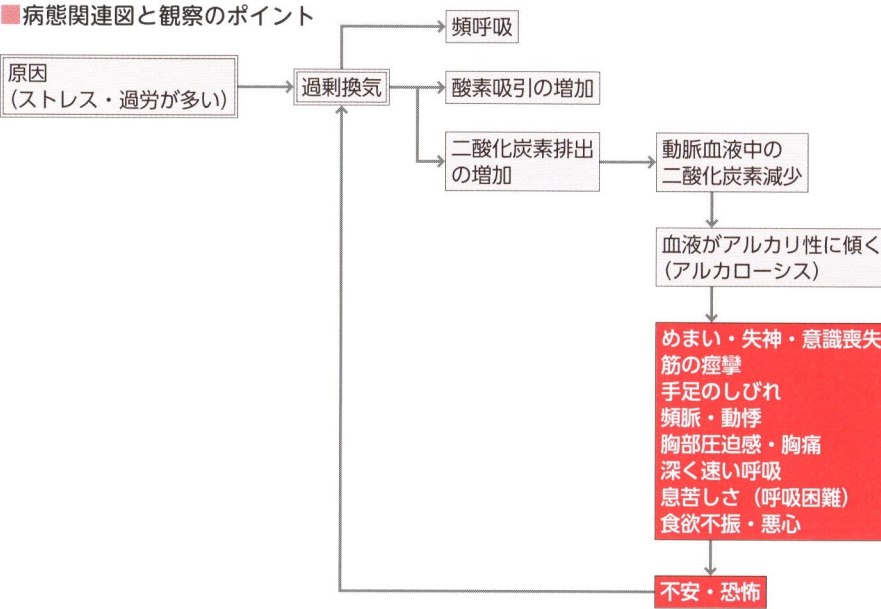

■過換気症候群でアルカローシスが起こるメカニズム

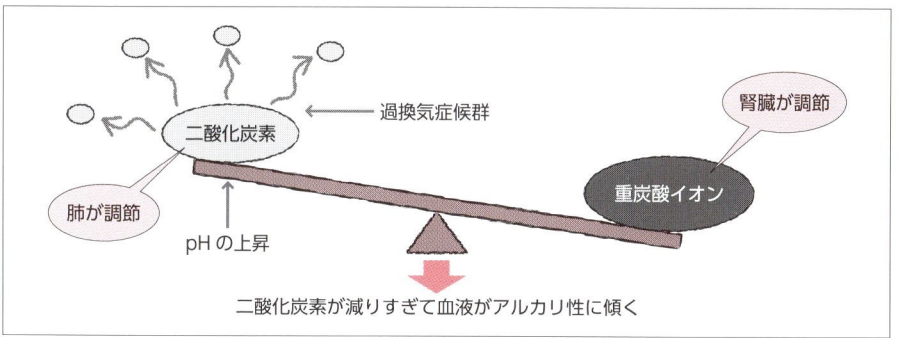

お役立ちコラム

過換気症候群の治療

過換気症候群では、CO_2の過剰な排泄により体液がアルカリ性に傾き、さまざまな症状により「死」を想起させ心理的なパニックに陥ってしまう。呼吸困難により必死に息を吐き空気を吸い込もうとしてさらにCO_2を吐き、症状を悪化させる。したがってCO_2を吐き出さないように、吐き出したCO_2を吸引する治療が行われる。口と鼻をビニール袋で覆い、自らが吐き出したCO_2を吸引させる（ペーパーバッグ法）。

Q ▶ 痰の喀出が困難なときはどうすればいいの？

A ●痰の喀出には、粉塵や乾燥、水分の喪失を防ぐ根本的な方法と、吸引、振動による痰の除去、体位による痰の移動などの対処的な方法があります。

- 気管、気管支、細気管支の内壁には無数の粘液腺があり、たえず粘液を分泌しています。その粘液腺の回りには線毛が生えており粘液を上へ押し上げる働きをしています。
- 痰は、吸った空気のゴミや病原菌が粘液に付着してできます。したがって粉塵の多い環境では痰は多くなります。また気道に炎症を起こすと炎症の刺激で粘液の分泌を多くするために痰は多くなります。
- 外気温が高い、湿度が低いなどの環境や、また発熱や脱水などの水分の喪失によって気道の粘液の分泌が減少すると、痰は固まりやすくなります。
- 痰が固まると喀出困難が生じ、気道が狭くなって空気を十分に吸引したり排出することができなくなります。
- 気道内にたまった痰を喀出するためには、根本的解決法と対処的解決法があります。

■根本的解決法

原因	方法
粉塵	マスク（予防） 換気扇（換気）
室温の上昇・湿度の低下（乾燥）	換気・湿度の調整（加湿）
発熱・脱水（水分の喪失）	水分の補給・解熱を図る

■対処的解決法

- ネブライザーにより気道を潤し痰を喀出しやすくする
- 吸引により痰を除去する
- 去痰薬などの薬物を使用する
- 体位ドレナージを行い、重力を利用して痰を上気道へ移動させ痰を喀出しやすくする

看護の必要性

●体に必要な酸素や二酸化炭素などの空気の通り道を確保するために、その原因を的確に判断します。対処療法ではまた同じことが発生します。

お役立ちコラム

喀痰吸引時の注意点

気管切開中に痰を吸引する場合、吸引チューブの挿入長は、10〜15cmとし、7秒以内の時間で吸引する。

吸入気酸素濃度（F_IO_2）が0.5以上の時は20〜30秒間100％の酸素投与後に吸引する。無菌手袋か無菌鑷子を用い無菌操作で実施する。

略語 F_IO_2：fraction of inspired O_2 concentration（フラクション オブ インスパイアード オーツー コンセントレイション）吸入気酸素濃度

Q ▶ 呼吸困難のときはどんな体位をとればいいの？

A
- 原則的には患者さんの一番楽な体位でかまいません。
- 次の場合は体位を工夫して呼吸が楽になるように整える必要があります。

1. 起座位

- 気管支喘息や心臓喘息の場合、臥床すると横隔膜より低位にある臓器が横隔膜を挙上し、肺の換気面積が狭くなることにより呼吸困難が増強します。
- ギャッジベッドを利用し、腹壁の緊張を和らげ（膝関節の屈曲）、呼吸困難が増強しないバックレストの角度を探すことが必要になります（下図参照）。
- 長期間の呼吸困難（起座位）により、殿部（仙骨部）に褥瘡ができやすくなるので、クッションなどを用いて予防します。

■ 起座呼吸

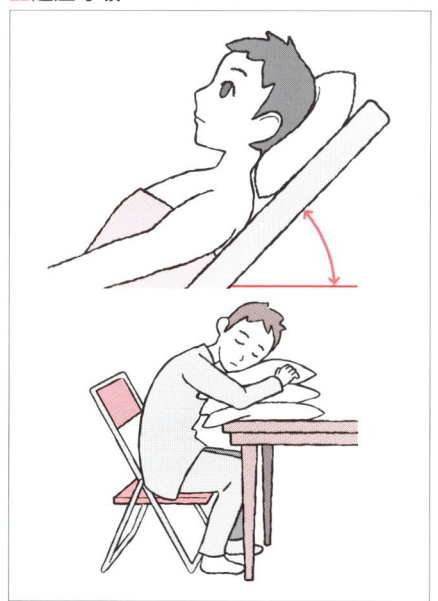

2. 側臥位

- 側臥位による肺の動きは図のように制限されるので、側臥位によって呼吸困難が出現する場合があります。
- 肺の病変が左右、また上下のどこにあるか、その病変部位を理解し次のような体位を指導します。

病変部位	体位
左上葉病変、右下葉病変	右側臥位
右上葉病変、左下葉病変	左側臥位

■ 右側臥位の肺の動き

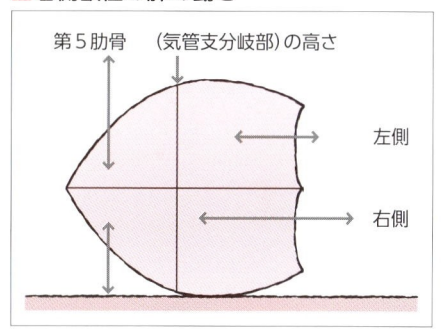

第5肋骨（気管支分岐部）の高さ

3. 水平位

- 気道の閉塞が起き、呼吸困難が現れる場合、水平位で、枕をはずし肩に枕を入れると、頸部が引き伸ばされ重力の関係で舌根が気道を塞がなくなり空気の通り道が確保できます。ただし死腔量は20％ほど増加します。

Q ▶ 体位ドレナージ法で効果のある肺野は？

A ●体位とドレナージ効果のある肺野は、肺区域の解剖を理解しておくとよくわかります。図を参照してください。

- 体位ドレナージ法は、患部を気管分岐部より高くなる位置の体位で維持し、重力を利用して末梢気道にある分泌物を太い気道に移動させ喀痰の喀出を促す方法です。
- 痰の粘稠度を下げた上で15～60分の間、体位を維持します。

■ **各体位とドレナージ効果のある肺区域**

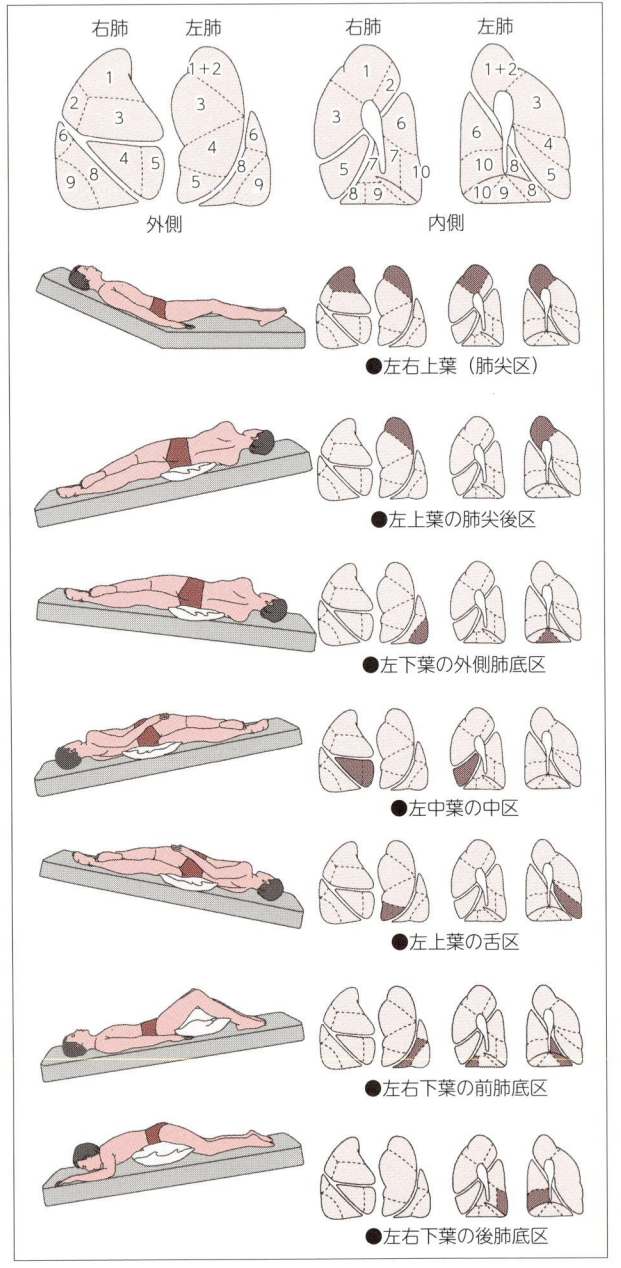

- 左右上葉（肺尖区）
- 左上葉の肺尖後区
- 左下葉の外側肺底区
- 左中葉の中区
- 左上葉の舌区
- 左右下葉の前肺底区
- 左右下葉の後肺底区

Q ▶ 胸腔穿刺はどんなときに行われるの？

A ●胸膜腔に水や血液がたまったり、肺胞から胸膜にかけての破綻（気胸）が生じると胸膜腔の圧力が変化（陽圧）し、肺を圧し縮めるようになります。そのために肺の換気面積が狭くなるので呼吸困難を起こします。このような場合に胸腔穿刺が行われます。

- 横隔膜や呼吸筋の働きで胸郭が拡張すると肺が拡張して吸気が行われ、胸郭が収縮すると呼気が行われます。これを外呼吸といいます。
- つまり肺そのものが拡張したり収縮しているのではなく、胸郭の拡張と収縮に対して受動的に肺が膨らんだり縮んだりしているわけです。
- 肺と呼吸筋の間には胸膜（右図）があります。肺側の胸膜を臓側胸膜といい、呼吸筋側の胸膜を壁側胸膜といいます。
- 胸膜の間の腔所を胸膜腔といい、肺が縮み過ぎないように陰圧を保ち、肺を引っ張り上げる働きをしています。
- 胸腔穿刺は、胸腔内の圧力を陰圧にし肺の縮みを取り除くことにより呼吸困難を改善する目的で行われます。
- 胸水を抜き取る場合と空気を抜き取る（脱気）場合では穿刺する位置が異なります（右図）。また病状によって持続的に行う場合と間欠的に行う場合とがあります。

■肺外縁の解剖

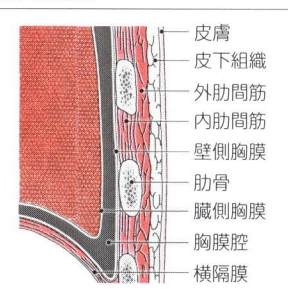

皮膚／皮下組織／外肋間筋／内肋間筋／壁側胸膜／肋骨／臓側胸膜／胸膜腔／横隔膜

■胸腔穿刺部位

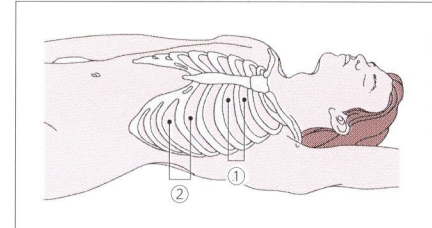

①気胸：空気は上にたまるので鎖骨中線の第2・3肋間を穿刺する
②胸水：水は重力で下にたまるので中腋下線上の第5・6肋間を穿刺する

呼吸性移動消失の意味
●肺が拡張し胸膜腔が狭くなるときや管が閉塞したときにチューブ（ドレーン）内の呼吸性移動（チューブ内の胸水が呼吸に合わせて動く）が消失する。

持続ドレーンの抜去の基準
1. 肺の拡張
2. 排液が100mL以下／日
3. チューブをクランプ（閉じる）しても呼吸困難がない
4. 排液が血性でない（漿液性になる）

胸水の排液量は？
- 1回除去量は1500mL以内にする
- 急速な除去を避ける

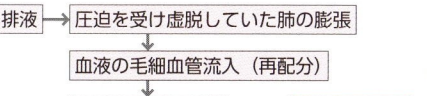

排液 → 圧迫を受け虚脱していた肺の膨張 → 血液の毛細血管流入（再配分）→ 毛細血管圧の上昇 → 肺胞へ滲出液 → 喘鳴／呼吸困難／チアノーゼ

Q ▶ 呼吸改善薬はどのように効くの？

A ●呼吸に影響する咳や痰、気道の狭小（呼吸中枢や神経、筋の状態）を改善するための薬物の作用、副作用を示します。

■呼吸改善薬の作用と副作用

分類	作用	種類	商品名	主な副作用
鎮咳薬	・咳嗽中枢（延髄）に作用して末梢からの刺激が伝わっても感じる閾値を上昇させる ➡わずかの刺激では咳が起きないようになる	麻薬	コデインリン酸塩 ジヒドロコデインリン酸塩 メテバニール	呼吸抑制、便秘、耐性の出現、痰の粘稠化、気道の攣縮など
		非麻薬	アスベリン メジコン アストミン フラベリック レスプレン メジコン	めまい、口渇、食欲不振、動悸、便秘、眠気、頭痛、胃腸障害など
気管支拡張薬	・気管支平滑筋を弛緩させ、血管を収縮する ➡気管支粘膜の腫脹、粘液の産生を抑制する	交感神経刺激薬 （β刺激薬）	エフェドリン塩酸塩 ベロテック ベネトリン サルタノール メプチン スピロベント セレベント オンブレス ベロテック アイロミール	不整脈、心悸亢進、頭痛、めまい、胃腸障害など
	・気管支の拡張作用と血管拡張作用を持つ	キサンチン誘導体 （テオフィリン薬）	テオドール ネオフィリン モノフィリン ユニフィルLA	不安、不眠、頻脈、振戦、心悸亢進、胃腸障害など
	・迷走神経支配の神経－筋接合部の遮断により気管支平滑筋の収縮を抑制する	抗コリン薬	アトロベント テルシガン スピリーバ	アナフィラキシー様反応、上室性頻脈、心房細動
去痰薬	・痰の粘稠度を下げ、排痰を促す	気道粘液溶解薬	ムコフィリン ペクタイト チスタニン ビソルボン	悪心、食欲不振、頭痛、胃腸障害など
	・粘液の構成成分を調整し、粘液線毛輸送能を改善し、排痰を促す	気道粘液修復薬	ムコダイン	皮膚粘膜症候群、肝障害、ショック、食欲不振、腹痛など
	・肺サーファクタント分泌の亢進により気道壁を潤滑にするとともに線毛運動を亢進させ、排痰を促す	気道潤滑薬	ムコソルバン ムコサール	ショック、皮膚粘膜眼症候群、胃不快感、下痢、食欲不振など
	・上皮細胞から杯細胞への過成を抑制し、喀痰の粘稠度を下げ、排痰を促す	気道分泌細胞正常化薬	クリアナール スペリア	肝障害、黄疸、食欲不振、悪心・嘔吐など
呼吸刺激薬	・気管支筋の弛緩により、気管支を拡張させる	中枢神経興奮薬	ネオフィリン カフェイン	悪心・嘔吐、動悸、振戦、頻脈など
	・延髄の呼吸中枢に作用する ➡吸気深度を増大させ、1回換気量を増やして呼吸を回復させる	呼吸中枢興奮薬	テラプチク ドプラム ナロキソン塩酸塩 アネキセート	悪心・嘔吐、めまい、痙攣、耳鳴、しびれ感など

Q ▶ 酸素が投与されるのはどんなとき？

A ●大気中には約21％の酸素が存在しますが、その濃度では体に必要な酸素が補えない場合に酸素を投与します。

■酸素投与が必要な病態

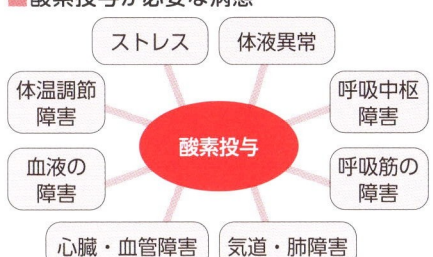

```
       ストレス    体液異常
体温調節障害              呼吸中枢障害
         　酸素投与　
血液の障害               呼吸筋の障害
       心臓・血管障害  気道・肺障害
```

1. ストレスによる障害

●ヒステリー、激痛などの場合、情動の刺激が視床下部に伝わり呼吸中枢の興奮が増大します。

2. 体液による障害

●糖尿病や尿毒症によるアシドーシス、過剰な運動の場合、血液中の二酸化炭素濃度や乳酸の増加やpHの低下によって呼吸中枢の興奮が増大します。

3. 脳橋、延髄にある呼吸中枢の障害

●脳動脈硬化症、脳腫瘍などの場合、脳の血流障害や頭蓋内圧亢進により吸気中枢、呼気中枢、呼吸調節中枢にダメージ（脳障害）を受けると呼吸中枢の興奮が増大します。

4. 呼吸筋の障害

●肋骨骨折、脊髄損傷、腹水や便秘（横隔膜の挙上）の場合、胸郭運動の低下により呼吸運動が抑制され体に必要な酸素が不足します。

5. ガス交換をスムーズに行う気道や肺障害

●肺炎、喘息、肺腫瘍などの場合、気道や気管支の狭窄、肺胞面積の減少、肺の伸展性の減少、ヘーリング・ブロイアー反射の亢進により呼吸中枢の興奮が増大します。

6. ガスを運ぶのに必要な心臓、血管の障害

●心不全などの場合、肺うっ血による呼吸面積の減少やヘーリング・ブロイアー反射の亢進、呼吸中枢の血流減少（二酸化炭素増加）、血中酸素の減少により呼吸中枢の興奮が増大します。

7. ガスを運びやすくする血液（赤血球、Hb）の障害

●貧血、出血の場合、酸素の運搬能力が低下し、酸素の不足と二酸化炭素の増加により呼吸中枢が刺激されます。

8. ガスを効率よく使うための体温調節障害

●発熱の場合、呼吸中枢が興奮し酸素を多く吸引しようとして呼吸は促迫となり、呼吸困難が現れます。これは熱エネルギーをたくさん作ろうとするからです。ただし、低体温（血液の温度が30℃以下）になると呼吸中枢は麻痺します。

N 看護の必要性

●酸素投与の理由（原因）を知り、患者に合った方法（カニューラ、マスク、テントなど）で必要な酸素を確実に投与します。
●代謝を亢進しないように保温または冷罨法や安静などを図ります。
●不安や心配などのストレスを除去し心身のリラックスを図ります。

Q ▶ 酸素流量はどのように決められるの？

A ●酸素流量は理論的には酸素解離曲線から判定されますが、実際は動脈血ガスのデータをチェックして決定されます。

- 低酸素症（動脈血酸素分圧60Torr以下）では脳や心臓、肝臓、消化管、腎臓などの多臓器不全を起こし死に至る可能性があります。
- 27頁のような原因により大気中の酸素濃度（21％）では体に必要な酸素濃度を維持できない場合に酸素が投与されます。
- 図のように酸素は圧力をもっています。大気中で159Torrの圧力は、末梢に流れていくうちに低下していき（酸素の滝）、肺胞では換気量の影響で100Torrになります。動脈血では換気血流比やシャントの影響で95Torrになります。
- 細胞内（ミトコンドリア）での酸素分圧は2～20Torrとなるので、大気中や吸入気酸素濃度が低いとミトコンドリアは酸欠状態となり、細胞では嫌気性代謝が行われ乳酸が生じ、アシドーシス（血液が酸性）になります。
- 必要な酸素が効率よく運搬されるには、大気、吸入ガス濃度、肺胞換気量（呼吸が抑制されていないか）、換気血流比（呼吸仕事量の増加、呼吸筋の疲労がないか）、ガス拡散能力（肺胞の狭窄、閉塞がなく血流とのガス交換ができるか）、シャント率（肺胞と動静脈血流が正常か）が備わっている必要があります。
- 酸素濃度（流量）は動脈血酸素飽和度（SaO_2）と動脈血酸素分圧（PaO_2）の相関関係を表す酸素解離曲線（ODC）を用いて判定すべきですが、実際は動脈血ガスのデータをチェックして決定されています。
- 初回酸素流量は、2L（鼻カニューレで30％相当）で行われるのが通例となっています。

■ 酸素の滝

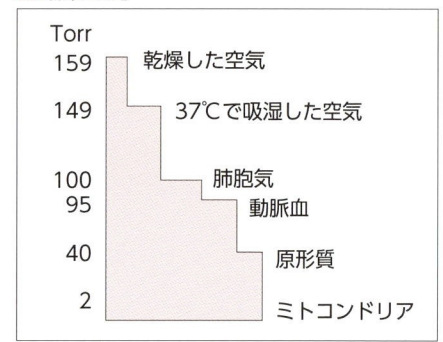

Torr	
159	乾燥した空気
149	37℃で吸湿した空気
100	肺胞気
95	動脈血
40	原形質
2	ミトコンドリア

■ 酸素解離曲線（ODC）

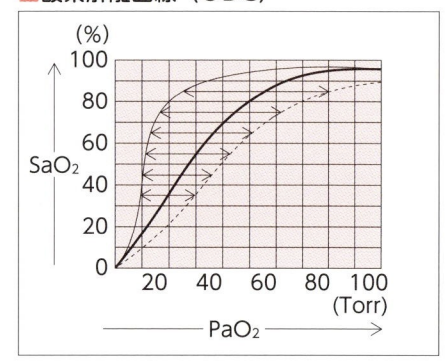

区分	pH	℃	$PaCO_2$	2・3-DPG
親和大	—	↑	↓	↓	↓
標準	—	7.4	37	40	Normal
親和少	…	↓	↑	↑	↑

＊親和力増大：左方移動　＊親和力減少：右方移動

略語
SaO_2：arterial O_2 saturation（アーテリアル オーツー サテュレイション）動脈血酸素飽和度
PaO_2：arterial O_2 pressure（アーテリアル オーツー プレッシャー）動脈血酸素分圧
ODC：oxygen dissociation curve（オクシジェン ディソシエイション カーヴ）酸素解離曲線

■酸素投与方法の種類と特徴

流量	酸素投与方法	特徴・利点・欠点
低流量システム ➡吸入酸素濃度を正確にコントロールしなくてもよい場合に使用	経鼻カニューレ	・酸素流量6L/分まで、酸素低濃度（21〜44％） ・取り扱いが簡便 ・会話がしやすい ・圧迫感が少ない ・鼻粘膜刺激がある ・口呼吸・鼻閉には効果が少ない
	フェイスマスク	・酸素流量5〜8L/分、酸素濃度30〜50％ ・取り扱いが簡便 ・高濃度の酸素が得られる ・装着による圧迫感がある ・食事や会話がしにくい
	リザーバー付きマスク（一方弁なし）	・酸素流量（一方弁付き6〜10L/分、一方弁なしでは10L/分以上）、酸素高濃度（60％以上） ・高濃度の酸素が得られる ・圧迫感がある ・食事や会話がしにくい
高流量システム ➡吸入酸素濃度を正確にコントロールしたい場合に使用	ベンチュリーマスク ダイリューター	・一定のF_IO_2必要時に使用。設定酸素濃度によって推奨酸素流量とダイリューターを合わせて使用 ・装着による圧迫感がある ・食事や会話がしにくい ・50％以上の高濃度の酸素は得られない
	ネブライザー機能付マスク	・酸素吸入とネブライザー機能があり、加湿必要時に適する。酸素流量は最低5L/分以上 ・インスピロンネブライザー、アクアパックネブライザー、ハイホーネブライザーがある

■酸素療法のめやす

$PaO_2 > 60$Torr $SaO_2 > 90\%$	考慮する
$PaO_2 = 60〜30$Torr $SaO_2 = 90〜60\%$	必要
$PaO_2 < 30$Torr $SaO_2 < 60\%$	絶対必要

◀ SaO_2 が100％なら呼吸状態はOK？ ▶

● SaO_2 は酸素運搬可能なヘモグロビンの量に対する酸化ヘモグロビンの割合を測定しています。貧血などヘモグロビンが少ない場合でも結合割合がよいと正常値になります。

■ SaO_2 の怪？

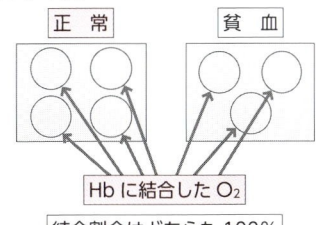

正常　　貧血

Hbに結合したO_2

結合割合はどちらも100％

略語
F_IO_2：fraction of inspired O_2 concentration（フラクション オブ インスパイアード オーツー コンセントレイション）吸入気酸素濃度
PaO_2：arterial O_2 pressure（アーテリアル オーツー プレッシャー）動脈血酸素分圧
SaO_2：arterial O_2 saturation（アーテリアル オーツー サチュレイション）動脈血酸素飽和度
Hb：hemoglobin（ヘモグロビン）血色素

Q ▶ 酸素投与中は何を観察すればいいの？

A ●酸素が正しく投与されるために、①患者さんの状態の観察と②機器類のチェックが重要です。

■患者さんの状態

①胸郭の動きを確認する。
②気道から肺への酸素の流れの状態や異常呼吸音を聴診する。
③経皮的酸素飽和度（SpO_2）の値を測定する。
④口渇・鼻の乾燥はないか。
⑤カニューレ・マスクの固定部（圧迫部）の皮膚に発赤や痛みはないか。
⑥酸素投与前と比較して自覚症状の変化はどうか。
⑦マスクやカニューレの違和感を訴えていないか。

■機器類のチェック

①指示された酸素流量か。
②ラインの接続に緩みやねじれ（屈曲）はないか。
③マスクはフィットしているか（酸素の漏れはないか）。
④カニューレは鼻孔の位置に固定されているか。
⑤マスクやライン内に水滴はないか。
⑥加湿用の蒸留水は十分か。
⑦ラインが破損してエアーリークはないか。

◆ 経皮的酸素飽和度（SpO_2）って何？ ◆

● 動脈血液内の酸素ヘモグロビンと還元ヘモグロビンに経皮的に光を当て、反対側から透過してくる光の濃度から酸素飽和度を求めている。SpO_2 を測定する器械をパルスオキシメーターという。
● 次の原理を利用して測定が可能になっている。
① 動脈は心拍動により脈動しているが、静脈や皮膚・皮下組織は脈動がないので、吸収光は一定している。
② 光の吸収度により酸素ヘモグロビン測定と動脈血の識別が行える。
③ 酸素ヘモグロビンの量に応じて光は吸収される。

■パルスオキシメーターの原理

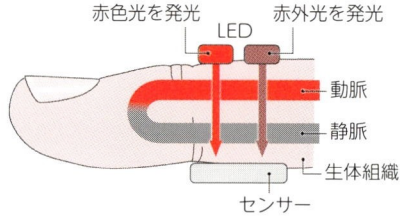

■酸素飽和度（SpO_2）と酸素分圧（PaO_2）の換算

SpO_2 (%)	75	85	88	90	93	95
PaO_2 (Torr)	40	50	55	60	70	80

略語
SpO_2：saturation of percutaneous oxygen（サテュレイション オブ パーキュテイニアス オクシジェン）経皮的酸素飽和度
PaO_2：arterial O_2 pressure（アーテリアル オーツー プレッシャー）動脈血酸素分圧
LED：light emitting diode（ライト エミッティング ダイオード）発光ダイオード
Hb：hemoglobin（ヘモグロビン）血色素

Q ▶ 気管切開の切開部位は決まっているの？

A ●気管切開の切開部位は、重要な神経や血管がないジャクソンの安全三角部が選択されます。

●気管切開は、①喉頭癌や声門の浮腫、麻痺などにより上気道が閉塞した場合や、②長期間の補助換気が必要な呼吸不全の状態、③加湿や吸引、体位ドレナージ、タッピングなどの肺理学療法で気道内の分泌物が排除できない場合に、気道を確保する目的で行われます。

■気管切開部位（ジャクソンの安全三角）

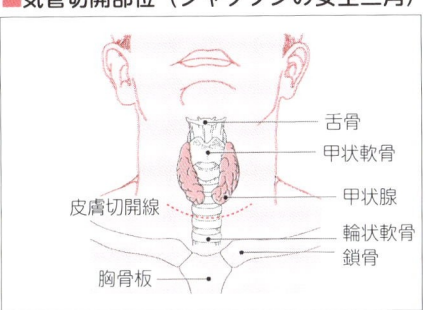

（図：舌骨、甲状軟骨、甲状腺、輪状軟骨、鎖骨、胸骨板、皮膚切開線）

■気管軟骨の切開

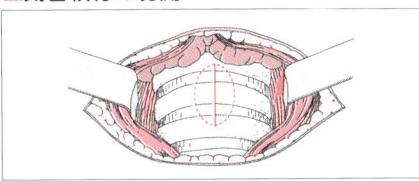

（図）

●気管切開の際、安全に縦切開を加えることのできる領域をジャクソンの安全三角という。この三角形内での皮膚切開であれば、総頸動脈を損傷するおそれは少ないとされる。
●甲状軟骨の下縁を通る直線を上辺とし、頂点は胸骨切痕の上端、二辺は胸鎖乳突筋の内縁からなる逆二等辺三角形がジャクソンの安全三角である。

●切開の方法●

1. 肩の下に枕を入れ切開部位を高く伸展させ、局所麻酔の後、皮膚を正中で縦に切開し、皮下組織、広頸筋、前頸筋群を切開して甲状腺峡部を露出する。横切開が行われることもある
2. 続いて甲状腺峡部を剥離し第2〜4の気管軟骨を露出し、十字かU字、窓状のいずれかの方法で軟骨を切開する
3. 気管カニューレを切開口から挿入しカフを膨らませ、止血を確認してから皮膚の縫合が行われる
4. 気管カニューレを紐で固定し、気管内の吸引、肺音を聴取して換気状態を確かめて終了する

N 術後の看護のポイント

●気管切開に伴う合併症を観察します：出血（創部や気管内）、皮下気腫、気胸、カニューレの閉塞、抜管など。
●呼吸音を聴診し換気状態を確認します。
●上気道を空気が通らないために温かく湿潤した空気が得られなくなって気管粘膜が乾燥し、また咳が出せないことで分泌物がたまりやすくなります。加湿や吸引（15秒以内／回）を適宜行い閉塞を防ぎます。
●適切なカフ圧を保ち、阻血による気管の浮腫（気管の狭窄）や気管食道瘻ができないように注意します。
●発声ができないのでコミュニケーションの手段を確立します。

Q ▶ 人工呼吸器装着中は何を観察すればいいの？

A
- 呼吸不全の場合などに使用される人工呼吸器は、自律して動くわけではなく人為的に患者さんの状態にあった設定をし、作動させています。
- 器械の作動状況、モードやアラーム設定、加湿の状態、気道内圧、気道温度、送気音など、器械の状況や患者さんの観察をします。

■人工呼吸器の観察項目

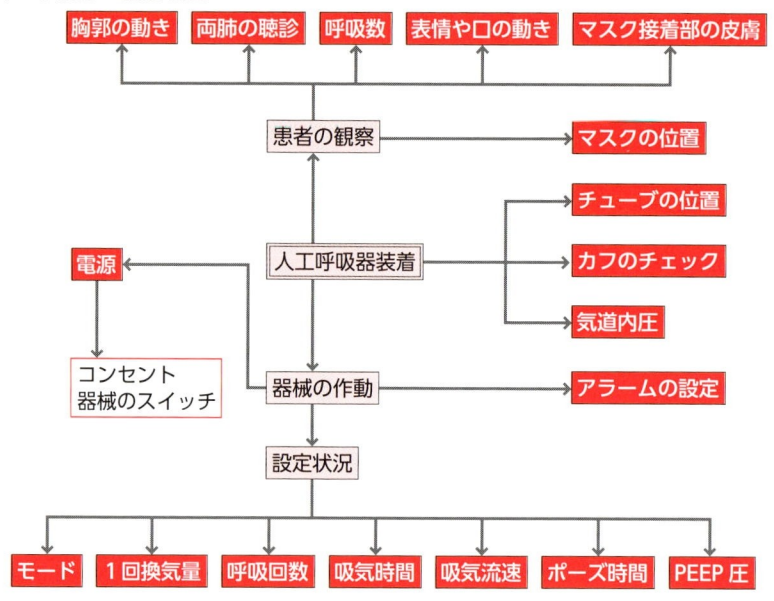

```
                胸郭の動き  両肺の聴診  呼吸数  表情や口の動き  マスク接着部の皮膚
                     ↑         ↑        ↑         ↑              ↑
                     └─────────┴────────┼─────────┴──────────────┘
                                        │
                                    患者の観察 ─────────→ マスクの位置
                                        ↑
                                        │              ┌→ チューブの位置
                                        │              │
       電源 ←──────────────────── 人工呼吸器装着 ──────┼→ カフのチェック
        │                               │              │
        │                               │              └→ 気道内圧
        ↓                               ↓
    コンセント                       器械の作動 ─────────→ アラームの設定
    器械のスイッチ                       │
                                        ↓
                                    設定状況
                ┌───────┬───────┬───────┼───────┬───────┬───────┐
              モード  1回換気量 呼吸回数 吸気時間 吸気流速 ポーズ時間 PEEP圧
```

◀ 補助呼吸の意味 ▶

- 補助呼吸（アシスト）とは、呼吸機能の回復のために、自発呼吸（吸気）によって器械を作動させる人工呼吸で、以下のモードがある。
① 間欠的強制換気（IMV）：器械呼吸の間に自発呼吸が自由に行えるモード。ファイティングを起こす。
② 同期的間欠強制換気（SIMV）：器械呼吸と自発呼吸が同調して行われるモード。患者さんの呼吸を感知して作動するが、感知できない場合は設定した間隔で器械換気を行う。
③ 順応性補助呼吸（AAV）：器械の呼吸回数が自発呼吸の強さで変化し、患者さんの要求に応じた器械呼吸が行われ自発呼吸を補助する。
④ 強制分時換気（MMV）：必要な換気量を設定すると自発呼吸に不足した換気量を器械が自動的に補う。設定した換気量以上に呼吸をしたい場合は呼吸ができず苦しい。
⑤ 拡大分時強制換気（EMMV）：患者さんの自発呼吸に制限を加えずに設定値を超えて自発呼吸が行える。

Q ▶ 気管内チューブ挿入中、カフの何を観察すればいいの？

A
- 気管内挿管は気道の閉塞がある場合の気道の確保、ガス交換障害（自発呼吸機能障害）がある場合に行われ、カフにより以下のトラブルが発生します。
- カフそのもののトラブルとカフによって引き起こされるトラブルのないように観察します。

■関連図と観察のポイント

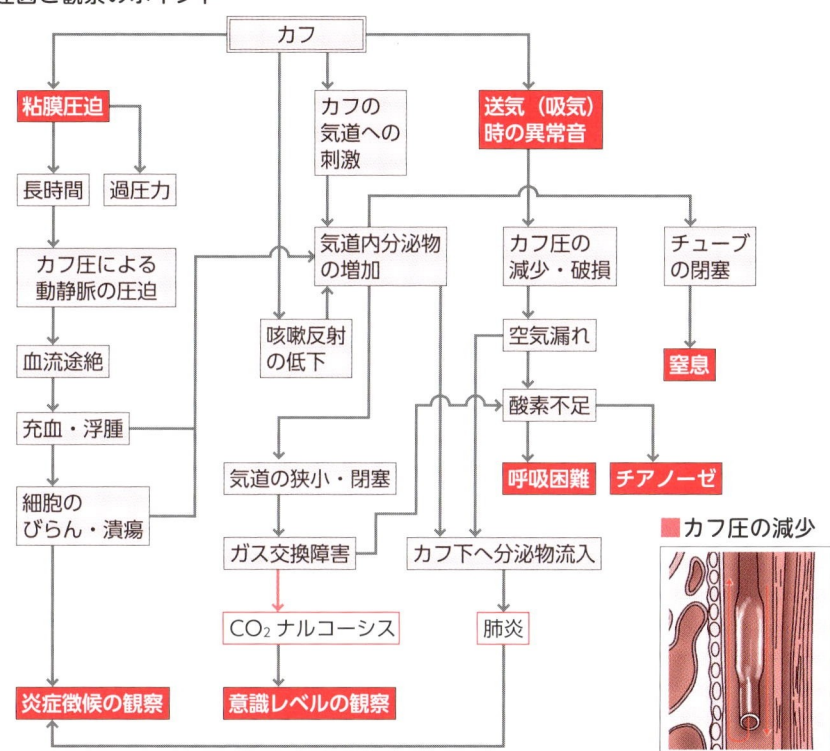

```
                        カフ
        ┌────────────┬──────────┬────────────┐
    粘膜圧迫      カフの       送気（吸気）
                  気道への      時の異常音
                  刺激
    ┌────┐
  長時間 過圧力
    │    │
  カフ圧による      気道内分泌物    カフ圧の     チューブ
  動静脈の圧迫      の増加        減少・破損    の閉塞
    │              │            │
  血流途絶        咳嗽反射        空気漏れ       窒息
    │            の低下           │
  充血・浮腫                     酸素不足
    │              │            │
  細胞の          気道の狭小・閉塞  呼吸困難   チアノーゼ
  びらん・潰瘍      │
                  ガス交換障害    カフ下へ分泌物流入
                    │              │
                  CO₂ナルコーシス   肺炎

  炎症徴候の観察   意識レベルの観察
```

■カフ圧の減少

■過圧力

お役立ちコラム

永久気管孔とは

咽頭や喉頭およびその周辺の疾病により喉頭をとり除く場合、気管を気管切開孔の皮膚に縫合して、この穴から呼吸や発声をする（鼻孔や口腔の役目をする）ものをいい、肉眼では通常の気管切開孔と見分けがつかない。気管孔をふさぐと口や鼻による空気の吸引・排出ができないので死に至る。

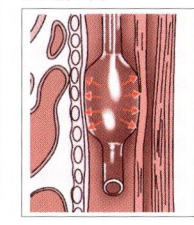

略語
PEEP：positive end expiratory pressure ventilation（ポジティヴ エンド イクスパイラトリー プレッシャー ヴェンティレイション）呼気終末陽圧換気
IMV：intermittent mandatory ventilation（インターミッテント マンダトリー ヴェンティレイション）間欠的強制換気
SIMV：synchronized intermittent mandatory ventilation（シンクロナイズド インターミッテント マンダトリー ヴェンティレイション）同期的間欠強制換気
AAV：adaptive assisted ventilation（アダプティヴ アシスティッド ヴェンティレイション）順応性補助呼吸
MMV：mandatory minute volume ventilation（マンダトリー ミニット ヴォリューム ヴェンティレイション）強制分時換気
EMMV：extended mandatory minute ventilation（イクステンディッド マンダトリー ミニット ヴェンティレイション）拡大分時強制換気

Q ▶ 開胸術って何？

A
- 開胸術は、胸部にある臓器（食道、肺や縦隔、心臓など）や胸部の血管を手術する際に行われる胸部を切開する方法を総称していいます。
- 開胸術には後側方切開法、前側方切開法、腋窩切開法、開胸開腹法、胸骨正中切開法などがあります。

■開胸術の種類

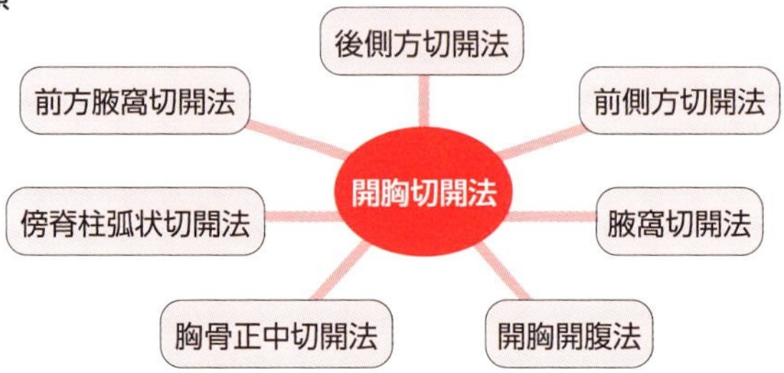

開胸切開法
- 後側方切開法
- 前側方切開法
- 腋窩切開法
- 開胸開腹法
- 胸骨正中切開法
- 傍脊柱弧状切開法
- 前方腋窩切開法

1) 後側方切開法
- 第5肋間の背側傍正中から前腋窩線まで弧を描くように切開します。
- 第5肋骨は肺の斜裂の走行と一致するので肺門部に到達しやすく、また胸腔全体にアプローチしやすいので肺切除術や胸部食道癌、縦隔腫瘍などに最もよく用いられる開胸法です。

■後側方切開法

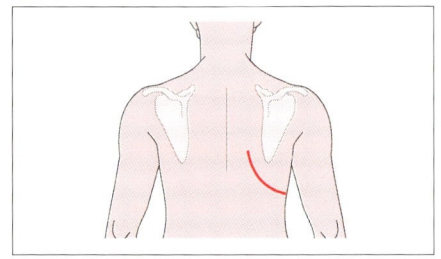

2) 前側方切開法
- 腋窩切開を前方に延長して切開する方法で、腋窩有毛部より大胸筋外縁を乳房の外側から乳房下部まで皮膚を切開する方法をいいます。

■前側方切開法

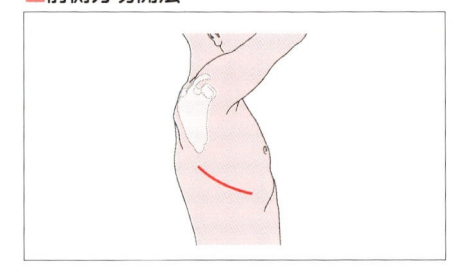

3) 腋窩切開法
- 腋窩の有毛部下端より大胸筋と広背筋の間を縦に10cmほど切開します。
- 出血が少なく形成的効果（傷が残らない）があり、開胸や閉胸が容易です。ただし手術野は狭くなります。

■腋窩切開法

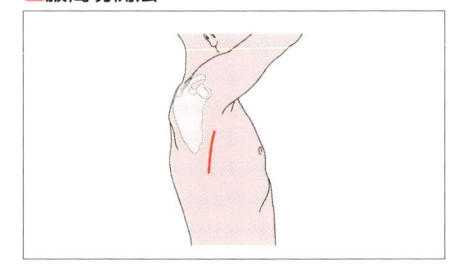

4）開胸開腹法
- 第7肋間から腹部にわたり皮膚を切開する方法で、左側は下部食道・胃噴門部の手術、胸腹部大動脈瘤に用いられ、右側では肝臓の右葉切除術などに用いられます。

■開胸開腹法

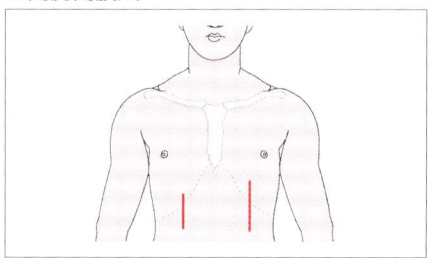

5）胸骨正中切開法
- 胸骨上窩から剣状突起下部まで正中切開します。
- 心臓に到達しやすいので開心術や前縦隔の手術、両側の気胸手術などに用いられます。

■胸骨正中切開法

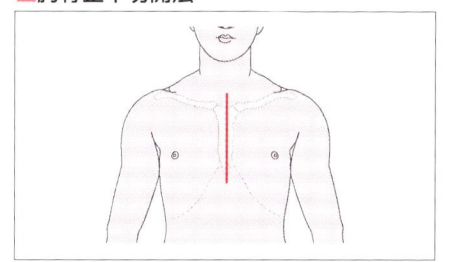

6）傍脊柱弧状切開法
- 脊柱の傍らを肩甲骨下縁に沿って切開します。

■傍脊柱弧状切開法

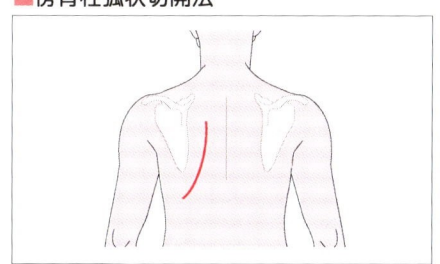

7）前方腋窩切開法
- 中腋窩より弧を描くように前胸部（乳頭下部）に向かって切開します。

■前方腋窩切開法

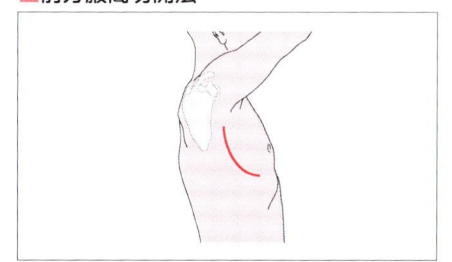

Q ▶ 肺切除術にはどんな種類があるの？

A ●切除する部分や範囲、肺以外の臓器の合併切除により、以下のような術式があります。

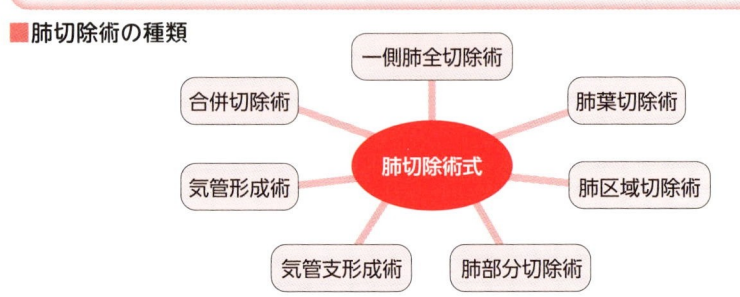

■肺切除術の種類

肺切除術式：一側肺全切除術、肺葉切除術、肺区域切除術、肺部分切除術、気管支形成術、気管形成術、合併切除術

1）一側肺全切除術（肺摘除術）
●主気管支や肺動脈・静脈を切断縫合し、右または左の片肺を全部除去する手術をいいます。

2）肺葉切除術
●右肺の上葉、中葉、下葉や左肺の上葉、下葉のいずれかを切除する手術をいいます。

3）肺区域切除術
●右肺は10区域、左肺は9区域に分かれています。病変のあるその区域のみを切除する手術をいいます。

4）肺部分切除術
●病巣のある肺の局所を切除する手術をいいます。

5）気管支形成術
●腫瘍などが気管支に至る場合に主気管支も含めて切除し気管支断端を端々吻合します。

6）気管形成術
●気管の病変を切除し気管の端々吻合をします。

7）合併切除術
●腫瘍が多臓器に浸潤している場合に、胸壁や心外膜、肺動静脈、胸膜、食道などに浸潤している部分を含めて切除する手術をいいます。

肺切除の合併症予防

●呼吸器合併症の占める割合が大きいので、看護師の行う術前後の肺の理学療法（呼吸リハビリテーション）が合併症予防の最大のポイントとなる

■手術前後の呼吸リハビリテーション（運動療法）

禁煙	喫煙をしていた場合、禁煙指導
呼吸練習	横隔膜呼吸、口すぼめ呼吸
排痰法	咳嗽法、ハフィング、体位ドレナージ、軽打法、振動法、スクイージングなど
呼吸筋トレーニング	吸気抵抗負荷法、腹部重錘負荷法
柔軟性トレーニング	ストレッチング（胸郭可動域の拡張、呼吸体操）
筋力トレーニング	下肢筋力トレーニング、体幹筋力トレーニング、上肢筋力トレーニング
全身持久力トレーニング	歩行、トレッドミル、エルゴメーター

肺区域図

右肺

上葉	S¹	肺尖区
	S²	後上葉区
	S³	前上葉区
中葉	S⁴	外側中葉区
	S⁵	内側中葉区
下葉	S⁶	上-下葉区
	S⁷	内側肺底区
	S⁸	前肺底区
	S⁹	外側肺底区
	S¹⁰	後肺底区

外側面 / 縦隔面 / 前

左肺

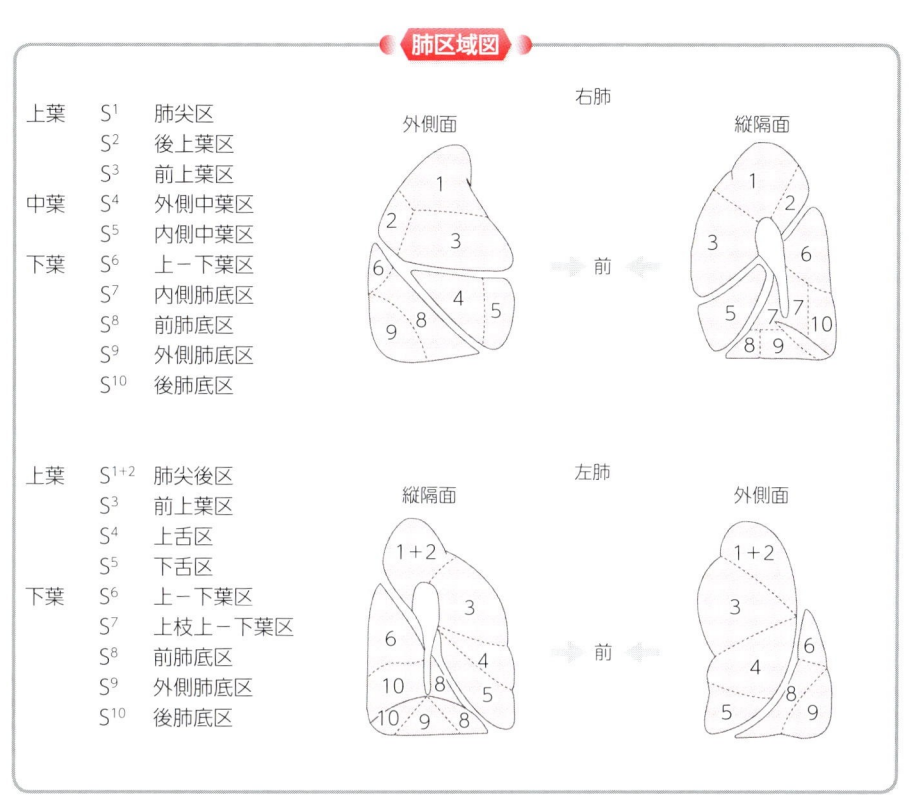

上葉	S¹⁺²	肺尖後区
	S³	前上葉区
	S⁴	上舌区
	S⁵	下舌区
下葉	S⁶	上-下葉区
	S⁷	上枝上-下葉区
	S⁸	前肺底区
	S⁹	外側肺底区
	S¹⁰	後肺底区

縦隔面 / 外側面 / 前

肺区画

前面
- 右上葉
- 鎖骨中央線 第4肋骨
- 右中葉
- 中腋窩線上 第5肋骨
- 右下葉
- 鎖骨中央線 第6肋骨下縁
- 左上葉
- 心臓
- 左下葉
- 肝臓
- 胃

背面
- 第7頸椎
- 肩甲骨
- 右上葉
- 右中葉
- 第3胸椎棘突起

治療・処置とケア

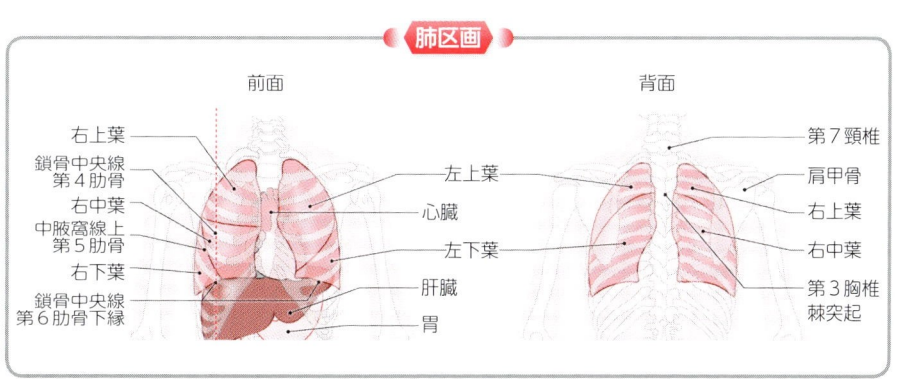

Q ▶ 肺全摘出術ってどんな手術？

A ●肺癌などにより片肺をすべて除去する手術を肺全摘出術といいます。

●肺全摘出術は、以下の順序で行われます。
① 摘出する側を上にした側臥位で第5肋間・後側方切開術で開胸が行われます。
② 肺門前面・後面を剥離し、肺動脈や肺静脈、リンパ節、気管支を露出します。まず肺静脈と肺動脈を中枢側と末梢側で頑丈に結紮し切り離します。
③ 次に気管支を気管分岐部から剥離し気管支動脈を結紮し切り離した後、気管分岐部から1cmの位置で主気管支を切り離し、断端（切り口）をスウィート法かオーバーホルト法、自動縫合器で閉鎖します。
④ 断端の閉鎖が終わったらシーリングテスト（胸腔内に温生理食塩液を満たし気管支の断端から空気が漏れないかを確認するテスト）を行います。
⑤ 空気の漏れがなければリンパ節（上縦隔、気管分岐部、後縦隔）を郭清します。
⑥ 第6か第7肋間から排液用の1本のドレーンを挿入し、挿入部の皮膚とドレーンを結紮し抜けないように固定し留置します。
⑦ 術野の出血や異物がないことを確認して閉胸し、胸腔ドレーンを低圧持続吸引器に接続します。

■ **肺静脈・肺動脈の結紮**

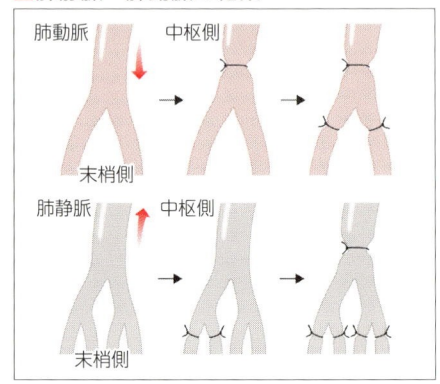

■ **主気管支の切断**

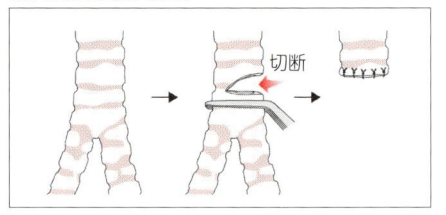

■ **ドレーン留置**

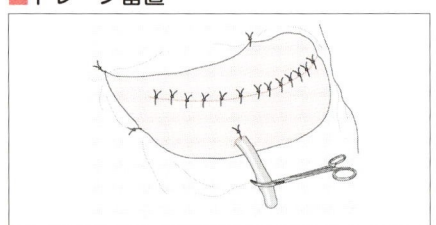

N 術後の看護のポイント

● バイタルサインをチェックし、血圧の低下（出血）や呼吸困難（肺水腫、肺損傷など）に気をつけます。
● ドレーンの呼吸性移動（フルクチュエーション）、性状や量を確認します。

Q ▶ 肺部分（肺区域）切除術ってどんな手術？

A ●肺区域の障害を受けている区域のみを取り除く手術を肺部分（区域）切除術といいます。

●左肺の上葉を切除する場合は、下記の順序で行われます。
① 右側臥位をとり、左の第5肋間を後側方切開（開胸）します。
② 縦隔胸膜を切開して左上肺静脈を露出し、各血管の分岐や基部を結紮（右上図）し、切り離します。
③ 左の上葉と下葉の間（葉間）を開き、左上葉に流れる肺動脈の分岐血管を二重結紮し切り離します。
④ 左上葉気管支の周りを剥離し、自動縫合器か気管支切断予定部を糸で支持し、末梢気管支に鉗子をかけて左の上葉気管支を切断します。
⑤ 気管支断端を糸で結節縫合し閉鎖し、シーリングテストで空気の漏れがないことを確認し、また左下葉の空気漏れ（肺瘻）がないことを確認し、肺を切除します（右下図）。
⑥ 左胸腔の空間を減少させるために左下葉の靱帯を切り離し、胸腔ドレーンを2本挿入して出血や異物、左下葉からの空気漏れのないことを確認して閉胸します。

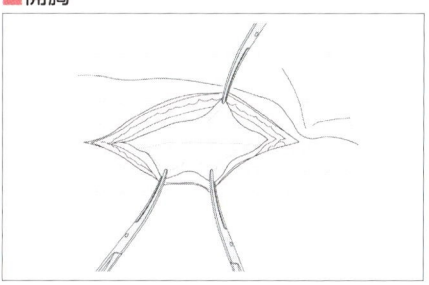

■ 開胸

■ 肺切除

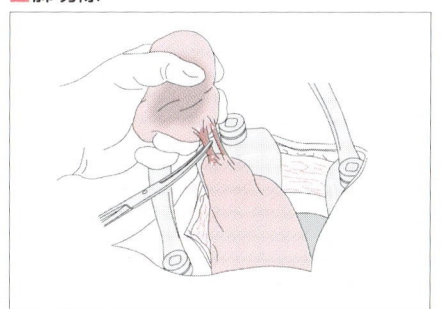

胸腔ドレーンの抜去時期と方法

●以下の条件が揃っていれば胸腔ドレーンは抜去する
① 1日の排液が100mL以下になったとき
② 空気の漏れが24時間以上にわたり認められないとき
③ 性状が明らかな血性でないとき
●大気圧と胸腔内圧との圧力差が最も最小限になり、ドレーンを抜去するときに大気が流入するのを防ぐために、最大に息を吐き、最大に生きを吸い込んだとき（最大吸気時）に、息を止めて抜去する

Q 肺切除後の看護ではどのようなことに気をつければいいの？

A ●全身状態の観察、ドレーンやラインの観察、肺合併症の予防が、看護のポイントになります。

1. 全身状態の観察

- バイタルサインの変化：①低体温、②頻脈や徐脈、③浅呼吸や頻呼吸、④低血圧や高血圧。
- 一般状態の観察：①意識状態、②チアノーゼ、③疼痛、④創部からの出血の有無、⑤皮膚温、⑥尿量など。

2. ドレーンやラインの観察

- 胸腔内ドレーン（肺摘除術：1本、肺葉切除術：2本）の観察：

①ドレーンの挿入部位の確認。
②吸引圧（通常－5～－20cmH$_2$O）の確認。
③排液量や性状を1時間ごとに確認します。

- ラインの観察：

①点滴ライン：漏出がなく正確な量が投与されているかを観察します。
②胃管：麻酔から覚醒し、一般状態に異常がなければ抜去します。
③膀胱内留置カテーテル：1時間毎の尿量を観察し、脈拍や血圧が安定し、尿量が1時間当たり1～2mL/体重kgに保たれていれば抜去します。
④酸素ライン：指示の酸素量、濃度が確実に投与されているかを観察します。血液ガスのデータにより変更されます。
⑤モニターライン：抜去や閉塞、はずれ、水準などを観察します。
⑥硬膜外ライン：抜去の有無や閉塞の有無を確認します。持続の場合は注入量の変化を確認します。

3. 肺合併症の予防

- 肺の再膨張の促進：

①術後バイタルサインが安定し、麻酔から覚醒したらセミファーラー位（上半身の挙上30～45度）とし横隔膜を下げて呼吸運動を容易にします。
②腹式深呼吸を促し肺の再膨張を促進します。

- 呼吸抑制の予防：

①疼痛は呼吸抑制や喀痰喀出を妨げるので積極的に除痛を図ります。
②超音波ネブライザーを用いて、喀痰喀出が容易となるようにし、気道の清浄化を図ります。

> **医師への報告条件**
> - 術後5時間の経過後も血性の排液が100mL/時間以上続く場合
> - 4mL/体重kg/時間の血性排液が2時間以上続く場合
> - ドレーンが凝血塊でつまり、ミルキング後も閉塞している場合

■胸腔ドレーン

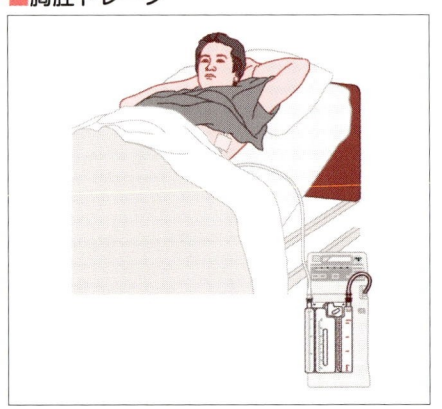

Q ▶ 肺縫縮術ってどんな手術？

A ●肺嚢胞を縫い合わせる手術で、胸腔鏡下で行われることもあります。

- 胸腔内は陰圧となって肺を胸腔内いっぱいに広げています。臓側胸膜と壁側胸膜の隙間はほとんどありません。
- 肺の一部が破綻する気胸などでは、肺内の圧力が胸膜の圧力より高いので胸郭に向かって空気が漏れ、胸腔内圧が上昇して肺が縮小します。
- 肺が縮小すると換気面積が縮小し、換気不足（低酸素状態）となり、呼吸困難、活動の低下を起こします。そうした場合に、胸腔ドレナージが行われますが、2〜3日を経過しても効果がない場合に開胸により肺嚢胞縫縮術が行われます。
- 肺縫縮術は、肺の切除を行わないので解剖生理学的には手術前と同様の状態となります。

胸郭成形術の目的

- 胸郭は12個の胸椎と12対の肋骨、1個の胸骨からなり、この中に胸腔が作られ肺や心臓などの主要な臓器がおさめられ保護されている。
- 対象疾患（右記）により肺切除が行われた場合の胸郭内の死腔の縮小や膿胸腔の閉鎖などの目的で、肋骨を数本もしくは肋骨の一部を切除して、胸壁の抵抗を除去することにより柔軟性が増し、大気圧によって胸壁を含めて肺を圧縮するために行われる。
- 奇異呼吸や脊柱の変形、上肢の機能障害予防に心がける。

■ 肺切除術の対象疾患

肺癌
薬物療法で治療困難な肺結核、肺膿瘍、肺真菌症
喀血を繰り返す気管支拡張症
肺動静脈瘻

胸腔内圧の上昇

- 胸膜腔は、陰圧になっていて肺を引っ張り上げる形で空気を吸引し、息を吐いても陰圧を保っている。
- 気胸や胸水貯留、血胸になると胸腔内が陽圧となって肺を拡張できなくなるため呼吸困難となる。
- 胸膜腔内には10〜15mLほどの漿液性の液体があり胸膜の摩擦や癒着を防止している。

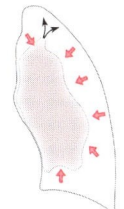

■ 安静時の胸膜腔の圧力

呼 気	− 2.5cmH$_2$O
吸 気	− 8.5cmH$_2$O

Q ▶ 術後の呼吸では何を観察するの？

A ●酸素欠乏の症状、二酸化炭素蓄積の症状のチェックが重要です。

- 術後には、①麻酔薬による呼吸中枢麻痺、②鎮痛薬の呼吸中枢麻痺、③筋弛緩薬による呼吸筋麻痺、④舌根沈下・声門浮腫・吐物・血液・痰による気道閉塞、⑤創痛による浅い呼吸、⑥不安による呼吸抑制などが原因になり、呼吸不全を起こします。
- 術後に多い呼吸器合併症は、①無気肺・低酸素血症、②沈下性肺炎、③誤嚥性肺炎の3つです。

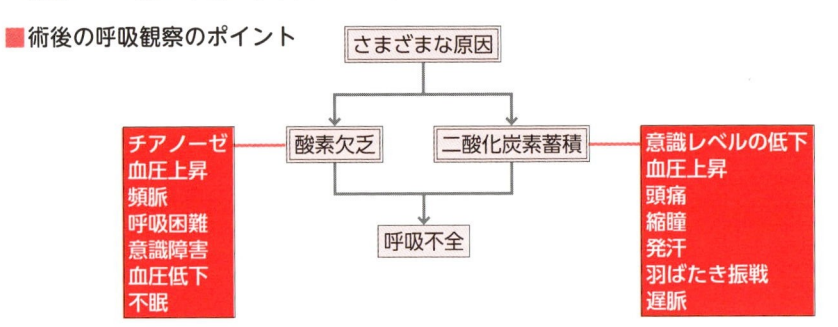

■術後の呼吸観察のポイント

さまざまな原因
→ 酸素欠乏 / 二酸化炭素蓄積 → 呼吸不全

酸素欠乏:
- チアノーゼ
- 血圧上昇
- 頻脈
- 呼吸困難
- 意識障害
- 血圧低下
- 不眠

二酸化炭素蓄積:
- 意識レベルの低下
- 血圧上昇
- 頭痛
- 縮瞳
- 発汗
- 羽ばたき振戦
- 遅脈

■術後に多い呼吸器合併症

合併症	原因
無気肺・低酸素血症	・麻酔や痛みによる横隔膜の運動抑制によって肺容積が縮小することによる肺胞の拡張不全 ・気道内の分泌物、痰の喀出困難
沈下性肺炎	・同一体位での長時間臥床
誤嚥性肺炎	・嚥下反射が回復していない状態での水分摂取 ・嘔吐物や唾液の気道吸引

Q ▶ 胸膜癒着術ではなぜ時間で体位を変換するの？

A ●胸膜癒着術は、薬液を注入して胸膜の癒着を治療しますが、薬液が決められた時間に胸腔内にまんべんなく行きわたるように体位変換を行います。

- 胸膜癒着術は、癌性胸膜炎により胸水が貯留している場合で、間欠的にもしくは持続的に胸水の排除を行っても効果がなく全身の状態が悪化することが予測される場合に胸水の貯留を防止するために行われます。また、気胸により脱気を行い肺が膨張した後に気胸の再発を防止するため行われます。
- 胸膜の癒着を改善する薬剤として、タルク懸濁液、ブロンカズマベルナ、テトラサイクリン、ピシバニール、自家血などが用いられます。
- 超音波エコー下でトロッカーカテーテルなどを用いて胸腔を穿刺し胸水や空気を排除した後、薬剤を注入して薬液漏れ（逆流）のないようにして指示体位や指示時間を守って体位変換を行います。

■薬液注入後の一般的な体位と時間

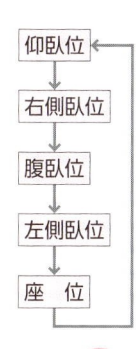

仰臥位 → 右側臥位 → 腹臥位 → 左側臥位 → 座位

- それぞれの体位を15分ごとに変換し、一連の体位変換を1クールとして2クール行う
- 2クール終了後に排液や脱気を行いチューブを抜去して終了となる
- 指示された体位と時間が守れるように支援することが必要である

看護のポイント

- 薬剤により高熱を発することがあるので苦痛の緩和に努める。
- 気胸や出血、肺損傷などの合併症の観察を行い早期発見に努める。
- 主な観察のポイントは、血圧低下、呼吸困難の増強、血痰、穿刺部の出血などである。

Q ► トロッカーカテーテル挿入中は何を観察すればいいの？

A ●トロッカーカテーテルは気胸や胸水貯留、血胸などのときに胸腔内の貯留物（ガス・水・血液・膿など）を体外に排泄し、換気面積を広げて呼吸困難を改善させるために挿入されます。以下のような患者さんの状態と機器類を観察します。

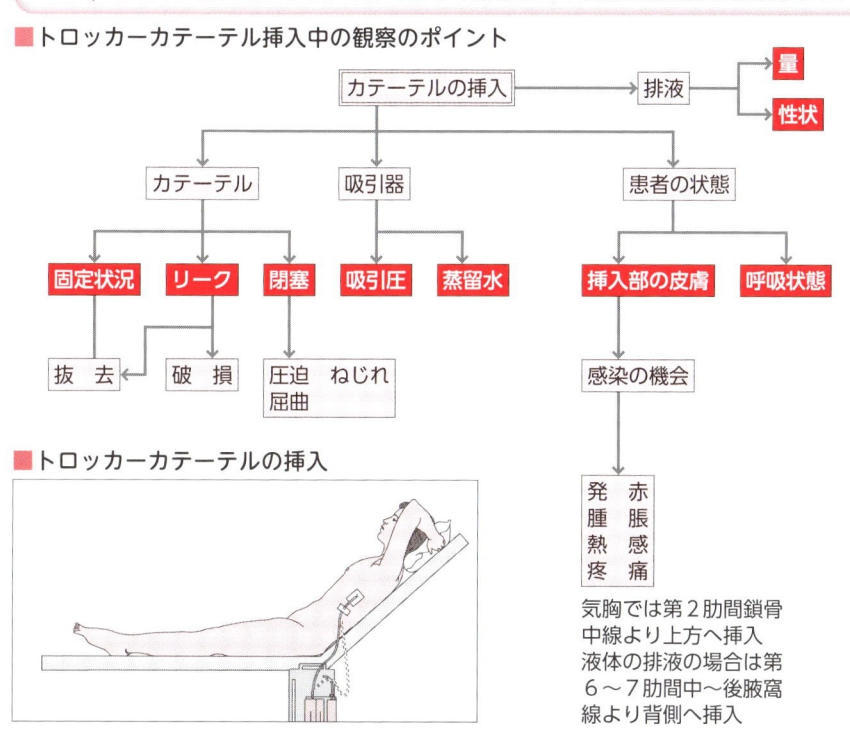

■トロッカーカテーテル挿入中の観察のポイント

カテーテルの挿入 → 排液 → 量／性状

- カテーテル
  - 固定状況
  - リーク → 破損
  - 閉塞 → 圧迫／ねじれ／屈曲
  - （抜去）
- 吸引器
  - 吸引圧
  - 蒸留水
- 患者の状態
  - 挿入部の皮膚 → 感染の機会 → 発赤／腫脹／熱感／疼痛
  - 呼吸状態

気胸では第2肋間鎖骨中線より上方へ挿入
液体の排液の場合は第6〜7肋間中〜後腋窩線より背側へ挿入

■トロッカーカテーテルの挿入

Q ▶ NPPVって何？ 何のために行うの？

A NPPVとは、非侵襲的陽圧換気の略で、気管切開や気管挿管を行わず、鼻マスク、あるいは顔面全体をおおうマスクで換気を行う陽圧人工呼吸法です。

- 気管切開をして人工気道を通して行う陽圧換気を気管切開下陽圧換気（TPPV）といいます。TPPVに対して、NPPVは非侵襲的で簡便に呼吸管理が行えるメリットがある反面、患者の協力がないと実施できないことや、マスク圧迫により皮膚障害を起こすというデメリットもあります。
- NPPVでは、嚥下や食事・会話の機能、咳嗽・加湿加温機能が維持され、声帯損傷・下気道感染を防ぐことができます。
- NPPVには患者の協力が必要であり、導入に当たっては、患者・家族への患者教育が重要な役割を果たします。
- NPPVは、在宅における慢性期の長期人工呼吸、COPDの増悪時などの急性期での人工呼吸と適応が広がっています。

■ NPPVの適応と禁忌

適 応	禁 忌
・意識がよく協力的であること ・循環動態が安定していること ・気管内挿管が必要でないこと：気道が確保できていること、喀痰の排出ができること ・顔面の外傷がないこと ・マスクをつけることが可能なこと ・消化管が活動している状態であること（閉塞などのないこと）	・非協力的で不穏な場合 ・気道が確保できない場合 ・呼吸停止、昏睡、意識状態が悪い場合 ・循環動態が不安定な場合 ・自発呼吸のない場合 ・最近の腹部、食道手術後の場合 ・顔面の外傷、火傷、手術や解剖学的異常でマスクがフィットしない場合 ・2つ以上の臓器不全がある場合 ・心筋梗塞が起こりつつある場合、不安定狭心症の場合 ・咳反射がない、または弱い場合 ・ドレナージされていない気胸がある場合 ・嘔吐や腸管の閉塞、アクティブな消化管出血がある場合

■ NPPVマスクの種類　適切なマスクの選択が重要

	鼻マスク 鼻を覆う	フルフェイスマスク 鼻と口を覆う	トータルマスク 鼻と口を含め、顔のほぼ全面を覆う
適応	・長期使用患者（脱急性期だが加圧が必要な場合、COPDなど） ・鼻呼吸が可能な患者	・鼻マスクになじめない患者 ・口呼吸している急性期患者	・他のマスクではリークが発生する患者 ・過去に、皮膚トラブル・閉所恐怖の経験がある患者 ・救急時
特徴	・マウスリークが多いが、死腔が少ない ・装着したまま水が飲める（誤嚥に注意が必要）	・発声できない ・装着部位（鼻梁、額など）に皮膚トラブルが起こりやすい ・飲水、吸引時にはマスクを外す必要がある	・顔面にフィットしやすい ・粘膜の乾燥に注意 ・顔の小さい患者では使えない場合がある

略語
NPPV：non-invasive positive pressure ventilation（ノンインヴェイシヴ ポジティヴ プレッシャー ヴェンティレイション）非侵襲的陽圧換気
TPPV：tracheostomy intermittent positive pressure ventilation（トラキオストミー インターミッテント ポジティヴ プレッシャー ヴェンティレイション）気管切開下陽圧換気
COPD：chronic obstructive pulmonary disease（クロニック オブストラクティヴ パルモナリー ディジーズ）慢性閉塞性肺疾患

循環に関する「なぜ・何」Q&A

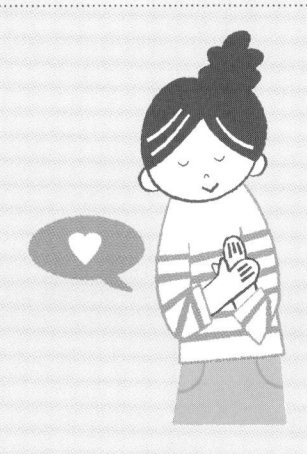

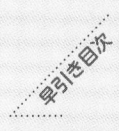

早引き目次

解剖・生理と病態
心臓の動き 46／血圧の調節 47／高血圧 48／高血圧と脳血管障害 49／便秘と高血圧 50／低血圧：原因 51／低血圧：影響 51／頻脈 52／心房細動・心室細動 52／ショック 54／体熱 56／体温の調節 56／体温上昇 58／発熱の影響 59／低体温の影響 60

症状・疾患と観察
発熱 61／高血圧 62／眼底検査 62／起立性低血圧 63／術後の血圧 64／観血的動脈圧モニター 65／スワンガンツカテーテル 66／中心静脈圧 66／大出血：血圧・脈拍 67／大出血：呼吸状態 68／大出血：尿量 68／心筋梗塞：脈拍 69／心筋梗塞：呼吸状態 69／心筋梗塞：下肢の浮腫 70／心筋梗塞：頸部 70／心筋梗塞：胸痛 71／狭心症と心筋梗塞の区別 72／肺高血圧症 72／下肢深部静脈血栓 73

治療・処置とケア
温罨法と冷罨法 74／温罨法 74／冷罨法 75／塩分制限 76／降圧薬 77／高血圧治療薬 78／昇圧薬 79／抗不整脈薬 80／強心薬 81／抗狭心症薬 82／造血薬 83／止血薬 84／抗血栓薬 85／抗凝固薬 86／心嚢穿刺 87／カウンターショック 88／A-Cバイパス術 90／経皮的冠動脈形成術 92／PTCA 93／ペースメーカー植込み術 94／人工血管バイパス移植術 96／Yグラフト置換術 97／弾性ストッキング 98

Q 心臓はどのように動いているの？

A ●心臓への刺激の伝達は、カリウムイオンが高くなると心室筋の興奮が抑えられ、反応が鈍くなって最後には心拍を停止します。カルシウムイオンが高くなると心筋の興奮が高まります。心筋は、カリウムイオンとカルシウムイオンで調節されています。

- 心臓は、血液の流れ（循環）を起こしています。血液は、体の各臓器を構成する細胞が働けるように細胞が必要とする成分を送り出し、また細胞で不要になった老廃物を排泄へと導いています。
- 血液を送り出す左心室の筋肉の厚さは右心室の3倍（7〜12mm）あり、仕事量が大きいことがわかります。
- 硫酸アトロピンを注射すると、迷走神経（抑制神経）が麻痺し、促進神経だけが働くので心拍動が増加します。

■刺激伝達経路

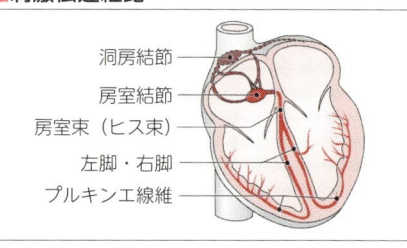

- 洞房結節
- 房室結節
- 房室束（ヒス束）
- 左脚・右脚
- プルキンエ線維

■心臓の調節メカニズム

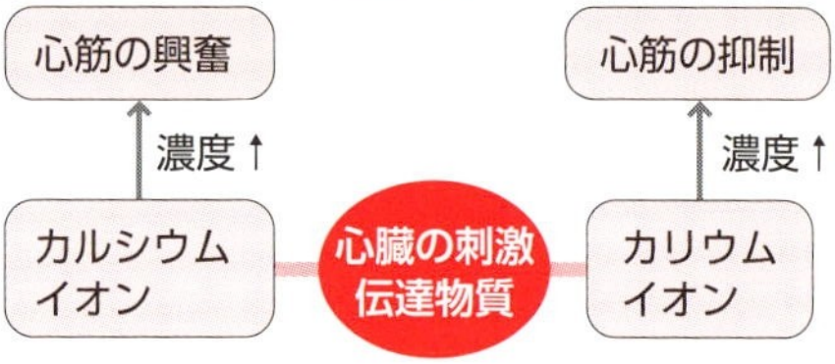

心筋の興奮 ← 濃度↑ ← カルシウムイオン ← 心臓の刺激伝達物質 → カリウムイオン → 濃度↑ → 心筋の抑制

お役立ちコラム

カリウムが多いと心停止

心筋の収縮や心筋の収縮を調節する洞房結節の興奮は脱分極（細胞内の電位が細胞外に対して負の電荷になる静止膜電位が浅くなることをいう）により行われている。静止膜電位は、細胞内外のカリウムの比率に依存している。正常では、細胞内カリウムが120mEq/Lで細胞外カリウムが4mEq/Lの30：1である。細胞外カリウムが6mEq/Lになれば20：1となり、比率が大きく変わる。細胞外カリウム（正常値：3.8〜5.4mEq/L）は細胞内カリウムに比べて非常に少ないため細胞外カリウムの少しの変化は静止膜電位の大きな変化（静止膜電位が非常に小さくなる）となり、洞房結節の興奮の伝達を非常に遅らせる。こうして心筋に刺激を与え収縮させるインパルス（刺激）が伝わらなくなり心臓が停止する。細胞外カリウムが7mEq/L以上になると7割の人は死亡する。

塩化カリウム製剤をワンショットで注射をすると、1,000〜2,000mEq/Lの濃度のカリウムが心臓にいくことになり心停止が起きる。したがって塩化カリウム製剤は必ず希釈をして使用する。

■高カリウム血症

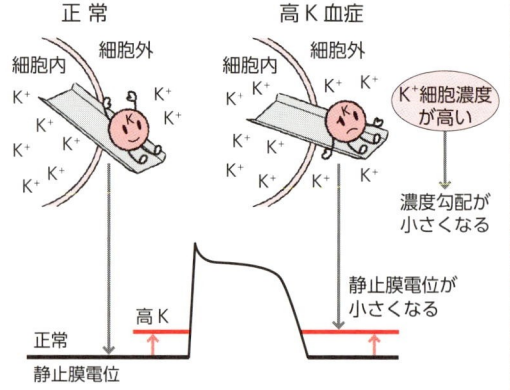

正常　　　　　　　高K血症

- K^+細胞濃度が高い
- 濃度勾配が小さくなる
- 静止膜電位が小さくなる

Q ▶ 血圧はどのように調節されているの？

A ●血圧は、自律神経（神経性因子）とホルモン（体液性因子）により調節されます。

■血圧調節のメカニズム

1．神経性因子

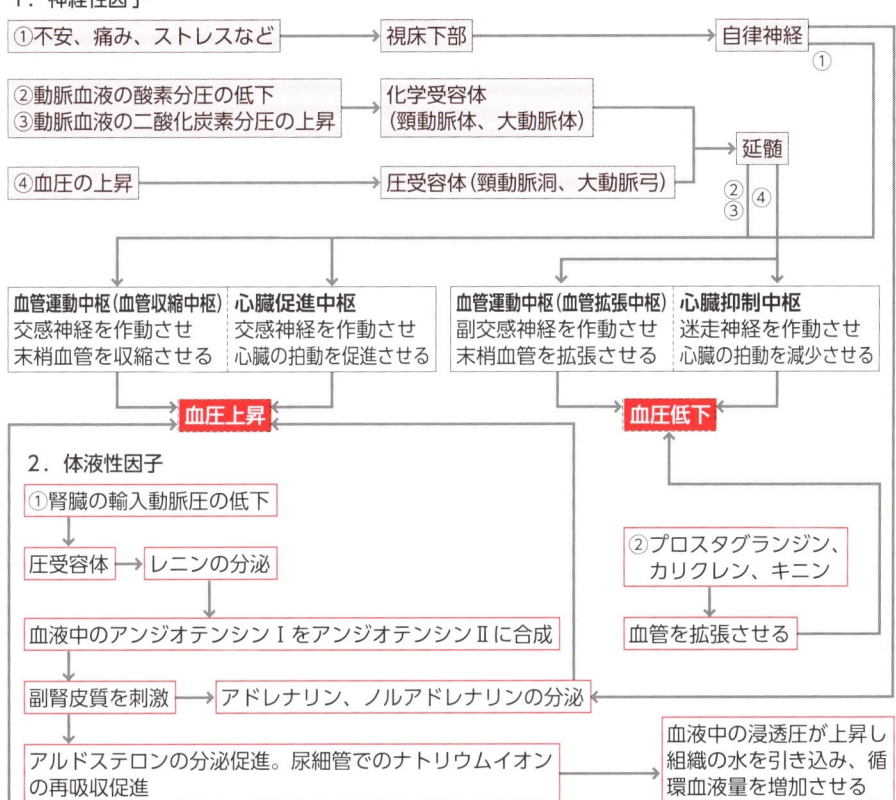

①不安、痛み、ストレスなど → 視床下部 → 自律神経

②動脈血液の酸素分圧の低下
③動脈血液の二酸化炭素分圧の上昇 → 化学受容体（頸動脈体、大動脈体） → 延髄

④血圧の上昇 → 圧受容体（頸動脈洞、大動脈弓）

| 血管運動中枢（血管収縮中枢）交感神経を作動させ末梢血管を収縮させる | 心臓促進中枢交感神経を作動させ心臓の拍動を促進させる | 血管運動中枢（血管拡張中枢）副交感神経を作動させ末梢血管を拡張させる | 心臓抑制中枢迷走神経を作動させ心臓の拍動を減少させる |

→ **血圧上昇** / **血圧低下**

2．体液性因子

①腎臓の輸入動脈圧の低下
→ 圧受容体 → レニンの分泌
→ 血液中のアンジオテンシンⅠをアンジオテンシンⅡに合成
→ 副腎皮質を刺激 → アドレナリン、ノルアドレナリンの分泌
→ アルドステロンの分泌促進。尿細管でのナトリウムイオンの再吸収促進

②プロスタグランジン、カリクレン、キニン
→ 血管を拡張させる

血液中の浸透圧が上昇し組織の水を引き込み、循環血液量を増加させる

お役立ちコラム
高血圧はなぜいけない？

血管の抵抗が大きいため心筋の仕事量が増え、心筋肥大となり心房細動を起こしやすくなったり、冠動脈の拡張により動脈硬化を起こす。

■高血圧による病態関連図

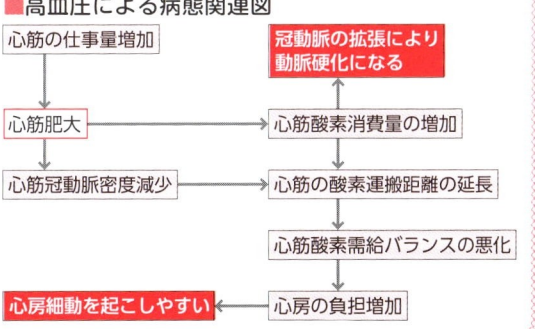

心筋の仕事量増加
→ 心筋肥大
→ **冠動脈の拡張により動脈硬化になる**
→ 心筋酸素消費量の増加
→ 心筋冠動脈密度減少
→ 心筋の酸素運搬距離の延長
→ 心筋酸素需給バランスの悪化
→ 心房の負担増加
→ **心房細動を起こしやすい**

Q ▶ 高血圧はなぜ起きるの？

A ●高血圧は、原因が不明の本態性高血圧と、腎臓病やホルモン異常、神経系の異常など、ほかの病気が原因で血圧が上がる二次性高血圧があります。

- 高血圧は、収縮期血圧が160mmHg以上で、拡張期血圧が95mmHg以上の場合をいい、正常血圧との間を境界型といいます。
- 生理的には心臓からの血液拍出量と末梢血管の抵抗の両方またはいずれかに異常が生じ高血圧となります。
- 本態性高血圧の原因は、12角形モザイク説の12の因子が複雑に重なり合って起きると考えられています。その因子は以下の通りです。
- 本態性高血圧の原因となる12因子
  ①遺伝：高血圧の起こりやすい体質が遺伝。
  ②血管平滑筋：血管を構成している平滑筋細胞の肥大や過形成などにより血管内腔が狭くなる。
  ③腎性：ナトリウムの排泄障害で、体内にナトリウムがたまる。
  ④内分泌性：血圧に関係するホルモンの異常。
  ⑤体液性：血圧に関係する体内化学物質の異常。
  ⑥ナトリウム：食塩の摂取過剰。
  ⑦環境性：食生活を含む生活環境の影響。
  ⑧肥満：代謝異常。
  ⑨心理・社会性：ストレスの影響。
  ⑩神経性：交感神経の緊張の高まり。
  ⑪血液量：血液量や粘稠性の増加。
  ⑫心臓性：心拍数や1回拍出量の増加。

■ WHOの基準

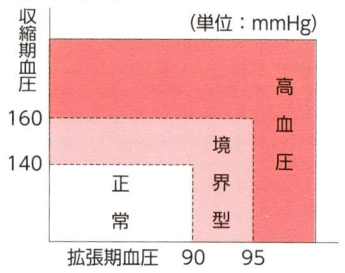

（単位：mmHg）

収縮期血圧 160 / 140、拡張期血圧 90 / 95 で区分：正常、境界型、高血圧

N 看護の必要性

- 高血圧によって血管壁に高い圧力がかかり、そのため血管壁に傷をつけたり、血管壁を硬くもろくし（動脈硬化）、脳出血、脳梗塞、心筋梗塞、狭心症、腎不全等の合併症を引き起こします。
- 上記要因のうち看護で解決できるものにかかわり、また治療の補助行為を確実に行います。

お役立ちコラム

血管の弾力性を知ろう

平均血圧を求めると血管の弾力性の状態がわかる。平均血圧は、脈圧（収縮期血圧－拡張期血圧）を3で割り、拡張期血圧（平常時の血流圧）を加えて求める

平均血圧＝（脈圧÷3）＋拡張期血圧 mmHg
男性正常：90〜110mmHg
女性正常：80〜100mmHg
脈圧が大きいほど血管の伸展性があり、血管内の圧力が緩和される。

略語　WHO：World Health Organization（ワールド ヘルス オーガニゼイション）世界保健機関

Q ▶ 血圧が高いとなぜ脳血管に障害を受けるの？

A ●脳の動脈は、伸縮性と弾性のある中膜が薄く外弾性板がないため、血圧が高いと障害を受けやすいからです。

- ●動脈壁は、内膜、中膜、外膜の3層からなり、伸縮性と弾性に富んだ丈夫なもので、以下のような特徴があります。
  ① 内膜：内皮細胞と弾性線維を含む結合組織からなる。
  ② 中膜：平滑筋と弾性線維の層からなり、血液が血管に入り膨れて元に戻る伸縮性と弾性がある。
  ③ 外膜：疎性結合組織からなる。
- ●脳の動脈は中膜が薄く、外弾性板がなく外膜がほとんどありません。

N 看護の必要性

- ●看護では、予防が第一です。血圧が上昇しないように循環血液量を増やし血管の狭小を防ぐように、看護的に48頁の要因の⑥〜⑫を中心にかかわります。
- ●血圧が安定して異常を起こさないことが看護の評価になります。
- ●収縮期血圧では、120＋{(年齢－20)÷2}を目標にします。

■動脈の解剖図

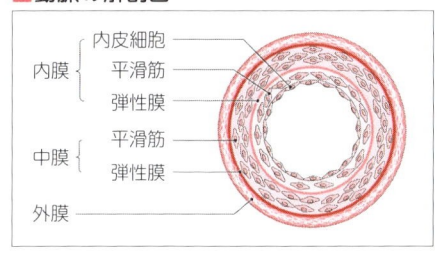

内膜 ┤ 内皮細胞／平滑筋／弾性膜
中膜 ┤ 平滑筋／弾性膜
外膜

■脳内出血の好発部位と症状・頻度

皮質下／視床／被殻／橋／小脳／出血部位

出血部位	主な症状	頻度
被殻出血	片麻痺、感覚障害、病巣をにらむ共同偏視、意識障害、左半球で失語症、右半球で空間無視	40%
視床出血	片麻痺、感覚障害、鼻尖をにらむ共同偏視、意識障害	30%
皮質下出血	前頭葉で麻痺、左半球で失語症、右半球で空間無視、頭頂葉で感覚障害、失認、失行	10%
橋・延髄出血	縮瞳（ピンポイント）、昏睡、四肢麻痺、呼吸障害	10%
小脳出血	回転性めまい、嘔吐、運動失調、病巣と反対側をにらむ共同偏視	10%

お役立ちコラム
脳と心臓の血管は他の体の血管とは違う

脳や心臓の動脈は「終動脈」といい、血管に血栓や塞栓、動脈狭窄が起きると、その支配領域の細胞は死滅する。一般動脈は側副血行路があり、血管に血栓や塞栓、動脈狭窄が起きても支配領域の血流を他の血管から補うことができる。

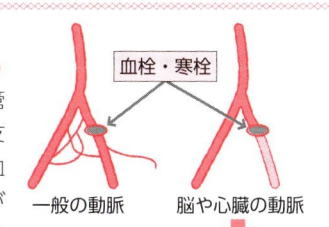

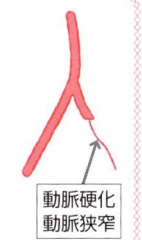

一般の動脈／脳や心臓の動脈 → 終動脈／動脈硬化　動脈狭窄　血栓・塞栓

Q ▶ 便秘はなぜ高血圧をもたらすの？

A ●便秘は、腸管内に老廃物が一定期間（一般的に3日）以上貯留している状態をいい、通過障害、胃－結腸反射の減弱、排便反射の減弱、排便動作不能、意図的排便抑制により起きますが、以下のような身体変化により高血圧を助長します。

1. トイレ環境（温度：寒さ）

- 寒さにより末梢血管が収縮し、体熱の放散を防ごうとすることにより血管の抵抗が高まり、血圧が上昇します。
- 環境を調整することが必要になります。

2. 便秘のためのいきみ動作

- いきみ動作（胸腔内圧の上昇）は、肺内の動脈血を左心室に多量に送り血圧を決定する心拍出量が増加し、血圧をさらに高めることになります。
- 特に臥床状態での排泄は、座位でのいきみの3～6倍を必要とします。高血圧患者のいきみは禁忌となるので、いきみ動作をしなくてよいように排便をコントロールすることが必要になります。

N 看護の必要性

- 便秘を防ぐことが重要です（詳しくは体液・代謝・排泄の項の205頁を参照）。
- 患者さんの生活習慣に合った予防法を見い出し指導できるようにします。
①排便習慣を確立する（胃－結腸反射の起こりやすい食後にトイレに行く）。
②十分な水分を摂取する。
③食物繊維の多い食品を摂取する。
④牛乳など脂肪食品を摂取する。
⑤腹部マッサージを行い腸の血液循環をよくする。
⑥運動を行い腸の血液循環をよくする。
⑦腹部を暖め腸の血液循環をよくする。
⑧ストレスを除去し、心理的なゆとりをもつ。
⑨下剤を服用する。
⑩浣腸や座薬、あるいは摘便を行う。

お役立ちコラム

高血圧と動脈硬化

　高血圧や糖尿病によって血管に負担がかかると、動脈内膜の内皮細胞が傷害され、内膜にコレステロールが粥状の沈着物となってたまっていき、プラーク（粥腫）ができ、粥状動脈硬化が起こる。

　動脈硬化により、血流が障害されて、その血管により酸素や栄養が送られている心臓や脳に症状が出る。また、プラークが破れると、血栓ができて血流が完全に途絶え、心筋梗塞や脳梗塞が起こる。血栓が血流にのって脳などに運ばれ、細い動脈を塞ぐことで脳梗塞などを起こすこともある。

■動脈硬化の全身への影響

高血圧 → 動脈硬化 → 脳卒中／脳出血／脳梗塞、心筋梗塞、心不全、腎不全

Q ▶ 低血圧はなぜ起きるの？

A ● 低血圧は、循環血液量の減少、血液の粘稠度の低下、自律神経の働きの低下により起きます。

● 低血圧は、体循環系の動脈圧が異常に低い状態であり、一般に安静臥床時の収縮期血圧が100mmHg以下、拡張期血圧が60mmHg以下の場合をいいます。起立性低血圧では、起立時に収縮期血圧が20～30mmHg低下する場合をいいます。

■低血圧の分類と原因

分類	原因
本態性低血圧	原因不明
二次性低血圧	・アジソン病や甲状腺機能低下症などによる、アルドステロンなどホルモン分泌の減少による循環血液量の減少・血管の拡張 ・肝臓障害や低栄養状態による、血漿蛋白質の低下による血液の粘稠度の低下 ・出血や熱傷、嘔吐や下痢、発汗などによる、体液の喪失による循環血液量の減少 ・ショック（循環血液量の減少、末梢血管抵抗の低下、心臓収縮力の低下）
起立性低血圧	・心臓疾患、神経疾患、内分泌疾患、長期臥床、向精神薬やホルモン薬などによる自律神経*の障害

＊自律神経は、起立したときの末梢血管の収縮と圧受容体の反射による心拍数の増加など血圧を調節している

N 看護の必要性

● 低血圧の原因と患者の状態により看護のかかわりは異なります。
● 生命力の消耗をしないように、また転倒等の二次的な事故には十分に気をつけます。

Q ▶ 低血圧は体にどんな影響を及ぼすの？

A ● 低血圧の症状には、①神経・筋肉症状、②循環器症状、③消化器症状、④全身症状があります。

● 低血圧により必要な栄養や酸素を十分に供給できない、細胞での代謝が減弱するため重要な臓器への還流が低下し、神経・筋症状、循環器症状、消化器症状、全身症状などが出ます。

■低血圧の原因

- 心臓収縮力の減退（血液を十分送り出せない）
- 血管調整力の減退
- 循環血液量の減少
- 末梢血管抵抗の減少

→ 低血圧

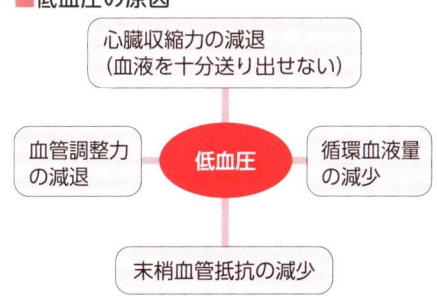

循環不全、大出血、重症貧血、栄養失調、下垂体異常、粘液水腫、体質により起きる

Q ▶ 頻脈はなぜ起きるの？

A ●頻脈は、心臓機能そのものの障害や循環血液量の減少、ストレスなどにより発生します。

■頻脈の起きるメカニズム

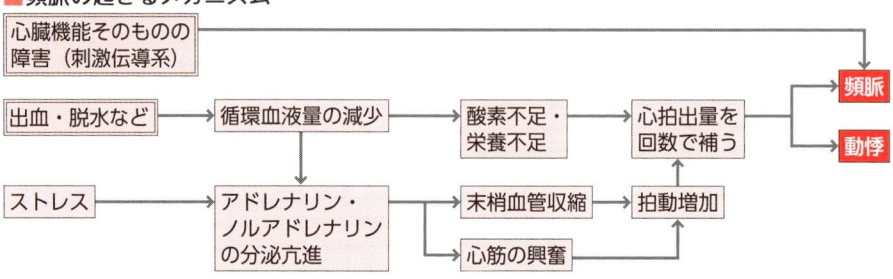

```
心臓機能そのものの
障害（刺激伝導系） ──────────────────────────────────┐
                                                    ↓
出血・脱水など → 循環血液量の減少 → 酸素不足・栄養不足 → 心拍出量を  → 頻脈
                     ↓                                 回数で補う   → 動悸
ストレス → アドレナリン・      → 末梢血管収縮 → 拍動増加
          ノルアドレナリン
          の分泌亢進       → 心筋の興奮
```

■脈拍の異常

基準値：60〜80回/分

100以上	頻脈
120〜130前後	洞性頻脈
150前後	心房細動
180〜220前後	上室性頻拍
60以下	徐脈

Q ▶ 心房細動や心室細動のときは体にどのような影響があるの？

A ●心房細動や心室細動は、心臓のポンプ機能が傷害され、血液の循環量が低下し、生命に危険が及びます。

1．心房細動

●心房細動は、心房全体が不規則に収縮する状態をいい、僧帽弁膜症や高血圧性心疾患、バセドウ病、心不全、薬剤（ジギタリスや利尿薬、吸入麻酔など）、輸液過多（心房負荷）、手術時の心臓の圧迫、腹部手術時の迷走神経反射、低カリウム血症などで起こりやすくなります。

●心電図（右頁）では、P波が消失し、f波（心房筋の細かな興奮による波）が出現します。

●心房細動が起きると、心房から心室に規則的で十分な血液が拍出されなくなります。血液が規則的に心臓から拍出されているときに比べ20〜25％の量が減少し、体全体へ十分な血液が循環しません。

2．心室細動

●心室細動では、心室全体が不規則に小さく速い興奮で収縮し、心臓のポンプ機能は失われ血液の拍出は行われません。

略語
- **Vf**：ventricular fibrillation（ヴェントリキュラー フィブリレイション）心室細動
- **VT**：ventricular tachycardia（ヴェントリキュラー タキカーディア）心室頻拍
- **SSS**：sick sinus syndrome（シック サイナス シンドローム）洞不全症候群
- **AMI**：acute myocardial infarction（アキュート マイオカーディアル インファークション）急性心筋梗塞
- **QT**：QT interval（キューティー インターヴァル）QT間隔

■心電図

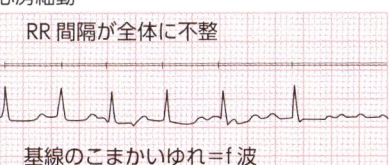

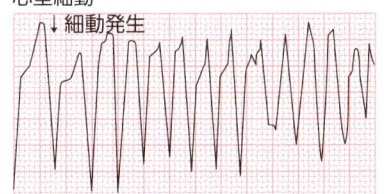

心房細動
RR 間隔が全体に不整
基線のこまかいゆれ＝f 波

心室細動
↓細動発生

■不整脈の危険度一覧

- 死に至る不整脈
  - 心室細動（Vf）
  - 心停止
- 死に至る危険性がある不整脈
  - 多形性心室頻拍
  - 心室頻拍（VT）
  - 第Ⅲ度完全房室ブロック
  - 第Ⅱ度モビッツⅡ型房室ブロック
  - 洞機能不全症候群（SSS）
    - 洞休止
    - 徐脈頻脈症候群
- 致命的・危険な不整脈に移行しやすい不整脈
  - R on T 型心室期外収縮
  - 多形性心室期外収縮
  - 連続性心室期外収縮（ショートラン型心室期外収縮）

■不整脈以外の危険な心電図

- 急性心筋梗塞（AMI）
- 狭心症
  - 労作性狭心症
  - 異型狭心症
- QT 延長症候群

＊心筋梗塞の心電図モニターでは Marriott の誘導（下図）を行うと、V₁ 誘導の波形に似ており、P 波、QRS 波が識別しやすく不整脈が監視しやすい。
＊鎖骨や肋骨弓などの骨に電極を貼ると筋電図の混入を防げる。

■Marriott の誘導

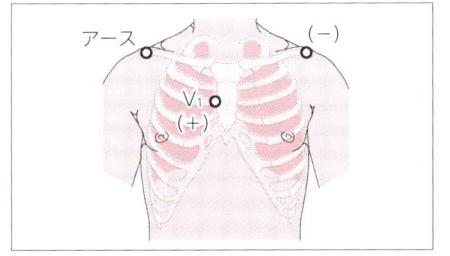

アース
（−）
V₁
（＋）

■心停止による症状の発現

時間	症状
3〜4秒	無症状
4〜6秒	めまい、ふらつき
10〜12秒	意識消失
20秒前後	痙攣
30秒前後	呼吸停止
3〜5分以上	脳の不可逆的変化

Q ショックはどうして起きるの？

A
- ショックの原因には、出血性、心原性、神経原性、細菌性、アナフィラキシー性の5つがあります。
- ショック状態になると、血圧低下、冷汗、皮膚の蒼白、呼吸困難か呼吸促進、尿量の減少、意識障害などの症状を呈し生命に重篤な状態を起こします。

■ ショックの種類

- 心原性ショック
- 出血性ショック
- アナフィラキシーショック
- 神経原性ショック
- 細菌性ショック

■ 循環障害の5P

- pain：疼痛
- pale：蒼白
- pulselessness：脈拍消失
- paresthesia：知覚障害
- palalysis：運動障害

1. 出血性ショック

- 出血により循環血液量が減少して起きます。

重症度の判断

出血量(mL)

無症状	軽症	中等症	重症
	750	1500	2500

輸液

- 出血で血管内液が減少するとホメオスターシスにより血管外や組織間から細胞外液を流入させ減少を補おうとする。したがって、血管外液（細胞外液）を補うために乳酸加リンゲル液が輸液される。

出血量のめやす

外傷や全身打撲、ショック状態などで搬入されてきた患者の内外出血量を求めるにはショック指数で求める。

ショック指数＝脈拍数÷収縮期血圧　L（リットル）
正常：0.54（1以下を保つ）
異常：1以上（1は1Lの失血とみなし、2は2Lの失血とみなす）

■ 出血性ショックの原因

外出血		四肢切断、開放性骨折、頭部外傷、頭蓋底出血など
内出血	胸腔内	肺挫傷、肋骨骨折、肺腫瘍、大動脈瘤破裂など
	腹腔内	肝破裂、脾破裂、腎損傷、子宮外妊娠など
	後腹膜腔	腎損傷、大血管損傷など
	消化管	胃潰瘍、十二指腸潰瘍、食道静脈瘤など
	軟部組織	大腿骨骨折、骨盤骨折、下腿骨折など

■ 非開放骨折の推定出血量

骨盤骨折	1000～1500mL
上腕骨折	350mL
大腿骨一側骨折	500～1000mL
肋骨骨折1本	125mL
頸骨骨折	500mL

2. 心原性ショック

●心機能が急激に低下し心拍出量が減少して起きます。

■心原性ショックの原因

心筋梗塞	広範な心筋の壊死、心室中隔穿孔、僧帽弁閉鎖不全など
弁膜疾患	大動脈弁狭窄、僧帽弁狭窄、大動脈弁閉鎖不全など
その他	特発性心筋症、心タンポナーデ、広範な肺塞栓など

3. 神経原性ショック

●神経の作用で全身の末梢血管の拡張と心機能が抑制されて起きます。

■神経原性ショックの原因

- ●不安や疼痛、精神的打撃
- ●脊髄損傷による四肢麻痺、対麻痺、高位脊髄麻痺
- ●大量の中枢神経抑制薬の服用や中毒

4. 細菌性ショック

●感染防御機能が低下し免疫能力の低下した重症感染症の状態で細菌の内毒素(エンドトキシン)が作用するとショック症状が起きます。

■細菌性ショックの原因

消化管疾患	急性腹膜炎、腹腔内膿瘍、肝膿瘍、腸閉塞など
婦人科疾患	感染性流産、骨盤内腹膜炎、骨盤内膿瘍など
尿路感染症	腎盂腎炎など
その他	肺炎、蜂巣炎、熱傷、褥瘡など

5. アナフィラキシーショック

●薬物などとIgE抗体のアレルギー反応によりヒスタミンやプロスタグランジン、ロイコトリエン、カリクレイン、プロテアーゼが遊離し血管の拡張と血管の透過性亢進による循環血液量の減少により血圧低下と心拍出量の減少、浮腫や気管支痙攣を起こします。

■アナフィラキシーショックの原因

抗生物質
局所麻酔薬、解熱・鎮痛薬
造影剤
血液製剤
静脈麻酔薬
蜂による刺傷
ヘパリン
筋弛緩
インスリン

各種物質の作用

●ヒスタミンは、気道や肺、血管、心臓に多く分布し、その濃度により次のような症状を呈します。
① 0.3〜3 ng/mL：消化器症状。
② 2.0〜5 ng/mL：頻脈、全身熱感、蕁麻疹。
③ 5 ng/mL以上：低血圧。
＊心筋内のヒスタミン遊離は、不整脈、心停止を起こします。
●ロイコトリエンは、末梢気管支の収縮作用が強く呼吸困難を起こします。
●プロスタグランジンは、低血圧や気管支痙攣を起こします。
●カリクレインは、血管拡張や血圧低下を起こします。

略語 IgE：immunoglobulin E（イミュノグロブリン イー）免疫グロブリンE

Q ▶ 体熱はどこで作られるの？

A ●基礎代謝、筋肉運動、甲状腺ホルモン、副腎皮質ホルモン、体温の上昇によって体熱は産生されます。

● 食事として摂取した食物の3大栄養素（糖質、脂質、蛋白質）が体内で代謝され、体内の組織で血流によって運ばれた酸素と化学的な反応を起こしてエネルギーを産生しています。
● 代謝により発生するエネルギーの約70％が体温を維持する熱エネルギーとして利用されています。
● 熱の産生に関与するのは以下の要因です。

■体熱産生のメカニズム

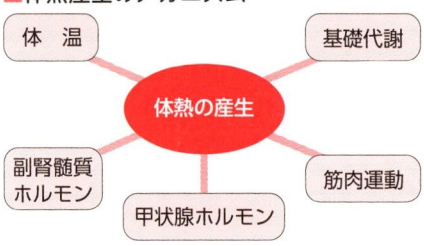

体温 — 基礎代謝 — 体熱の産生 — 筋肉運動 — 甲状腺ホルモン — 副腎髄質ホルモン

男性	$66 + 13.7 \times$ 体重(kg) $+ 5 \times$ 身長(cm) $- 6.8 \times$ 年齢（単位/kcal）
女性	$655 + 9.6 \times$ 体重(kg) $+ 1.7 \times$ 身長(cm) $- 4.7 \times$ 年齢（単位/kcal）

1）基礎代謝によるもの
● 基本的な体温維持に関与し、肝臓で30％、骨格筋で25％、脳で15％の体熱（熱エネルギー）が産生されていますが、体格（身長や体重）や年齢によって基礎代謝量は異なるので、次の式で求めます。

2）筋肉運動によるもの
● 運動をすると骨格筋による熱産生が高まり全熱産生のほとんどを請け負うようになります。肝臓や脳の熱エネルギー産生は低下します。

3）甲状腺ホルモンによるもの
● トリヨードサイロニン（T_3）やサイロキシン（T_4）は代謝を亢進し、熱産生を高めます。

4）副腎髄質ホルモンによるもの
● アドレナリンが糖代謝を促進し、また皮膚の血管を収縮させ熱放散を抑制します。

5）体温によるもの
● 体温の上昇は代謝を促進しさらに体温を高めます。

体温 38℃	基礎代謝 ＋ (基礎代謝 × 0.2)（単位/kcal）
体温 39℃	基礎代謝 ＋ (基礎代謝 × 0.4)（単位/kcal）

Q ▶ 体温はどのように調節されるの？

A ●体温は恒常性（平熱の維持）が保たれていますが、その中枢は間脳の視床下部にあります。
●体温中枢には、温熱中枢（熱の放散）と冷中枢（熱の産生）があり、このバランスによって体温は決定されています。

● 体温調節中枢が働くためには、インパルス（情報）が必要ですが、1つは皮膚で感知した温度を求心性（知覚神経）に視床下部に伝える仕組みです。もう1つは、視床下部に流れる血流の温度変化が直接視床下部を刺激する仕組みです。

●外気温や血流温度が高いと視床下部の温熱中枢を刺激し、体温調節中枢の設定温度を低くして体熱の放散（物理的調節：輻射、伝導や対流、蒸発による）を図ろうとします。

●外気温や血流温度が低いと視床下部の冷中枢を刺激して、体温調節中枢の設定温度を高くし、血管を収縮し熱の放散を低下させ、また筋肉のふるえ（悪寒戦慄）により熱の産生を高めようとします。

■体温調節のメカニズム

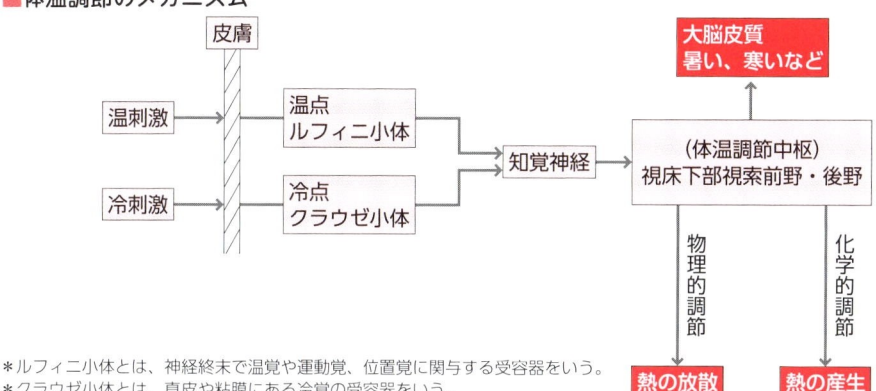

```
皮膚
温刺激 → 温点 ルフィニ小体 ─┐
冷刺激 → 冷点 クラウゼ小体 ─┴→ 知覚神経 → (体温調節中枢) 視床下部視索前野・後野 → 大脳皮質 暑い、寒いなど
                                          ↓物理的調節    ↓化学的調節
                                          熱の放散        熱の産生
```

＊ルフィニ小体とは、神経終末で温覚や運動覚、位置覚に関与する受容器をいう。
＊クラウゼ小体とは、真皮や粘膜にある冷覚の受容器をいう。

看護の必要性

●外気温の調節（温罨法や冷罨法、皮膚の清潔、衣服や寝具の調整など）により、生体の熱エネルギーの調節に消費される栄養（異化作用）を最小限にし、体力の回復（同化作用）にエネルギーが使用されるようにかかわる必要があります。

■体温調節中枢付近の解剖

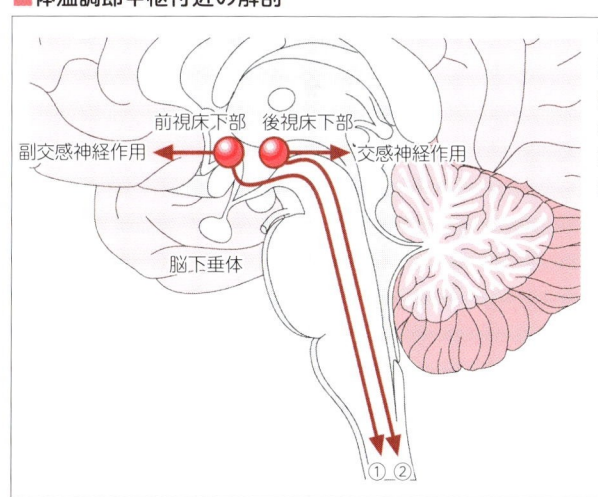

副交感神経作用　前視床下部　後視床下部　交感神経作用
脳下垂体

①前視床下部：体温低下中枢で、副交感神経による作用で血管を拡張させて体温を下げる。
②後視床下部：体温上昇中枢で、交感神経による作用で血管を収縮させて体温を維持する。

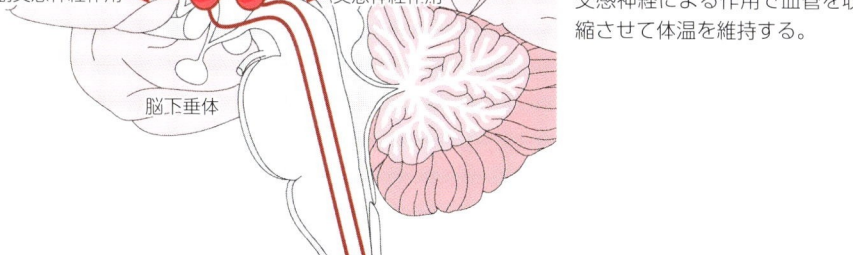

略語
T_3：triiodothyronine（トライアイドサイロニン）トリヨードサイロニン
T_4：tetraiodothyronine（テトラアイドサイロニン）テトラヨードサイロニン（サイロキシン）

Q ▶ 体温が上昇するのはどんなとき？

A ●化学的刺激、機械的刺激、うつ熱、生理的要因、吸収熱などによって体温は上昇します。

■体温上昇の原因

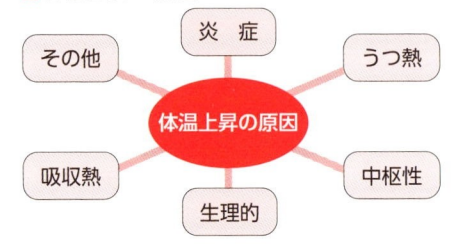

体温上昇の原因：炎症、うつ熱、中枢性、生理的、吸収熱、その他

1. 炎症による場合（化学的刺激による発熱）

- 炎症による発熱は、外因性発熱物質と内因性発熱物質の影響で起こります。

1）外因性発熱物質

- 細菌や菌体成分、プロスタグランジン等の外因性発熱物質は、リポポリサッカライド（下痢や出血、白血球の変動、発熱などの毒性を示す内毒素：エンドトキシン）で、グラム陰性菌のペプチドグリカンを取り囲んでいる外膜の構成成分です。
- 外因性発熱物質が視床下部の体温調節中枢を刺激し、体温設定が高値にセットされ発熱します。

2）内因性発熱物質

- 細菌などの外因性発熱物質が白血球などに作用して二次的に産生されたリポ蛋白質の影響で起こります。

2. うつ熱による場合

- 日射病や熱射病により、熱の産生が高まり、体外に熱を放散することが困難な場合に起きます。

3. 中枢性の熱による場合（機械的刺激による発熱）

- 脳性過高熱（中枢性過高熱）といい、頭部外傷、脳出血、脳腫瘍、頭蓋底骨折などにより体温調節中枢（視床下部）に機能障害が生じ、39℃以上の高体温になる場合をいいます。

4. 生理的要因

- 日差：朝方が一番最低で、午後3時から夕方が一番高くなります。
- 季節：春から夏にかけて高く、秋から冬にかけて低くなります。
- 食事：消化運動により食後高くなります。
- 運動：活動は筋肉エネルギーにより体温を上昇させます。
- 入浴：湯の温度（外気温）により代謝が亢進し体温を上昇させます。
- 精神的興奮：アドレナリンの分泌により体温を上昇させます。

5. 吸収熱による場合

- 手術後や火傷など、崩壊した細胞からの発熱物質により発熱し、また体内に体液（血液など）が貯留した場合に、その体液を代謝し取り除くときにエネルギー（熱）を産生します。

6. その他

- 年齢差：新生児や乳児は環境条件により変動が激しく、乳歯が生えるころに突然に起きる知恵熱もあります。老人は皮膚伝導の影響で体温は低くなります。
- 個人差：緊張が強い人は交感神経の影響を受け高くなります。

Q ▶ 発熱すると体にどのような影響があるの？

A ●発熱によって代謝が亢進し、全身症状、循環器への影響、呼吸数の増加、食欲不振などが起こります。

■ 発熱の影響

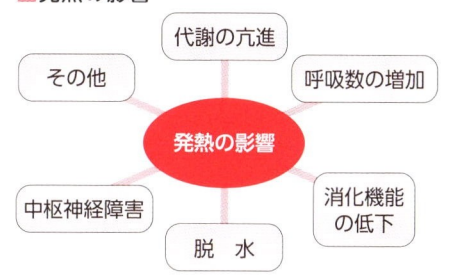

```
        代謝の亢進
その他           呼吸数の増加
        発熱の影響
中枢神経障害      消化機能
        脱 水    の低下
```

1. 代謝の亢進

- 体温が1℃上昇すると13％の代謝が増加することによって熱感、発汗、倦怠感といった症状が出ます。
- 代謝の亢進により、栄養や酸素を素早く運搬しようとして循環が促進します。
  ①心拍数、脈拍数の増加（1℃の上昇で8回／分増加）。
  ②心悸亢進。
  ③血流速度の増加。
  ④血圧の低下：熱が上昇した場合、解熱を図ろうとして熱を放散させるために、皮膚の血管を拡張させることにより起きます。

2. 呼吸数の増加

- 体熱産生のために酸素をたくさん消費するので、そのために酸素を取り入れようと換気回数を増加させます。

3. 消化機能の低下

- 食欲不振。
- 悪心・嘔吐。
- 下痢。
- 舌苔：発熱による水分の喪失に伴う唾液の減少により口腔内が清浄されないために舌苔が付着し、味覚を鈍くする（胃液の分泌を低下させる）とともに、アミラーゼの減少により炭水化物の消化に影響します。
- 便秘：水分の喪失に伴い腸からの水分吸収が亢進し便が硬くなります。また運動の不足により腸の蠕動運動や食欲が低下することにより便の材料が不足して起きます。

4. 脱 水

- 発汗や不感蒸泄により体内水分量が減少して口渇、皮膚粘膜の乾燥、尿量の減少などの症状が出ます。

5. 中枢神経機能障害

- 頭重感。
- 頭痛。
- めまい。
- 悪心・嘔吐。
- 精神作業能力の低下（高熱が続くと熱性せん妄が起きます）。

6. その他

- 白血球数の増加。
- 蛋白尿：熱による腎臓への影響が考えられていますが、未解明です。エネルギーの素を喪失していることは間違いありません。
- 関節痛、筋肉痛。
- 身体症状に伴い発熱の原因に対する不安や症状によるつらさなどから精神的な影響を受けます。

Q 低体温は体にどのような影響を及ぼすの？

A ●体温の低下の度合いによりますが、低体温の影響は意識混濁から心臓停止までさまざまです。

● 低体温とは、体温が35℃以下に低下した場合をいい、熱の産生の減少や熱の放散が過剰に増加した場合に起きます。

● 特に水と接触するときは空気より23倍の熱が放散されるので熱の低下は著しくなります。低体温になると次のような症状が現れます。

■ 体温（直腸温）と低体温症状

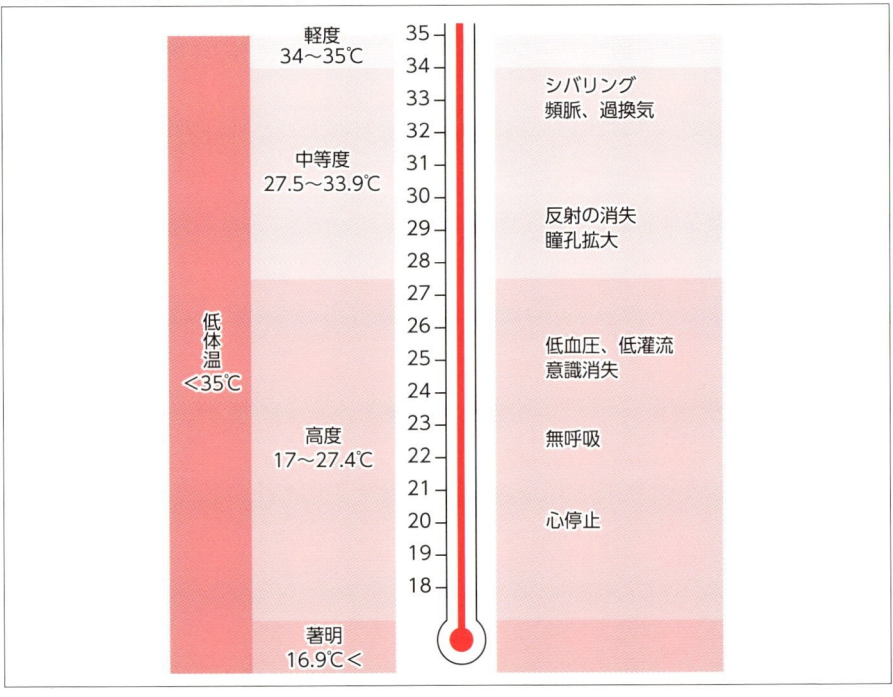

低体温 <35℃	温度	症状
軽度 34～35℃	35, 34, 33	シバリング、頻脈、過換気
中等度 27.5～33.9℃	32, 31, 30, 29, 28	反射の消失、瞳孔拡大
高度 17～27.4℃	27, 26, 25, 24, 23, 22, 21, 20, 19, 18	低血圧、低灌流、意識消失／無呼吸／心停止
著明 16.9℃＜		

● 臨床で接する低体温の患者は、以下の場合です。
① 寒冷外気に長期にさらされた場合。
② 入水を企てた自殺未遂。
③ 解熱薬の大量服用。
④ 冷蔵された保存血液を加温しないで大量に輸血した場合。
⑤ 循環器、脳血管、粘液水腫、下垂体機能低下症などの基礎疾患がある場合。
⑥ 精神安定薬の常用。
⑦ 病状が重篤でエンドステージの患者。
⑧ 麻酔が効き過ぎている場合

N 看護の必要性

● 軽症：電気毛布（37℃）や湯タンポで保温する、あるいは41℃のお湯に浸けたりします。
● 中等症：①心肺蘇生、②加温（37℃）乳酸加リンゲルの点滴、③ 43℃透析液（除カリウム液）2Lの直腸注入（35℃になるまで行う）。

Q ▶ 発熱のときは何を観察すればいいの？

A ● 細胞や組織の分解産物が視床下部の体温調節中枢を刺激して発熱します。発熱をすると以下のような状態が出現するので、それを観察します。

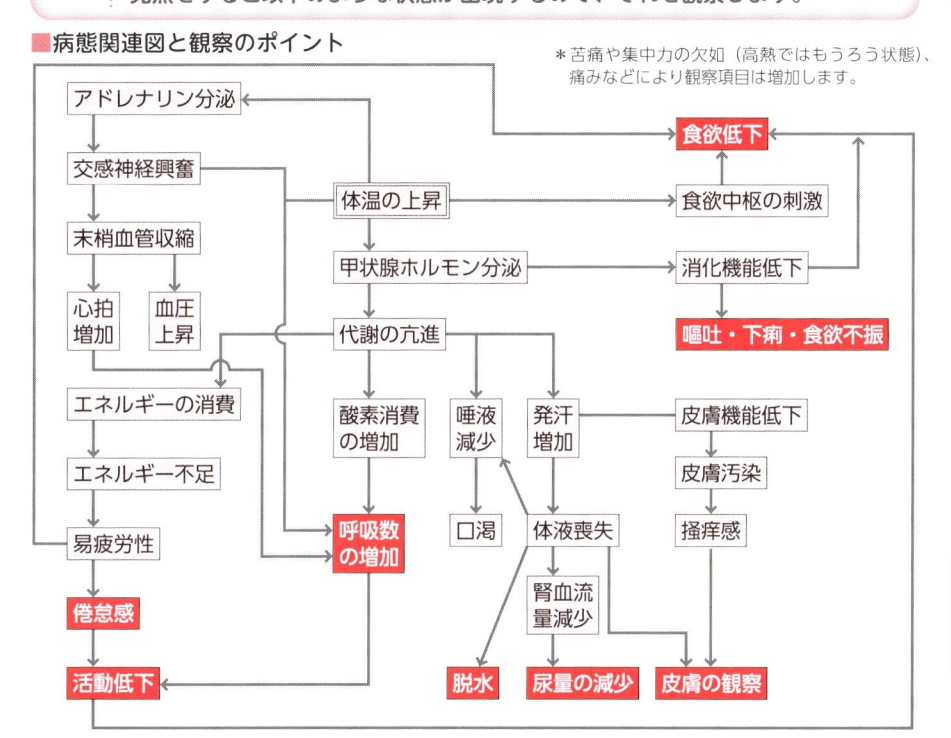

■ 病態関連図と観察のポイント

＊苦痛や集中力の欠如（高熱ではもうろう状態）、痛みなどにより観察項目は増加します。

```
アドレナリン分泌 ←─────────────────────────────┐
    ↓                                    食欲低下
交感神経興奮 ──→ 体温の上昇 ──────→ 食欲中枢の刺激
    ↓                ↓
末梢血管収縮      甲状腺ホルモン分泌 ──→ 消化機能低下
  ↓    ↓              ↓                    ↓
心拍  血圧           代謝の亢進         嘔吐・下痢・食欲不振
増加  上昇         ↓    ↓    ↓
                酸素消費 唾液 発汗  皮膚機能低下
エネルギーの消費  の増加  減少 増加      ↓
    ↓                              皮膚汚染
エネルギー不足    呼吸数  口渇 体液喪失    ↓
    ↓            の増加          掻痒感
易疲労性                    ↓
    ↓                   腎血流
倦怠感                   量減少
    ↓
活動低下              脱水  尿量の減少  皮膚の観察
```

■ 発熱のパターン

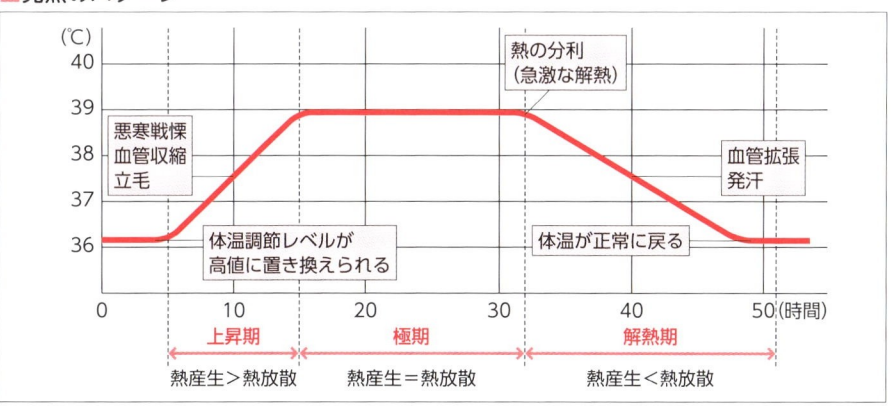

```
(℃)
40 ┤
39 ┤         ┌──────────┐ 熱の分利
           │          │ (急激な解熱)
38 ┤ 悪寒戦慄│          │血管拡張
   │ 血管収縮│          │発汗
37 ┤ 立毛   │          │
36 ┤────────┘          └────────
    0   10   20   30   40   50 (時間)
      ←上昇期→←極期→←─解熱期─→
      体温調節レベルが  体温が正常に戻る
      高値に置き換えられる
    熱産生＞熱放散  熱産生＝熱放散  熱産生＜熱放散
```

■ 異常な発熱パターンを示す疾患・状態

感染症、癌、アレルギー反応、ホルモン異常（褐色細胞腫や甲状腺機能亢進症など）、自己免疫疾患（関節リウマチなど）、熱中症、薬剤（麻酔薬、抗精神病薬など）、脳外傷、脳腫瘍

Q ▶ 高血圧では何を観察すればいいの？

A
- 高血圧では、頭痛、めまい、肩こり、動悸、息切れ、易疲労性が見られます。
- 出血、動脈瘤、脳梗塞などの二次障害を予防することが大切です。
- 動脈瘤は、解離性大動脈瘤が多く、出血は、血管の構造上から脳出血が多く見られます。

■病態関連図と観察のポイント

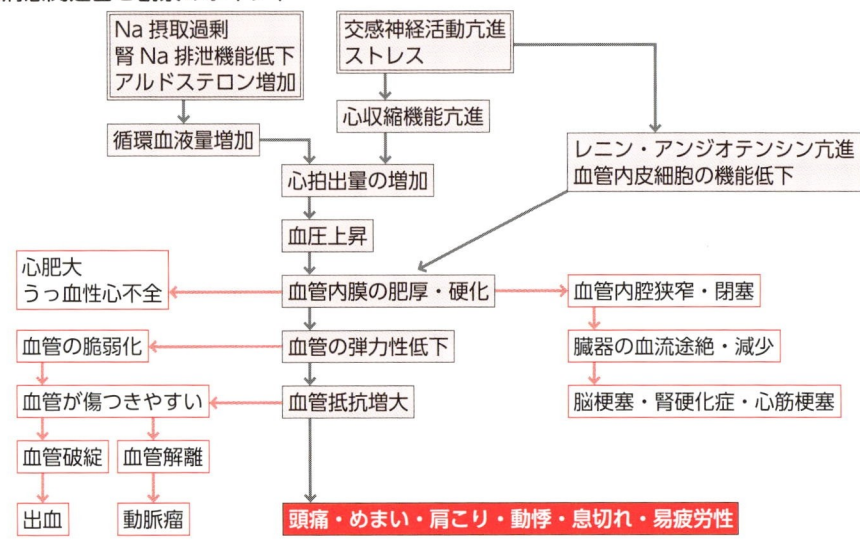

```
Na摂取過剰              交感神経活動亢進
腎Na排泄機能低下         ストレス
アルドステロン増加
        ↓                   ↓
   循環血液量増加        心収縮機能亢進         レニン・アンジオテンシン亢進
                                              血管内皮細胞の機能低下
              ↓        ↓
              心拍出量の増加
                    ↓
                 血圧上昇
                    ↓
 心肥大        血管内膜の肥厚・硬化      →   血管内腔狭窄・閉塞
 うっ血性心不全     ↓                         ↓
 血管の脆弱化   血管の弾力性低下              臓器の血流途絶・減少
    ↓              ↓                         ↓
 血管が傷つきやすい  血管抵抗増大             脳梗塞・腎硬化症・心筋梗塞
    ↓
 血管破綻  血管解離
    ↓       ↓
  出血    動脈瘤         頭痛・めまい・肩こり・動悸・息切れ・易疲労性
```

Q ▶ 高血圧の人はなぜ眼底検査を受けるの？

A
- 眼底をのぞき、高血圧の影響がどの程度起きているか、動脈硬化状態を判断するためです。

- 眼底をのぞくと、視神経乳頭、動脈、静脈、網膜、黄斑などが見えます。
- 眼底検査は、動脈の太さや蛇行などを直接肉眼的に観察できるので、動脈硬化状態を判断できます。また頭蓋内圧亢進の3徴候の1つであるうっ血乳頭（視神経乳頭の発赤、浮腫、突出、静脈怒張、出血、白斑）の有無を調べることもできます。
- 眼底血圧測定（網膜の最小血管に加圧し、血流停止時の外圧を測定する）は、脳内の血管の状態を推察するために行います。

眼底血圧の正常は最大血圧（上腕動脈）の1/2の値です。

■正常眼底図

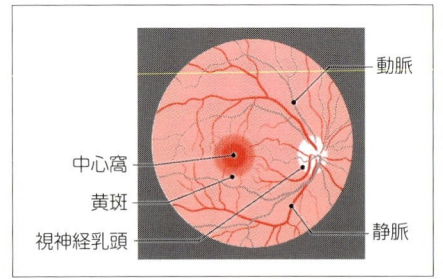

（図：動脈、中心窩、黄斑、視神経乳頭、静脈）

■キース・ウェジナー（Keith Wagener）分類

眼底所見による高血圧の重症度の分類で、網膜の動静脈血管の硬化度を表す

	眼底所見
Ⅰ群	軽度の網膜細動脈の狭細化もしくは硬化
Ⅱ群	中等度もしくは高度の網膜細動脈硬化で、動脈壁の反射亢進や動静脈交差部現象のある慢性型、または血管攣縮による全体的ないし不規則な局所性の狭細化を含める
Ⅲ群	細動脈の攣縮性・硬化性病変に加えて血管攣縮性の網膜炎所見（網膜の浮腫、白斑、出血）の見られるもの
Ⅳ群	上記所見に乳頭浮腫が加わったもの

N 看護の必要性

- 眼底をのぞくために散瞳薬を用いて瞳孔を散大させるので、瞳孔の調節ができません。したがって、視力障害が起きるので、二次的な事故を起こしたり、不安を抱かないように十分な説明と環境への配慮をします。

Q▶ 起立性低血圧では何を観察すればいいの？

A ●めまい・嘔吐の有無、脈拍、意識レベルを観察します。

- 起立性低血圧は以下のような原因で起きます。
① 長期臥床により血圧調整機能が働かなくなり脳への血流が減る。
② 外傷による出血やひどい発汗・下痢などで体液量が減少する。
③ 降圧薬や精神安定薬、利尿薬、レボドパなど薬の副作用。
④ 糖尿病などの交感神経障害。
⑤ シャイ・ドレージャー症候群、結核菌やウイルス感染、リウマチなどで神経線維が変性し交感神経機能が働かなくなる。
⑥ 胸髄（Th6以上）の損傷。

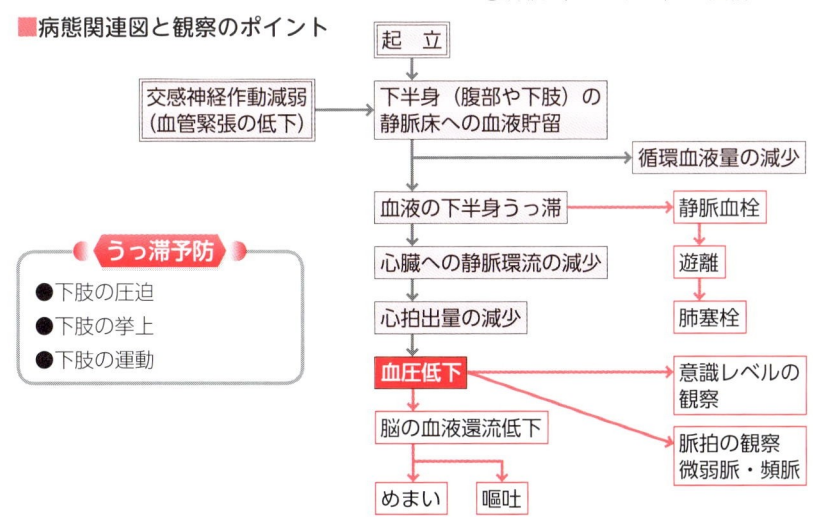

■病態関連図と観察のポイント

起立 → 下半身（腹部や下肢）の静脈床への血液貯留

交感神経作動減弱（血管緊張の低下）→ 下半身（腹部や下肢）の静脈床への血液貯留

→ 循環血液量の減少

→ 血液の下半身うっ滞 → 静脈血栓 → 遊離 → 肺塞栓

→ 心臓への静脈環流の減少

→ 心拍出量の減少

→ **血圧低下** → 意識レベルの観察／脈拍の観察 微弱脈・頻脈

→ 脳の血液還流低下 → めまい／嘔吐

うっ滞予防
- 下肢の圧迫
- 下肢の挙上
- 下肢の運動

Q ▶ 術後にはなぜ血圧を頻繁に観察するの？

A ●手術の後には、循環動態が変わりやすいからです。

●術後には、①手術中の出血や体液の喪失による循環血液量の減少、②心拍出量の減少（ポンプ作用の低下）、③呼吸抑制による酸素不足、④術中の輸液・輸血不足、⑤創出血量が多いことなどが原因で、循環動態が変動しやすい状況にあります。

●血圧が低下する場合には以下の観察をします。

術後血圧の異常の基準

●収縮期血圧が 90～80mmHg 以下ではショックを考えます。

■血圧低下の症状

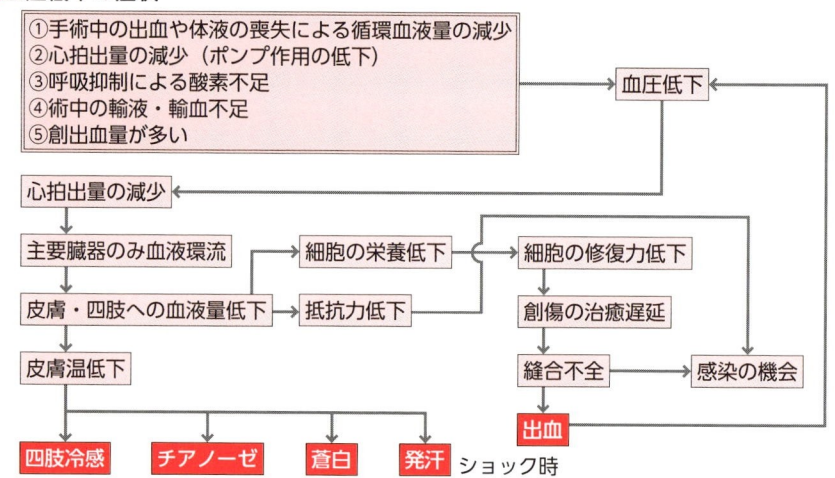

```
①手術中の出血や体液の喪失による循環血液量の減少
②心拍出量の減少（ポンプ作用の低下）
③呼吸抑制による酸素不足
④術中の輸液・輸血不足
⑤創出血量が多い
                              → 血圧低下 ←
心拍出量の減少 ←
主要臓器のみ血液環流 → 細胞の栄養低下 → 細胞の修復力低下
皮膚・四肢への血液量低下 → 抵抗力低下     創傷の治癒遅延
皮膚温低下                    縫合不全 → 感染の機会
                                       出血
四肢冷感  チアノーゼ  蒼白  発汗   ショック時
```

お役立ちコラム

手術後の回復過程

手術から回復に至るプロセスを Moore は、内分泌系、代謝系の変動や臨床所見を統合して4相に分類した。1、2相は異化相、3、4相は同化相と呼ばれ、異化相は著しい内分泌系、代謝系の変動によって体蛋白や脂肪の崩壊が生じ、同化相では失われた体組織の修復が行われる。

Moore FD, Ball MR, Codding MB. The metabolic response to surgery. Springfield, 1952.

■ムーアの4相

1相 (acute injury phase：adrenergic-corticoid phase)	障害期	侵襲後2～4日
2相 (turning point phase)	転換期	侵襲後4～7日。副腎皮質ホルモンが正常化し、尿中窒素排泄量が正常化して、食欲も回復する
3相 (muscular strength phase)	同化期	侵襲後1～数週間。窒素バランスが負から正にもどり、筋力回復が得られる
4相 (fat gain phase)	脂肪蓄積期	侵襲後数週間～数か月。侵襲後のホルモン変動が消失し、脂肪が蓄積して、体重が増加する

Q ▶ 観血的動脈圧モニターは、何のために行うの？

A ●橈骨動脈や足背動脈にカテーテルを挿入し、動脈圧（血圧）を直接モニタリングしてより正確な血圧を測定するために行われます。

●正常な波形は右図のようになりますが、以下のような波形は異常です。

■動脈圧モニターの正常波形

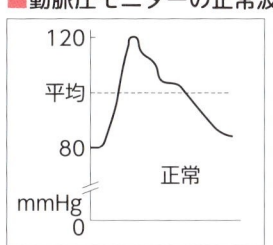

■異常波形と対処法

異常波形	原因	対処法
ゼロ点のドリフト	0点の浮動	トランスデューサーの位置を変えてみる 血圧アンプの0点調整不良（設定し直してみる）
気泡の混入	気泡の混入	気泡を三方活栓から抜く
カテーテル先端のつまり	カテーテルの閉塞	三方活栓の位置を確認し元に戻す カテーテルが動脈壁に密着していないか位置や角度を変えてみる メディクィックの加圧を確認する（250〜300mmHg）

■動脈圧モニターのトランスデューサーの設置

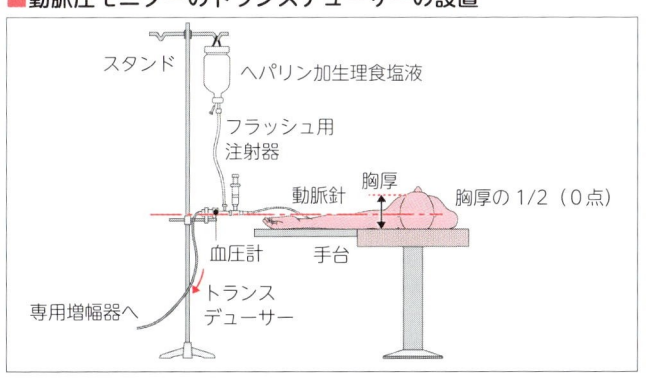

Q ▶ スワンガンツカテーテルは何のために挿入されるの？

A
- 急性心筋梗塞における左室機能低下や、拡張期終期圧が上昇し1回心拍出量が低下する左心不全などの状態は、血圧測定や中心静脈圧測定では見逃されることが多く把握することが困難なためにスワンガンツ（Swan-Ganz）カテーテルが挿入されます。
- 右房圧（RAP）、右室圧（RVP）、肺動脈圧（PAP）、肺動脈楔入圧（PCWP）などの血行動態やガス分析、心拍出量を測定して変動の原因を予測します。

■スワンガンツカテーテルから得られる情報

情報	圧（単位：mmHg）	情報からわかること
右房圧（RAP）	平均圧（1～5）	右室梗塞、右心不全、三尖弁異常、心タンポナーデ
右室圧（RVP）	収縮期圧（17～32）	上昇：肺高血圧症
	拡張期圧（1～7）	上昇：右室梗塞、心タンポナーデ
肺動脈圧（PAP）	収縮期圧（17～32） 拡張期圧（4～13） 平均圧（10～20）	上昇：左心不全、心タンポナーデ、心室中隔欠損
肺動脈楔入圧（PCWP）	平均圧（5～13）	上昇：左心不全、僧帽弁異常、心タンポナーデ
心臓や大血管内の血液ガス分析		シャント（動脈管開存、心房中隔欠損、心室中隔欠損、大動脈中隔欠損、冠状動脈瘻、肺動脈還流異常）
心拍出量	1回心拍出量の低下、心拍数の低下	
血管造影	弁の機能の判定、動脈の狭窄や閉塞の判定（ヒス束上、ヒス束内、ヒス束下）：	
ヒス束伝導機能	ブロック、房室ブロック、洞結節機能測定	

◆ スワンガンツカテーテルの挿入 ◆

1. スワンガンツカテーテルは尺側皮静脈を切開して、カテーテルの外壁をヘパリンで拭いた後、トランスデューサーに連結して静脈から挿入される。
2. 35cmほど挿入したところでバルーンに1.2～1.5mLの二酸化炭素を入れて膨らませると、後は自然に血液の流れに乗って右房－右室－肺動脈へと進んでいく。
3. 肺動脈で、肺動脈楔入圧から左室充満圧（左室拡張終期圧）を測定し、熱希釈法により心拍出量を測定して病態を分類する。

Q ▶ 中心静脈圧（CVP）はなぜ測定するの？

A 中心静脈圧の測定は、循環血液量の過不足や心臓機能の低下、ショックや脱水などの状態を把握する（異常の早期発見）ために行います。

- 中心静脈圧（CVP）測定は、カテーテルを上大静脈や下大静脈に留置し右心房の血液の圧力を測定します。
- 特に術中や術後は、体液の喪失（出血や滲出液、消化液など）や輸液の過剰などにより循環血液量のバランスの変化を起こしやすいので測定されます。
- 基準値を逸脱する場合は、右頁のような原因が考えられます。

■ CVP値異常の原因

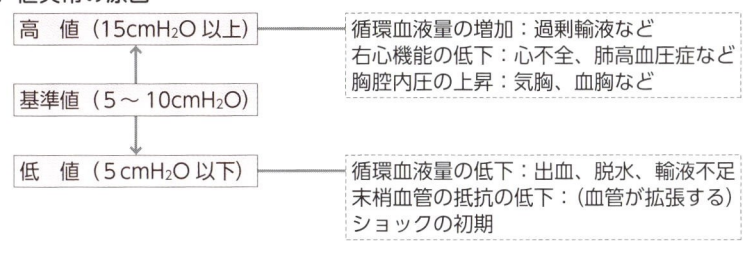

```
高　値（15cmH₂O以上） ── 循環血液量の増加：過剰輸液など
        ↕              　右心機能の低下：心不全、肺高血圧症など
基準値（5〜10cmH₂O）     　胸腔内圧の上昇：気胸、血胸など
        ↕
低　値（5cmH₂O以下） ── 循環血液量の低下：出血、脱水、輸液不足
                       　末梢血管の抵抗の低下：（血管が拡張する）
                       　ショックの初期
```

看護のポイント

- 測定時の体位が異なったり、努責（痛みの我慢など）や咳などで数値が変化するので、測定のつど0点を確認して基準体位で測定します。
- 水分出納（摂取量と排泄量）と比較検討されるので、バランスシートなどを用いて正確に経時的に記載しておきます。
① 摂取量：輸液量、経口摂取量、代謝水量。
② 排泄量：尿量、出血量、滲出液量、不感蒸泄量、ドレーン類からの排液量。
- バイタルサイン、意識状態、皮膚の状態（浮腫や乾燥）、腹囲・体重測定なども併せて検討されるので観察や測定をしておきます。

Q ▶ 大出血ではなぜ血圧や脈拍を観察するの？

A ● 血管が破綻すると血液が血管外に流出し循環血液量（心臓から送り出される血液量）が減少して血圧低下・頻脈を起こすからです。

■ 病態関連図と観察のポイント

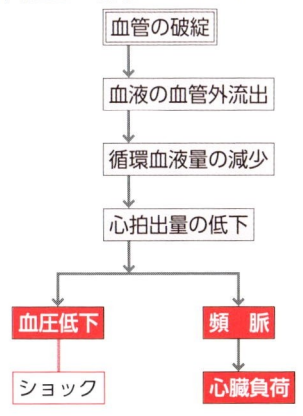

```
血管の破綻
   ↓
血液の血管外流出
   ↓
循環血液量の減少
   ↓
心拍出量の低下
   ↓         ↓
血圧低下    頻脈
   ↓         ↓
ショック   心臓負荷
```

出血をするとどんな症状が出るの？

- 循環血液量（体重の1/13）の10〜20%を喪失すると以下の循環器症状が出現する。
① 心拍出量の低下。
② 血圧低下。
③ 頻脈。
- 電解質の喪失（代謝性アシドーシス）により呼吸器症状が出現する。
① 呼吸促迫。
② 過呼吸。

略語

- **RAP**：right atrial pressure（ライト アトリアル プレッシャー）右房圧
- **RVP**：right ventricular pressure（ライト ヴェントリキュラー プレッシャー）右室圧
- **PAP**：pulmonary arterial pressure（パルモナリー アーテリアル プレッシャー）肺動脈圧
- **PCWP**：pulmonary capillary wedge pressure（パルモナリー キャピラリー ウェッジ プレッシャー）肺動脈楔入圧
- **CVP**：central venous pressure（セントラル ヴェナス プレッシャー）中心静脈圧

Q ▶ 大出血ではなぜ呼吸状態を観察するの？

A ●血管が破綻すると血液が血管外に流出します。血液には酸素を吸着して運搬する血液成分Hb（ヘモグロビン）が含まれています。細胞が生きていくために必要な酸素が不足したり、また血液量の減少により肺機能の低下も生じて呼吸困難になるからです。

■病態関連図と観察のポイント

出血時の安静の必要性
- 腹腔内や消化管など目に見えない部位で出血しているときは安静が保てない場合があります。
- 活動により出血がさらに多くなるので、安静が必要です。

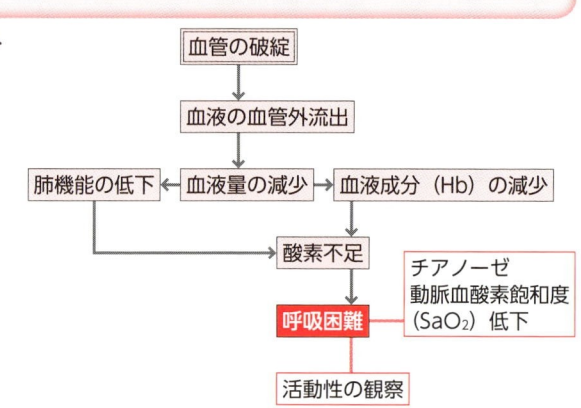

```
血管の破綻
  ↓
血液の血管外流出
  ↓
肺機能の低下 ← 血液量の減少 → 血液成分（Hb）の減少
                ↓
              酸素不足 → チアノーゼ
                ↓        動脈血酸素飽和度
              呼吸困難    （SaO₂）低下
                ↓
            活動性の観察
```

Q ▶ 大出血ではなぜ尿量を観察するの？

A ●体外に血液が流出する場合は、体内循環血液量を維持するために末梢血管が収縮し、腎血流量は減少して循環量を維持するように働きます。泌尿器系に障害がない場合、尿量で循環状態を観察することができるからです。

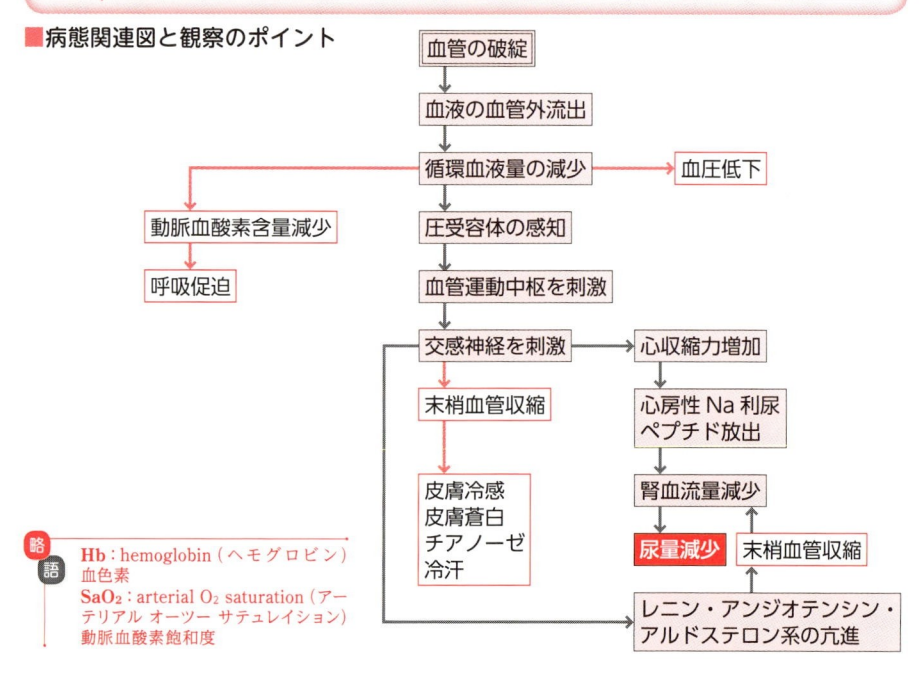

■病態関連図と観察のポイント

```
血管の破綻
  ↓
血液の血管外流出
  ↓
循環血液量の減少 → 血圧低下
  ↓
動脈血酸素含量減少    圧受容体の感知
  ↓                    ↓
呼吸促迫              血管運動中枢を刺激
                        ↓
                      交感神経を刺激 → 心収縮力増加
                        ↓                ↓
                      末梢血管収縮      心房性Na利尿
                        ↓              ペプチド放出
                      皮膚冷感            ↓
                      皮膚蒼白          腎血流量減少
                      チアノーゼ          ↓
                      冷汗              尿量減少 ← 末梢血管収縮
                        ↓                ↑
                      レニン・アンジオテンシン・
                      アルドステロン系の亢進
```

略語
Hb：hemoglobin（ヘモグロビン）血色素
SaO₂：arterial O₂ saturation（アーテリアル オーツー サチュレイション）動脈血酸素飽和度

Q ▶ 心筋梗塞ではなぜ脈拍を観察するの？

A
- 冠状動脈（心筋に栄養や酸素を届ける血管）に塞栓が生じると、心筋細胞が変性（硬化）し、心臓興奮の刺激が低下したり、刺激の生成が異常になり、心筋の収縮や拡張が不安定になり、不整脈が出現します。
- 心筋の収縮や拡張が規則的に一定の強さで行われているかを脈拍で観察するためです。

■病態関連図と観察のポイント

```
心筋細胞支配血管の閉塞 ─── 心筋梗塞
        ↓
  心筋細胞の壊死・変性
        ↓
   心筋弾力性の変化
        ↓
  心筋の収縮・拡張不安定
     ↓         ↓
心筋の興奮伝導低下   刺激生成異常
     ↓         ↓
  房室ブロック     期外収縮
        ↓
      不整脈
```

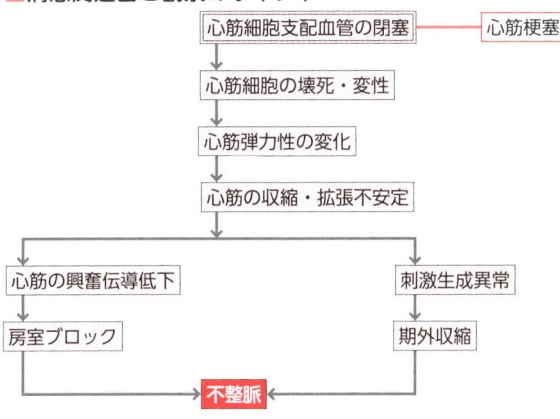

房室ブロックって何？
- 心筋を収縮する刺激が心房から心室へ刺激が伝わらない状態。

期外収縮って何？
- 心臓は一定のリズム（周期）で規則的に筋の収縮と弛緩を繰り返している。そのリズムが崩れて延長したり短縮すること。

Q ▶ 心筋梗塞ではなぜ呼吸状態を観察するの？

A
- 冠状動脈が狭窄・閉塞すると心筋の酸素不足や栄養不足が生じ、心筋が壊死・変性します。それによって心筋の収縮力（心拍出量）が低下し、心不全を起こします。
- 左心不全が起きると、肺静脈圧が上昇し、肺うっ血となり呼吸困難が生じるからです。

■病態関連図と観察のポイント

```
冠動脈硬化        心筋細胞の壊死・変性
  ↓                ↓
血栓形成         心筋収縮力の低下
  ↓                ↓
冠動脈の狭窄・閉塞    心拍出量の減少
  ↓                ↓
心筋血流量の減少・途絶   左心不全
  ↓                ↓
心筋虚血（酸素・栄養不足） 肺静脈圧の上昇
                   ↓
               肺うっ血 ← 酸素不足 ← チアノーゼ
                   ↓
                 呼吸困難
```

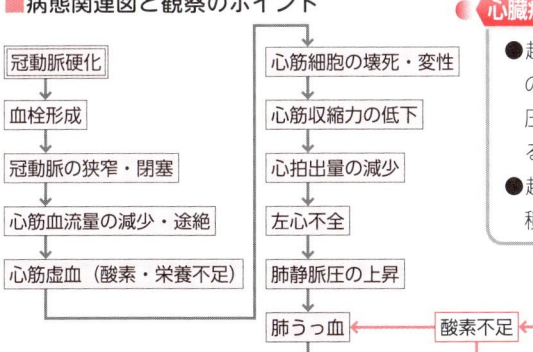

心臓疾患ではなぜ起座呼吸が見られるの？
- 起座呼吸によって腹腔内や下半身の静脈環流量を減少させ、肺静脈圧を下げて肺のうっ血を減少できる。
- 起座位では横隔膜が下がり呼吸面積が広がるため呼吸が楽になる。

Q ▶ 心筋梗塞ではなぜ下肢の浮腫を観察するの？

A
- 冠状動脈が狭窄・閉塞すると心筋の酸素不足や栄養不足が生じ、心筋が壊死・変性します。それによって心筋の収縮力（心拍出量）が低下し、心不全を起こします。
- 右心不全が起きると下大静脈圧が上昇し、下肢に浮腫が発生するからです。

■病態関連図と観察のポイント

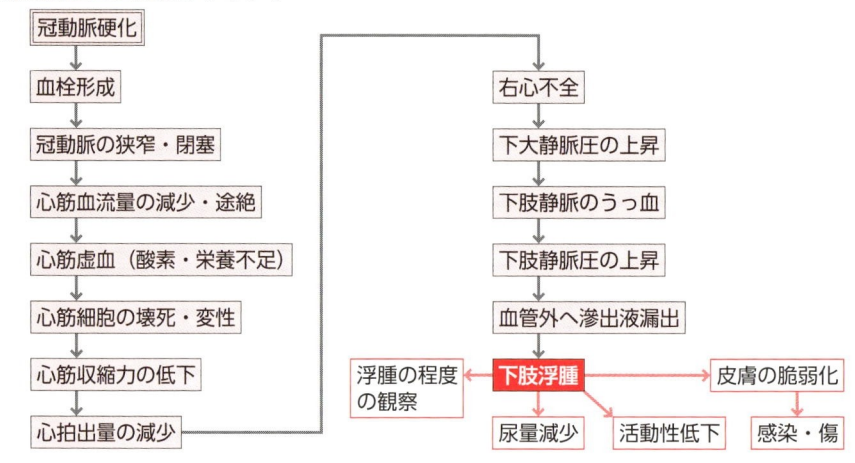

```
冠動脈硬化
  ↓
血栓形成
  ↓
冠動脈の狭窄・閉塞
  ↓
心筋血流量の減少・途絶
  ↓
心筋虚血（酸素・栄養不足）
  ↓
心筋細胞の壊死・変性
  ↓
心筋収縮力の低下
  ↓
心拍出量の減少 ──────→ 右心不全
                        ↓
                      下大静脈圧の上昇
                        ↓
                      下肢静脈のうっ血
                        ↓
                      下肢静脈圧の上昇
                        ↓
                      血管外へ滲出液漏出
                        ↓
浮腫の程度 ←── 下肢浮腫 ──→ 皮膚の脆弱化
の観察        ↓    ↓          ↓
           尿量減少 活動性低下  感染・傷
```

Q ▶ 心筋梗塞ではなぜ頸部の観察をするの？

A
- 冠状動脈が狭窄・閉塞すると心筋の酸素不足や栄養不足が生じ、心筋が壊死・変性します。それによって心筋の収縮力（心拍出量）が低下し、心不全を起こします。
- 右心不全で上大静脈圧が上昇すると静脈血の右心房への血流が悪くなり、頸静脈圧が上昇し、肉眼的に頸静脈の怒張を観察できるからです。

■病態関連図と観察のポイント

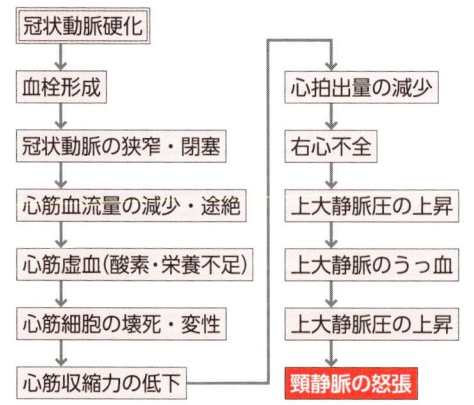

```
冠状動脈硬化
  ↓
血栓形成
  ↓
冠状動脈の狭窄・閉塞
  ↓
心筋血流量の減少・途絶
  ↓
心筋虚血（酸素・栄養不足）
  ↓
心筋細胞の壊死・変性
  ↓
心筋収縮力の低下
  ↓
心拍出量の減少
  ↓
右心不全
  ↓
上大静脈圧の上昇
  ↓
上大静脈のうっ血
  ↓
上大静脈圧の上昇
  ↓
頸静脈の怒張
```

■頸静脈圧の測定

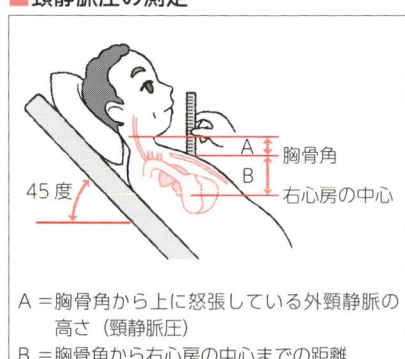

45度
A＝胸骨角
B＝右心房の中心

A＝胸骨角から上に怒張している外頸静脈の高さ（頸静脈圧）
B＝胸骨角から右心房の中心までの距離
　中心静脈圧＝ A ＋ B

Q ▶ 心筋梗塞ではなぜ胸痛を観察するの？

A
- 胸痛は心筋梗塞の発症を予期させる徴候だからです。
- 心筋梗塞では、左胸から中央部の激痛が15分以上持続します。

- 心筋梗塞で冠状動脈が狭窄・閉塞すると心筋の血流量が減少し、酸素や栄養の不足により心筋細胞が壊死・変性します。
- 心筋細胞の壊死・変性により、心筋細胞のカリクレインが血漿中のキニノーゲンをブラジキニンに変化させ、ブラジキニンがプロスタグランジン（発痛物質）を増加させます。
- ブラジキニンの作用強化により、交感神経が刺激され、胸痛が発生します。

■病態関連図と観察のポイント

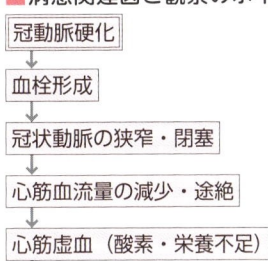

冠動脈硬化
↓
血栓形成
↓
冠状動脈の狭窄・閉塞
↓
心筋血流量の減少・途絶
↓
心筋虚血（酸素・栄養不足）
↓
心筋細胞の壊死・変性
↓
カリクレインの作用（キニノーゲンをブラジキニンに変化）
↓
ブラジキニンの作用（プロスタグランジンの増加）
↓
ブラジキニンの作用強化
↓
心筋・冠状動脈外壁の交感神経終末部の刺激
↓
胸痛
↓
内臓神経（求心性神経）
↓
後根（知覚神経路）
↓
脊髄神経節
↓
脊髄
├→ **関連痛** 第1〜4胸神経支配の皮膚の痛み
体性神経支配域の皮膚部位の痛み
└→ **放散痛**（左肩・左上肢尺側）

胸痛が出現するその他の疾患
- 自然気胸。
- 胸膜炎。
- 肺塞栓。
- 狭心症。
- 解離性大動脈瘤。
- 胸部大動脈瘤

N 看護のポイント
①心電図の装着と確認（心拍数・不整脈）
②バイタルサイン（血圧・呼吸・意識状態）の観察
③胸痛の有無、発作の起きた時間、部位、ニトログリセリンの服用の有無と時間
④尿量を観察
⑤不安を除去

お役立ちコラム

頻脈や徐脈はなぜいけないの？

頻脈は、刺激の興奮生成や伝達機構に異常が生じた場合に、心拍出量を回数で補うために起きる。しかし120回を超える頻脈は拡張期の時間が短縮し1回拍出量は減少するため血液が心臓内で淀んで血栓ができやすい。また心拍数の増加により心筋の仕事量が増加し酸素の消費量が増加する。冠状動脈の血流量が減少する。心室細動も起こしやすくなる。

脈拍が60回/分以下の徐脈は、洞結節の興奮生成が低下する場合や洞結節の刺激が遮断されて起き、洞房ブロックや房室ブロック、心筋梗塞であることがあるので脈のリズムも合わせて入念に観察する。

Q ▶ 狭心症と心筋梗塞は観察で見分けられるの？

A ●狭心症と心筋梗塞は、胸痛の持続時間、不整脈の有無、心電図所見の特徴から見分けることができます。

■狭心症と心筋梗塞の症状の特徴

症状	狭心症	心筋梗塞
胸痛	数10秒～2分程度	30分～数時間
不整脈	まれ	あり
心電図	ST下降	ST上昇
治療効果	安静やニトログリセリンで症状が軽減、消失する	安静やニトログリセリンで症状に変化がない

狭心症の特徴は？
●一過性の心筋虚血で、冠状動脈の血流が改善すれば症状は改善する。

心筋梗塞の特徴は？
●冠状動脈の血流が途絶するため心筋が壊死し、壊死部分の心筋に収縮・拡張刺激が伝わらず、心臓のポンプ機能がなくなる。

Q ▶ 肺高血圧症では何を観察すればいいの？

A ●頸静脈怒張、下肢浮腫、尿量減少、呼吸困難を観察します。

●肺循環（右心房→右心室→肺動脈→肺静脈→左心室）の経路に障害が起こり肺動脈の血圧が高くなった状態をいい、右の症状が出現します。

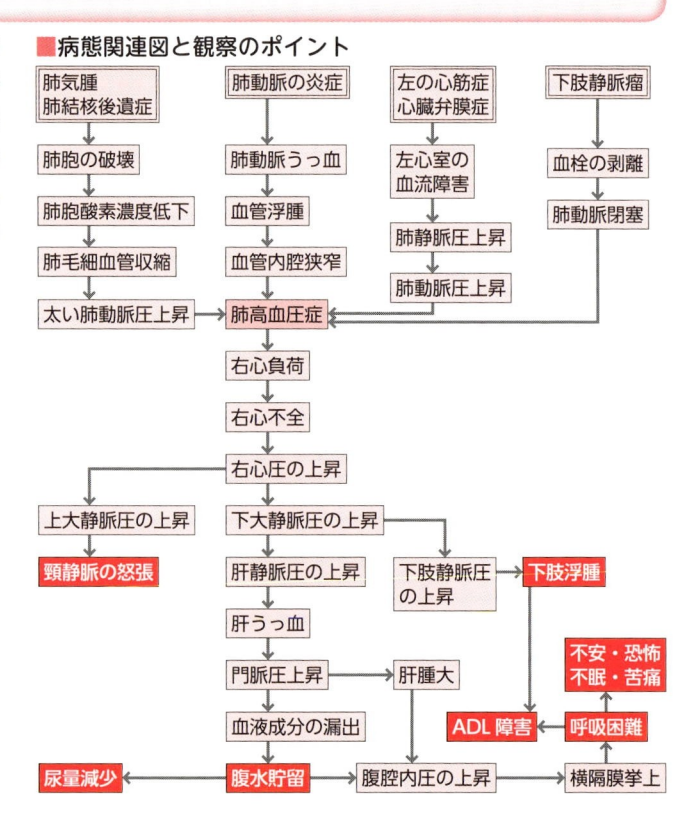

■病態関連図と観察のポイント

肺気腫・肺結核後遺症 → 肺胞の破壊 → 肺胞酸素濃度低下 → 肺毛細血管収縮 → 太い肺動脈圧上昇 → **肺高血圧症**

肺動脈の炎症 → 肺動脈うっ血 → 血管浮腫 → 血管内腔狭窄 → **肺高血圧症**

左の心筋症・心臓弁膜症 → 左心室の血流障害 → 肺静脈圧上昇 → 肺動脈圧上昇 → **肺高血圧症**

下肢静脈瘤 → 血栓の剥離 → 肺動脈閉塞 → **肺高血圧症**

肺高血圧症 → 右心負荷 → 右心不全 → 右心圧の上昇

右心圧の上昇 → 上大静脈圧の上昇 → **頸静脈の怒張**

右心圧の上昇 → 下大静脈圧の上昇 → 肝静脈圧の上昇 → 肝うっ血 → 門脈圧上昇 → 肝腫大 → 血液成分の漏出 → **腹水貯留** → 腹腔内圧の上昇 → 横隔膜挙上 → 呼吸困難 → **ADL障害** → **不安・恐怖・不眠・苦痛**

下大静脈圧の上昇 → 下肢静脈圧の上昇 → **下肢浮腫**

血液成分の漏出 → **尿量減少**

Q ▶ 下肢深部静脈血栓症では何を観察すればいいの？

A ● 疼痛、表在静脈の怒張、浮腫、皮膚色を観察します。

● 長期の臥床や脱水により静脈の血流がうっ滞し、血液が凝固（血栓形成）して、以下の症状が出現します。

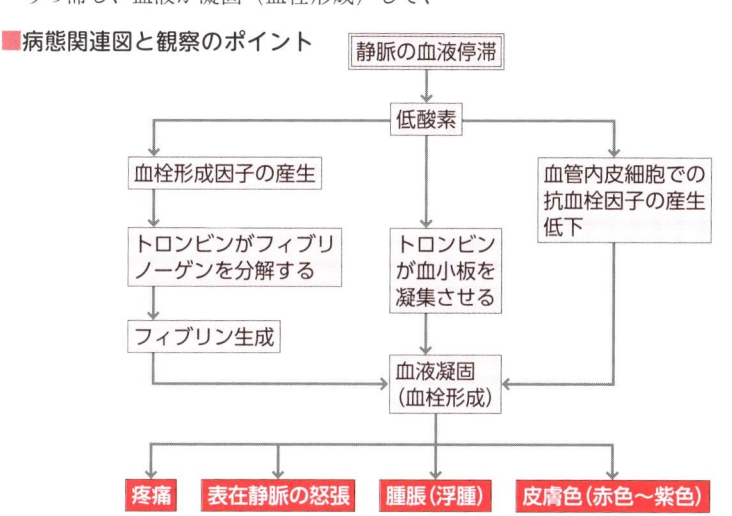

■ 病態関連図と観察のポイント

```
静脈の血液停滞
    ↓
   低酸素
 ┌───┼───┐
血栓形成因子の産生        血管内皮細胞での
    ↓            抗血栓因子の産生
トロンビンがフィブリ  トロンビン    低下
ノーゲンを分解する  が血小板を
    ↓         凝集させる
フィブリン生成       ↓
    └──────→ 血液凝固
            （血栓形成）
 ┌──────┬──────┼──────┐
疼痛  表在静脈の怒張  腫脹（浮腫） 皮膚色（赤色〜紫色）
```

◀ 下肢深部静脈血栓症の簡易検査 ▶

①ホーマンズ（Homans）徴候の確認：患肢を伸ばしたまま足関節を強く背屈させると腓腹筋部に牽引痛が起きる。
②ローエンバーグ（Lowenberg）徴候の確認：患肢の腓腹筋部にマンシェットを巻き加圧すると150mmHg以下で激痛が起きる。

■ 静脈血栓塞栓症のリスク因子（Virchow's triad）

凝固能亢進
- アンチトロンビン欠乏症
- プロテインC欠乏症
- プロテインS欠乏症
- 高ホモシステイン血症
- 異常フィブリノゲン血症
- 異常プラスミノゲン血症
- 低プラスミノゲン血症
- 活性化プロテインC抵抗性（Factor V Leiden）
- プロトロビン遺伝子変異（G20210A）
- 抗リン脂質抗体症候群
- 悪性疾患、ネフローゼ症候群
- 経口避妊薬、エストロゲン製剤服用
- 手術、妊娠
- 多血症、脱水　等

静脈血うっ滞
- 長期臥床
- 長距離旅行（エコノミークラス症候群）
- 肥満、妊娠
- うっ血性心不全
- 脳血管障害　等

静脈壁損傷
- 手術による損傷
  （整形外科、産婦人科、一般外科、他）
- 各種カテーテル検査、処置
- 静脈炎　等

Q ▶ 温罨法と冷罨法はどのように使い分けるの？

A
- 体熱の上昇期は、血管が収縮し、悪寒戦慄（筋肉を振るわせて体熱を生産する）と同時に立毛（立毛筋の収縮によって毛が垂直方向に立って周囲の毛孔部はやや隆起する）により体熱の放散を防ぎます。この時期はエネルギーの喪失を防ぐために保温を行います。
- 発熱時期は、顔面紅潮・皮膚の湿潤・体熱感などが見られ苦痛の除去、体の冷却による体温下降のために冷却を行います。
- 解熱時期は、血管が拡張し発汗等が見られます。この時期に冷却すると再び体温が上昇するので冷却は行いません。

■温罨法の効果

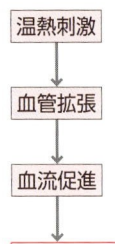

温熱刺激
↓
血管拡張
↓
血流促進
↓
①老廃物や炎症産物の代謝
②腸の蠕動運動の促進
③白血球の増加を促進し炎症抑制
④知覚神経の興奮を抑制し鎮痛を図る
⑤エネルギーの消耗を防ぐ
⑥末梢の血管拡張（血流促進）

■冷罨法の効果

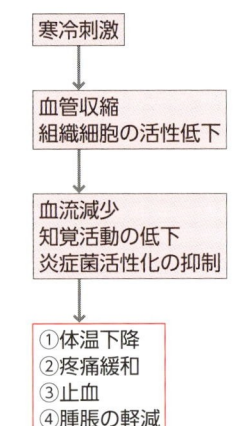

寒冷刺激
↓
血管収縮
組織細胞の活性低下
↓
血流減少
知覚活動の低下
炎症菌活性化の抑制
↓
①体温下降
②疼痛緩和
③止血
④腫脹の軽減
⑤心身の安静
⑥爽快気分

Q ▶ 温罨法って何のために行うの？

A
- 温熱刺激は、身体表面の血管を拡張させ血流を促進します。この効果によって、①老廃物や炎症による産物を代謝、②腸の蠕動運動を亢進させる、③白血球を増加させ炎症を抑える、④知覚神経の興奮を鎮め鎮痛を図る、などができます。

1. 温罨法の種類

- 湿性：温湿布、温パップ、蒸しタオル、ホットパックなど。
- 乾性：湯たんぽ、アンカ、カイロ、電気毛布、熱気浴など。

2. 温罨法の目的

1) 温湿布、温パップ、蒸しタオル
- 循環促進（代謝の亢進）により筋肉痛や関節痛を緩和します。
- 循環促進により腸の蠕動運動を亢進させ

排便や排ガスを促します。
- 静脈血管路を確保するとき血管が出にくい場合に静脈を拡張させます。
- 血液の循環をよくし、代謝を高めて血管外に漏出した注射薬液の吸収を促進させます。
- 循環促進効果により筋肉注射の薬液の吸収を促進させます。

2) ホットパック
- 代謝を高め背部や腰部、肩などの筋肉痛や関節痛を緩和します。
- リハビリテーションの前に行い、循環を促進することで老廃物の代謝を図り、また鎮痛を図ります。

3) 湯たんぽ、アンカ、カイロ、電気毛布
- 保温によりエネルギーの消耗を防ぐことと快適な環境を整えるために行います。

4) 熱気浴
- 温熱効果（循環の促進）により腸の蠕動運動を促進し排便や排ガスを促します。

Q 冷罨法って何のために行うの？

A ●冷罨法は、身体の一部に寒冷刺激を加えて行います。①血管収縮によって血流を減少させる、②組織細胞（循環器系、神経系、筋系）の活性を低下させ体温を下降させる、③末梢血液循環の改善、疼痛緩和、止血、腫脹の軽減、心身の安静、爽快気分を得ることができます。

1．冷罨法の種類
- 湿性：冷湿布、冷パップ、アルコール冷却など。
- 乾性：氷枕、氷嚢、氷頸、アイスノンなど。

2．冷罨法の目的

1) 冷湿布、冷パップ、アルコール冷却
- 表在動脈を冷却し血液を冷やすことにより体温中枢の温度設定を変化させ、体温下降を図ります。
- 血管を収縮させ血流量を減らし、末梢血液循環を改善します。

2) 氷枕、氷嚢、氷頸、アイスノン
- 寒冷刺激により知覚神経活動の低下と感覚麻痺により、疼痛を緩和します。
- 冷却による血管収縮作用により、止血を図ります。
- 冷却により代謝を抑え、また爽快感により心身の安静を図ります。
- 体温下降（目的の1）と同じ）。
- 冷却により炎症菌の活性を抑え腫脹を軽減します。

■アルコール冷却法

1．準備物品		・70％アルコール ・ガーゼ ・バット
2．手順		・バットにアルコールを入れ、ガーゼを浸す ・ガーゼを軽く絞り胸背部、大腿部に当てる（粘膜や顔面は禁） ・終了後はアルコールを濡れたタオルで拭き取る
3．観察点、合併症予防		・アルコールにより炎症を起こす人がいるので注意が必要 ・過敏症があるときは濃度をうすめて行う

Q ▶ 高血圧の人にはなぜ塩分を制限するの？

A
- ナトリウムを制限することによって循環体液量の減少を図り、血圧を決定する一要因である血液の流量（心拍出量）を増加させないようにしています。
- ナトリウムは血管壁中のカルシウム濃度を高め血管を収縮させる（末梢血管の抵抗を高める）ので、塩分を制限して高血圧を予防します。

- 高血圧は末梢血管の抵抗と循環血液量（心拍出量）が影響して起きます。その一要因に塩分の過剰摂取があります。
- 塩分（NaCl）のナトリウムは細胞外液にあり、ナトリウム濃度が高まると、細胞外液の浸透圧が高まり、細胞内と細胞外の浸透圧を一定に保つために、細胞内から細胞外に水分を引き込み細胞外液量を増加させます。

看護の必要性
- 塩分を制限するあまり、食欲が低下することは臨床現場ではよくあることです。
- 1食ごとの塩分量を制限するのではなく、1日単位で考えてコントロールするほうが患者さんは制限を守れるようです。
- 長続きできる簡易な方法を考えることが看護には必要となりますので、患者さんの生活習慣をよくアセスメントして指導するようにします。

■塩分の制限の程度

厳 重	1〜2g/日
中等度	3〜4g/日
軽 度	5〜7g/日

■食塩1gの目安

食 塩	小さじ1/5杯
醤 油	小さじ1杯
減塩醤油	小さじ2杯
白味噌	大さじ1杯

■塩分含有量の多い食品

即席ラーメン（1袋）	4.3g
塩さけ（1切れ）	4.1g
かけうどん（1杯）	3.5g
たらこ（1/2腹）	3.3g
いか塩辛（30g）	3.0g
カツ丼（1杯）	3.0g
焼きかまぼこ（1/4本）	2.0g
梅干し（大1個）	2.0g
たくあん（2切れ）	1.9g
みそ汁（1椀）	1.5g

■ナトリウムによる血圧上昇

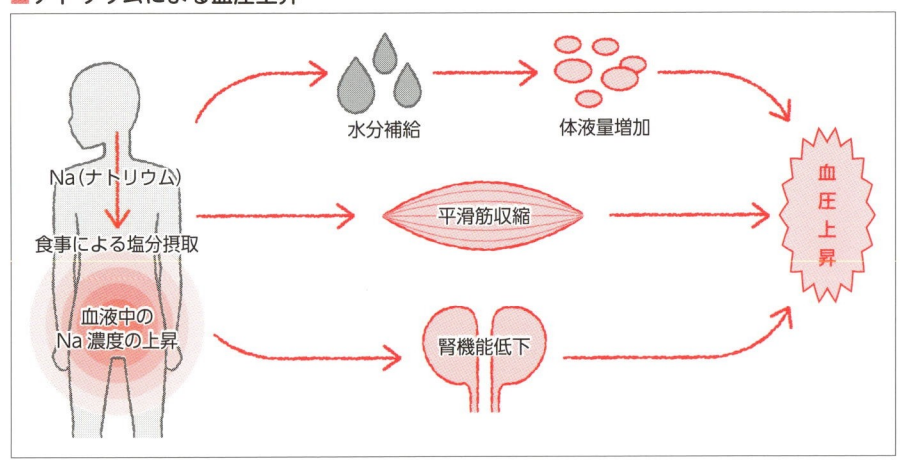

Q ▶ 降圧薬はどのように効くの？

A ●高血圧を起こす体内水分量の増加、血管抵抗の亢進（交感神経やホルモンの作用）、心筋収縮力の増大などを抑制し、血圧を低下させて高血圧が体に及ぼす影響を防いでいます。

■降圧薬の作用、効果、副作用

分類	商品名	作用	効果	主な副作用
降圧利尿薬	フルイトラン ラシックス アルダクトンA サムスカ ナトリックス	・腎臓に作用しナトリウムと水分の排泄を促進させる	・循環する血液量を減らすことにより血圧を下げる	脱水、電解質異常、高尿酸血症、腎機能低下
β遮断薬	インデラル カルビスケン セロケン アーチスト	・心臓の筋肉にあるβ受容体の働きを遮断する	・心臓の収縮力を低下させ、心拍数を減らして血圧を下げる	徐脈、心不全、房室ブロック、気道狭窄
カルシウム拮抗薬	アダラート ヘルベッサー ワソラン ノルバスク ペルジピン カデュエット	・血管の筋肉収縮は細胞内にカルシウムが流入して起きるので、血管の細胞膜に作用して、カルシウムが細胞内に流入するのを防ぐ	・血管の筋肉の収縮が妨げられると、末梢血管が収縮しないので血圧が下がる	顔面紅潮、下肢浮腫、倦怠感、のぼせ
ACE阻害薬	カプトリル レニベース アデカット タナトリル コナン コバシル	・血圧を上げる*アンジオテンシンⅡは、血管平滑筋を収縮させるので、産生酵素であるアンジオテンシン変換酵素（ACE）の働きを抑える	・細胞表面の受容体と結合して細胞内カルシウム濃度の上昇を抑え血圧を下げる	発疹、発熱、顆粒球減少、筋肉痛、下痢、味覚異常、腹痛、蛋白尿
アンジオテンシンⅡ受容体拮抗薬（ARB）	ニューロタン ディオバン ミカルディス イルベタン アジルバ	・アンジオテンシンⅡの受容体への結合を阻害する	・血圧を上昇させる作用をもつアンジオテンシンⅡの受容体への結合を阻害して血圧を降下させる	アナフィラキシー、血管浮腫、急性肝炎、劇症肝炎、腎不全、ショック、失神
α₁遮断薬	ミニプレス ハイトラシン カルデナリン デタントール	・カテコラミンのα₁受容体（シナプス後）を遮断する	・血管の緊張をとり（血管の拡張）、末梢血流量を増加させ血圧を下げる	起立性低血圧、心悸亢進、頭痛
交感神経抑制薬	アプレゾリン アルドメット カタプレス	・アドレナリンやノルアドレナリンの交感神経作用による血管の緊張を妨げる	・末梢の交感神経の活性を抑制し、末梢血管を拡張させることによって血圧を下げる	抑うつ、発熱、胃潰瘍、口渇、鼻閉、下痢、起立性低血圧、脱力感、眠気、肝障害、溶血性貧血

＊アンジオテンシンⅡは、①血管運動中枢に作用し血管を収縮させ、②口渇中枢に作用し飲水を促す、③抗利尿ホルモン（ADH）の分泌を促進し水の再吸収を亢進する、④アルドステロンを分泌させナトリウムの再吸収を促進する、⑤カテコラミンやカルシウムの細胞内流入促進により血管を収縮して体液量と血管の抵抗を増大させて血圧を上昇させる。

Q ▶ 降圧薬の内服中は何を観察すればいいの？

A ●降圧薬は以下のような作用があります。高血圧の症状や血圧の状態を観察します。

■降圧薬の作用と観察のポイント

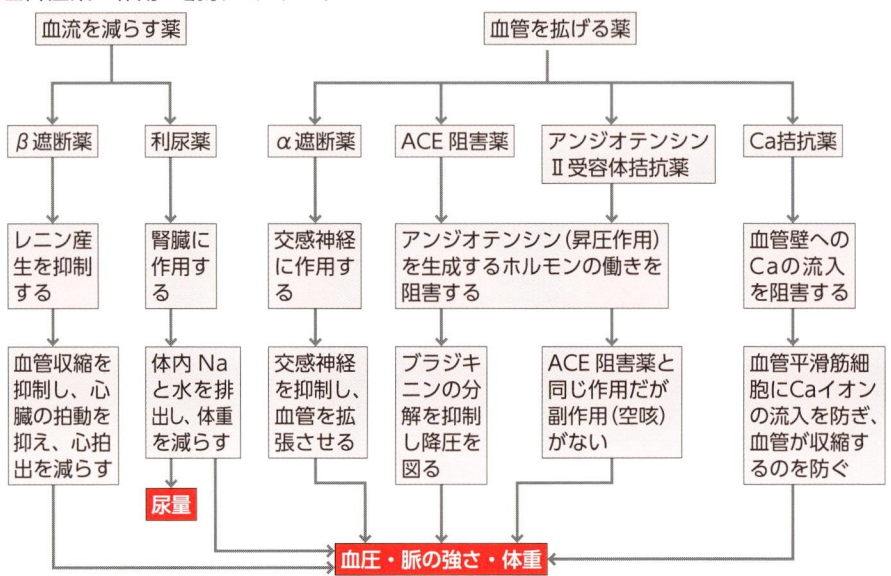

```
                血流を減らす薬                              血管を拡げる薬
           ┌─────────┴─────────┐            ┌──────────┬──────────┬──────────┐
        β遮断薬            利尿薬         α遮断薬      ACE阻害薬   アンジオテンシン   Ca拮抗薬
                                                                Ⅱ受容体拮抗薬
           │                │                │            │            │            │
      レニン産生を        腎臓に         交感神経に    アンジオテンシン(昇圧作用)        血管壁への
      抑制する           作用する       作用する      を生成するホルモンの働きを         Caの流入
                                                    阻害する                          を阻害する
           │                │                │            │            │            │
      血管収縮を         体内Naと       交感神経を    ブラジキ    ACE阻害薬と    血管平滑筋細
      抑制し、心        水を排出し、    抑制し、      ニンの分    同じ作用だが   胞にCaイオン
      臓の拍動を        体重を減らす    血管を拡      解を抑制    副作用(空咳)   の流入を防ぎ、
      抑え、心拍                        張させる     し降圧を    がない         血管が収縮す
      出を減らす                                     図る                        るのを防ぐ
                            │
                          尿量
```

→ 血圧・脈の強さ・体重 ←

お役立ちコラム

降圧薬2剤の併用

高血圧治療薬は、単剤あるいは2剤の併用で行われる。最近の考え方では、降圧薬の投与量は低用量から開始するが、降圧の効果がない場合、低用量から高用量に増加するよりも、併用療法を行ったほうが効果が高いと考えられている。また、Ⅱ度以上（160/100mmHg以上）の高血圧では最初から併用療法を考慮することが推奨されている（日本高血圧学会「高血圧治療ガイドライン2009」）。

■降圧薬2剤の併用

推奨される併用を実線で示す

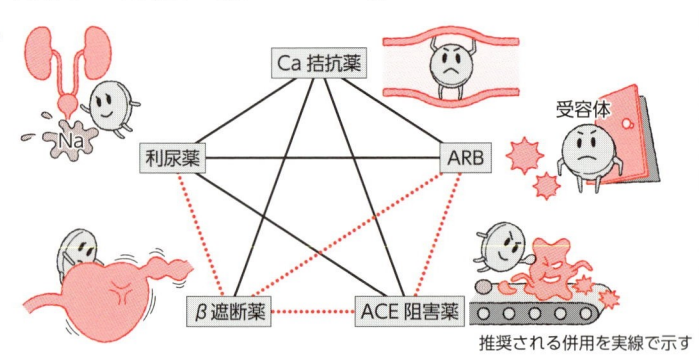

略語
ACE：angiotensin converting enzyme（アンジオテンシン コンヴァーティング エンザイム）アンジオテンシン変換酵素
ARB：angiotensin Ⅱ receptor blocker（アンジオテンシン ツー リセプター ブロッカー）アンジオテンシンⅡ受容体拮抗薬

Q ▶ 昇圧薬はどのように効くの？

A ●血圧が低下したときに使用する薬剤は、細胞膜のα受容体（気管支、血管、子宮に多い）に作用し血管を収縮させる薬剤と、β受容体（心筋に多い）に作用し心筋を増強する薬剤に分けられます。

■昇圧薬の作用と副作用

一般名	商品名	作用	持続使用量	副作用
ノルアドレナリン	ノルアドレナリン	α＋β（α＞β）	2〜30γ/分	心悸亢進、徐脈、胸内苦悶、血圧異常上昇、呼吸困難
アドレナリン	アドレナリン注0.1% ボスミン	α＋β（β＞α） α＋β	0.5〜1γ/kg/分 1mg/1mL	心悸亢進、頭痛
イソプロテレノール	プロタノールL プロラノールS エフェドリン塩酸塩	β 末梢血管の拡張 腎、腸管膜への血管拡張 心収縮力の増強 気管支拡張作用	0.2〜15γ/分	過敏症、心拍数の増加、心悸亢進、発汗、めまい、頭痛、下痢、悪心
ドパミン	イノバン カタボン プレドパ	α＋β 強力な心収縮作用 腎血流量の増加 血圧上昇作用	1〜20γ/kg/分	末梢の虚血、不整脈、頻脈
ドブタミン	ドブトレックス	α＋β 末梢血管の拡張作用 強力な心収縮作用	5〜10γ/kg/分	不整脈、血圧上昇、狭心痛、動悸、胸部不快、腹痛、悪心、頭痛、発疹
エチレフリン	エホチール	α＋β 心筋収縮作用、末梢血管拡張	2〜5mg/回 ゆっくり静注	発疹、口渇、悪心、心悸亢進

お役立ちコラム

血圧と腎臓の関係

血圧が低下すると、腎血流量が低下する。すると腎小体よりレニンが分泌され、血液中のアンジオテンシノーゲンという蛋白をアンジオテンシンⅠに、さらにアンジオテンシンⅡに変換し、副腎皮質よりアルドステロンの分泌を促進する。アルドステロンの増加は、Naの再吸収を促進して血液量を増加させ、また心拍数を増加させる。一方副腎髄質よりアドレナリンが分泌され血管を収縮させて、血圧を上昇させる。

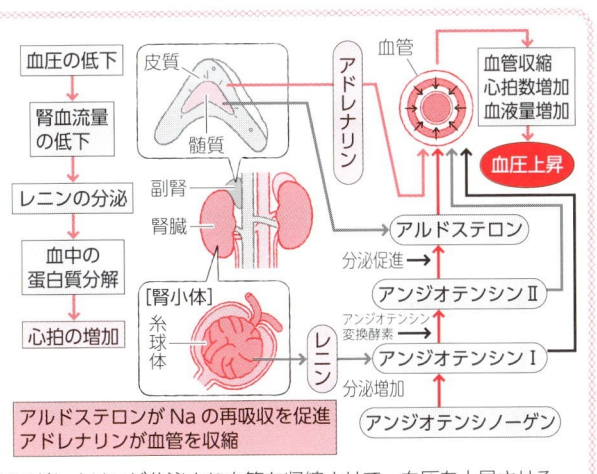

血圧の低下 → 腎血流量の低下 → レニンの分泌 → 血中の蛋白質分解 → 心拍の増加

アルドステロンがNaの再吸収を促進
アドレナリンが血管を収縮

アドレナリン → 血管収縮・心拍数増加・血液量増加 → 血圧上昇
アルドステロン ← 分泌促進 ← アンジオテンシンⅡ ← アンジオテンシン変換酵素 ← アンジオテンシンⅠ ← レニン ← 分泌増加 ← アンジオテンシノーゲン

治療・処置とケア

Q ▶ 抗不整脈薬はどのように効くの？

A ●不整脈は、心臓の規則的な電気的興奮の発生や伝導が障害されたときに起きます。

●ヴォーン・ウィリアムズの頻脈性抗不整脈薬の分類を以下に示します。

■抗不整脈薬の分類

Ⅰ群	ナトリウムチャネル遮断	ナトリウムチャネル遮断薬
Ⅱ群	β受容体遮断	β遮断薬
Ⅲ群	再分極遅延	カリウムチャネル遮断薬
Ⅳ群	カルシウムチャネル遮断	カルシウム拮抗薬

分類		一般名	商品名	作用	副作用
Ⅰ群	a	キニジン	硫酸キニジン	・心筋の活動は細胞内にナトリウムとカルシウム電流が流れて起きる ・立ち上がりの速いナトリウム電流の流れを抑制し、活動電位の持続時間を延長して不整脈を改善する	失神、心室細動、心不全、血圧低下、貧血、下痢、悪心、嘔吐、伝導障害、頭痛
		プロカインアミド	アミサリン		
		ジソピラミド	リスモダン		
		シベンゾリン	シベノール		
		ピルメノール	ピメノール		
	b	リドカイン	キシロカイン	・Ⅰa同様の作用で活動電位持続時間を短縮して不整脈を改善する	眠気、不安、興奮、霧視、めまい、嘔吐
		メキシレチン	メキシチール		
		アプリンジン	アスペノン		
	c	フレカイニド	タンボコール	・Ⅰa同様の作用で活動電位持続時間を変化させないで不整脈を改善する	肝障害、動悸、めまい、悪心、頭痛、徐脈
		プロパフェノン	プロノン		
		ピルジカイニド	サンリズム		
Ⅱ群		メトプロロール	セロケン	・カテコラミン（ノルアドレナリン、アドレナリン等）による交感神経刺激を抑制して不整脈を防ぐ	過敏症状、涙液分泌減少、肝機能異常、低血圧、頭痛
		プロプラノロール	インデラル		
		ピンドロール	カルビスケン		
		ナドロール	ナディック		
Ⅲ群		アミオダロン	アンカロン	・活動電位時間を高度に延長させることによって不応期を延長させる ➡異常刺激の発生や伝導を抑制し不整脈を防ぐ	悪性過高熱、視力低下、心不全、幻覚、便秘、下痢
		ニフェカラント	シンビット		
		ソタロール	ソタコール		
Ⅳ群		ベラパミル	ワソラン	・心筋の細胞外液カルシウムが細胞内に入らないようにする ➡洞結節や房室結節の自動能や伝導能を抑制し、また不応期を延長させて不整脈を防ぐ	過敏症、血圧低下、徐脈、期外収縮、洞停止、頭痛、嘔吐
		ジルチアゼム	ヘルベッサー		
		ベプリジル	ベプリコール		

Q ▶ 強心薬はどのように効くの？

A ●心臓の収縮力が低下し、ポンプ機能が障害され心臓から拍出される血液が十分に身体に送られなくなったときに使用されます。

■強心薬の作用と副作用

分類	作用	商品名	効果発現時間（分）	最大効果時間（時間）	副作用
ジギタリス製剤	・Na^+ と K^+ の置き換えを抑制する ➡ Ca^{2+} の流入により心筋収縮力を増強して、心拍数を減少させる ・迷走神経興奮（副交感神経作用）の刺激伝導を抑制する	ジギラノゲン ジゴキシン ジゴシン ラニラピッド	10〜30 30〜60 15〜30 5〜20	1〜2 3〜6 1〜2	発疹、浮腫、めまい、頭痛、頻脈、嘔吐、徐脈、アレルギー反応、中毒症状（不整脈、心房細動）など
カテコラミン製剤	・α受容体に作用し血管を収縮させる ➡心拍出量を増加する ・β受容体に作用し心収縮力を増強する ➡送血量を増加する ・心収縮力増強により血圧を上昇させる ➡腎血流量、上腸間膜血流を増加させる ・β受容体に作用し心収縮力を増加させる	ノルアドレナリン プロタノール イノバン タナドーパ ドブトレックス	即時	注入中持続	徐脈、心悸亢進、麻痺性イレウス、末梢虚血、頻脈、不整脈、血圧低下、腹痛など
アデニールシクラーゼ促進薬	・α受容体、β受容体それぞれに作用し、洞房結節の刺激発生を速め、心拍数を増加する ・心筋の収縮力を強め、心拍出量を増加させる ・アドレナリン（副腎髄質ホルモン）の1000倍溶液である	ボスミン	即時		血圧異常、肺水腫、呼吸困難、心停止、心悸亢進、胸内苦悶、頭痛、めまい、不安、過敏症、嘔吐
サイクリックAMP剤	・細胞膜を通過しcAMPを増加させる ➡心収縮増強、末梢血管拡張、利尿作用、インスリン分泌抑制（代謝改善）を行う	アクトシン	即時 （静脈注射）	300mg 単回投与 血中半減期5.5分	血圧低下、期外収縮、心室性頻拍、心房細動、動悸、胸痛、嘔吐など

略語 cAMP：cyclic adenosine monophosphate（サイクリック アデノシン モノフォスフェイト）環状アデノシン1リン酸

Q ▶ 抗狭心症薬はどのように効くの？

A
- 狭心症は、心筋に血液を供給する冠状動脈が狭くなり、心臓に十分な血液が送れなくて、一過性に心筋が虚血になり発症します。
- 完全に血液の供給が途絶えると心筋細胞が壊死し心筋梗塞になるので心筋に血液が十分に流れるようにし、また心臓の仕事量を減らす以下のような薬剤が用いられます。

■抗狭心症薬の作用と副作用

分類	作用	商品名	作用発現時間	効果持続時間	副作用
亜硝酸剤	・末梢静脈を拡張して心臓に還流する血液量を減少させる ➡末梢動脈を拡張させて動脈圧を軽減させ、心臓の仕事量（酸素消費）を減らす ・以上の作用により心筋内圧が低下し、また心外膜側の冠状動脈を拡張させる ➡冠状動脈の血流量（酸素供給）を増やす	ニトログリセリン ニトロペン ニトロール ニトロール R ニトロダーム TTS ミオコール フランドル ミリスロール アンタップ	舌下：2分 軟膏：15分 静注：即時 経口：15分 徐放錠：30分 テープ：2時間 噴霧：1分	20分 3時間 投与時間のみ 6時間 8時間 24時間 30分	頭痛、熱感、脳貧血、血圧低下、心悸亢進、悪心、嘔吐、アレルギー反応
β遮断薬	・β受容体（心臓に存在し、刺激されると心拍数の増加や心収縮力を起こし心臓の仕事量を増やす）を遮断する ➡心臓の収縮力や心拍数の増加、血圧の上昇を抑制し、心筋の仕事量（酸素消費量）を減らし狭心症を予防する	アセタノール テノーミン セロケン ミケラン カルビスケン インデラル セレカル ナディック ケルロング アテノロール ハイパジール メインテート	経口：30分	4～8時間 2～4時間	CPKの上昇、嗜眠、易疲労性、四肢冷感、徐脈、低血圧、ふらつき、視力障害、食欲不振、嘔吐、下痢、腹痛、脱毛、喉頭痙攣、見当識障害、幻覚、健忘、うっ血性心不全、房室ブロック
カルシウム拮抗薬	・末梢血管平滑筋の収縮を抑制し、また動脈を拡張させる ➡冠状動脈の血管攣縮を抑制して心筋の仕事量（酸素消費量）を減らし狭心症を予防する	アダラート ヘルベッサー ワソラン セパミット ペルジピン ノルバスク アムロジン バイミカード	静注：即時 経口：20分	6時間	皮膚炎、痒み、蕁麻疹、発熱、頭痛、めまい、脱力、嘔気、胸やけ

略語
CPK：creatine phosphokinase（クレアティン ホスフォキネイス）クレアチンホスホキナーゼ
DNA：deoxyribonucleic acid（デオキシリボニュークレイック アシッド）デオキシリボ核酸
G-CSF：granulocyte colony-stimulating factor（グラニュロサイト コロニースティミュレイティング ファクター）顆粒球コロニー刺激因子

Q ▶ 造血薬はどのように効くの？

A ●赤血球や白血球、血小板などの血球成分は骨髄で造られますが、材料（鉄）や合成に必要な物質の不足、骨髄機能低下（抑制）により貧血（酸素運搬力の減少）や殺菌力、止血力などが低下します。

■造血薬の作用と副作用

分類	作用	商品名	適応	副作用
鉄化合物製剤	・鉄不足で起きる貧血の場合に、その材料である鉄を補給する ・胃液に作用されず、また小腸上部で吸収できるように腸で作用し吸収されて（徐放剤）、三価鉄になり血漿中のトランスフェリンと結合して骨髄に運ばれ赤芽球に取り込まれヘモグロビン合成に使われる	フェロ・グラデュメット	鉄欠乏性貧血	悪心、下痢、食欲不振、便秘など
		フェロミア	鉄欠乏性貧血	悪心、嘔吐、食欲不振、便秘、胸やけなど
		フェジン	鉄欠乏性貧血	悪心、嘔吐、頭痛など
		フェルム	鉄欠乏性貧血	悪心、嘔吐、食欲不振、痙攣、下痢、便秘など
		インクレミン	鉄欠乏性貧血	悪心、嘔吐、食欲不振
		フェニレン	同上	同上
葉酸製剤	・核酸代謝を亢進し、細胞の核分裂や増殖を促進する ➡赤血球の発育と機能を正常化する	フォリアミン	巨赤芽球貧血 再生不良性貧血	体重減少、紅斑、掻痒感、倦怠感、食欲不振、悪心など
ビタミンB_{12}製剤	・ヘム合成の前段階で、DNA合成に必要な内因子を補充することでヘモグロビン値を上昇させる	ビタミンB_{12} メチコバール フレスミンS	悪性貧血 巨赤芽球貧血 栄養性貧血 妊娠時貧血 胃切除後貧血	ショック症状、頭痛、熱感など
ビタミンC	・吸収のよい二価鉄を三価鉄に酸化しないように抑制する	ビタミンC シナール	鉄欠乏性貧血	胃部不快感、悪心、嘔吐、下痢など
蛋白質同化ステロイド剤	・造血幹細胞の分化、増殖や造血因子（エリスロポエチン）の産生を促進する	プリモボラン	再生不良性貧血 腎性貧血	肝機能障害、男性化、消化器症状、糖代謝異常、浮腫、高カルシウム血症、過敏症
エリスロポエチン	・骨髄で造血因子として作用し前赤芽球細胞の分化、増殖を盛んにする	エスポー エポジン	腎性貧血 再生不良性貧血 関節リウマチの貧血	血圧上昇、感冒症状、血栓症
顆粒球コロニー刺激因子（G-CSF）	・好中球前細胞の造血因子として作用し、好中球を増加させる ・好中球の機能を高める	グラン ノイトロジン ノイアップ	抗癌薬投与、放射線照射、骨髄移植後の好中球減少 再生不良性貧血	骨痛、皮疹など

Q ▶ 止血薬はどのように効くの？

A ●血管が破綻して出血する場合は出血性素因（血小板数の減少や機能の低下、凝固系の障害、線溶系の亢進、血管壁の異常）があり、なかなか止血しません。そこで止血作用を強化する以下のような作用をもつ薬剤が投与されます。

■止血薬の作用と副作用

分 類	作 用	商品名	適 応	副作用
血管強化薬	・細血管に作用し血管の透過性亢進を抑制し血管の抵抗を増強する	アドナ注、散	出血傾向、眼底出血、腎臓出血、子宮出血、手術による出血	食欲不振、胃部不快感、ショック、発疹
血液凝固促進薬*	・血液中のトロンビンに直接作用し、フィブリンを生成する	トロンビン散 トロンビン細粒	小血管や毛細血管、実質臓器からの漏出性出血	ショック症状、発熱、嘔気、嘔吐、頭痛、倦怠感、食欲不振など
抗プラスミン製剤	・プラスミンやプラスミノーゲンがフィブリンに結合し分解するのを阻害する	トランサミン トラネキサム酸 リカバリン プレタスミン ヘムロン ラノビス	出血傾向、湿疹、蕁麻疹、薬疹、中毒疹、扁桃炎など	悪心・嘔吐、下痢、胸やけ、眠気など

＊胃内注入は30分間は閉鎖し、逆流しないようにする
＊血管内や皮下、筋肉内に注入しない。血管内に入ると血栓を形成し肝障害や播種性血管内凝固症候群（DIC）を起こす

■止血薬の働き

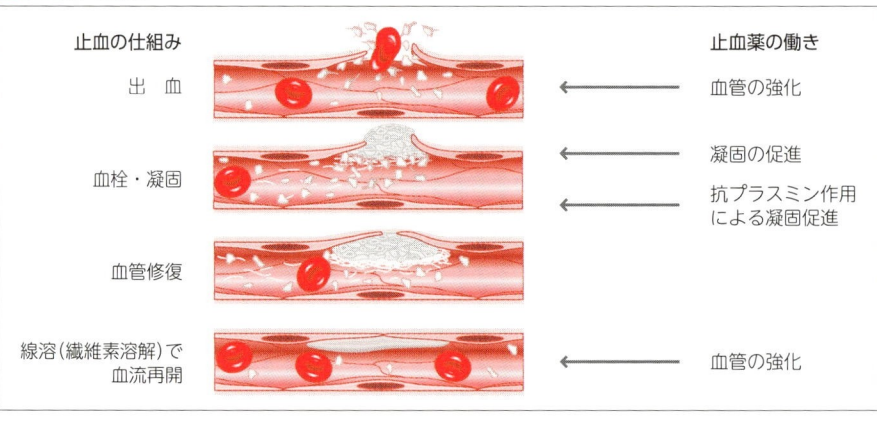

止血の仕組み		止血薬の働き
出 血	←	血管の強化
血栓・凝固	←	凝固の促進
	←	抗プラスミン作用による凝固促進
血管修復		
線溶（繊維素溶解）で血流再開	←	血管の強化

略語
- **DIC**：disseminated intravascular coagulation（ディセミネイティッド イントラヴァスキュラー コアギュレイション）播種性血管内凝固症候群
- **COX-1**：cyclooxygenase-1（サイクロオクシジェネイス ワン）シクロオキシゲナーゼ1
- **TXA$_2$**：thromboxane A$_2$（トロンボキサン）トロンボキサンA$_2$
- **5-HT$_2$**：5-hydroxytryptamine-2（5 ハイドロクシトリプタミン ツー）5-ヒドロキシトリプタミン-2
- **ADP**：adenosine diphosphate（アデノシン ダイフォスフェイト）アデノシン二リン酸
- **cAMP**：cyclic adenosine monophosphate（サイクリック アデノシン モノフォスフェイト）環状アデノシン1リン酸
- **PDE**：phosphodiesterase（ホスホジエステレイス）ホスホジエステラーゼ
- **EPA**：eicosapentaenoic acid（エイコサペンタエノイック アシッド）エイコサペンタエン酸
- **t-PA**：tissue plasminogen activator（ティシュー プラスミノジェン アクティヴェイター）組織プラスミノーゲンアクチベータ

Q ▶ 抗血栓薬はどのように効くの？

A ●血栓症の発症を抑制する抗血栓薬には、血小板の働きを抑制する抗血小板薬、凝固系の働きを抑制する抗凝固薬、血栓を溶解させる血栓溶解薬があります。

■抗血小板薬の作用と副作用

分類	一般名	商品名	作用	副作用
COX-1 阻害薬	アスピリン	バイアスピリン バファリン	・酵素 COX-1 を阻害することにより TXA_2 生成を抑制し、血小板凝集を防ぐ	ショック、アナフィラキシー様症状、出血、皮膚粘膜眼症候群、中毒性表皮壊死症、再生不良性貧血など
プロスタグランジン製剤	ベラプロストナトリウム	ドルナー プロサイリン	・血小板粘着を抑制するとともに、凝集誘発物質による血小板凝集を防ぐ	出血傾向、ショック、失神、肝障害、間質性肺炎、心筋梗塞など
5-HT_2 拮抗薬	サルポグレラート塩酸塩	アンプラーク	・5-HT_2 受容体と拮抗することにより、血小板凝集を防ぐ	脳出血、消化管出血、血小板減少症、肝障害、黄疸など
チエノピリジン誘導体	チクロピジン塩酸塩	パナルジン	・血小板膜上の ADP 受容体と結合することにより cAMP 増加を抑制し、血小板凝集を防ぐ	出血、無顆粒球症、再生不良性貧血、消化性潰瘍、間質性肺炎、肝障害、中毒性表皮壊死症など
	クロピドグレル硫酸塩	プラビックス		
PDE_3 阻害薬	シロスタゾール	プレタール	・血小板内で PDE を阻害し、cAMP の減少を抑制することにより、血小板凝集を防ぐ	うっ血性心不全、心筋梗塞、狭心症、出血、消化性潰瘍、無顆粒球症、肝障害など
魚油	エイコサペンタエン酸（EPA）	エパデール	・主に、血小板膜リン脂質中の EPA 含量を増加させて TXA_2 生成を抑制し、血小板凝集を防ぐ	発疹、掻痒感、貧血、悪心、腹痛、胸やけなど

■血栓溶解薬の作用と副作用

分類	一般名	商品名	作用	副作用・禁忌
ウロキナーゼ製剤	ウロキナーゼ	ウロキナーゼ ウロナーゼ	・プラスミノーゲンからプラスミンへの変換を促し、凝固系のフィブリン分解を促進する ・効力がやや低く、出血が起きやすい	出血、ショック、過敏症、嘔吐、血尿など 禁忌：頭蓋内・脊髄の術後・損傷 2 か月以内、動脈瘤
t-PA 製剤*	アルテプラーゼ	アクチバシン グルトパ	・フィブリンに結合しているプラスミノーゲンを活性化させ、プラスミンに変換し、血栓を溶解する	脳出血、消化管出血、脳梗塞、ショック、心破裂など 禁忌：出血、頭蓋内出血の既往・出血性素因、頭蓋内・脊髄の術後・損傷 3 か月以内、重篤な肝障害など
	モンテプラーゼ	クリアクター	・心筋梗塞のほか、肺動脈血栓の溶解に使用 ・ボーラス投与可能	出血、心破裂、心室細動、ショックなど 禁忌：出血、頭蓋内・脊髄の術後・損傷 2 か月以内、動脈瘤など

＊脳血管障害急性期の使用は発症後 4.5 時間以内、心筋梗塞急性期の使用は発症後 6 時間以内
●抗凝固薬の作用・副作用は次頁。

Q ▶ 抗凝固薬はどのように効くの？

A 血液凝固に関係するプロセスのいずれかに作用し、血液凝固を阻害します。

■抗凝固薬の作用メカニズム

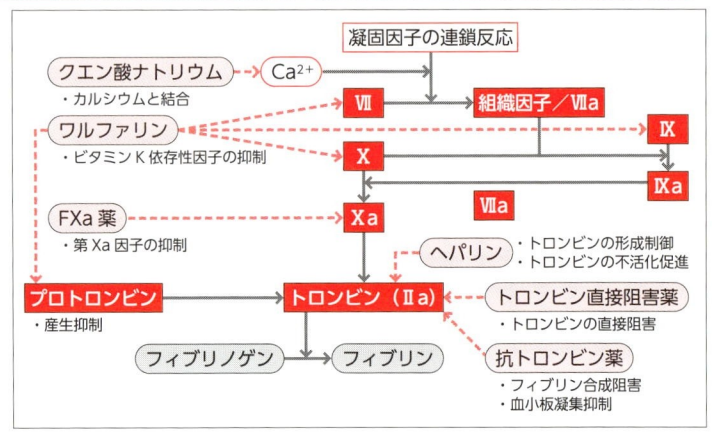

凝固因子の連鎖反応

- クエン酸ナトリウム → Ca²⁺
  ・カルシウムと結合
- ワルファリン
  ・ビタミンK依存性因子の抑制
  → VII → 組織因子／VIIa
  → IX → IXa
  → X → Xa
- FXa薬
  ・第Xa因子の抑制
  → Xa
- VIIa
- ヘパリン
  ・トロンビンの形成制御
  ・トロンビンの不活化促進
- プロトロンビン → トロンビン（IIa）
  ・産生抑制
- トロンビン直接阻害薬
  ・トロンビンの直接阻害
- フィブリノゲン → フィブリン
- 抗トロンビン薬
  ・フィブリン合成阻害
  ・血小板凝集抑制

■抗凝固薬の作用と副作用

分類	薬品名	商品名	作用	副作用
ビタミンK依存性凝固因子合成阻害薬	ワルファリンカリウム	ワーファリン	・ビタミンKを抑制し、トロンビン産生を阻害する	出血、間質性肺炎、アナフィラキシーなど
ヘパリン	ヘパリンナトリウム	ヘパリン、ノボ・ヘパリン	・アンチトロンビンIIIの抗トロンビン作用を強め、凝固を防ぐ	ショック、アナフィラキシー様症状、出血など
ヘパリン	ダルテパリンナトリウム	フラグミン	・第Xa因子を選択的に阻害し、トロンビン産生を阻害する	
FXa阻害薬	フォンダパリヌクス	アリクストラ	・第Xa因子を抑制し、プロトロンビンからのトロンビン産生を阻害する	出血、肝障害、黄疸など
FXa阻害薬	エドキサバン	リクシアナ		出血、貧血、血尿など
FXa阻害薬	リバーロキサバン	イグザレルト		出血、肝障害、黄疸など
トロンビン直接阻害薬	ダビガトランエテキシラートメタンスルホン酸塩	プラザキサ	・トロンビン活性を直接阻害し、凝固を防ぐ	出血、間質性肺炎、アナフィラキシー、消化不良、悪心など
抗トロンビン薬	アルガトロバン	ノバスタンHI スロンノンHI	・トロンビンの活性部位に結合し、フィブリンの生成、フィブリンの安定化、血小板凝集を阻害することによって、抗凝血作用を現す	出血性脳梗塞、脳出血、消化管出血、ショック、アナフィラキシーショックなど

Q ▶ 心嚢穿刺はなぜ行われるの？

A ●心膜腔に貯まった物質の排液を行い、心室の圧迫を除去することによって心室に十分な血液が還流するため、また心膜炎の鑑別のために性状や起因菌・抗生剤の有効性（感受性テスト）の判別のためにも行われます。

- 心膜腔にたまった血液や液体（心タンポナーデの原因物質）によって、心室が圧迫され許容量が減少した状態では、体に必要な十分な血液を拍出することはできません。
- 細菌や結核菌、尿毒症などにより急性心膜炎を起こしたり、心筋梗塞の心破裂、動脈瘤の心膜腔内への破裂、解離性動脈瘤の心室膜への解離の進展、血管腫や中皮腫などの血管性心膜腫瘍、胸部外傷、抗凝固療法、胸部手術後、悪性腫瘍の心膜転移などにより心膜腔内に血液または液体が貯留すると心膜腔内の圧力が上昇し、外側からの圧迫のために拡張期における心室の充満が障害された状態を心タンポナーデといいます。
- 心嚢穿刺は、患者をセミファーラー位（15～45度）とし、局所麻酔の後、心電図モニターや超音波エコー下で、第5肋間上縁の肋骨剣上突起と左肋骨弓の中間の位置（左剣上突起肋骨弓角部）を21Gカテラン針で穿刺して行います。

■ 心タンポナーデと心嚢穿刺

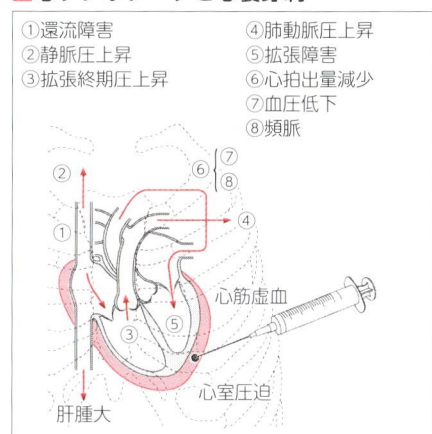

①還流障害　④肺動脈圧上昇
②静脈圧上昇　⑤拡張障害
③拡張終期圧上昇　⑥心拍出量減少
　　　　　⑦血圧低下
　　　　　⑧頻脈

心筋虚血
心室圧迫
肝腫大

N 看護のポイント

●心嚢穿刺の合併症として、冠状動脈や心筋の損傷、心室細動（不整脈）、心室内穿刺によるタンポナーデがあるので、処置中や処置後の状態に気をつけます。

お役立ちコラム

喫煙の循環器への影響

たばこ成分（ニコチン）によりアドレナリン・ノルアドレナリンの分泌が促進され交感神経が作動することで末梢血管が収縮し細動脈シャントが起こり組織の酸素欠乏により心臓拍出回数が増え、心負担が増す。

また一酸化炭素吸引により、一酸化炭素は血液中のHbと吸着し、血液中の酸素が欠乏し組織の酸素不足となり心臓への負担が増す。

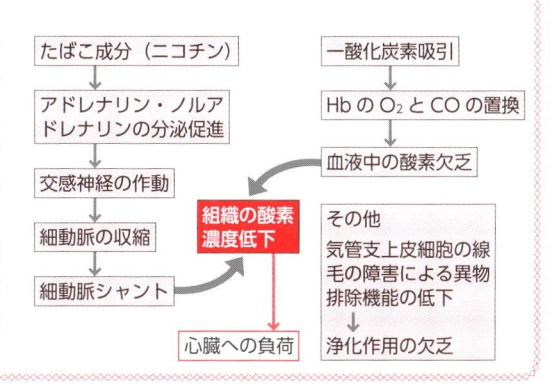

```
たばこ成分（ニコチン）
    ↓
アドレナリン・ノルア
ドレナリンの分泌促進
    ↓
交感神経の作動
    ↓
細動脈の収縮
    ↓
細動脈シャント
```

```
一酸化炭素吸引
    ↓
HbのO₂とCOの置換
    ↓
血液中の酸素欠乏
```

組織の酸素濃度低下 → 心臓への負荷

その他
気管支上皮細胞の線毛の障害による異物排除機能の低下
　↓
浄化作用の欠乏

Q▶ カウンターショック(除細動)は心筋にどのように作用するの？

A
- 心臓の筋肉が無秩序に興奮し、収縮と弛緩がバラバラの状態（心室細動や心室粗動、心房細動）では心臓から十分な血液が拍出（平均1回心拍出量70mL）されないか、まったく拍出されない状態です。したがって細胞の死（人の死）に至る危険な状態といえます。
- 心筋細胞のバラバラの動きを強制的に揃えて心臓を正常な拍動にもどすために、数千ボルトの直流高圧電流を心筋に刺激として与えるカウンターショックが行われます。

■カウンターショック（除細動）

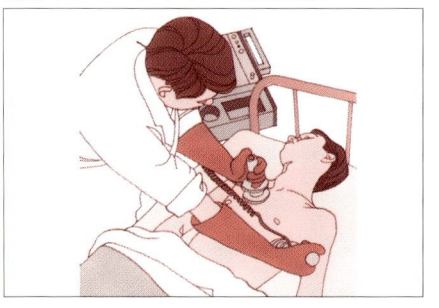

- 心臓の筋肉は、①応答期（刺激に対して心筋が最も反応する時期）、②絶対不応期（心筋が収縮し、どんな刺激にも応じない時期）、③相対不応期（心筋が興奮した後の興奮性が低下し刺激に対する閾値が高い時期で、発生する興奮の大きさも小さい時期）があります。このような心筋のメカニズムを利用してカウンターショックを行い、リズムを一定にします。
- 心室細動と心房細動では、心筋のメカニズムが異なるため、除細動の仕方も違ってきます。

1）心室細動除去法
- 心室細（粗）動の場合に心筋細胞にカウンターショックを行うと、絶対不応期にある心筋は収縮したままで、応答期や相対不応期にある心筋は収縮します。つまりすべての筋肉を人工的に絶対不応期にした状態になります。
- したがってすべての筋肉が収縮して心筋のリズムが回復することになります。
- 心室細（粗）動時のカウンターショックの刺激はいつ行っても問題になりません。

2）心房細動除去法
- 心房細動の場合にカウンターショックを行う場合は、正常に動いている心室の影響を避けて刺激を与えなくてはなりません。
- 心電図ではR波のときが心室筋の絶対不応期（心筋が収縮してどんな刺激にも反応しない時期）にあります。
- したがって、心電図をモニターしながらR波に同調させて刺激を与えることが必要となります。

■心室細動の除去

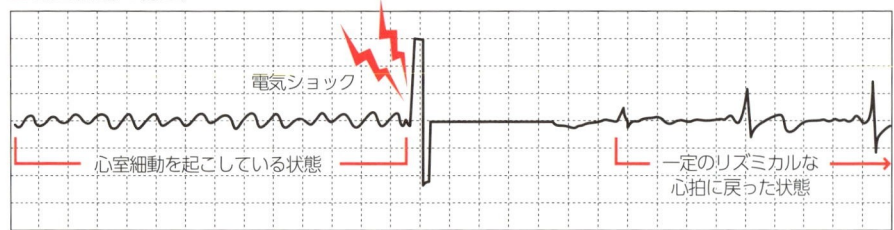

電気ショック
心室細動を起こしている状態
一定のリズミカルな心拍に戻った状態

■心房細動の除去

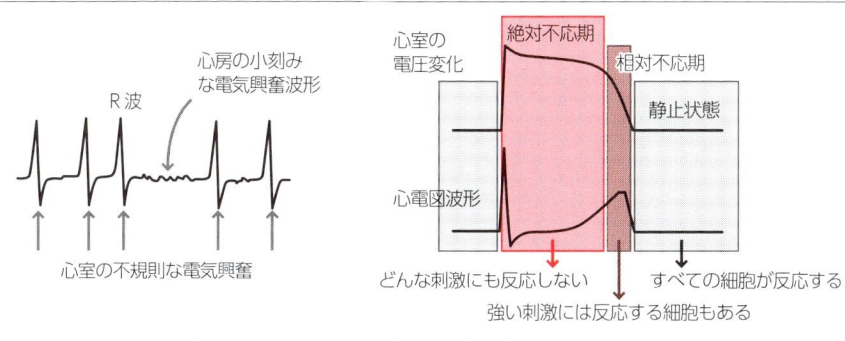

R波
心房の小刻みな電気興奮波形
心室の不規則な電気興奮

心室の電圧変化
絶対不応期
相対不応期
静止状態
心電図波形
どんな刺激にも反応しない
強い刺激には反応する細胞もある
すべての細胞が反応する

心房細動では、心室に影響を与えないため、絶対不応期に電気刺激を行う。そのため、心電図をモニターしながら、R波に同調させてカウンターショックを与える。

■成人の医療用BLSアルゴリズム

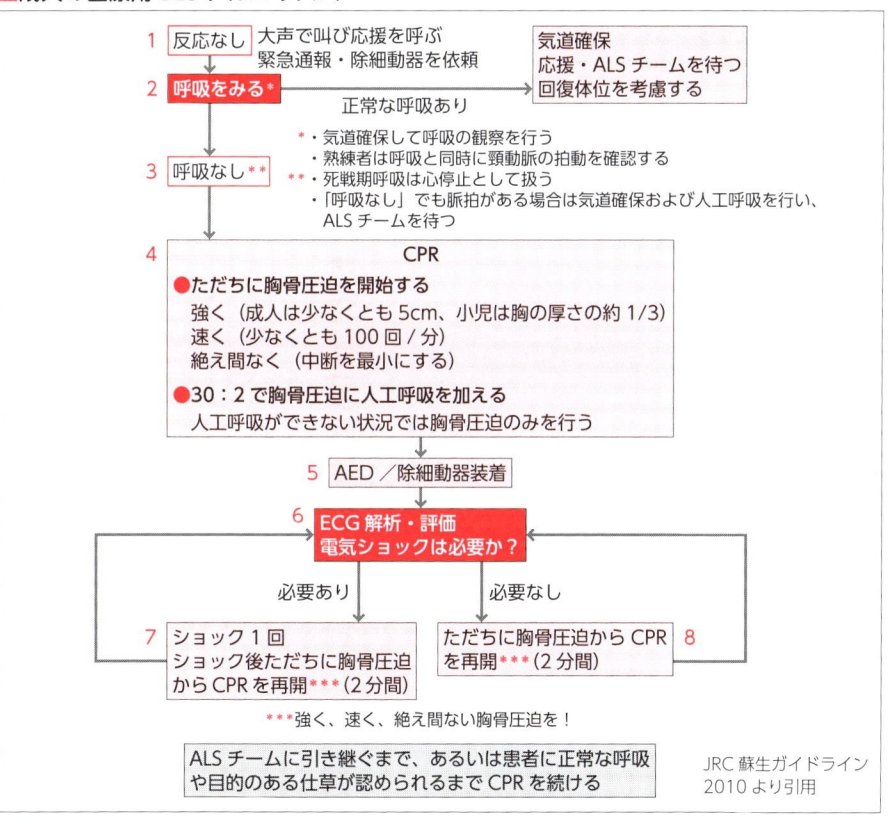

1. 反応なし　大声で叫び応援を呼ぶ　緊急通報・除細動器を依頼　→　気道確保　応援・ALSチームを待つ　回復体位を考慮する

2. 呼吸をみる*　　正常な呼吸あり →

＊・気道確保して呼吸の観察を行う
・熟練者は呼吸と同時に頸動脈の拍動を確認する
＊＊・死戦期呼吸は心停止として扱う
・「呼吸なし」でも脈拍がある場合は気道確保および人工呼吸を行い、ALSチームを待つ

3. 呼吸なし＊＊

4. **CPR**
   ● ただちに胸骨圧迫を開始する
   　強く（成人は少なくとも5cm、小児は胸の厚さの約1/3）
   　速く（少なくとも100回/分）
   　絶え間なく（中断を最小にする）
   ● 30：2で胸骨圧迫に人工呼吸を加える
   　人工呼吸ができない状況では胸骨圧迫のみを行う

5. AED／除細動器装着

6. ECG解析・評価　電気ショックは必要か？

   必要あり　　　　　　　　必要なし

7. ショック1回　ショック後ただちに胸骨圧迫からCPRを再開＊＊＊（2分間）

8. ただちに胸骨圧迫からCPRを再開＊＊＊（2分間）

＊＊＊強く、速く、絶え間ない胸骨圧迫を！

ALSチームに引き継ぐまで、あるいは患者に正常な呼吸や目的のある仕草が認められるまでCPRを続ける

JRC蘇生ガイドライン2010より引用

略語
- **BLS**：basic life support（ベイシック ライフ サポート）1次救命処置
- **ALS**：advanced life support（アドヴァンスド ライフ サポート）2次救命処置
- **CPR**：cardiopulmonary resuscitation（カーディオパルモナリー リサスシテイション）心肺蘇生
- **AED**：automated external defibrillator（オートメイテッド イクスターナル ディフィブリレイター）自動体外式除細動器
- **ECG**：electrocardiogram（エレクトロカーディオグラム）心電図
- **JRC**：Japan Resuscitation Council（ジャパン リサスシテイション カウンシル）日本蘇生協議会

Q ▶ A-C バイパス術はどうして行われるの？

A ● A-C は aorto-coronary の略で、冠状動脈の狭窄・閉塞部位をバイパスする手術です。冠状動脈の狭窄や閉塞で生命に危険を及ぼす場合、救命・延命・運動能力の改善を目的に行われます。

- 冠状動脈の狭窄や閉塞によって、血流減少や停止が起こる虚血性心疾患（狭心症や心筋梗塞）では、正常な心臓の機能（一定間隔で必要な血液量を組織に供給する）が低下し生命に危険を及ぼします。
- A-C バイパス術は、①内科的に治療困難なもの、②徐々に症状が進行するもの、③左冠状動脈本管（RCA）や左冠状動脈前下行枝（LAD）に著しい狭窄がある場合に、救命・延命・運動能力の改善を目的に行われます。

1. 手術法

1) 大動脈－冠状動脈バイパス術
- 患者の大伏在静脈を用いて、冠状動脈の狭窄や閉塞より末梢部に直接大動脈からバイパスを行う手術で、術後より冠状動脈血流は著しく増加し効果が現れます。

2) 内胸動脈－冠状動脈バイパス手術
- 内胸動脈の末梢側を遊離し、これを冠状動脈にバイパスする方法で、長期のバイパス開存はきわめてよい。

2. 術後の看護

1) 出血量の観察
- 時間当たりの出血量（心囊内・胸骨下ドレーン）が1時間当たり100mL持続する場合は医師へ報告します。
  - ＊維持出血量：帰室後6時間は、10mL/体重kg/時間。
  - ＊ドレーンの閉塞（心タンポナーデ）に注意し、流出状態を観察します。
- 心タンポナーデの症状：胸内苦悶、頻脈、血圧低下、呼吸困難、CVPの上昇、四肢冷感、尿量減少など。

2) 血圧の変化とショック徴候の観察
- 血圧は術前の±20mmHg前後を維持します。術前血圧より10mmHg低下すると心筋への血流は還流されません。
- 低血圧は脳虚血、腎不全、心筋梗塞を引き起こします。
- 高血圧になると移植血管の吻合部を緩ませ壊死を起こします。

3) 不整脈の発見
- 心尖部、橈骨動脈、後脛骨動脈、足背動脈を触知し、リズムと大きさを観察します。
- ①心尖部、橈骨動脈：脈拍の欠損（結代）は、心房細動を意味します。
- ②後脛骨動脈、足背動脈：脈の欠損は下肢の閉塞を意味します。併せて皮膚の冷感やチアノーゼを観察します。
  - ＊指示の不整脈治療薬を準備しておきます。

■ 大動脈－冠状動脈バイパス術

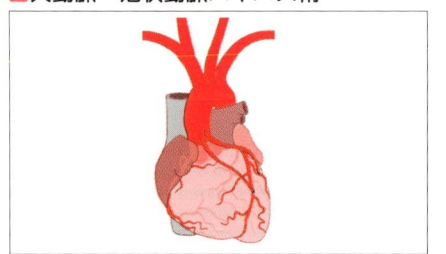

■ 内胸動脈－冠状動脈バイパス術
（左内胸動脈／狭窄部／左前下行枝）

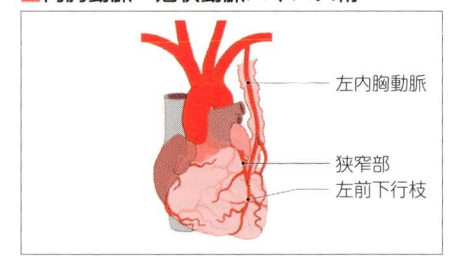

4）心停止
- 不整脈から心停止に移行することがあるので、モニターの解析を行い、心室期外収縮（PVC）、心室頻拍、Ⅱ度および完全房室ブロックによる徐脈に注意します。
  - ＊PVCが6回以上/分は医師に報告します。
  - ＊救急カート、DCカウンターの準備をしておきます。

5）低心拍出量症候群（LOS）の観察
- 血圧低下、脈圧減少、尿量減少、四肢冷感などが現れた場合は、循環血液量を補正し、カテコラミンが投与されます。シリンジポンプと薬剤の準備をしておきます。
  - ＊低心拍出量症候群は代謝性アシドーシスを起こします（メイロンにより補正）。

6）呼吸の観察
- 閉塞性肺血管病変、痛みによる呼吸抑制、換気不全、無気肺、肺水腫などにより呼吸不全を起こします。
- 呼吸不全により動脈血酸素飽和度が低下し、心筋の低酸素状態となり心不全を起こします。
- 沈下性・誤嚥性肺炎の予防：体位変換、喀痰喀出、口腔の清潔、ネブライザー加湿、タッピングやバイブレーターの使用。
- 胸部聴診：吸気終末の湿性ラ音、吸気音の聴取。

7）電解質のバランス
- 血清Kの低下は不整脈を惹起します。

8）乏尿・血尿の観察
- 尿量1mL/体重kg/時間を維持します。最低でも毎時20mL以上を維持します。
- カテーテルの閉塞や折れ曲がりに気をつけます。
- 尿量が少ないときは利尿薬が使用されます。
- バランスシートを用い、水分摂取量と排泄量を確実にチェックします。
  - ＊人工心肺装置の使用時間が長いと血球溶解現象を起こし血尿となるので、血尿の量や程度、消失を観察します。

9）痙攣発作の観察
- 脳の循環障害によって起きるので観察を行います。

10）心筋梗塞
- モニターを観察しST-T波の変化に気をつけます。
  - ＊バイパス術後に急性心筋梗塞（AMI）を起こすことがあります。

11）体温の観察
- 発熱は肺炎や尿路感染による場合が多く、いずれにせよ基礎代謝を亢進させ酸素需要量を増加させるので、39℃以上の場合は冷罨法や解熱剤を使用します。
- 36℃以下の低体温の場合は、ショックや心不全を起こすことがあるので保温に注意します。

12）飲食物
- 腹部症状（麻酔の覚醒状態：腹鳴や排ガス）を観察し、術後12時間後から水分摂取が可能となります（術後経過表に沿って行う）が、便秘に注意します（イレウス症状に注意）。

13）精神症状の観察
- 術後せん妄を早期発見し、治療の障害が起きないように注意します。

14）痛みの緩和
- 積極的に痛み（術後創自発痛：3日）を除去し、身体・精神面への影響を緩和します。

15）離床の促進
- 患者の状態を十分に把握し、進行状況を医師と確認しながら行います。特に循環動態に注意して実施の有無を判断します。

略語
- **A-C**：aorto-coronary（エイオートコロナリー）大動脈冠動脈
- **RCA**：right coronary artery（ライト コロナリー アーテリー）右冠動脈
- **LAD**：left anterior descendence（レフト アンテリア ディセンデンス）左前下行枝
- **CVP**：central venous pressure（セントラル ヴェナス プレッシャー）中心静脈圧
- **PVC**：premature ventricular contraction（プリマチュア ヴェントリキュラー コントラクション）心室期外収縮
- **LOS**：low output syndrome（ロー アウトプット シンドローム）低心拍出量症候群
- **AMI**：acute myocardial infarction（アキュート マイオカーディアル インファークション）急性心筋梗塞

Q ▶ 経皮的冠動脈形成術って何？

A ●経皮経管冠状動脈形成術（PTCA）や経皮的冠動脈インターベンション（PCI）によって、アテロームなどにより狭窄した虚血性心疾患（心筋梗塞や狭心症など）の冠状動脈を拡張させるために、バルーンや金属ステント、薬剤溶出性ステント、ロータブレーダーなどを用いて冠動脈の血流を増加する目的で行われる治療法です。

- 心臓の筋肉に栄養や酸素を供給する冠状動脈の内腔が動脈硬化（血管の老化とコレステロールの血管内膜への沈着）などにより狭くなり、血液が十分に送られなくなると、狭心症や心筋梗塞などの虚血性心疾患を発症します。
- こうした狭くなった血管をバルーンで拡げる治療法がPTCAで、PTCAには、再狭窄（血管の弾性収縮や血管内膜の細胞増殖、血管が縮む血管陰性再構築）や冠動脈内膜解離・急性冠動脈閉塞（冠動脈の内膜が剥がれ冠動脈が閉塞してしまう）などの欠点があります。
- 再狭窄や急性冠閉塞を防ぐ方法として冠状動脈内ステント植込みが行われます。ステント後にはステント血栓閉塞症（ステントによる血栓）が生じることがありアスピリンやチクロピジン（抗血小板薬）を内服します。またステント内再狭窄（ステント内側の細胞の増殖）、ステント（金属）アレルギーのある場合もあり、薬剤溶出性ステント（DES：ステントの表面に再狭窄を防ぐ薬物が塗布されている）を用いる方法が行われます。
- カルシウムが血管内に沈着して骨のように固くなっている場合にロータブレーター（ガイドワイヤーの先端にダイヤモンド粉末が塗られた金属ドリル）を用いて硬い病変を粉々に粉砕する方法が行われます。粉砕されたアテロームは赤血球より小さい塊なので冠静脈から脾臓に流入し処理されます。
- いずれも鼠径部や腕の動脈から心臓の冠状動脈へガイドカテーテルを挿入して狭窄部に到達したところで上記のいずれかの方法が選択され施行されます。
- 手術と違い短時間で、体への侵襲が少なく、全身状態の悪い人でも行うことができ、術後2〜3日で退院できます。外来でのフォローや内服の継続が必要です。

■虚血性心疾患

1. 原発性心停止
2. 狭心症
3. 心筋梗塞
4. 心不全
5. 不整脈

■冠状動脈

冠状動脈は、上行大動脈の付け根に始まり右冠状動脈と左冠状動脈の前下行枝と回旋枝に分かれ、酸素や栄養を供給する

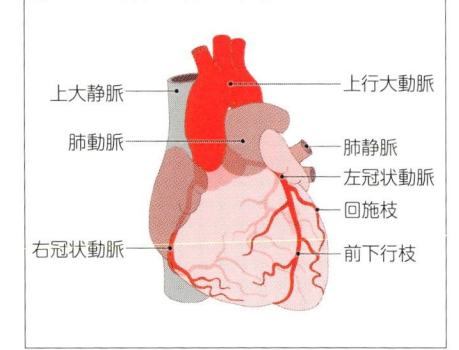

図：上大静脈、肺動脈、上行大動脈、肺静脈、左冠状動脈、回旋枝、右冠状動脈、前下行枝

■ PCIの方法

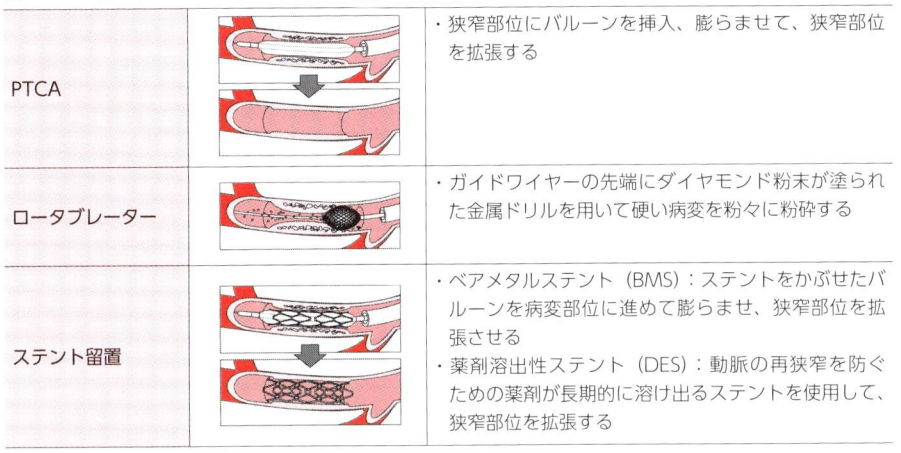

PTCA		・狭窄部位にバルーンを挿入、膨らませて、狭窄部位を拡張する
ロータブレーター		・ガイドワイヤーの先端にダイヤモンド粉末が塗られた金属ドリルを用いて硬い病変を粉々に粉砕する
ステント留置		・ベアメタルステント(BMS):ステントをかぶせたバルーンを病変部位に進めて膨らませ、狭窄部位を拡張させる ・薬剤溶出性ステント(DES):動脈の再狭窄を防ぐための薬剤が長期的に溶け出すステントを使用して、狭窄部位を拡張する

Q ▶ 経皮経管冠状動脈形成術(PTCA)後は何を観察すればいいの?

A ● カテーテル刺入部の出血の有無、症状の改善効果、合併症の有無を観察します。

● 経皮経管冠状動脈形成術(PTCA)は、狭心症や心筋梗塞で冠状動脈の狭くなったところをバルーンによって拡げ、血流を改善して心筋壊死を減少させる処置です。術後は以下のことに気をつけて観察します。

■ 病態関連図と観察のポイント

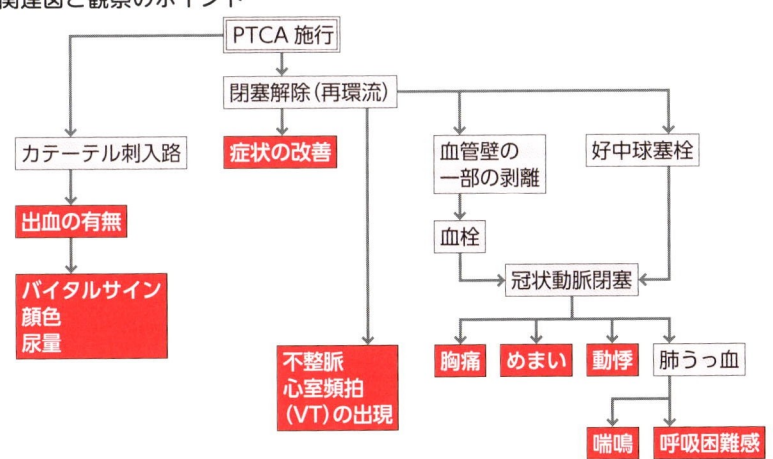

```
            PTCA施行
               │
        閉塞解除(再環流)
   ┌─────┼──────┬──────┐
カテーテル刺入路  症状の改善  血管壁の      好中球塞栓
   │              │      一部の剥離        │
出血の有無          │         │           │
   │              │        血栓          │
バイタルサイン      │         └──→ 冠状動脈閉塞 ←─┘
顔色              │              ┌──┬──┬──┬──┐
尿量          不整脈            胸痛 めまい 動悸 肺うっ血
            心室頻拍                              ├──┐
            (VT)の出現                          喘鳴 呼吸困難感
```

略語
PTCA:percutaneous transluminal coronary angioplasty(パーキュテイニアス トランスルミナル コロナリー アンジオプラスティ)経皮的経管冠動脈形成術
PCI:percutaneous coronary intervention(パーキュテイニアス コロナリー インターヴェンション)経皮的冠動脈インターベンション
BMS:bare metal stent(ベア メタル ステント)ベアメタルステント
DES:drug-eluting stent(ドラッグイルーティング ステント)薬剤溶出性ステント
VT:ventricular tachycardia(ヴェントリキュラー タキカーディア)心室頻拍

Q ▶ ペースメーカー植込み術ってどんな手術？

A ●危険な徐脈が出現した際に行われる治療で、器械で電気信号を直接心臓に与えて脈拍を正常に整え、体の循環を保つように行われる手術です。

1. ペースメーカー植込み術とは

- 心臓は1分間に70～80回の規則正しい収縮をし、全身に血液を循環させ細胞に必要な物質と不必要になった物質を代謝させています。しかし、アダムスストークス症候群や完全房室ブロック（A-V block）、洞機能不全症候群（SSS）などで洞結節の刺激が心筋に伝わらないで50回以下の徐脈（不整脈）を起こすと、循環不全（心不全など）を起こしたり心臓停止を起こします。
- そこで、本来のペースメーカー（洞結節）に代わり器械で電気信号を直接心臓に与えて脈拍を正常に整え、体の循環を保つように行われる手術がペースメーカー植込み術です。
- 鎖骨下静脈の分岐（橈骨皮静脈）か外頸静脈からリード線を挿入し、右心腔心尖部肉柱の間（心内膜を刺激する位置）に設置し、反対側をペースメーカー本体に接続して本体を前胸部の皮下に植込みます。
- 手術は局所麻酔で行われ約40分ぐらいですので、手術の侵襲も少なく、術後のペースメーカーのチェックを含め4～5日で退院できます。

2. 術後の看護

- 心電図モニターを監視し、ペーシングスパイクの確認、QRS波の確認、自己心拍後のディマンド機能の有無、心室頻拍（VT）や心室細動（Vf）などの不整脈の有無を確認します。
- セットされたペーシング数と自己心拍の競合の有無を確認します。

■ ペースメーカー植込み部位

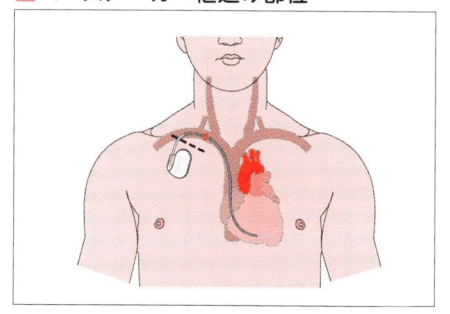

- バイタルサインやペースメーカー植込み部の皮膚の炎症症状、吃逆や胸壁攣縮などにより、リード線による静脈炎や血栓症状を観察します。
- 動悸や胸痛、呼吸促拍や困難、めまい、胸内苦悶、発汗などのペースメーカー症候群を観察します。
- 術後24時間は患側肩関節の安静を保ち、リード線の先端が移動しないようにします。

3. 心電図モニター監視上のポイント

① セット通りのペーシングスパイクがあるかどうか。
② スパイクの後にQRS波を伴っているかどうか。
③ 自己心拍の出現時にディマンド機能が働いているかどうか。
④ 心室頻拍（VT）や心室細動（Vf）などの危険な不整脈がないかどうか。
⑤ カテーテルの先端が移動（浮動）していないかどうか。

4. 退院指導

- 入浴や旅行、スポーツなど生活には支障がないことを指導します。
- 電池の消耗（5〜10年）や器械のトラブルなどに対処できるようにペースメーカー手帳（機種、調節状況等の記載）の携帯を指導します。
- 磁気の強い検査（MRIなど）を受けるときは必ず医師や看護婦に伝えるように指導します。
- 定期的に外来を受診するように指導します。
- 毎日定時に脈拍を測定し、異常を感じたら受診するように指導します。
- ペースメーカー友の会や身体障害者手帳の申請について指導します。

● ペーシングスパイク

① ペーシングスパイクの後に心室波が出る（正常な作動）。
② 自己心拍の後にペーシングスパイクが出る（under sensing）。
③ QRSの形が一定しない。
④ スパイクはあるが心室波が出ない。

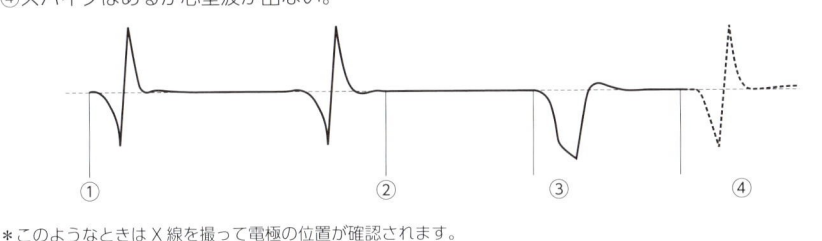

＊このようなときはX線を撮って電極の位置が確認されます。

■ ペーシングモード

人工ペースメーカーのペーシング方式は、電極の位置、ペースメーカーの作動方式などを表すアルファベットのコード（ICHDコード）で示される。

	第1文字		第2文字		第3文字
	刺激（ペーシング）部位		感知（センシング）部位		反応様式
A	心房	A	心房	I	抑制型＊
V	心室	V	心室	T	同期型＊＊
D	心房と心室	D	心房と心室	D	両機能
		0	機能なし	0	機能なし

＊自己心拍があるときは刺激が抑制される。　＊＊センシングにより自己心拍を感知し刺激を出す。
（表現の仕方）AAI：心房抑制型心房ペーシング、VVI：心室抑制型心室ペーシング

● ペースメーカー機器のトラブル徴候

1. 本体の故障：安静時の脈拍が100回/分以上の場合や60回/分以下の徐脈が続く
2. 電池の消耗：セットされたレート（心拍刺激数）よりも5回以上/分の増減がある

略語
- SSS：sick sinus syndrome（シック サイナス シンドローム）洞不全症候群
- VT：ventricular tachycardia（ヴェントリキュラー タキカーディア）心室頻拍
- Vf：ventricular fibrillation（ヴェントリキュラー フィブリレイション）心室細動
- MRI：magnetic resonance imaging（マグネティック レゾナンス イミィジング）磁気共鳴撮影

Q ▶ 人工血管バイパス移植術ってどんな手術？

A ●動脈の閉塞範囲が長い場合に行われる手術で、図のように閉塞部の血流を鉗子でストップさせ、閉塞されていない部分と部分をダクロン人工血管などを用いて縫合し、閉塞部をバイパスして血流を改善する手術です。

●心臓から拍出される血液を組織や器官にくまなく輸送するためにはパイプ（動脈）が十分にその機能を保っていなければなりませんが、血管内皮の損傷や炎症、血流の変化、血液凝固能の亢進などにより血管内で血栓が形成され動脈が閉塞すると、その部位より先の血流が阻害されて組織や器官の機能が維持できなくなります。

●そこで血流を維持するために行われる血行再建術の1方法にバイパス移植術があります。

1. 術後の看護

●血行再建術は血流の改善を目的に行われるので、以下の項目をポイントに観察を行います。
①閉塞部位より遠位の拍動の変化（脈拍の触知）。
②皮膚温の変化。
③運動・知覚障害の変化。
④バイパス部位が鼠径靭帯をまたがったり、膝関節屈曲部以下に及んでいる場合は再建部の屈曲を避け動脈圧がかからないように指導します。正座やあぐらなどの姿勢や和式トイレの使用を禁止します。

2. 退院指導

●許可があるまで正座やあぐらの姿勢、和式トイレを使用しないようにします。

■人工血管バイパス術

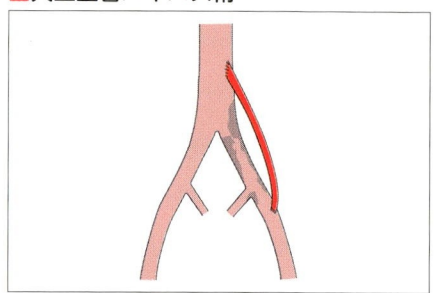

■人工血管（graft）の種類と特徴

材質	種類	特徴	適応
ダクロン テフロン	ニット（メリヤス編み）	・伸展性があり有孔度が高く器質化が早い ・プレクロッティングが必要	大動脈 太い動脈
	ウーブン（平織り）	・有孔度*が低いので血液の漏出が少ない ・プレクロッティング**は不要	
	ベロア（メリヤス編み改良型）	・片面か両面をパイルで毛羽立たせフィブリンの固着をよくして血液の漏出を防ぎ、細胞の付着がよい ・有孔度が高いので器質化が早い	
ePTFE	微多孔質	・疎水性材料で延展性がある ・編組構造がなく内膜、中膜、外膜の機能をもつため漏血がない ・抗血栓性の内面をもち組織親和性が高い	細い動脈 乳幼児のシャント術 透析の内シャント 静脈など

＊有孔度：人工血管壁を血液や血漿が透過し壁外に漏出する程度のことをいう
＊＊プレクロッティング：患者から採血した直後の血液を使い人工血管の内面を濡らしておくことをいう

略語 ePTFE：expanded polytetrafluoroethylene（イクスパンデッド ポリテトラフルオロエセリン）延伸ポリテトラフルオロエチレン

Q ▶ Yグラフト置換術ってどんな手術？

A ● Yグラフト置換術は、動脈硬化により動脈瘤ができた場合に、Y字型の人工血管に交換する手術のことです。

- 腹部大動脈は、全身の組織や細胞に酸素や栄養を供給するきわめて重要な動脈で、枝分かれして以下の臓器に分布します。
① 左の胃動脈、脾動脈、総肝動脈に分岐し、胃や十二指腸、肝臓、胆嚢、膵臓、脾臓に分布します。
② 上腸間膜動脈となり小腸や横行結腸（右2/3）に分布します。
③ 下腸間膜動脈となり横行結腸（左1/3）、下行結腸、S状結腸に分布します。
④ 腎動脈となり腎臓に分布します。
⑤ 精巣動脈、卵巣動脈となり精巣、卵巣に分布します。
⑥ 腰動脈となり腹壁に分布します。

- 動脈硬化により腹部動脈壁が弱くなって瘤のようにふくらみ、直径4cm以上になると破裂の危険性があり、動脈瘤のある血管とY字型の人工血管（Yグラフト）とを交換する手術（Yグラフト置換術）を行います。

■ Yグラフト置換術

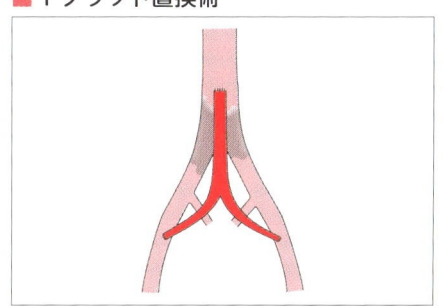

お役立ちコラム

大動脈瘤の手術

　大動脈は、左心室から出て上行大動脈・大動脈弓・下行大動脈を形成し、腹部大動脈に至る、全身に血液を送る重要な血管である。高血圧などによる大動脈壁の劣化により、大動脈壁の内層が裂け、瘤のようにふくれた状態が大動脈瘤であり、大動脈瘤が破裂すると大出血を起こし、ほぼ即死に近い状態となる。

　大動脈瘤の治療には、動脈瘤を切り取り、人工血管に置き換える人工血管置換術と、大腿動脈からステントグラフト（ステント付き人工血管）を大動脈に挿入して留置する大動脈瘤ステントグラフト留置術がある。

　人工血管置換術は、胸部大動脈瘤で6cm以上、腹部大動脈瘤で4～5cm以上が適応となる。ステントグラフト留置術は開胸あるいは開腹手術を行わずにカテーテルを用いて人工血管を留置することにより大動脈瘤の破裂を予防する方法であり、低侵襲のため、適応が拡大していく傾向にある。

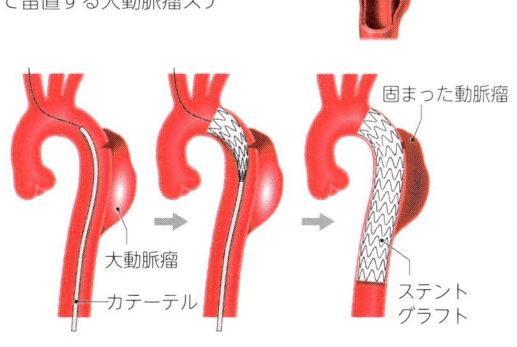

Q ▶ 下肢の静脈瘤ではなぜ下肢の挙上や弾性ストッキングを使用するの？

A ●静脈血の逆流の防止と静脈血の還流を促進するために行われます。

- 心臓から下肢に送り込まれた血液は、動静脈吻合部から静脈の中を流れますが、心臓には血液を引き上げる力はありません。
- したがって足の静脈血は足の筋肉収縮（運動）と重力の程度に依存しています。
- そこで重力の影響を解除するために行うのが下肢の挙上です。水平位で心臓より高く（15度くらい）挙上します。
- また静脈瘤の圧迫や筋肉を収縮させるために使用するのが弾性ストッキングです。

■静脈の還流

A：静脈には、血液の逆流を防止する静脈弁があり、血液を一方向に流している。
B：血液が下肢から心臓にもどるときは、静脈弁が開く。
C：静脈弁と筋ポンプ作用で静脈が環流する。骨格筋が収縮することで、深部静脈が圧迫され血液が上方に押し上げられる。
D：交通枝を経由して表在静脈の血管平滑筋が収縮し、血液を引っ張り上げる。

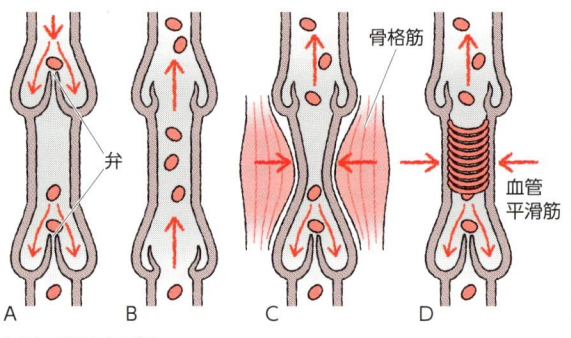

静脈瘤の発生

- 長時間の立ち仕事（重力の影響と筋肉運動の不足）が長年続くと静脈弁（血液が逆流しないようになっている）が疲労を起こして壊れ、心臓に向かって流れるはずの深部静脈血が表在静脈のほうへ逆流する。それに伴い静脈が拡張・蛇行し、大伏在静脈では大腿内側に、小伏在静脈では下腿後面に静脈瘤ができる。

■下肢の挙上、弾性ストッキングの着用

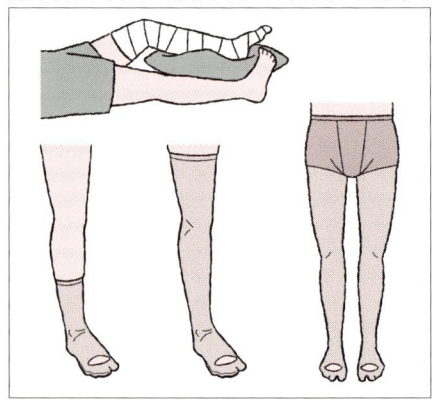

N 退院指導のポイント

- 手術後は、血液の逆流を防ぐために弾性ストッキングを着用したり、立ち仕事の合間（1時間に1回ぐらい）に数分の足の屈曲伸展運動や足を投げ出して座る長座位をとったり、足を心臓より高い位置に上げ自転車をこぐような運動をしたり、また、就寝のときは足を心臓より高くして寝るなどを指導します。
- 弾性包帯を巻く場合は、静脈血液のうっ帯を防ぐために末梢から中枢に巻くように指導します。

栄養・消化に関する「なぜ・何」Q&A

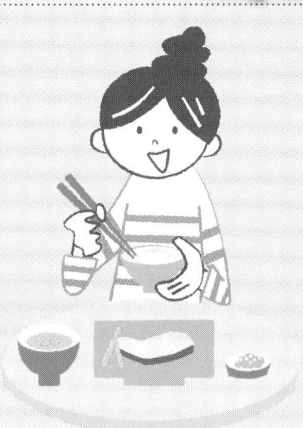

早引き目次

解剖・生理と病態

空腹・満腹 100／空腹：イライラ 101／消化酵素 102／消化吸収のしくみ 103／嘔吐 104／胃潰瘍 105／黄疸 106／肝臓疾患と栄養状態低下 106／肝性昏睡 107／膵臓癌 107

症状・疾患と観察

栄養状態の把握 108／嘔吐 110／腹部膨満 110／急性胃腸炎：下痢 111／急性胃腸炎：便の性状 111／ストレス性胃潰瘍 112／胃癌 113／食道癌 114／肝硬変：意識障害 115／肝硬変：倦怠感 116／肝硬変：腹水 116／肝硬変：皮膚 118／膵臓癌：便の色 119／膵臓癌：尿の色 119／膵臓癌：皮膚の色 120／胆石症 120／大腸癌 121／イレウス 122

治療・処置とケア

抗潰瘍薬 123／制吐薬 126／点滴によるエネルギー補給 127／中心静脈栄養法 129／胃洗浄 130／腹腔穿刺 131／胃チューブ 132／胃全摘出術・胃亜全摘出術 133／胃切除後：食事 134／胃瘻造設術 135／経管栄養法 136／経管栄養剤 137／S-Bチューブ 138／硬化療法 139／食道手術 140／Tチューブ 141／肝臓癌エタノール注入療法 142／肝動脈塞栓術 143／肝動脈内注入療法 144／胆囊摘出術 145／ラパコレ 146／膵臓手術 147／膵臓手術後の看護 148／低位前方切除術 149／ポリペクトミー 150／マイルス術 151／人工肛門造設術 152／ストーマの位置 153／肛門手術 154

Q ▶ 空腹や満腹はどのように起きるの？

A ●間脳の視床下部にある摂食（空腹）中枢と満腹中枢が働いて起こります。メカニズムは以下の通りです。

- 食欲の中枢である摂食中枢と満腹中枢は視床下部にあります。摂食（空腹）中枢は視床下部の外側核、満腹中枢は視床下部の内側核にあります。ここで血液中に含まれるブドウ糖と遊離脂肪酸の濃度を感知して、満腹感や空腹感を感じています。
- 食事をし食物が消化、吸収されると血糖が上昇します。血糖が上昇すると満腹中枢のスイッチが入り摂食したい気持ちは抑えられます。
- 活動によりエネルギーを消費すると血糖が低下してきます。血糖が低下すると、体に蓄えていた脂肪を分解してエネルギーを確保しようとします。その脂肪を分解したエネルギーの素が遊離脂肪酸です。遊離脂肪酸が血液中に増えてくると空腹中枢のスイッチが入り、摂食行動をとるように空腹感を強めます。
- 空腹中枢と満腹中枢が拮抗的に働いて人が生きて行くために必要なエネルギーを確保しています。

■食欲中枢

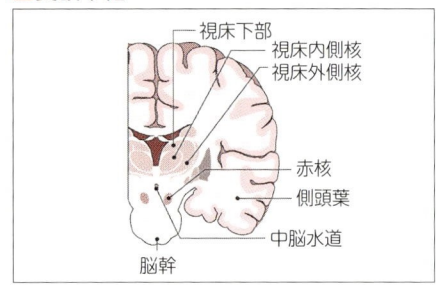

視床下部 / 視床内側核 / 視床外側核 / 赤核 / 側頭葉 / 中脳水道 / 脳幹

■満腹中枢と空腹中枢の化学的・機械的メカニズム

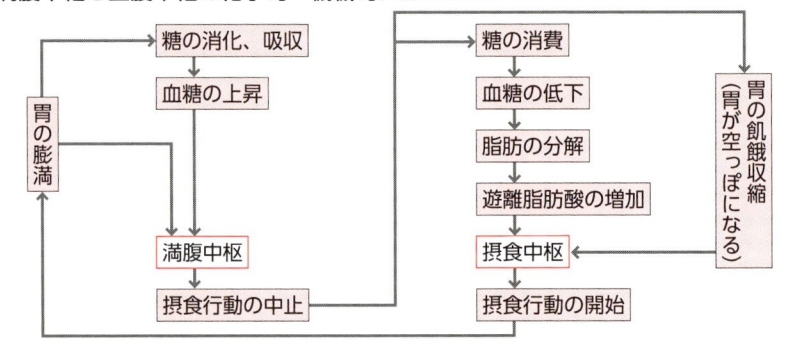

糖の消化、吸収 → 血糖の上昇 → 満腹中枢 → 摂食行動の中止
胃の膨満 → 満腹中枢
糖の消費 → 血糖の低下 → 脂肪の分解 → 遊離脂肪酸の増加 → 摂食中枢 → 摂食行動の開始
胃の飢餓収縮（胃が空っぽになる）→ 摂食中枢

■血糖値と食欲の関係

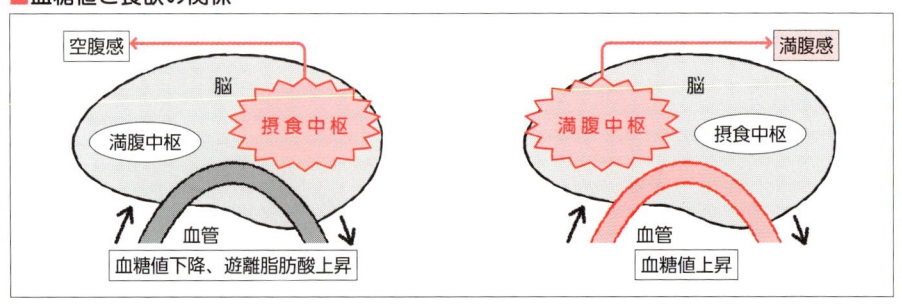

空腹感 ← 脳／摂食中枢／満腹中枢／血管／血糖値下降、遊離脂肪酸上昇

満腹感 ← 脳／満腹中枢／摂食中枢／血管／血糖値上昇

■食欲不振の原因（Horner）

中枢性食欲不振	神経症、精神病	・抑うつや幻覚、妄想が食欲低下をもたらす
	急激な情動の変化	・大脳辺縁系からの刺激、アドレナリンの分泌、交感神経の緊張が視床下部を刺激し、食欲不振をもたらす
	暑熱	・精神的な中枢への影響と、高温環境時の代謝を抑制する働きにより食欲中枢を抑制する
	頭蓋内圧の上昇	・頭蓋内圧の上昇が直接食欲中枢を刺激する
	口腔内の疾患	・味覚の障害や口腔内の不快感などが食欲中枢を刺激する
中毒性食欲不振	薬物	・薬物による視床下部への刺激、胃粘膜への作用により起きる
	急性熱性疾患	・発熱や病原細菌の毒素によって食欲中枢や自律神経に変調をきたして起きる
内臓性食欲低下	アレルギー	・腸管痙攣、充血、浮腫などにより神経末端を刺激して求心性に食欲中枢を刺激する
	便秘	・糞便の蓄積により直腸や結腸から内臓・内臓反射により食欲を抑制する
	胃疾患	・胃壁の緊張低下、粘膜の浮腫、うっ血、神経末端の刺激、内臓・内臓反射、栄養素の欠乏、精神的な抑制などの因子により食欲を抑制する
	その他の内臓疾患	・肝臓では代謝障害や解毒機能の低下により、心不全では内臓のうっ血、腎疾患では糸球体の濾過や尿細管の再吸収不全による塩類代謝障害などにより起きると考えられる
欠乏性食欲不振	ビタミン欠乏症	・ビタミンB群（サイアミン、リボフラビン、ニコチン酸、ピリドキシン、コバラミンなど）の欠乏は消化機能を低下させ、便秘や腸管運動の低下と舌炎、口内炎、貧血、代謝障害を起こさせ二次的に食欲不振を起こさせる
	内分泌障害	・下垂体前葉の機能低下、甲状腺機能低下、副腎皮質機能低下によりホルモンが直接また間接的に食欲中枢を刺激し食欲低下を起こす

Q ▶ 空腹になるとなぜイライラするの？

A ●視床下部が空腹刺激を受けると、視床下部にある扁桃核や側坐核も刺激されイライラが生じます。

- 空腹というストレスがかかると視床下部から副腎皮質刺激ホルモン放出因子（CRF：ACTHの分泌を促す液性のホルモン）が分泌されます。
- CRFが脳下垂体（下垂体前葉）に作用し副腎皮質刺激ホルモン（ACTH）の分泌を促進します。
- ACTHは、副腎皮質から糖質ホルモン、電解質ホルモン、副腎性性腺ホルモンなどのステロイドホルモンの分泌を促した後、カテコラミン（アドレナリンやノルアドレナリンなど）を分泌させストレスを緩和しようとします。
- 糖の低下（空腹）が起きると脂質の分解を行い肝臓で糖（エネルギーの素）を作ろうとする働きが生じますが、その過程で脂肪が分解されるときに遊離脂肪酸が増加してきます。空腹はさらなる空腹を呼ぶことになります。
- 視床下部が空腹の刺激を受けている状態で、感情を司る神経も同様に刺激を受けています。視床下部の食中枢は扁桃体や側坐核（攻撃性を生ずるところ）と近接しています。そうしたことから空腹はイライラを呼び起こすことになります。

略語
CRF：corticotropin releasing factor（コーティコトロピン リリーシング ファクター）副腎皮質刺激ホルモン放出因子
ACTH：adrenocorticotropic hormone（アドレノコーティコトロピック ホルモン）副腎皮質刺激ホルモン

Q ► どのような物質が消化にかかわるの？

A
- 消化には、唾液、胃液、胆汁、膵液、小腸液などの消化酵素が働きます。
- 消化酵素の種類と働きを表に示します。

■消化器の構成

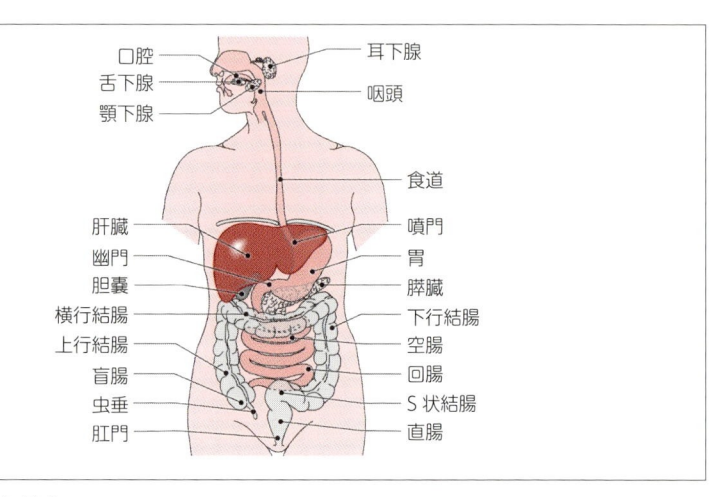

（図：口腔、舌下腺、顎下腺、耳下腺、咽頭、食道、肝臓、幽門、胆嚢、横行結腸、上行結腸、盲腸、虫垂、肛門、噴門、胃、膵臓、下行結腸、空腸、回腸、S状結腸、直腸）

■消化酵素の種類と働き

	1日量	分泌腺	成分	働き
唾液	1.0〜1.5L	耳下腺 顎下腺 舌下腺	プチアリン プチアリン、ムチン ムチン	プチアリン：炭水化物を消化し麦芽糖にする ムチン：酸の中和、食物を飲み込みやすくする
胃液	1.5〜3.0L	主細胞 旁細胞 副細胞	ペプシノーゲン 塩酸 ムチン、ガストリン	ペプシン：蛋白質を分解しペプトンにする 塩酸：細菌類を消毒する、ペプシノーゲンをペプシンにする ムチン：酸の中和、粘膜の保護
胆汁	0.5〜0.8L	肝臓で生成	胆汁酸 ビリルビン	胆汁酸：脂肪を消化吸収しやすくする（乳化する） ビリルビン：腸よりの排泄
膵液	0.5〜0.7L	膵細管細胞、膵管上皮で生成	トリプシン キモトリプシン ペプチダーゼ アミロプシン ステアプシン 重炭酸ナトリウム	蛋白質を消化する 炭水化物を消化する 胆汁酸とともに脂質を分解してモノグリセリドにする 胃酸を中和する
小腸液	1.5〜3.0L	腸腺、粘膜上皮	エレプシン ペプチダーゼ ジペプチダーゼ* マルターゼ* サッカラーゼ* ラクターゼ* リパーゼ ヌクレアーゼ ホスファターゼ	蛋白質を消化する ジペプチドに分解する ジペプチドをアミノ酸にする 麦芽糖を分解しブドウ糖にする ショ糖を分解しブドウ糖と果糖にする 乳糖を分解しブドウ糖とガラクトースにする 脂質をモノグリセリドと脂肪酸にする 核酸を分解する リン酸化合物を分解する

＊回盲弁により消化物が一時停滞して消化吸収を完全に行うように働く。
＊は膜消化を行う膜消化酵素で、粘膜細胞で分泌と消化吸収を同時に行う。
脂肪の吸収は腸絨毛内のリンパ管に入り胸管を経て鎖骨下静脈を経て脂肪組織に蓄えられる。

Q ▶ 飲食物はどのように消化吸収されるの？

A ●口から入った食物は、咀嚼、嚥下、腸の蠕動運動などの物理的働きと、消化の化学的働きによって消化吸収されます。食物の消化吸収の一連のプロセスは以下のように表すことができます。

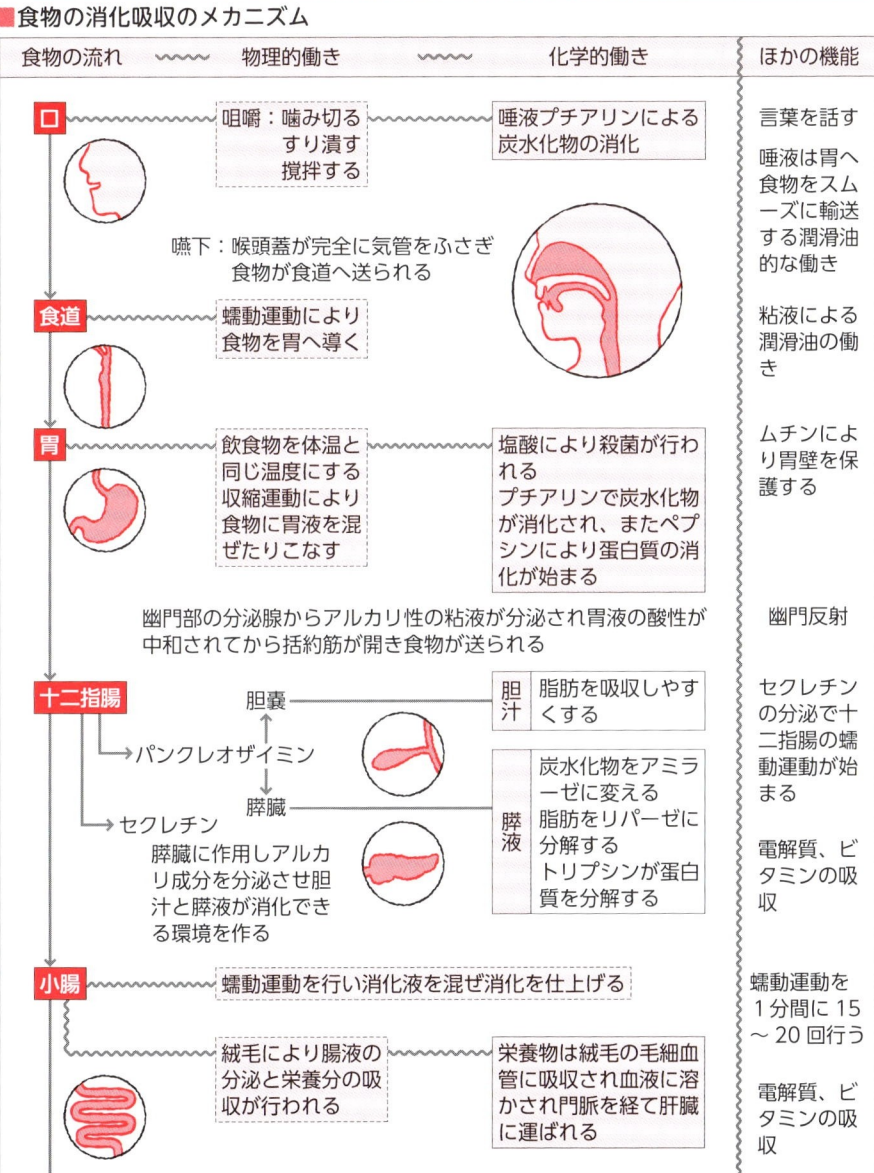

■食物の消化吸収のメカニズム

食物の流れ	物理的働き	化学的働き	ほかの機能
口	咀嚼：噛み切る すり潰す 撹拌する	唾液プチアリンによる炭水化物の消化	言葉を話す
	嚥下：喉頭蓋が完全に気管をふさぎ食物が食道へ送られる		唾液は胃へ食物をスムーズに輸送する潤滑油的な働き
食道	蠕動運動により食物を胃へ導く		粘液による潤滑油の働き
胃	飲食物を体温と同じ温度にする 収縮運動により食物に胃液を混ぜたりこなす	塩酸により殺菌が行われる プチアリンで炭水化物が消化され、またペプシンにより蛋白質の消化が始まる	ムチンにより胃壁を保護する
	幽門部の分泌腺からアルカリ性の粘液が分泌され胃液の酸性が中和されてから括約筋が開き食物が送られる		幽門反射
十二指腸	胆嚢 → パンクレオザイミン → セクレチン 膵臓に作用しアルカリ成分を分泌させ胆汁と膵液が消化できる環境を作る	胆汁：脂肪を吸収しやすくする 膵液：炭水化物をアミラーゼに変える 脂肪をリパーゼに分解する トリプシンが蛋白質を分解する	セクレチンの分泌で十二指腸の蠕動運動が始まる 電解質、ビタミンの吸収
小腸	蠕動運動を行い消化液を混ぜ消化を仕上げる		蠕動運動を1分間に15〜20回行う
	絨毛により腸液の分泌と栄養分の吸収が行われる	栄養物は絨毛の毛細血管に吸収され血液に溶かされ門脈を経て肝臓に運ばれる	電解質、ビタミンの吸収
大腸	蠕動運動により食物のカスを運ぶ		水分の吸収

Q ▶ 嘔吐はどうして起きるの？

A
- 嘔吐は胃内容物を体外に出して体を守る反射です。
- 嘔吐中枢（延髄）を直接刺激する中枢性嘔吐と末梢臓器の刺激による反射性嘔吐があります。

■嘔吐のメカニズム

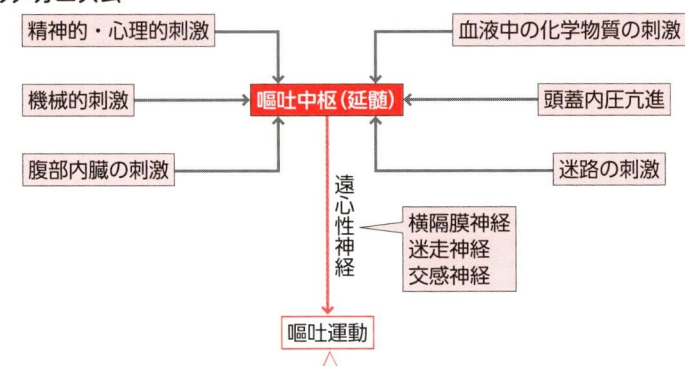

精神的・心理的刺激 → 嘔吐中枢（延髄） ← 血液中の化学物質の刺激
機械的刺激 → 嘔吐中枢（延髄） ← 頭蓋内圧亢進
腹部内臓の刺激 → 嘔吐中枢（延髄） ← 迷路の刺激

遠心性神経（横隔膜神経／迷走神経／交感神経）→ 嘔吐運動

1. 胃体部から幽門部にかけ蠕動運動が活発になり幽門部の前で収縮輪を作り、幽門括約筋が堅く閉じ胃の内容物の通過を阻止する
2. 胃上部の緊張がとれ、噴門括約筋が弛緩する
3. 深く息を吸った後、声門が閉鎖する
4. 幽門部がねじれ横隔膜と腹筋が収縮し腹腔内圧を上昇させ胃の内容物を押し出す
5. 食道が弛緩する

■嘔吐の原因

中枢性嘔吐	精神的・心理的刺激	怒りや緊張、拒絶、激痛、不快な臭気や味など
	血液中の化学的刺激	薬物、細菌毒素、アシドーシス、尿毒症、酸素欠乏、放射線など
	頭蓋内圧亢進による刺激	脳出血や脳炎、脳腫瘍、髄膜炎、硬膜下血腫など
反射性嘔吐	迷路の刺激	車酔いや船酔い、メニエール症候群など
	機械的刺激	舌根や咽頭、喉頭の刺激など
	化学的刺激	細菌や腐敗物、催吐薬、有毒物など
	消化器疾患	食道や胃、腸、肝臓、胆道疾患の炎症や通過障害
	その他の刺激	腹部や心臓疾患、麻酔や術後など

お役立ちコラム

寄生虫による嘔吐

サケ、サバ、アジ、イカ、タラなどの魚介類に寄生するアニサキスは、第3期幼虫（体長は11～37mmくらい）の経口摂取が原因で起きる。食後数時間のうちに始まる激しい腹痛と嘔吐（嘔吐の吐瀉物は胃液のみ）、下痢が一切認められないことが一般的な食中毒と異なる特徴である。

略語 NSAIDs：non-steroidal anti-inflammatory drugs（ノンステロイダル アンティインフラマトリー ドラッグス）非ステロイド性抗炎症薬

Q ▶ ストレスによる胃潰瘍はなぜ起きるの？

A ●ストレスによる刺激が交感神経・副交感神経を興奮させ血流障害やホルモン分泌亢進により、また視床下部が興奮することによりホルモンが分泌され、胃壁を保護する因子が減少して胃壁が消化され胃潰瘍が発症します。

■胃潰瘍の発生メカニズム

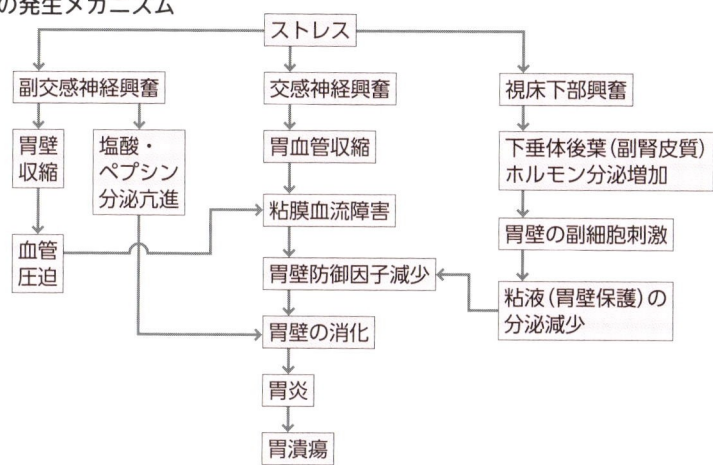

```
                     ストレス
         ┌──────────────┼──────────────┐
    副交感神経興奮      交感神経興奮      視床下部興奮
    ┌────┬────┐         │              │
  胃壁   塩酸・       胃血管収縮     下垂体後葉（副腎皮質）
  収縮  ペプシン        │           ホルモン分泌増加
    │   分泌亢進        │              │
  血管              粘膜血流障害    胃壁の副細胞刺激
  圧迫                  │              │
                   胃壁防御因子減少  粘液（胃壁保護）の
                        │           分泌減少
                    胃壁の消化
                        │
                       胃炎
                        │
                       胃潰瘍
```

お役立ちコラム

潰瘍の発生

　胃や十二指腸の内側（粘膜）は、強い酸性の胃酸や消化酵素を含む胃液にさらされているため、胃液によって粘膜が傷つかないような仕組みを持っている。しかし、ピロリ菌、非ステロイド性抗炎症薬（NSAIDs）などにより、この防御機構が傷害されて粘膜が傷つき、そこが胃液の攻撃にさらされることで潰瘍が発生する。

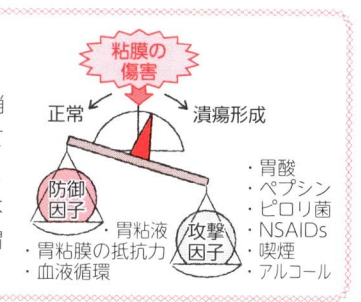

粘膜の傷害
正常　　潰瘍形成
防御因子：胃粘液・胃粘膜の抵抗力・血液循環
攻撃因子：胃酸・ペプシン・ピロリ菌・NSAIDs・喫煙・アルコール

■潰瘍の進行度による分類

活動期（active stage）：潰瘍ができたばかりの時期
治癒期（healing stage）：徐々に治っていく時期
瘢痕期（はんこんき：scarring stage）：治りかけの時期

■潰瘍の深さによる分類

Ⅰ度：傷が粘膜層のみのびらん状態
Ⅱ度：粘膜下層まで
Ⅲ度：筋層まで
Ⅳ度：漿膜まで。穿孔になることもある

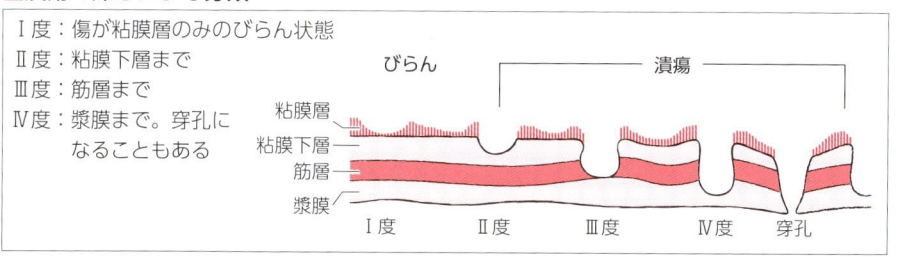

びらん：Ⅰ度
潰瘍：Ⅱ度、Ⅲ度、Ⅳ度、穿孔
粘膜層／粘膜下層／筋層／漿膜

Q ▶ 黄疸はなぜ起きるの？

A ●肝機能障害では、胆汁の生成とビリルビン（古くなった赤血球を壊して生成）の排泄（肝臓で水溶性ビリルビンに変化し、十二指腸に排泄される）障害が起き、血液中にビリルビンが増加して皮膚や結膜が黄色くなる黄疸が出現します。

■黄疸発生のメカニズム

肝臓障害 → 排泄機能の低下 → 胆汁生成・排泄障害
↓
ビリルビンの排泄障害 → 血中ビリルビンの増加
↓
黄疸出現

Q ▶ 肝臓が悪いとどうして栄養状態が低下するの？

A ●肝臓の機能が障害されると蛋白質の合成力が低下し、蛋白質が合成されなくなって栄養状態は悪化します。

- 食物より摂取した蛋白質は、小腸内でアミノ酸に分解され門脈（消化管から吸収した栄養を運ぶ）を経て肝臓に運ばれ解毒処理された後、体に必要な蛋白質に再合成され組織の細胞へ送り出され細胞の新陳代謝に関与しています。
- アルブミン蛋白質は、肝臓で体重1kgあたり1日200mg（1日に約10g）が合成され、血漿浸透圧の維持やホルモン、脂肪、ビリルビン、薬剤など水に溶けない物質を臓器や組織に運び、血液の浸透圧を保っています。
- 肝臓機能障害（肝硬変、慢性肝炎、肝癌、急性肝炎、肝萎縮肝硬変、肝不全、有機リン中毒など）の程度が強くなれば強くなるほど蛋白質の合成力が低下し、合成されなくなって栄養状態は悪化します。

■肝臓の働き

代 謝 （栄養の調整、貯蔵、分解）	●糖質代謝：①グルコースの合成、糖新生、②単糖類（ガラクトース、フルクトースなど）の代謝 ●脂質代謝：①ケトン体の生成、②コレステロールの生成、③リン脂質の生成、分解、④脂肪酸の合成、分解 ●蛋白質、アミノ酸代謝 ●核酸代謝：DNA、RNAの代謝 ●ビタミンの活性化、貯蔵 ●ホルモンの不活性化、排泄 ●胆汁酸、胆汁色素の生成 ●鉄代謝
排 泄	●胆汁酸の代謝、排泄：脂肪乳化作用 ●ビリルビンの代謝、排泄：ヘモグロビンを分解しビリルビンに変える
解 毒	●酸化　●還元　●加水分解　●抱合
血液凝固因子の形成と循環調節	

略語
DNA：deoxyribonucleic acid（デオキシリボニュークレイック アシッド）デオキシリボ核酸
RNA：ribonucleic acid（リボニュークレイック アシッド）リボ核酸

Q ▶ 肝性昏睡（肝性脳症）はなぜ起きるの？

A ●肝機能障害では解毒機能が低下し、腸で吸収された栄養物が門脈を通り肝臓に流入するが、栄養物が代謝される過程で生成されるアンモニアを尿素に代謝できずアンモニアが血液中に増加します。このアンモニアが脳細胞に影響し肝性昏睡（肝性脳症）を引き起こします。

■肝性昏睡のメカニズム

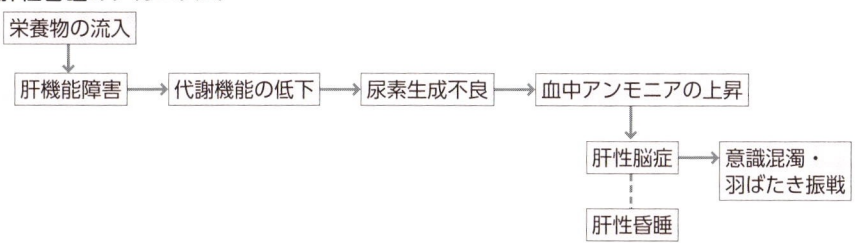

栄養物の流入
↓
肝機能障害 → 代謝機能の低下 → 尿素生成不良 → 血中アンモニアの上昇
↓
肝性脳症 → 意識混濁・羽ばたき振戦
↓
肝性昏睡

Q ▶ 膵臓癌ではなぜ悪心や嘔吐が見られるの？

A ●膵管の圧迫や閉塞が十二指腸部にまで及ぶと十二指腸が圧迫され、食物の通過障害を起こし悪心や嘔吐が見られるようになります。

■症状発生のメカニズムと観察のポイント

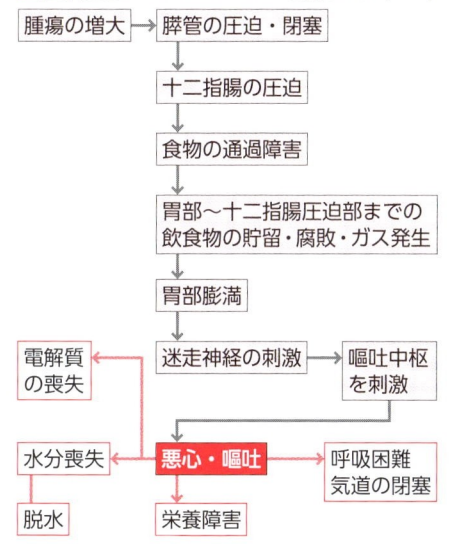

腫瘍の増大 → 膵管の圧迫・閉塞
↓
十二指腸の圧迫
↓
食物の通過障害
↓
胃部〜十二指腸圧迫部までの飲食物の貯留・腐敗・ガス発生
↓
胃部膨満
↓
迷走神経の刺激 → 嘔吐中枢を刺激
↓
電解質の喪失 ← 悪心・嘔吐 → 呼吸困難・気道の閉塞
↓
水分喪失　　栄養障害
↓
脱水

嘔吐のときは何を観察すればいいの
①吐物の内容・量、②消化状態、③食後どれぐらいの時間か、④食事の内容・量、⑤自律神経症状（めまい、冷汗、顔面蒼白など）の有無

お役立ちコラム

膵炎の発生メカニズム

　アルコール飲用は、胃液の分泌を促し、同時に膵液（蛋白分解酵素や食べ物を消化・分解するいろいろの消化酵素）の分泌も増加させる。しかし、アルコールは十二指腸につながる膵管の出口にあるオッジ筋を収縮させ、膵液の流れをせき止めてしまう。その結果、膵管の中の圧力は急激に高まり、末梢の膵管が破裂し、膵液が膵臓内に漏れ出して、自分の臓器を消化してしまい膵炎が発症する。

　また、胆嚢から胆管に出てきた胆石が、十二指腸への出口をふさいでしまうと、胆汁が逆流して膵臓に入り込み膵管の内側が胆汁で溶かされると、やはり膵液が漏れ膵炎を起こす。

Q ► なぜ栄養状態を把握する必要があるの？

A
- 栄養状態を知ることにより同化作用（細胞を合成し成長させる）と異化作用（熱の産生による消費）のバランスを判断することができます。
  ① アンバランスの原因追求と回復状況を把握することができます。
  ② 肥満（同化作用が異化作用より多い）ややせ（同化作用より異化作用が多い）による生命維持への影響を把握することで、治療や予防、看護援助の必要性を判断します。

■栄養状態を知る方法

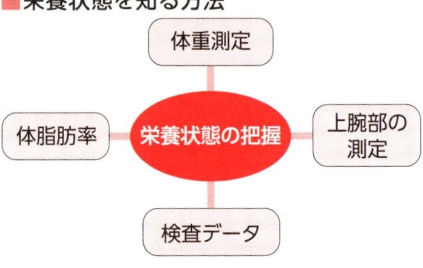

```
        体重測定
           │
体脂肪率 ─ 栄養状態の把握 ─ 上腕部の測定
           │
        検査データ
```

● 栄養状態を知るには以下の方法があります。

1. 体重による方法

- 標準体重との比較：体重を測定し、標準体重と比較して、やせているのか、肥満なのか、標準なのかを判断します。
  計算式：（測定体重－標準体重）÷標準体重×100（％）
- 体格指数（BMI）：体重と身長からBMIを求め、肥満度を判定します。
  計算式：BMI ＝体重(kg)÷(身長 m)^2

2. 体脂肪率による方法

- CTなどを用いて体重に対する脂肪量の比率を求め、次頁の表の基準で肥満度を判定します。

3. 上腕部の測定による方法

- 上腕部を測定し、体脂肪量と筋肉量の指標として用います。上腕三頭筋皮下脂肪厚（TSF）は体脂肪（貯蔵脂肪量）、上腕周囲長（AC）は体脂肪量と筋肉量の指標となります。上腕筋囲長（AMC）は筋蛋白量の指標となります。TSF・AMCは標準値と比較して評価します。

4. 検査データによる方法

- 総蛋白質（TP）、アルブミン（Alb）、総コレステロール（T-cho）、コリンエステラーゼ（Cho-E）、中性脂肪（TG）、血清尿素窒素（BUN）の検査結果を総合的に判断します。

幼児の肥満判定

- 幼児（1～6歳）の太りすぎは成人になって高血圧や糖尿病、心臓病の原因になることが多く、幼児期の肥満予防が生涯にわたり健康を維持する重要なポイントとなる。
- 判定基準：やせ；－20％以下　　肥満；15％以上

略語
- **BMI**：body mass index（ボディ マス インデックス）体格指数
- **CT**：computer tomography（コンピューター トモグラフィー）コンピュータ断層撮影
- **TSF**：triceps skinfold thickness（トライセプス スキンフォルド シックネス）上腕三頭筋皮下脂肪厚
- **AC**：arm circumference（アーム サーカムフェレンス）上腕囲
- **AMC**：arm muscle circumference（アーム マッスル サーカムフェレンス）上腕筋周囲長
- **TP**：total protein（トータル プロテイン）総蛋白質
- **Alb**：albumin（アルブミン）アルブミン
- **T-cho**：total cholesterol（トータル コレステロール）総コレステロール
- **Cho-E**：cholinesterase（コリンエステイス）コリンエステラーゼ
- **TG**：triglyceride（トライグリセライド）トリグリセリド
- **BUN**：blood urea nitrogen（ブラッド ユリア ナイトロジェン）血液尿素窒素

■体重による判定基準

-20%　　　　-10%　　　　　+10%　　　　+20%
やせ ―※― 体重減少 ―※― 正常 ―※― 体重増加 ―※― 肥満

■BMIによる判定基準

BMI	判定
18.5 未満	やせ
18.5 以上 25 未満	普通
25 以上 30 未満	肥満（1度）
30 以上 35 未満	肥満（2度）
35 以上 40 未満	肥満（3度）
40 以上	肥満（4度）

■体脂肪率による判定

	体脂肪率	肥満度
男性	20%	軽度
	25%	中等度
	30%	高度
女性	体脂肪率	肥満度
	30%	軽度
	35%	中等度
	40%	高度

■上腕部の測定

上腕三頭筋皮下脂肪厚（TSF）	肩甲骨・肩峰突起／尺骨・肘頭突起　TSF, ACの測定部位　TSFの測定　ACの測定	男：18.3mm／女：15.8mm
上腕周囲長（AC）		男：27.4cm／女：25.8cm
上腕筋囲（AMC）	AMC = AC − 0.314 × TSF	男：24.8cm／女：21.0cm

%TSFの評価		%AMCの評価	
80% 以上	良好	80% 以上	良好
40～80%	中等度栄養障害	70～80%	中等度栄養障害
40% 未満	重度栄養障害	70% 未満	重度栄養障害

肥満の原因

- 遺伝
- 食事摂取量の増多
- エネルギー利用の減少
- 食事習慣
- 社会環境
- 精神・心理的問題
- 視床下部や内分泌の異常など

やせの原因

- 精神・心理的な問題
- 食欲中枢の異常
- 摂取材料不足
- 嚥下・通過障害、咀嚼困難、食欲不振などの摂取障害
- 下痢や消化管切除などの吸収障害
- 発熱や甲状腺機能亢進症などの代謝異常
- 肝障害、インスリン欠乏性糖尿病など栄養素の利用障害
- 失血、火傷、糖尿病などの栄養素の喪失など

お役立ちコラム

有酸素療法

身体を激しく動かしているときは、交感神経が活発に働き、副交感神経の働きは弱くなる。有酸素運動は、自然に呼吸ができ、酸素をリズミカルにたくさん取り入れ主に副交感神経を働かせる運動法である。

ウォーキング、ジョギング、自転車運動、ストレッチ体操、水泳など、楽しくでき、長く続くものを選ぶ。多くの酸素を体に取り入れ体内での糖質や脂肪の利用をよくするので、糖尿病の運動療法にも効果的である。

Q ▶ 嘔吐のときは何を観察すればいいの？

A ●何が原因で嘔吐という症状が出現したのかという視点と、嘔吐に伴う続発症で健康状態が悪化しないように、次の観察を行います。

■病態関連図と観察のポイント

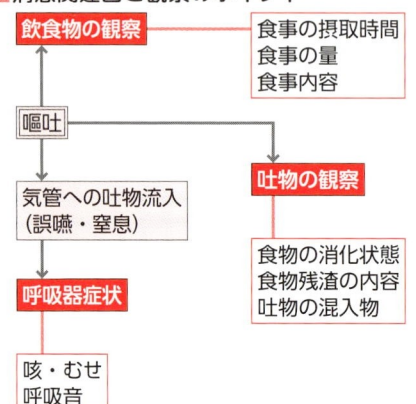

```
飲食物の観察 ── 食事の摂取時間
    │          食事の量
    ↓          食事内容
  嘔吐
    ├── 気管への吐物流入
    │   （誤嚥・窒息）
    │        │
    │        ↓
    │    呼吸器症状
    │        │
    │        ↓
    │     咳・むせ
    │     呼吸音
    │
    └── 吐物の観察
            食物の消化状態
            食物残渣の内容
            吐物の混入物
```

食事時間と嘔吐の特徴
① 早朝空腹時の嘔吐：妊娠初期・尿毒症に多い
② 食後1〜4時間後の嘔吐：胃・十二指腸疾患、食中毒

食事に関係ない嘔吐
● 神経疾患：神経症・ヒステリーなど
● 迷路疾患：メニエール病など
● 中毒疾患：アルコール・ニコチン・抗癌剤・毒物など
● 代謝性疾患：糖尿病・肝臓疾患など

Q ▶ 腹部膨満があるときは何を観察すればいいの？

A ●腸の中に空気がたまる鼓腸や腹部臓器の腫瘍、腹腔内に水がたまる腹水などにより腹腔内圧の上昇や体重の増加によって以下のような状態が出現するのでそれを観察します。

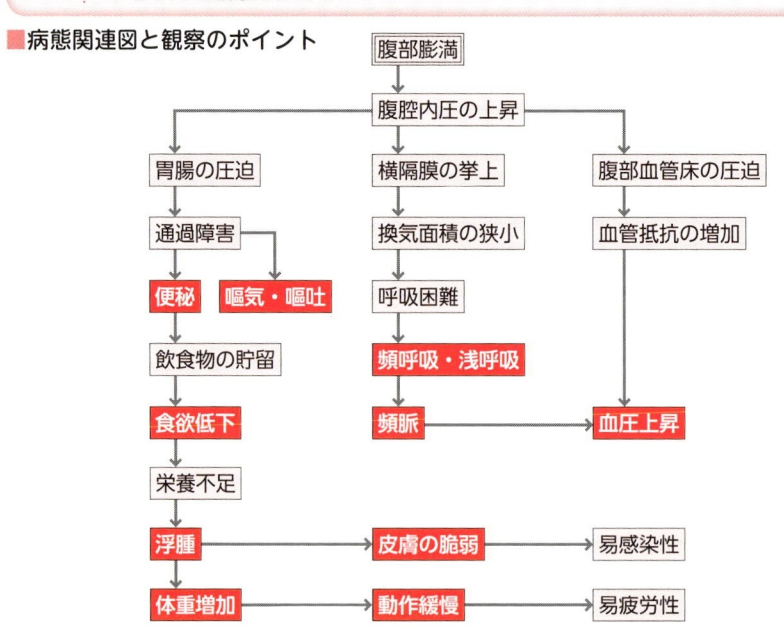

■病態関連図と観察のポイント

```
            腹部膨満
               │
               ↓
          腹腔内圧の上昇
       ┌───────┼───────┐
       ↓       ↓       ↓
    胃腸の圧迫  横隔膜の挙上  腹部血管床の圧迫
       ↓       ↓       ↓
    通過障害   換気面積の狭小  血管抵抗の増加
     ┌─┴─┐     ↓
     ↓   ↓    呼吸困難
    便秘 嘔気・嘔吐  ↓
     ↓       頻呼吸・浅呼吸
   飲食物の貯留    ↓
     ↓         頻脈 ──────→ 血圧上昇
   食欲低下
     ↓
   栄養不足
     ↓
    浮腫 ──→ 皮膚の脆弱 ──→ 易感染性
     ↓
   体重増加 ──→ 動作緩慢 ──→ 易疲労性
```

Q ▶ 急性胃腸炎の最も重要な観察のポイントは何？

A ●下痢が最も重要な観察ポイントです。下痢による脱水に注意します。

- 消化管（胃や腸、大腸）の粘膜に炎症が生じ、消化吸収障害（浸透圧の上昇）による水分の吸収が阻止され腸内容物が増加して下痢になります。
- 下痢が続くと脱水になり病状が重篤になります。脱水予防のために観察が必要です。
- 下痢による肛門痛や頻回なトイレ通いの疲労や苦痛も観察し対処します。
- 下痢は、以下の3つの機序のいずれかにより発生します。
  ① 腸での水分の吸収障害。
  ② 栄養分の腸内残留により浸透圧が上昇し、水分を腸管内に引き込み、水が過剰状態となる。
  ③ 感染による血管壁の透過性亢進により腸管内の水分が増加する。

下痢の性状で何がわかるの？
① 水溶性の下痢：小腸の病変
② 粥状・血液・膿性便：大腸の病変

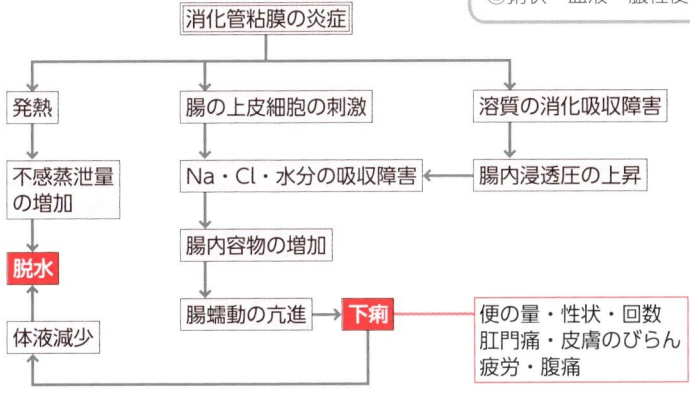

■病態関連図と観察のポイント

消化管粘膜の炎症
→ 発熱 → 不感蒸泄量の増加 → 脱水 → 体液減少
→ 腸の上皮細胞の刺激 → Na・Cl・水分の吸収障害 → 腸内容物の増加 → 腸蠕動の亢進 → **下痢** → 便の量・性状・回数／肛門痛・皮膚のびらん／疲労・腹痛
→ 溶質の消化吸収障害 → 腸内浸透圧の上昇 → Na・Cl・水分の吸収障害

Q ▶ 急性胃腸炎ではなぜ便の性状の観察が大切なの？

A ●便の性状により、①原因が想定できる、②治療経過（効果）が判定できる、③病状の程度などが推測できるからです。

■便の性状による原因の想定

①下痢・血便・膿性便	赤痢や病原性大腸菌、カンピロバクター、サルモネラ菌などの毒素（サイトトキシン）による細菌性胃腸炎
②白色下痢便・酸性臭	ウイルス性胃腸炎、ロタウイルスなど
③水様下痢便	コレラやブドウ球菌、腸炎ビブリオなどの毒素（エンテロトキシン）による細菌性胃腸炎

N 急性胃腸炎の看護のポイント

① 安静と絶食を図る。
② 水分を補給する。
③ 輸液を管理する。
④ 指示薬を与薬する。
⑤ ストレスを除去する。

Q ストレス性胃潰瘍では何を観察すればいいの？

A ●ストレスにより神経やホルモンのバランスが崩れ胃潰瘍が生じると以下の症状が発生します。それを観察します。

■病態関連図と観察のポイント

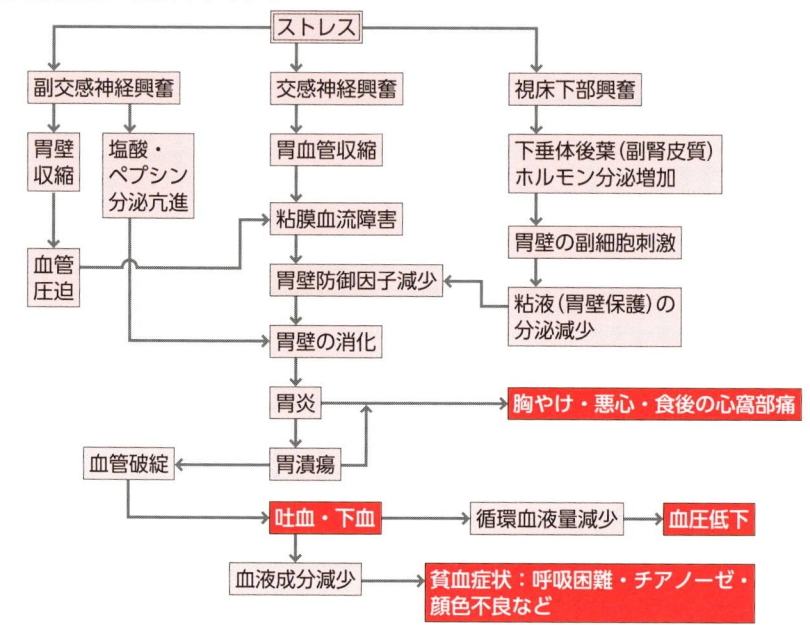

```
                        ストレス
         ┌─────────────┼─────────────┐
    副交感神経興奮    交感神経興奮    視床下部興奮
      ┌────┴────┐        │              │
    胃壁    塩酸・     胃血管収縮    下垂体後葉(副腎皮質)
    収縮   ペプシン        │        ホルモン分泌増加
           分泌亢進    粘膜血流障害        │
      │       │          │          胃壁の副細胞刺激
     血管圧迫  │     胃壁防御因子減少◄──────┤
      │       │          │          粘液(胃壁保護)の
      └───────┴──────►胃壁の消化       分泌減少
                        │
                       胃炎 ──────► **胸やけ・悪心・食後の心窩部痛**
                        │
                       胃潰瘍
   血管破綻◄────────────┘
      │
      └──► **吐血・下血** ──► 循環血液量減少 ──► **血圧低下**
                │
           血液成分減少 ──► **貧血症状：呼吸困難・チアノーゼ・顔色不良など**
```

お役立ちコラム

腹痛を起こす疾患

腹痛のある部位に痛みの原因となる臓器があるとは限らないが、腹痛の部位から原因疾患を探ることができる。

腹痛を起こす疾患には、内科的疾患では胃潰瘍・十二指腸潰瘍、急性膵炎、胆石症、急性虫垂炎、腸閉塞など、婦人科的疾患では卵巣炎、卵管破裂、子宮外妊娠、泌尿器科疾患では尿管結石、膀胱炎などあげられる。

狭心症・心筋梗塞で上腹部痛や肩頸部痛を訴えることもある。

■腹痛の部位と原因疾患

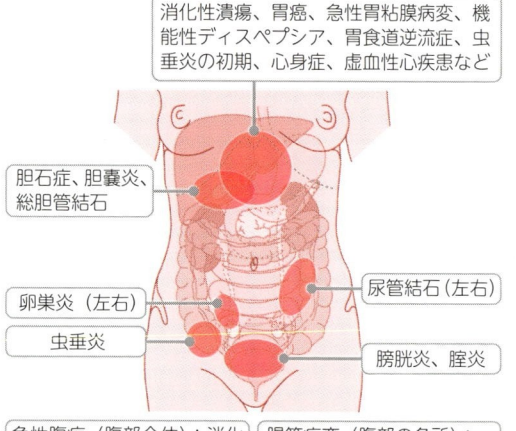

- 消化性潰瘍、胃癌、急性胃粘膜病変、機能性ディスペプシア、食道逆流症、虫垂炎の初期、心身症、虚血性心疾患など
- 胆石症、胆嚢炎、総胆管結石
- 卵巣炎（左右）
- 虫垂炎
- 尿管結石（左右）
- 膀胱炎、腟炎
- 急性腹症（腹部全体）：消化管穿孔、重症膵炎、腸閉塞、卵管破裂
- 腸管病変（腹部の各所）：腸管感染症、炎症性腸疾患、虚血性腸炎、憩室炎、過敏性腸症候群

Q ▶ 胃癌では何を観察すればいいの？

A ● 胃癌の発生部位により症状は異なりますが、以下の症状が出現します。

■病態関連図と観察のポイント

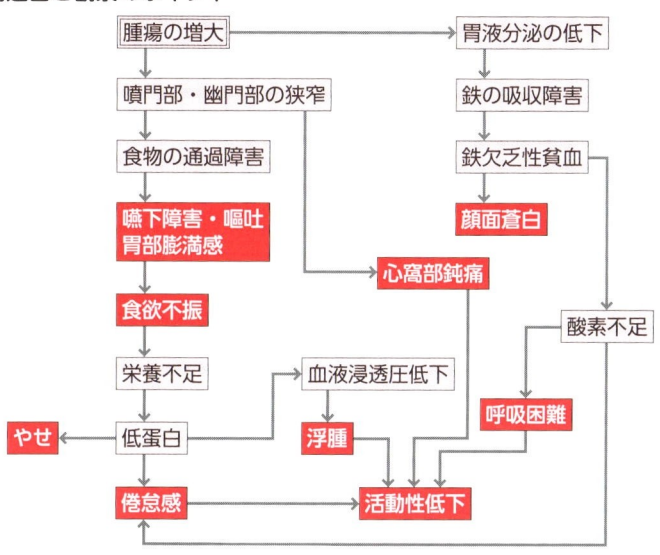

```
腫瘍の増大                          胃液分泌の低下
    │                                    │
    ▼                                    ▼
噴門部・幽門部の狭窄                  鉄の吸収障害
    │                                    │
    ▼                                    ▼
食物の通過障害                        鉄欠乏性貧血
    │                                    │
    ▼                                    ▼
【嚥下障害・嘔吐                      【顔面蒼白】
  胃部膨満感】
    │
    ▼                【心窩部鈍痛】
【食欲不振】                                    酸素不足
    │                                              │
    ▼                                              │
  栄養不足    血液浸透圧低下                   【呼吸困難】
    │              │
    ▼              ▼
  低蛋白        【浮腫】
    │
【やせ】
    │
    ▼
【倦怠感】          【活動性低下】
```

◀ 胃癌で転移の多い臓器はどこ？ ▶

- 胃静脈は門脈を経て肝臓に入るので血行性に肝臓に転移することが多くなる。
- リンパ行性に鎖骨窩上部リンパ節に転移（ウィルヒョウ転移）する。
  胃壁内リンパ管→リンパ節→腹部リンパ管→鎖骨窩上部リンパ節

■胃癌の深達度分類

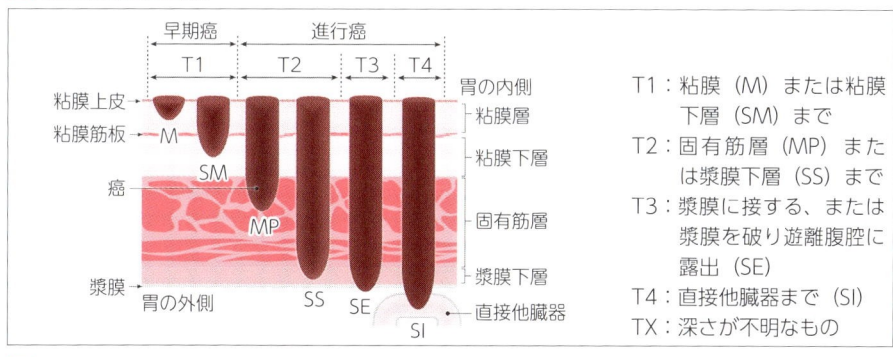

T1：粘膜（M）または粘膜下層（SM）まで
T2：固有筋層（MP）または漿膜下層（SS）まで
T3：漿膜に接する、または漿膜を破り遊離腹腔に露出（SE）
T4：直接他臓器まで（SI）
TX：深さが不明なもの

略語
- **M**：mucosa（ミュコーサ）粘膜層の癌
- **SM**：submucosa（サブミュコーサ）粘膜下層までの癌
- **MP**：muscularis propria（マスキュラリス プロプリア）固有筋層までの癌
- **SS**：subserosa（サブセロサ）漿膜下層までの癌
- **SE**：serosa exposure（セロサ イクスポージャー）漿膜に露出している癌
- **SI**：serosa infiltrating（セロサ インフィルトレイティング）隣接臓器に直接浸潤している癌

Q ▶ 食道癌では何を観察すればいいの？

A ●食道癌細胞が増殖し腫瘍が増大すると、周囲組織を圧迫し以下の症状が発生します。その状態を観察します。

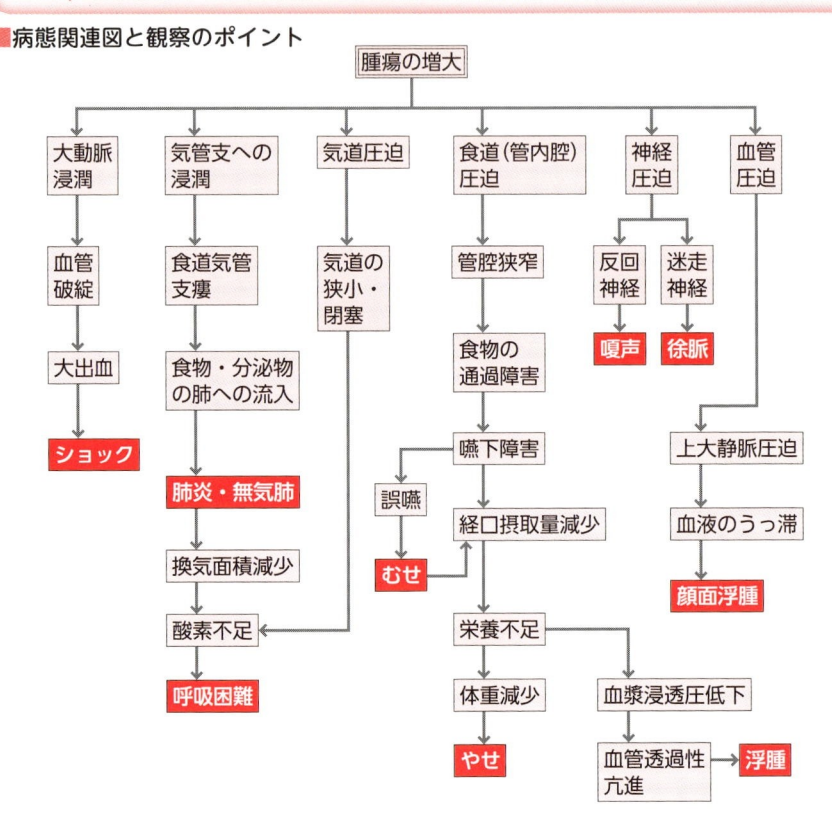

■ 病態関連図と観察のポイント

```
                          腫瘍の増大
   ┌──────┬─────────┬──────┬──────────┬──────┬──────┐
 大動脈   気管支への  気道圧迫  食道（管内腔）  神経     血管
 浸潤     浸潤              圧迫          圧迫     圧迫
   │        │          │          │         │        │
 血管    食道気管    気道の    管腔狭窄   反回  迷走
 破綻    支瘻        狭小・              神経  神経
                     閉塞                  │    │
   │        │          │          │       嗄声  徐脈
 大出血  食物・分泌物          食物の
         の肺への流入          通過障害         │
   │        │                    │          上大静脈圧迫
 ショック 肺炎・無気肺        嚥下障害            │
            │              ┌──┤            血液のうっ滞
         換気面積減少     誤嚥 経口摂取量減少      │
            │              │    │            顔面浮腫
         酸素不足 ←────── むせ  栄養不足
            │                    │   │
         呼吸困難              体重減少 血漿浸透圧低下
                                │         │
                               やせ   血管透過性 → 浮腫
                                      亢進
```

■ 食道癌の深達度分類

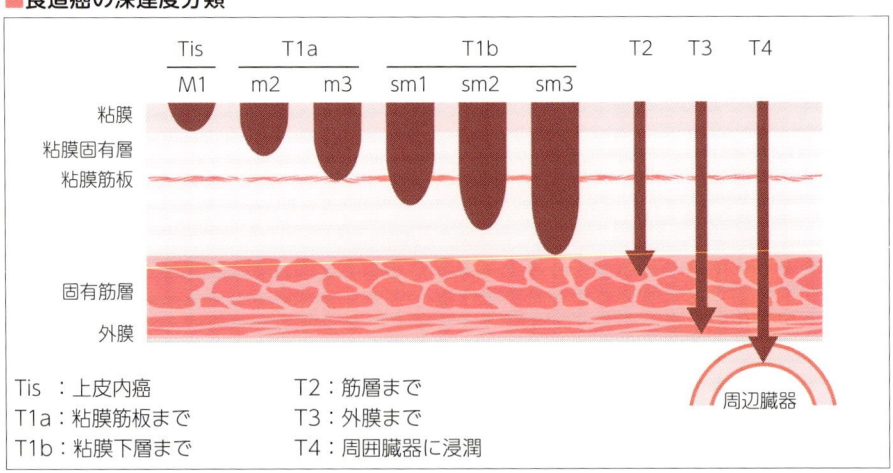

	Tis	T1a		T1b			T2	T3	T4
	M1	m2	m3	sm1	sm2	sm3			

粘膜
粘膜固有層
粘膜筋板
固有筋層
外膜

周辺臓器

Tis ：上皮内癌
T1a：粘膜筋板まで
T1b：粘膜下層まで
T2：筋層まで
T3：外膜まで
T4：周囲臓器に浸潤

Q ▶ 肝硬変ではなぜ意識障害を観察するの？

A ●肝性脳症発症の危険性を早く察知するためです。

- 肝機能障害では解毒機能が低下し、腸から吸収された栄養物が代謝される過程で生成されるアンモニアが血液中に増加します。このアンモニアが脳細胞に影響し肝性脳症を引き起こします。
- 肝性脳症では羽ばたき振戦や意識の混濁が見られ、放置すると昏睡に陥り死に至ることになります。
- アンモニアの原料になる栄養物（蛋白質）を腸内に貯留させないように、排便のコントロールが図られているか、また意識障害の程度の軽いうちに適切な処置（腸内のアンモニアを薬物で排泄するなど）を行うために意識状態を観察します。

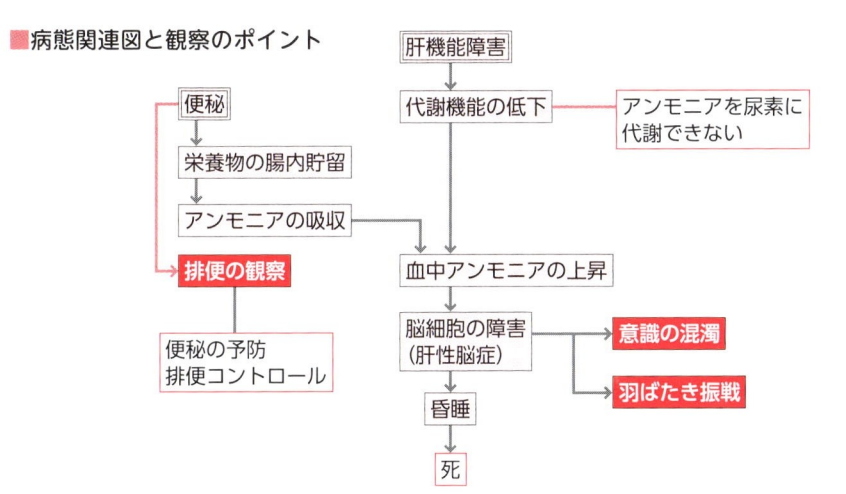

■病態関連図と観察のポイント

```
                            肝機能障害
                                │
     便秘 ──→  代謝機能の低下 ──→ アンモニアを尿素に
       │                          代謝できない
       ↓
   栄養物の腸内貯留
       │
       ↓
   アンモニアの吸収 ←──────┐
       │                    │
       ↓                    │
   排便の観察          血中アンモニアの上昇
       │                    │
       ↓                    ↓
   便秘の予防          脳細胞の障害 ──→ 意識の混濁
   排便コントロール     （肝性脳症）  ──→ 羽ばたき振戦
                            │
                            ↓
                           昏睡
                            │
                            ↓
                            死
```

■昏睡度分類（犬山シンポジウム 1981）

昏睡度	精神症状	参考事項
I	睡眠－覚醒リズムの逆転 多幸気分、ときに抑うつ状態 だらしなく、気にとめない態度	回顧的（retrospective）にしか判断できない場合が多い
II	指南力（時・場所）障害、物を取り違える、異常行動（例：お金をばらまく、化粧品をゴミ箱に捨てるなど） ときに傾眠状態（ふつうの呼びかけで開眼し、会話ができる） 無礼な言葉があったりするが医師の指示に従う態度を見せる	興奮状態がない 尿・便失禁がない 羽ばたき振戦あり
III	しばしば興奮状態またはせん妄状態を伴い、反抗的態度を見せる 嗜眠状態（ほとんど眠っている） 外的刺激で開眼しうるが、医師の指示に従わない、または従えない（簡単な命令には応じうる）	羽ばたき振戦あり 指南力は高度に障害
IV	昏睡（完全な意識の消失） 痛み刺激に反応する	刺激に対して払いのける動作、顔をしかめるなどが見られる
V	深昏睡 痛み刺激に全く反応しない	

（厚生労働省 難治性の肝炎調査研究班 劇症肝炎分科会）

Q ▶ 肝硬変ではなぜ倦怠感を観察するの？

A ●倦怠感の出現は、代謝機能の低下、栄養状態の悪化を示唆するからです。

- 肝機能の障害では代謝機能が低下します。
- 蛋白質・脂質・糖質は細胞が活性化するために必要なエネルギーのもとですが、肝機能障害で代謝機能が低下すると、摂取した蛋白質・脂質・糖質が代謝されないためエネルギー不足が生じて倦怠感が出現します。
- 体を動かすと消費したエネルギーが代謝され、不要物質を産生します。解毒機能が低下しているので、体内から不要物質を排出することが容易ではなく、ますます肝機能を悪化させます。
- 患者さんが活動しなくてもよい（看護援助の程度を把握する）ように、また余分な代謝産物が発生せず肝臓の安静が保てるようにすることが看護のポイントになりますが、倦怠感の有無は、肝機能の状態を知る指標になります。

■病態関連図と観察のポイント

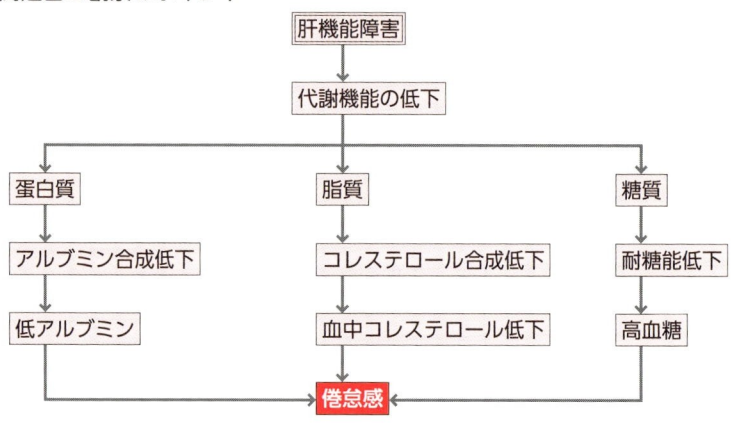

```
         肝機能障害
            ↓
       代謝機能の低下
     ┌──────┼──────┐
   蛋白質    脂質    糖質
     ↓       ↓       ↓
 アルブミン  コレステロール  耐糖能低下
 合成低下   合成低下
     ↓       ↓       ↓
 低アルブミン 血中コレステロール 高血糖
            低下
     └──────┼──────┘
          倦怠感
```

肝血流量
- 肝血流量（1,400mL/分）は、起立しただけで30%も減少する。

Q ▶ 肝硬変ではなぜ腹水の観察をするの？

A ●腹水の貯留は、門脈圧亢進・膠質浸透圧低下を示し、呼吸困難・栄養障害の原因となるからです。

- 腹水の増加により代謝機能が低下していることや肝臓の循環障害が起きて門脈圧が亢進していることがわかります。
- 腹水の貯留により腹腔内の圧力が増し、横隔膜を押し上げ呼吸困難をきたしたり、消化管などを圧迫して腹部膨満感が生じ栄養障害をきたします。

● 腹水の増減の観察法には以下の2種類があります。

1）腹囲測定
①測定部位を決め、同一体位で同一部位（臍上部が一般的）を決めた時間に測定します。
②呼気後から吸気の間に測定します。

2）体重測定
①体内に貯留する水分の増減を知ることができます。
②同一条件（時間・着衣など）で測定します。

■ 病態関連図と観察のポイント

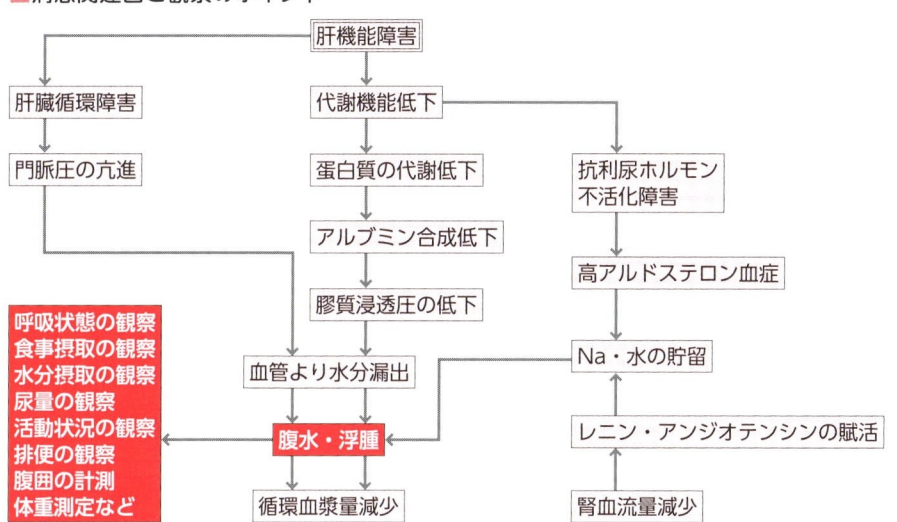

```
                        ┌─────────┐
                        │ 肝機能障害 │
                        └────┬────┘
              ┌──────────────┼──────────────┐
        ┌────┴─────┐   ┌────┴─────┐
        │肝臓循環障害│   │代謝機能低下│──────────┐
        └────┬─────┘   └────┬─────┘          │
        ┌────┴─────┐   ┌────┴──────┐  ┌──────┴──────┐
        │門脈圧の亢進│   │蛋白質の代謝低下│  │抗利尿ホルモン│
        └──────────┘   └────┬──────┘  │不活化障害    │
                        ┌────┴─────┐   └──────┬──────┘
                        │アルブミン合成低下│   ┌──────┴──────┐
                        └────┬─────┘   │高アルドステロン血症│
                        ┌────┴─────┐   └──────┬──────┘
                        │膠質浸透圧の低下│   ┌──────┴──────┐
                        └────┬─────┘   │ Na・水の貯留 │
                        ┌────┴─────┐   └──────┬──────┘
                        │血管より水分漏出│   ┌──────┴──────┐
                        └────┬─────┘   │レニン・アンジオテンシンの賦活│
                        ┌────┴─────┐   └──────┬──────┘
                        │ 腹水・浮腫 │   ┌──────┴──────┐
                        └────┬─────┘   │ 腎血流量減少 │
                        ┌────┴─────┐   └─────────────┘
                        │循環血漿量減少│
                        └──────────┘
```

観察項目：
- 呼吸状態の観察
- 食事摂取の観察
- 水分摂取の観察
- 尿量の観察
- 活動状況の観察
- 排便の観察
- 腹囲の計測
- 体重測定など

お役立ちコラム

肝硬変の治療

1．代償期肝硬変の治療
①生活指導：過労しないように仕事をし重労働はしない。食事は、高エネルギー、高蛋白、高ビタミン、消化しやすい食事を取るようにし、飲酒は絶対禁止する。肝臓に害のある薬物も使用しない。
②肝機能回復治療：肝臓のAST、ALT値を短時間で低下させる薬剤の使用。

2．非代償期肝硬変の治療（症状がかなりひどいので、入院治療が必要）
①食事：消化しやすい高蛋白な栄養たっぷりの食事を心がけて取るようにする。刺激があるものや、硬いものは、できるだけ食べない。腹水と水腫がある場合は、摂取する水分とナトリウムの量を制限する。
②ビタミン補充：肝硬変患者では、ビタミン成分が足りなくなっている。適量にビタミン B_1、B_6、C、ニコチン酸、葉酸（ビタミンB複合体1つ）、B_{12}、A、D、K等を補充する。
③慢性肝炎の病歴がある場合は、肝炎を制御し、必要時は、ウイルス抑制治療や免疫調整治療を行う。
④肝線維化抑制薬物の投入：肝線維化抑制の薬を使用する。
⑤肝細胞保護、肝細胞の再生を促進する効果や肝細胞壊死を防止する薬を投入する。

略語
AST：aspartate aminotransferase（アスパーテイト アミノトランスフェレイス）アスパラギン酸アミノトランスフェラーゼ
ALT：alanine aminotransferase（アラニン アミノトランスフェレイス）アラニンアミノトランスフェラーゼ

Q ▶ 肝硬変ではなぜ皮膚の観察をするの？

A ●閉塞性黄疸によって、皮膚掻痒感が出現していないかどうか見るためです。

- 肝機能障害では排泄機能が低下し、胆汁の生成と排泄に障害を受け、ビリルビンが排泄されず血液中に貯留するため血中ビリルビンが増加して皮膚や結膜が黄色になる黄疸が出現します。
- 黄疸は掻痒感を伴い、引っかき傷ができると出血傾向（血液凝固因子の低下）により止血ができにくく、傷が治りにくくなります。また免疫力が低下するので感染しやすくなります。
- 痒みでイライラするなどの心理的不安定や不眠などで生活リズムが変化します。

■肝硬変の皮膚症状

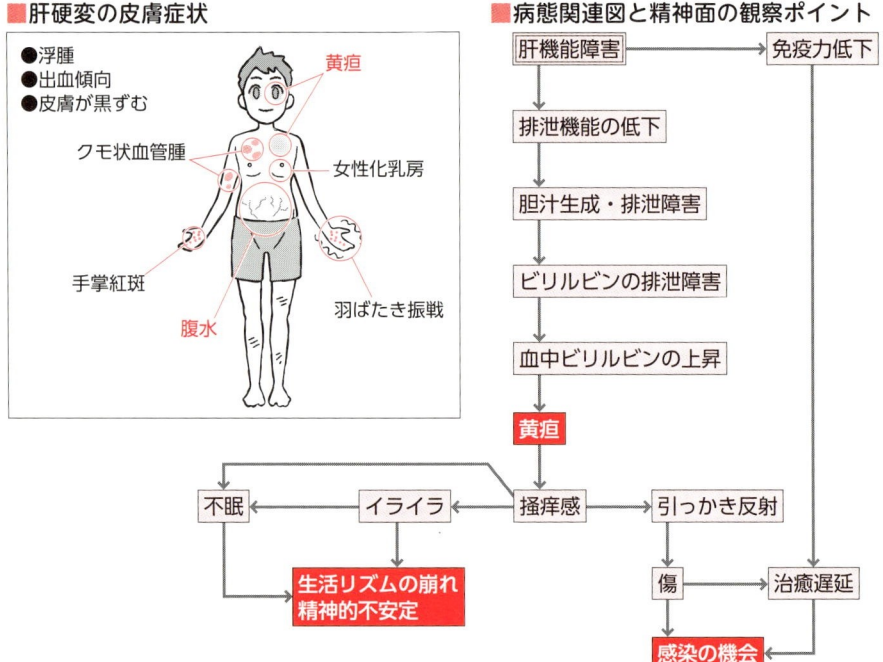

- 浮腫
- 出血傾向
- 皮膚が黒ずむ

（図：黄疸、クモ状血管腫、女性化乳房、手掌紅斑、腹水、羽ばたき振戦）

■病態関連図と精神面の観察ポイント

肝機能障害 → 免疫力低下
↓
排泄機能の低下
↓
胆汁生成・排泄障害
↓
ビリルビンの排泄障害
↓
血中ビリルビンの上昇
↓
黄疸
↓
掻痒感 → 引っかき反射
↙ ↓ ↘　　　↓
不眠 ← イライラ　　　傷 → 治癒遅延
↓　　　　　　　　　　↓
生活リズムの崩れ　　　感染の機会
精神的不安定

お役立ちコラム

皮膚掻痒の原因

皮膚表面には何もできていないのに、痒みの症状だけが強く出るものを皮膚掻痒症という。

全身性掻痒症の原因疾患は、①原発性胆汁性肝硬変、②慢性腎不全、③腎透析、④血圧異常、⑤甲状腺機能異常、⑥皮膚の老化、⑦薬剤の影響がある。

限局性掻痒症は、外陰部や肛門周辺、頭部などに症状が出る。

痒み物質は、肥満細胞から放出されたヒスタミンで、痒みの伝達、紅斑の形成、浮腫を生じさせる。サブスタンスPは、血管を拡張させるので、紅斑を形成する。また痒みを引き起こす。掻痒症には、抗ヒスタミン薬を使用する。

Q ▶ 膵臓癌ではなぜ便の色を観察するの？

A
- 膵管が圧迫・閉塞され総胆管が圧迫されるようになると胆汁がうっ滞し、直接ビリルビン（総胆管より十二指腸に注ぐ）が血中に逆流します。
- 消化管にビリルビン（色素）がないため便の色が灰白色になります。
- 便の色で胆汁が消化管に注いでいるかどうか（癌の胆管圧迫の状況）がわかります。

■病態関連図

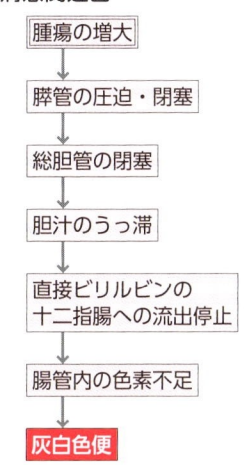

腫瘍の増大
↓
膵管の圧迫・閉塞
↓
総胆管の閉塞
↓
胆汁のうっ滞
↓
直接ビリルビンの十二指腸への流出停止
↓
腸管内の色素不足
↓
灰白色便

N 膵臓癌の看護のポイント

① 体位の工夫、疼痛部位の冷却、鎮痛薬により除痛を図る。
② ショック症状（血圧低下、体温下降、微弱頻脈、冷汗、顔面蒼白、意識低下など）を観察する。
③ 不安や苦痛を取り除き心身の安静を図る。

便の形状・表現

- 形状：硬便・軟便・下痢便・水様便・宿便・兎糞様便
- 性状：血便・脂肪便・顆粒便・不消化便
- 色：タール便・黒色便・白色便・灰白色便・褐色便

Q ▶ 膵臓癌ではなぜ尿の色を観察するの？

A
- 黄褐色のビリルビン尿の有無で、腫瘍が増大していること、圧迫が総胆管に及んでいることがわかるからです。

- 膵管が圧迫・閉塞し総胆管が圧迫されると、胆汁がうっ滞し直接ビリルビンが血液中に逆流します。
- 逆流したビリルビンは腎動脈を経て腎に注ぎ、尿細管で排泄されたビリルビンが尿に混ざりビリルビン尿となります。

■病態関連図

腫瘍の増大
↓
膵管の圧迫・閉塞
↓
総胆管の圧迫
↓
胆汁のうっ滞
↓
直接ビリルビンの血中逆流
↓
腎動脈へ流入
↓
尿細管で排泄
↓
ビリルビン尿（黄褐色）

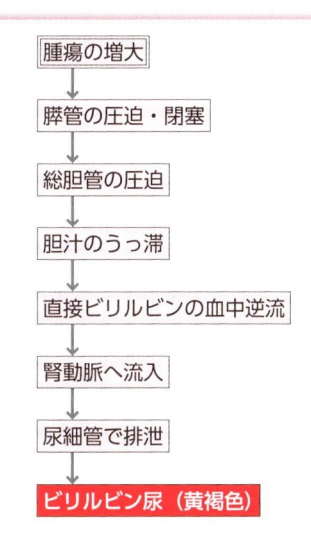

Q ▶ 膵臓癌ではなぜ皮膚の色を観察するの？

A
- 黄疸の有無を見るためです。
- 膵管の圧迫や閉塞が総胆管に及ぶと胆汁がうっ滞し直接ビリルビンが逆流して血中に流れ込み皮膚や結膜に黄疸が出現します。

■病態関連図と観察のポイント

```
腫瘍の増大 → 膵管の圧迫・閉塞         黄疸 ──→ 皮膚防御機能低下
                ↓                     ↓
             総胆管の圧迫           掻痒感 ──→ 不眠
                ↓                     ↓        イライラ
             総胆管の狭窄・閉塞     引っかき反射  安静障害
                ↓                     ↓        不快
             胆汁うっ滞           表皮剥離・びらんなど
                ↓                     ↓
             直接ビリルビンの血中逆流 → 感染の機会
```

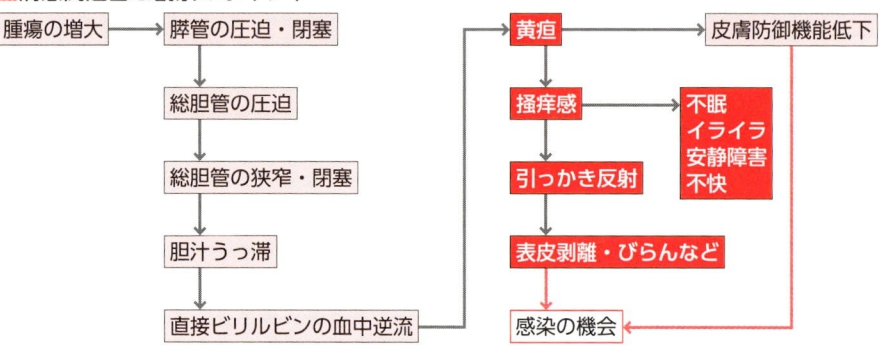

Q ▶ 胆石症では何を観察すればいいの？

A
- 胆石疝痛、発熱、黄疸、痒み、精神的苦痛の有無を観察します。
- 胆石疝痛・黄疸・発熱を胆石3主徴といいます。

- 細菌感染や胆汁のうっ滞などにより胆汁成分（胆汁酸塩、レシチン、コレステロール等）の濃度が濃くなり、また結晶化により胆嚢内や肝臓内外に結石ができます。これを胆石症といいます。
- 胆石の嵌頓や通過により以下の症状を呈します。

■病態関連図と観察のポイント

```
                    胆汁のうっ滞
                  ↙            ↘
        胆石の嵌頓・通過      胆管・胆嚢の炎症
         ↙    ↓              ↓
    胆石疝痛  胆管閉塞        発熱 ── 炎症症状の観察
              ↓
         直接ビリルビンの血管内流入
              ↓
            黄疸 → 痒み → 引っかき反射
                    ↓
                 精神的苦痛 ── 苛立ち
                              不眠
                              安静障害など

  痛みの程度・時間、
  痛みの方向の確認
```

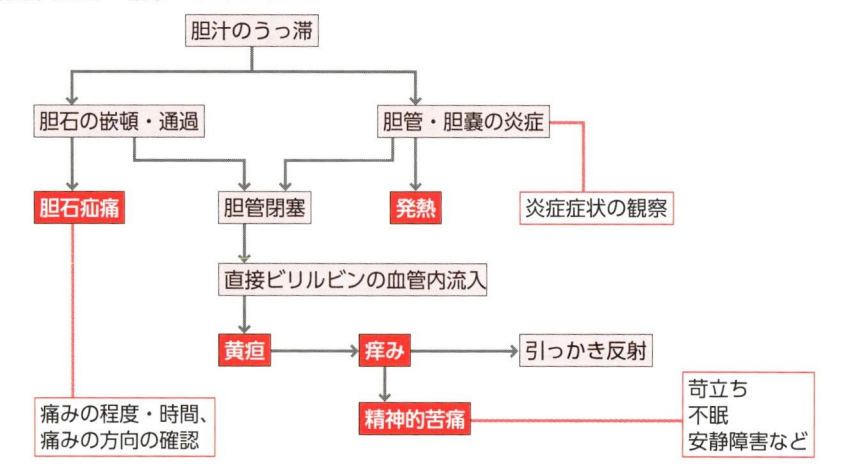

胆石疝痛はなぜ夕方から夜中に多いの？

- 食物が十二指腸に入ると、脂肪の消化を助けるために胆嚢は収縮し、胆汁を送り出す。夕食では、エネルギーや脂肪を多くとるため胆嚢が活発に働き胆石が動きやすくなる。
- 胆石が動くと、上腹部から右肩・右背部に放散する激烈な耐えがたい痛み（胆石疝痛）が起きる。

■ 胆石の種類と原因

種類	原因	構造・色調
コレステロール胆石	胆汁内のコレステロールが結晶化して胆嚢内で形成される 肥満や過食、アンバランスな食生活、ホルモンや薬の作用、ストレスなどの生活習慣が影響	白色〜黄白色 放射線状構造
ビリルビンカルシウム石	胆道の感染により胆汁の成分であるビリルビンがカルシウムと結合して主に胆管内で形成される	茶褐色〜黒褐色 層状〜無構造
黒色石	肝機能の低下によりビリルビンが胆汁内に増加して胆嚢内で形成される	黒色 無構造

Q ▶ 大腸癌では何を観察すればいいの？

A ● 下血、便秘、腹痛、腹部膨満などの一次症状と、めまい、脱水、浮腫、呼吸困難などの二次症状の観察がポイントです。

■ 病態関連図と観察のポイント

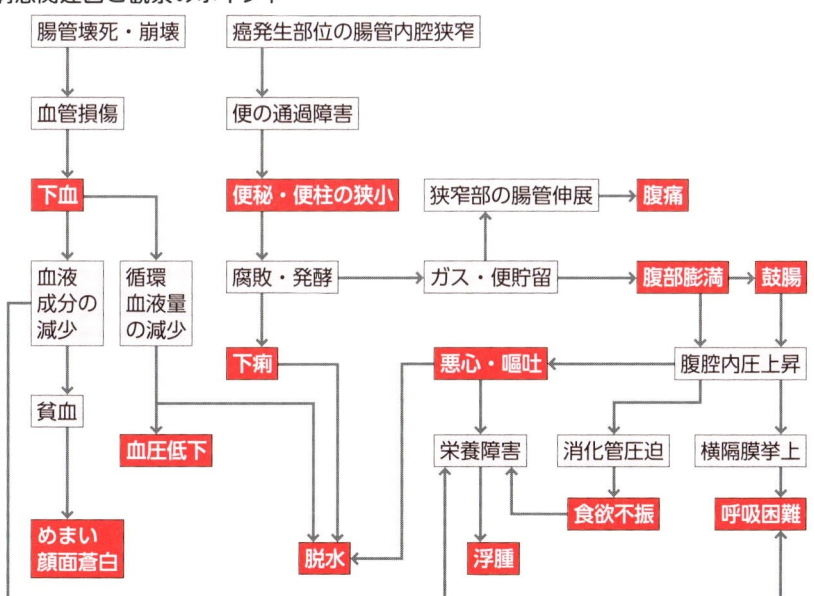

腸管壊死・崩壊 → 血管損傷 → 下血 → 血液成分の減少／循環血液量の減少 → 貧血 → めまい・顔面蒼白／血圧低下

癌発生部位の腸管内腔狭窄 → 便の通過障害 → 便秘・便柱の狭小 → 腐敗・発酵 → 下痢／ガス・便貯留 → 狭窄部の腸管伸展 → 腹痛／腹部膨満・鼓腸 → 腹腔内圧上昇 → 悪心・嘔吐／消化管圧迫／横隔膜挙上 → 栄養障害／食欲不振／浮腫／脱水／呼吸困難

大腸癌はどこに転移することが多いの？

- 血行性に上・下腸間膜静脈から門脈を経て肝臓に転移することが多い。
- 下部の直腸癌の場合は中・下直腸静脈から下大静脈を経て肺へ転移することが多い。

Q ▶ イレウス（腸閉塞）では何を観察すればいいの？

A ●腸閉塞は、腸管の腫瘍や術後の癒着（腸管の屈折、捻転）などによって腸の内腔が狭まり消化物が下部のほうへ移動できなくなった（通過障害）状態です。食物の腸内貯留により腹部膨満や嘔吐などの症状が現れます。

■病態関連図と観察のポイント

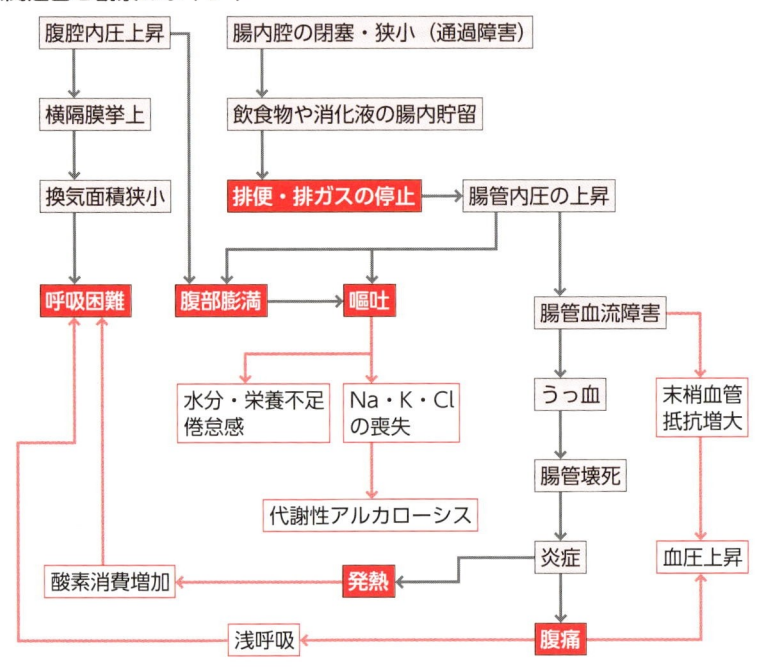

腹腔内圧上昇 → 横隔膜挙上 → 換気面積狭小 → 呼吸困難

腸内腔の閉塞・狭小（通過障害） → 飲食物や消化液の腸内貯留 → 排便・排ガスの停止 → 腸管内圧の上昇

排便・排ガスの停止 → 腹部膨満、嘔吐

水分・栄養不足・倦怠感、Na・K・Clの喪失 → 代謝性アルカローシス

腸管内圧の上昇 → 腸管血流障害 → うっ血 → 腸管壊死 → 炎症 → 発熱
腸管血流障害 → 末梢血管抵抗増大 → 血圧上昇

炎症 → 腹痛 → 浅呼吸 → 酸素消費増加 → 呼吸困難

■イレウスの種類と特徴

分類		特徴	原因	X線所見
機械的イレウス	単純性（閉塞性）イレウス	血行障害を伴わない	①先天性、②異物、③腸管壁の器質的変化（瘢痕、腫瘍、癒着、屈曲、索状物、圧迫）などによる機械的閉塞	・狭窄部位から肛門側にガス像が認められない
	複雑性（絞扼性）イレウス	血行障害を伴う	①腸重積、②腸軸捻転症、③腸管結節形成、④腹腔内腸嵌頓、⑤ヘルニア嵌頓などによる腸管への血流障害	
機能的イレウス	麻痺性イレウス	腸蠕動運動の減弱・消失	①薬剤、②感染（腹膜炎）、③代謝異常などによる腸管運動の麻痺	・胃から大腸まで全消化管に及ぶガスの充満像・鏡面像（ニボー像）
	痙攣性イレウス	腸管一部の持続的痙攣	①ヒステリーなどによる神経性、②モルヒネ、鉛などの中毒性による腸管の痙攣	

Q ▶ 抗潰瘍薬はどのように効くの？

A ●胃壁細胞の塩酸分泌は、以下のような過程で行われます。その過程のいずれかを遮断、抑制したり、胃壁を保護することで潰瘍を防ぎます。

■胃壁細胞の塩酸分泌

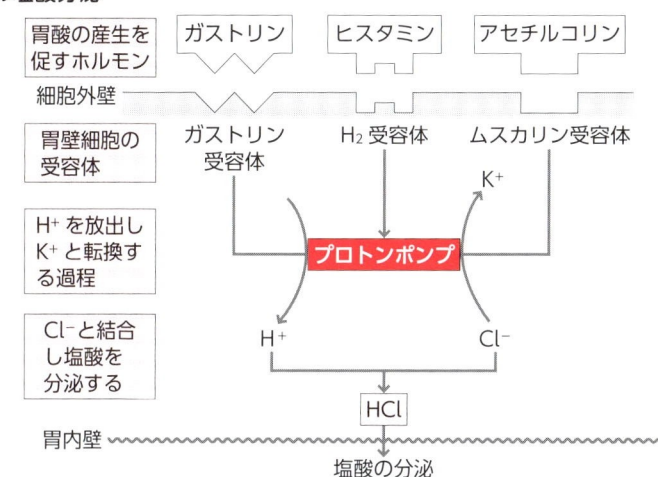

胃酸の産生を促すホルモン：ガストリン、ヒスタミン、アセチルコリン

細胞外壁

胃壁細胞の受容体：ガストリン受容体、H_2受容体、ムスカリン受容体

H^+を放出しK^+と転換する過程 → プロトンポンプ（K^+、H^+）

Cl^-と結合し塩酸を分泌する → H^+、Cl^- → HCl

胃内壁 → 塩酸の分泌

■胃炎や潰瘍の発生を遮断する薬の作用

H_2受容体遮断	ヒスタミンの刺激が受容体に伝わらないようにする
プロトンポンプ阻害薬	塩酸の合成を行う過程を遮断する
粘液産生・促進薬	胃粘膜を保護するムチンの分泌を促進する
鎮静、安定薬	不安やストレスを除きムチンの分泌抑制を防ぐ
抗コリン薬	胃の運動を抑制し十二指腸への流れを抑制する
抗ペプシン薬	蛋白質を消化するペプシンの活性を抑制する
制酸薬	胃酸の中和や吸着によって酸度を低下させる
抗ガストリン薬	ガストリンの分泌を抑制し塩酸の分泌を阻害する
組織修復促進薬	胃の粘膜を修復する
胃粘膜循環改善薬	胃粘膜の循環を促進し潰瘍を予防する

■抗潰瘍薬の作用点

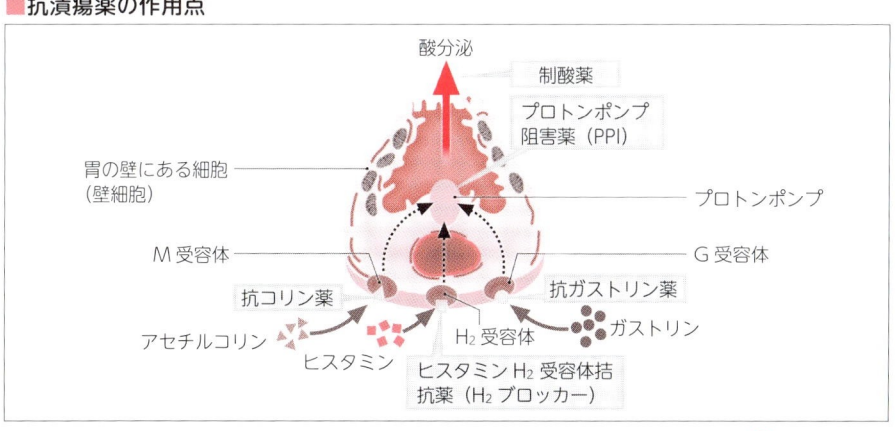

酸分泌 ― 制酸薬、プロトンポンプ阻害薬（PPI）
胃の壁にある細胞（壁細胞）
M受容体 ― 抗コリン薬 ― アセチルコリン
H_2受容体 ― ヒスタミン ― ヒスタミンH_2受容体拮抗薬（H_2ブロッカー）
G受容体 ― 抗ガストリン薬 ― ガストリン
プロトンポンプ

▼次ページへ続く

■抗潰瘍薬の作用と副作用

分類	作用	商品名	適応	副作用
ヒスタミンH_2受容体拮抗薬	・胃腺からの塩酸の分泌を促進するように働くヒスタミン受容体を遮断し、酸の分泌刺激が伝わらないようにして胃壁を保護する	タガメット ザンタック ガスター アルタット アシノン	胃潰瘍 十二指腸潰瘍 出血性胃炎 びらん性胃炎	女性化乳房、肝機能障害、発疹、眠気、骨髄抑制、腎炎、頭痛、錯乱、痙攣、徐脈、下痢
プロトンポンプ阻害薬	・胃壁細胞で酸を分泌する最終過程で働く酵素（プロトンポンプ）を阻害し、酸の分泌を抑制して胃壁を保護する ・H_2遮断薬より強力な作用がある	オメプラール オメプラゾン タケプロン	胃潰瘍 十二指腸潰瘍 難治性潰瘍 逆流性食道炎 ゾリンジャー・エリソン症候群	肝機能障害、白血球減少、血小板減少、下痢、便秘、嘔吐、頭痛、腹部膨満、発熱、浮腫、女性化乳房
ムスカリン受容体拮抗薬	・胃壁細胞のムスカリン受容体に作用し、胃酸分泌の抑制、ガストリン（胃酸分泌の促進）の抑制により胃壁を保護する	ガストロゼピン チアトン	胃潰瘍 十二指腸潰瘍	口渇、便秘、下痢、嘔吐、発疹、嘔気、排尿困難、心悸亢進
抗ガストリン薬	・プロトンポンプを活性化させるガストリンの作用を止め、胃酸の産生を抑制する	プロミド	胃潰瘍 急性・慢性胃炎の急性増悪期	発疹、便秘など
胃粘膜防御因子増強薬	・胃粘膜の血流増加や粘液（ムチン）の分泌増加、細胞増殖、内因性プロスタグランジン増加作用などにより、粘膜を保護や組織修復を行う ・粘液産生を増加させて胃壁の保護や修復を行う	ゲファルナート アルジオキサ スクラルファート ドグマチール テプレノン ケルナック アズノール サイトテック ソファルコン	胃炎 胃潰瘍 十二指腸潰瘍	便秘、口渇、発疹、下痢、腹鳴、嘔気、肝機能障害
胃腸運動調整薬	・ドパミンの作用の抑制や胃の平滑筋の運動の亢進によって、胃内容物の排出を促進し、胃酸の分泌を減少させる	プリンペラン ナウゼリン ドグマチール セレキノン	慢性胃炎 胃潰瘍 十二指腸潰瘍 逆流性食道炎	めまい、ふらつき、乳汁分泌、無月経
制酸薬	・胃酸を中和し、ペプシンの作用を減弱する	アイスフラット ウイットコップ カイマックス 酸化マグネシウム 重カマ	胃潰瘍 十二指腸潰瘍 胃炎・胃酸過多	高マグネシウム血症、食欲不振、下痢、便秘

■胃炎薬の作用と副作用

分類	作用	商品名	適応	副作用
抗コリン薬	・アセチルコリンの働きを抑制し、消化管の異常な運動を抑制することで、胃液分泌を抑制する	ブスコパン コリオパン セスデン ダイピン プロ・バンサイン ビセラルジン エスペラン	胃炎 胃・十二指腸潰瘍	ショック、視調節障害、便秘など
抗ペプシン薬	・ペプシンと化学反応し、ペプシンの蛋白質分解酵素活性を抑制する ・潰瘍部の蛋白質と結合し胃粘膜を保護する	アルサルミン ガストローム	急性胃炎 慢性胃炎 胃潰瘍 十二指腸潰瘍	便秘、口渇、嘔吐、悪心
制酸薬	・胃酸の中和や胃酸の吸着による酸度の低下、ペプシン活性の抑制、粘膜の保護作用をもつ	酸化マグネシウム 炭酸水素ナトリウム サモール マーロックス	胃潰瘍 十二指腸潰瘍 胃炎 胃酸過多	悪心、食欲不振、胃部不快感、便秘、下痢、高マグネシウム血症
組織修復促進薬	・炎症や潰瘍部の蛋白質と結合し胃の粘膜を修復する	マーズレンS アスコンプ イサロン ゲファニール	胃潰瘍 十二指腸潰瘍 胃炎	悪心、嘔吐、下痢、便秘、胃部不快感、顔面紅潮、高マグネシウム血症
粘液産生分泌促進薬	・胃壁を保護する粘液(ムチン)の産生、分泌を促進し粘膜の保護と修復作用をもつ	セルベックス ケルナック ムコスタ	胃炎 胃潰瘍 十二指腸潰瘍	肝機能障害、便秘、腹痛、腹部膨満、胸やけ、顔面浮腫など
胃粘膜微小循環改善薬	・胃粘膜微小循環を改善し胃潰瘍を予防する	ノイエル	胃炎 胃潰瘍	アレルギー、口渇、悪心、嘔吐、便秘
	・胃粘膜の血流増加、粘液成分の合成促進をもつ	ウルグート ロンミール	胃炎 胃潰瘍	アレルギー、悪心、便秘、頭痛、胸部不快、頭重感
	・粘膜の修復作用をもつ	ドグマチール	胃潰瘍 十二指腸潰瘍	めまい、口渇、振戦、悪心

Q ▶ 制吐薬はどのように効くの？

A ●嘔吐はさまざまな原因で起きます（詳細は104頁参照）。そうした嘔吐反射を抑制する薬剤を制吐薬といい、以下のような作用を呈します。

■主な制吐薬の分類と作用・副作用

分類	作用	薬品名	商品名	副作用
抗ヒスタミン薬	・迷路反応の鎮静、嘔吐中枢の興奮抑制 ・動揺病、メニエル病に伴う悪心・嘔吐	ジフェンヒドラミン・ジプロフィリン配合	トラベルミン	眠気、倦怠感、頭重感、動悸など
セロトニン受容体拮抗薬	・CTZの5-HT$_3$受容体の拮抗作用 ・抗癌薬による悪心・嘔吐	グラニセトロン塩酸塩	カイトリル	ショック、アナフィラキシー様症状、肝障害、発疹、頭痛など
		オンダセトロン塩酸塩水和物	ゾフラン	
		アザセトロン塩酸塩	セロトーン	
		ラモセトロン塩酸塩	ナゼア	
ニューロキニン受容体拮抗薬	・腸管・脳に存在する神経伝達物質サブスタンスPのNK-1受容体の拮抗作用 ・抗癌薬による消化器症状（悪心・嘔吐）（遅発期を含む）	アプレピタント	イメンド、プロイメンド	皮膚粘膜眼症候群、穿孔性十二指腸潰瘍、アナフィラキシー反応、頭痛など
ドパミン受容体拮抗薬	・CTZのドパミンD$_2$受容体の拮抗作用 ・消化管運動促進作用、胃腸運動の亢進	ドンペリドン	ナウゼリン	錐体外路症状、悪性症候群、月経異常、乳汁分泌、女性化乳房など
		メトクロプラミド	プリンペラン、テルペラン	
消化管運動改善薬	・アセチルコリン遊離による胃腸運動の促進	モサプリドクエン酸水和物	ガスモチン	

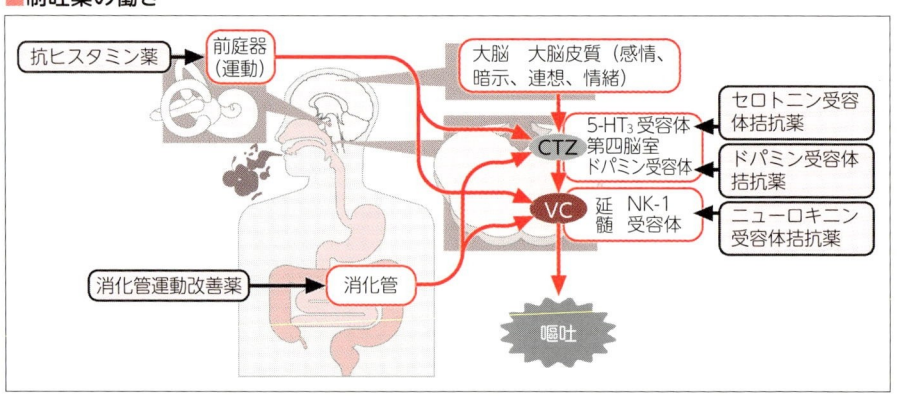

■制吐薬の働き

略語
- **CTZ**: chemoreceptive emetic trigger zone（ケモレセプティヴ エメティック トリガー ゾーン）化学受容性嘔吐引き金帯
- **5-HT$_3$**: 5-hydroxytryptamine-3（5ハイドロクシトリプタミン スリー）5-ヒドロキシトリプタミン3
- **NK-1**: neurokinin-1（ニューロカイニン ワン）ニューロキニン-1
- **VC**: vomiting center（ヴォミティング センター）嘔吐中枢
- **CPK**: creatine phosphokinase（クレアチン ホスフォキネイス）クレアチンホスホキナーゼ

Q ▶ 点滴ではどれぐらいのエネルギーが補えるの？

A ●輸液は、補充輸液（水分の補給や電解質の補給）、維持輸液（熱量、アミノ酸、電解質、ビタミンの補給）、栄養輸液（エネルギーの補給：高濃度糖質、アミノ酸、脂肪乳剤）などの目的で行われます。

●主な輸液剤のエネルギー量は以下のとおりです。

■エネルギー補給剤

	商品名	濃度（％）	kcal（/10mL）	注意事項
糖質輸液剤	大塚糖液 （グルコース） フルクトン （フルクトース）	5 10 20 40 50	2 4 8 16 20	・体内にはブドウ糖利用速度があるので大量もしくは急速の輸液速度ではブドウ糖が代謝されず尿中に排泄される ・浸透圧利尿により脱水や低ナトリウム血症を起こす ・副作用：脳浮腫、肺水腫、高カリウム血症、アシドーシスなど ＊低血糖、高血糖に注意する
	クリニット	5 10	2 4	
	マルトス	10	4	
高カロリー輸液剤	ハイカリック液1号 ハイカリック液2号 ハイカリック液3号	ブドウ糖 120g 175g 200g	 480/700mL 700/700mL 1000/700mL	
	トリパレン1号	糖質 93.2g 139.8g	373/400mL 560/600mL	
	トリパレン2号	116.8g 175.2g	467/400mL 700/600mL	
脂肪乳剤	イントラリポス イントラリピッド イントラファット	糖質 2.2g/dL 脂質 10〜20g/dL	550 (500mLで)	・注入速度：500mLを3時間以上かける ・副作用：過敏症状、発熱、静脈炎 ・投与：250mLを毎日か500mLを隔日

■成人のブドウ糖利用速度

0.5g/体重kg/時間以下
＊例えば体重50kgの人のブドウ糖利用速度は25g/1時間以下である

■点滴の合併症

・カテーテルの挿入によるもの：血腫、血胸（動脈穿刺）、気胸（胸腔穿刺）、胸腔内注入、上腕神経叢損傷、空気栓塞
・カテーテルの留置によるもの：血栓性静脈炎、菌血症、カテーテル栓塞、心臓タンポナーデ、自然抜去

■主な輸液製剤のエネルギー、電解質の一覧

	商品名	熱量 (kcal/L)	糖質 (g/dL)	Na	K	Ca (mEq/L)	Cl
開始液（1号液）	ソルデム2輸液	58	1.45	77.5	30		59
	KN1号輸液 デノサリン1輸液	100	2.5	77			77
	ソリタ-T1号輸液 ソルデム1輸液	104	2.6	90			70
	リプラス1号輸液			90.8			70.8
脱水補給液（2号液）	ソルデム2輸液	58	1.45	77.5	30		59
	KN2号輸液	94	2.35	60	25		49
	ソリタ-T2号輸液	128	3.2	84	20		66
維持液（3号液）	KN3号輸液 ソルデム3号輸液	108	2.7	50	20		50
	フルクトラクト注		F:2.7				
	ソルデム4輸液		7.5	60	10		
	ハルトマン-G3号輸液 ソリタ-T3号輸液 ソルデム3A輸液	172	4.3	35	20		35
	EL-3号輸液	200	5.0	40	35		40
	リプラス3号輸液		5.0		20		
	アクチット輸液		M:5.0	45	17		37
	ヴィーン3G輸液		5.0				
	ソリタ-T3号G輸液 ソルデム3AG輸液	300	7.5	35	20		35
	フィジオゾール3号輸液	400	10.0	35	20		38
	フィジオ35輸液					5	28
	10%EL-3号輸液 ソルデム3PG輸液			40	35		40
	KN MG3号輸液			50	20		50
	トリフリード輸液	420	10.5	35	20	5	35
	ソリタックス-H輸液	500	12.5	50	30	5	48
術後回復液（4号液）	ソルデム5輸液	150	3.75	30	8		28
	KN4号輸液 ソルデム6輸液	160	4.0	30			20
	ソリタ-T4号輸液	172	4.3	30			20
細胞外液類似液	ラクテックD輸液	200	5.0	130	4	3	109
	ソルラクトD輸液			131		3	110
	ラクテックG輸液			130		3	109
	ソルラクトS輸液			131		3	110
	ラクトリンゲルS注			130.4		2.7	109.4
	ポタコールR輸液			130		3	109
	ソルラクトTMR輸液			131		3	110
	ラクトリンゲルM注			130.4		2.7	109.4

Q ▶ 中心静脈栄養法はどのようなときに行われるの？

A 中心静脈栄養法（CVH）は、消化管が使えない患者に対して、カテーテルを中心静脈に留置し、高濃度の輸液を注入する栄養法です。消化管が安全に使用できれば、より生理的で安全な経腸栄養法が第1選択となりますが、経腸栄養が不可能な場合、あるいは経腸栄養のみでは栄養補給が不十分な場合、経静脈栄養が治療上有効な場合には、経静脈栄養が適応となります。

- 栄養の投与方法は、消化管機能の有無、栄養療法の必要量や期間、病態によって決まります。
- 経腸栄養は、生理的で、腸管の機能を保つことができる、生体侵襲が少ないなどの利点と、きめ細かなオーダーができない、消化管の機能によって生体に取り込まれる量が変化する、消化器症状や誤嚥の危険があるなどの欠点があります。
- 経静脈栄養は、カロリーや栄養素の組み合わせが自由にできる、水分出納・電解質の補正が容易、消化管液の分泌物を減らすことができるなどの利点と、カテーテルやルートのトラブルの危険性がある、胆汁のうっ滞が起こりやすいなどの欠点があります。
- 経静脈栄養は、末梢静脈を用いる末梢静脈栄養（PPN）と中心静脈を用いる完全静脈栄養（TPN）がありますが、必要なエネルギーや各種栄養素を必要十分量投与する場合、TPNが選択されます。

■ 栄養法の選択

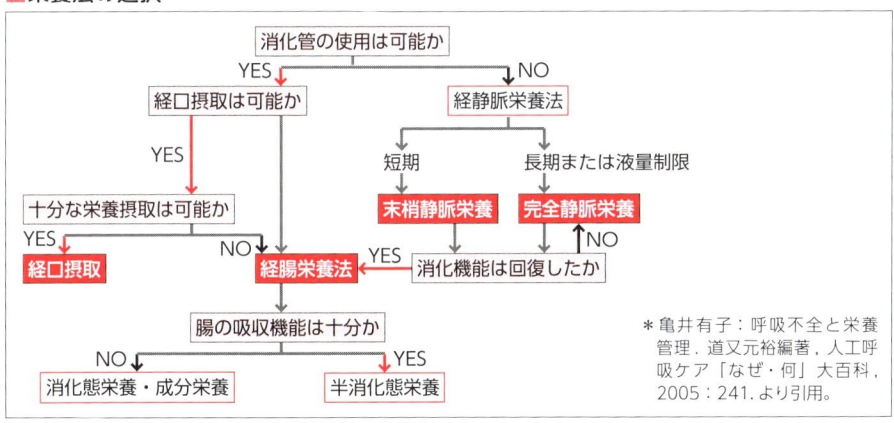

＊亀井有子：呼吸不全と栄養管理．道又元裕編著，人工呼吸ケア「なぜ・何」大百科，2005：241．より引用．

■ 中心静脈栄養法

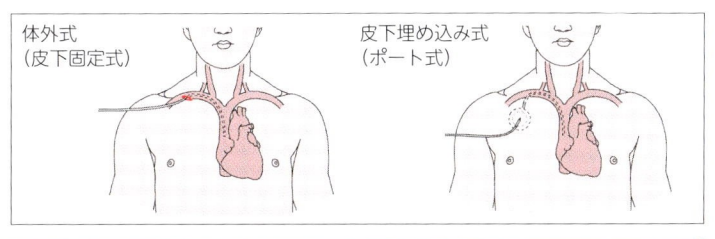

体外式（皮下固定式）　　皮下埋め込み式（ポート式）

略語
- **CVH**：central venous hyperalimentation（セントラル ヴェナス ハイパーアリメンテイション）中心静脈栄養法
- **PPN**：peripheral parenteral nutrition（ペリフェラル パレンテラル ニュートリション）末梢静脈栄養
- **TPN**：total parenteral nutrition（トータル パレンテラル ニュートリション）完全静脈栄養

Q ▶ 胃洗浄はどんなときにどれぐらい行えばいいの？

A ●胃洗浄は、薬物、毒物の吸引、さまざまな処置の前処置、出血治療のために行われます。

1. 適応

- 薬物（睡眠薬など）や毒物を飲用したときに、胃内を洗浄し、貯留する未吸収の薬物や毒物を吸引除去します。飲用後3時間以内の場合は必ず行われるので準備が必要です。
- 幽門部潰瘍や十二指腸潰瘍、胃癌の狭窄などで、胃液や食物が通過せず貯留している場合に、症状の軽減や内視鏡検査の前処置、開腹術の前処置のために行われます。
- 吐血や下血が見られる場合に、胃管を挿入し、胃内容物の性状の確認や出血の程度や部位の推定、胃内血液の除去、氷冷水洗浄による止血、出血の経過観察のために行われます。特に肝性脳症を起こす可能性のある場合は、腸内出血によりアンモニアの吸収を阻害するために行われます。

2. 胃洗浄液の量

- 胃洗浄を行う水の量は決まっていません。胃内容物が吸引できなくなり洗浄液がきれいになるまで行われます。
- 吐血、下血のときは氷冷水で行い、それ以外は水道水で行われます。

3. 体位

- 座位か左側臥位で行われますが、昏睡の場合は気道を確保してトレンデレンブルグ位で行われます。

4. 禁忌

- 強酸、強アルカリ、灯油、ガソリン、シンナーなどを飲用している場合は組織の損傷が起きているので、洗浄による穿孔の恐れがあるため行われません。
- 消化管の穿孔が予測される場合は行われません。
- 昏睡やせん妄があり、誤嚥の可能性がある場合は行われません。
- 心不全、呼吸障害、全身衰弱などで一般状態が悪い場合は行われません。

お役立ちコラム

胃洗浄の方法

水や生理食塩液などの洗浄液、活性炭などの吸着剤や解毒剤、チューブの挿管を容易にする潤滑油、太い胃チューブを用い、1回注入量を200〜300mL（成人）に抑えて、排液が透明になるまで十分に洗浄操作を繰り返す。

胃洗浄の有効性は、①摂取してから胃洗浄を行うまでの時間、②摂取した量、③摂取した物質の吸収速度などの条件により左右される。

胃洗浄を行う時間は、一般に1時間以内が目安であるが、胃の粘膜に長く付着する農薬、胃の内部で塊になりやすい物質、抗コリン作用を持つ薬やサリチル酸を含む薬、三環系抗うつ薬は、腸の蠕動を抑制するために腸に送られるのが妨げられるため、時間が経過しても胃洗浄を行う。

Q ▶ 腹腔穿刺はどんなときに行われるの？

A ●腹腔内には 100mL 以下の少量の腹水が生理的には存在しますが、多量の水がたまった状態（腹水）では、①横隔膜が挙上し呼吸困難となる、②胃や消化管を圧迫し食事が摂取できない、嘔気・嘔吐が出現する、など身体機能への影響が起こります。これは、苦痛を伴い、またADLに影響してきます。そうした状態を改善するために、また貯留した水の性状を知ることを目的に腹腔穿刺が行われます。

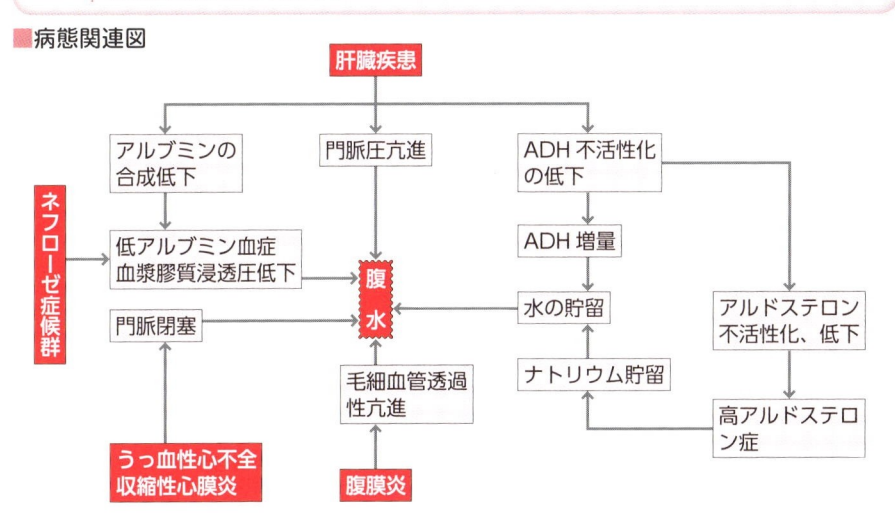

■病態関連図

```
                        肝臓疾患
         ┌─────────────┼─────────────┐
   アルブミンの      門脈圧亢進      ADH不活性化
   合成低下                          の低下
      │                                │
              
   低アルブミン血症                  ADH増量
   血漿膠質浸透圧低下                    │
ネ      │                                │
フ   門脈閉塞  →  腹水  ←  水の貯留
ロ              ↑              ↑
ー      毛細血管透過          ナトリウム貯留    アルドステロン
ゼ      性亢進                                  不活性化、低下
症                                                    │
候                                                    │
群   うっ血性心不全    腹膜炎                    高アルドステロ
     収縮性心膜炎                                ン症
```

■穿刺部位図

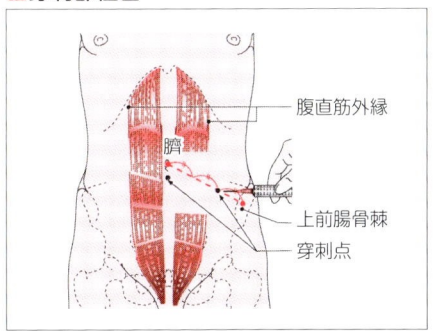

- 腹直筋外縁
- 臍
- 上前腸骨棘
- 穿刺点

N 看護の必要性

- ●処置前の症状の軽減状態を観察します。
- ●穿刺中の気分不快や血圧低下、ショック症状に気をつけます。
- ●排液の量や性状を観察します。
- ●穿刺後の出血や腹水の漏れに気をつけます。
- ●呼吸や循環、栄養状態、排泄面の援助（改善＝工夫）をします。

略語
ADL：activities of daily living（アクティヴィティズ オブ デイリー リヴィング）日常生活動作
ADH：antidiuretic hormone（アンティダイユレティック ホルモン）抗利尿ホルモン

Q ▶ 胃チューブはどのようなとき必要なの？

A ●胃チューブは、不要な体液や空気、薬物の排泄、薬物や栄養物の注入などを目的に挿入されます。

■胃チューブの目的

適 応	注 入	吸 引
消化管出血	胃洗浄目的に冷水を注入	冷水（洗浄液）や血液を吸引
通過障害		消化管内のガスや食物を吸引
嚥下障害	栄養物や薬物の注入	
薬物中毒	中和剤など薬物の注入	薬物および洗浄液の吸引
検 査		胃液、十二指腸液の吸引
栄養障害	栄養物の注入	

胃チューブの挿入法

1. 患者に胃チューブの必要性を説明し理解を得る。
2. 必要物品を揃える。
   ①胃チューブ、②キシロカインゼリー③ガーゼ、④注射器、⑤聴診器、⑥膿盆
3. 座位かファーラー位、左側臥位をとる。
4. 胃チューブの挿入位置（長さ）を確認する。
5. 胃チューブにキシロカインゼリーを塗布し鼻腔より挿入する。
6. 患者に嚥下するように伝え、嚥下動作時にチューブを進め、45～55cmに達したところで挿入を止める。
7. 口腔内を観察しチューブが咽頭後部を通過していることを確認する。
8. 空気を5mLほど注入して上腹部（心窩部）の気泡音を聴取するか、胃内容物（胃液や食物残渣など）を吸引してチューブが確実に胃内に挿入されたかどうかを確認する。
9. 確認できたら絆創膏で固定する。
10. 胃チューブ挿入の目的にそった看護を展開する。

＊胃下垂の患者では規定の長さを挿入しても胃液の逆流を見ないことがある。また、胆汁が流出するような場合は挿入しすぎである。

■経鼻経管栄養法

胃チューブ	8～10号、または12～18Fr
経管栄養食の温度	38～40℃（胃・十二指腸の温度と同程度） ※胃壁を刺激しないため
注入速度	一般流動食：40～200mL/時 成分栄養食：75～100mL/時（24時間持続注入）
注入量	200～300mL/回
イリゲータの高さ	流動食の液面が患者の胃部から50cm以内
患者の体位	注入中：半座位から座位 注入後：上体を起こした体位を30～60分保持
チューブ内に流す温湯量	約50mL ※流動食注入後、チューブに残った流動食の腐敗やチューブの閉塞を防ぐ
胃チューブ交換	1回/1～2週間
口腔ケア	経口摂取がなくても口腔ケアは実施する

Q ▶ 胃全摘出術と胃亜全摘出術では何が違うの？

A ●病巣の部位、進行度によって切除範囲が違ってきます。胃亜全摘出術にはビルロートⅠ法、ビルロートⅡ法、胃全摘出術にはルーワイ法がありますが、これは、切除後の吻合方法の違いです。

- 胃癌や広範な胃潰瘍などの場合には手術が行われますが、病巣の部位や進行度によって手術部位は異なります。
- ビルロートⅠ法は幽門側の胃を切断し、残った胃の切断面を縫縮し、空腸（十二指腸も切断した場合）につなぎます。
- ビルロートⅡ（胃－空腸吻合術）法は、幽門側の胃を切除した場合に幽門が失われるので、残った胃の切断下部を縫縮し、空腸につなぎます。十二指腸は胃と切り離したほうを閉鎖します。
- 胃全摘出術の場合は、ルーワイ法が行われます。ルーワイ法は、胃をすべて取り去り、食道と空腸をつなぎます。十二指腸は胃とつながっていたほうは閉じ、一方は空腸につなぎます。
- 胃全摘出術のその他の再建術には、ロータイプルーワイ法（ρ type Roux-en-Y）、ダブルトラクト法（duble tract）、有茎空腸間置法（jejunal interposition）があります。

■ビルロートⅠ法　　■ビルロートⅡ法 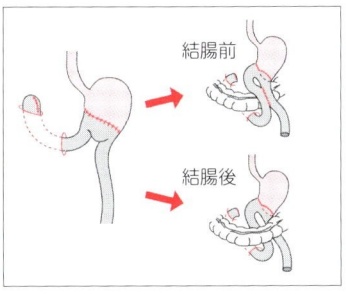　　■ルーワイ法

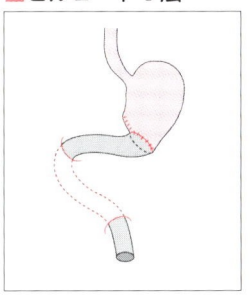

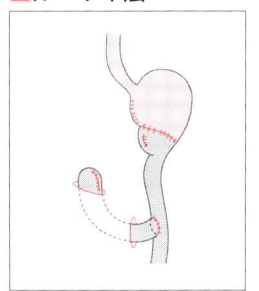

結腸前
結腸後

■その他の胃全摘出術後再建術

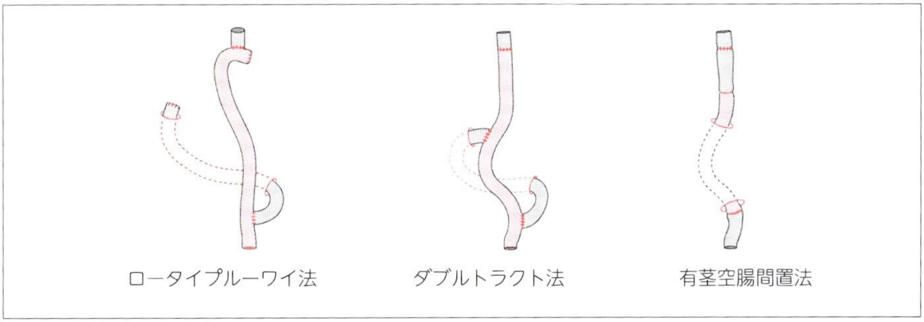

ロータイプルーワイ法　　ダブルトラクト法　　有茎空腸間置法

Q ▶ 胃切除後はどのような食事を心がければいいの？

A ●胃の主な働きは、①消化作用（胃液の分泌、胃の収縮運動）、②食物の一時的貯留（約1L）、③殺菌作用などですが、胃を切除するとこうした胃の機能が減少もしくはなくなります。したがって食事の内容や食べ方を工夫し、健康を維持させることが必要になります。

1) よく噛んで食べる
●胃の消化機能が低下した分よく噛んで咀嚼によって栄養分が消化吸収しやすいようにします。また唾液プチアリン（炭水化物、糖分の消化）の分泌を促進して消化を助けます。

2) 1回の食事量を少なくして回数を多くする
●胃の容積が減少もしくはなくなっているので、1日に必要な栄養を分割して摂取する必要があります。

3) 消化がよく栄養のあるものを摂取する
●少量で栄養価が高く繊維質の少ない食品を摂取します。
①穀物：パン、粥、軟らかめのご飯、うどん、カタクリ粉、マッシュポテト、山芋など。
②魚類：油の少ない魚、すり身、しらすぼし、ヒラメ、カレイ、鮭など。
③肉類：鶏肉（ササミ、若鶏）、軟らかい赤身の牛肉など。
④豆類：豆腐、軟らかい煮豆、納豆など。
⑤乳製品：バター、生クリーム、チーズ、牛乳、ヨーグルトなど。
⑥野菜：ホウレン草、ニンジン、カブ、春菊、キャベツ、カリフラワー、玉ねぎなど。
⑦果物：リンゴ、イチゴなど。

4) 食後に30分〜1時間のファーラー位で休息をとり消化を助ける
●食後に活動をすると筋肉運動に血流を多く取られ、消化運動の血流が減少し、消化が十分に行われなくなります。

5) 新鮮な食材を使う
●殺菌作用が低下しているので新鮮な食材をよく洗って使用します。

6) 術後3〜4か月は以下の食品を避ける
●赤飯、寿司、ラーメン、焼きそば、餅、チャーハン、柿、焼き鳥、イカ、タコ、ウイスキー、炭酸飲料水、サツマイモなど。

7) 刺激物を避ける
●ワサビ、トウガラシなどの香辛料、コーヒー、ココア、酒類。

食後に起きる障害
●食事摂取開始数日後：食後30分より冷汗、動悸、めまい、腹痛、下痢、嘔吐などの早期ダンピング症候群が起こることがある。
●食後2〜3時間後：後期ダンピング症候群が起こることもある。
●術後2週すぎて：食べすぎや煙草等による逆流性食道炎（胸やけ、胸痛や心窩部痛、消化液の逆流など）。

■ダンピング症候群の分類

早期ダンピング症候群	・摂食中または食後30分以内に起こる多彩な全身症状（動悸、めまい、熱感、脱力感、頭重など）と腹部症状（下痢、嘔気・嘔吐、腹部膨満など） ・胃貯留機能の低下・消失で、食事内容が急激に小腸に流入することによる循環動態の変化と自律神経機能の失調
後期ダンピング症候群	・食物の急激な腸内流入により、過血糖→インスリン過分泌が起こり、食後2〜3時間後に反応性低血糖をきたした状態

Q ▶ 胃瘻造設術ってどんな手術？

A
- 胃瘻造設術は経口的に飲食物が摂取できない場合に、左上腹部の皮膚から胃前壁に向けチューブを通す穴を開け、チューブを固定し、そこから直接栄養物や水分を補給するために行われる手術です。
- 胃瘻造設術には、開腹胃瘻造設術と経皮内視鏡的胃瘻造設術（PEG）があります。

1. 開腹胃瘻造設術

- 開腹術による胃瘻の造設は、以下の2法が行われます。

1) ウィッツェル（Witzel）法
- 胃上部を切開し、胃前壁からチューブを挿入し、挿入部を絹糸で固定します。
- 胃の漿膜側にチューブを5～6cm這わせ、胃の漿膜結節の縫合を行い、チューブを包むように縫合・固定します。

2) スタム（Stamm）法
- 胃上部を切開し、チューブの回りにタバコ縫合を行い、内反して腹壁に縫合・固定します。

2. 経皮内視鏡的胃瘻造設術（PEG）

- PEGは、開腹せずに内視鏡を用いて胃瘻を造設する方法で、PULL法、PUSH法、イントロデューサー法などがあります。
- PULL法は、以下の手順で行われます。
① 内視鏡を挿入し、胃瘻を作る位置を確認し、腹壁から穿刺針を刺して、胃内にループワイヤーを挿入する。
② ループワイヤーをスネアでつかみ、内視鏡とともに口から引き出し、口から引き出したループワイヤーの先にPEGカテーテルを結ぶ。
③ 腹壁側から胃瘻チューブの付いたループワイヤーを引き出す。
④ PEGカテーテルを胃内に固定する。

胃瘻造設術の必要な状態

1. 食道の通過障害
2. 胃噴門部の通過障害
3. 咀嚼や嚥下ができない口腔・喉頭疾患、神経・筋疾患
4. 胃食道逆流現象により呼吸器障害を起こす疾患

■ PEGの仕組み

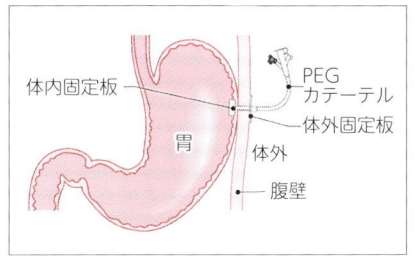

（図：体内固定板、PEGカテーテル、体外固定板、胃、体外、腹壁）

■ PEGカテーテルの種類

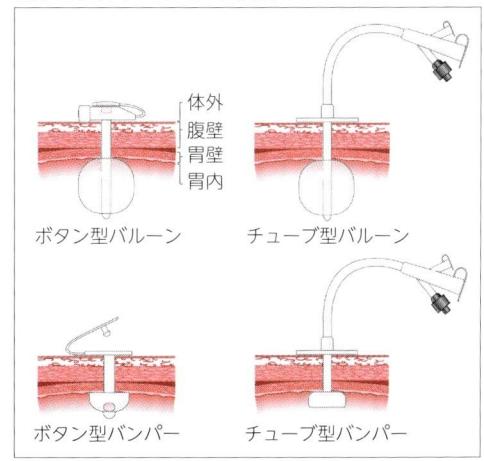

（図：ボタン型バルーン、チューブ型バルーン、ボタン型バンパー、チューブ型バンパー／体外、腹壁、胃壁、胃内）

> **略語** PEG：percutaneous endoscopic gastrostomy（パーキュテイニアス エンドスコーピック ギャストロストミー）経皮内視鏡的胃瘻造設術

Q ▶ 経管栄養(PEG)のときは何を観察すればいいの?

A
- 体位(右側臥位・座位)やカテーテルの状況、注入速度などにより下痢、嘔吐、腹痛、胃部膨満、瘻孔部からの栄養剤の漏れなどを起こすことがあるので注意します。
- 排便の状況、注入速度・濃度・温度、栄養剤の種類、瘻孔部、腹部、胸郭の動きなどを観察します。

■経管栄養時のトラブル発生のメカニズムと観察のポイント

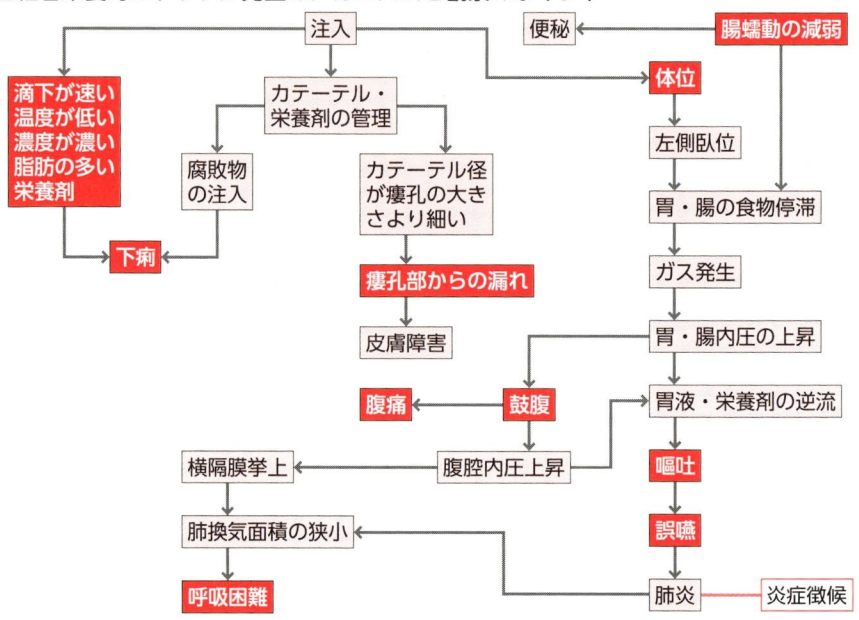

```
注入 ─── 便秘 ← 腸蠕動の減弱
 │         │
 ├─ カテーテル・栄養剤の管理 ─── 体位
 │    │                      │
滴下が速い   腐敗物   カテーテル径    左側臥位
温度が低い   の注入   が瘻孔の大き     │
濃度が濃い            さより細い    胃・腸の食物停滞
脂肪の多い                         │
栄養剤                           ガス発生
 │       │         │             │
 │       │         瘻孔部からの漏れ  胃・腸内圧の上昇
 │       ↓         │             │
 └──→  下痢      皮膚障害         胃液・栄養剤の逆流
                    │             │
                  腹痛  鼓腹       嘔吐
                        │         │
  横隔膜挙上 ← 腹腔内圧上昇        誤嚥
     │
  肺換気面積の狭小 ←───────── 肺炎 ─── 炎症徴候
     │
   呼吸困難
```

■観察項目とその意味

身体症状 身体症状があるときは栄養効果があがらず、苦痛を伴う	・下痢:栄養の注入速度・温度・栄養の濃度・栄養剤の成分(脂肪含有量が多い)により発生する ・嘔吐:咽頭刺激・胃や腹部の内圧上昇により発生する ・腹痛:腸管内圧の上昇により血管が引き伸ばされたり、血流が減少して起きる ・胃の膨満:胃内に食物が停滞することによりガスが発生したり、通過障害により発生する ・呼吸状態:痛みや嘔吐、腹腔内圧上昇により呼吸困難が発生する
注入中の体位 体位により栄養剤を効果的に消化管へ流す	・座位:重力を利用して消化管下部へ栄養剤が流れる ・右側臥位:消化管の生理学的な構造を利用して栄養剤を効果的に消化管下部へ流す
栄養剤の漏れ	・カテーテルの位置(固定) ・瘻孔とカテーテル径が合わない

■濃厚栄養剤の脂肪含有量

製品名	脂肪含有量 (g/100kcal)
テルミール 2.0	3.75
エンシェアリキッド	3.5
クリニミール	3.1
ハーモニック M	3
ツインライン	2.8
エフツー	2.7
ラコール	2.23
ハイネックス R	2.2

Q ▶ 経管栄養剤の特徴は？

A ●糖質、脂質、蛋白質の成分や含有量、ビタミン、ミネラルなどの含有量に違いがあります。ほとんどは成分栄養（無残渣）か低残渣で吸収がよく消化、吸収の面で腸管に負担がなく栄養状態が改善できるようになっていますが、浸透圧が高いと下痢を起こすので飲用に工夫が必要です。

■主な経管栄養剤（100mL 中）

商品名	主な成分	蛋白 g	糖 g	脂肪 g	kcal	VA IU	VB$_1$ mg	VB$_2$ mg	VB$_6$ mg	VB$_{12}$ μg	VC mg	葉酸 μg	パントテン酸 mg	Na mg	K mg	Cl mg	Ca mg	Fe mg
アイソカル	デキストリン ショ糖 カゼイン 大豆蛋白質 コーン油	3.3	12.7	4.2	100	250	0.19	0.22	0.25	−	15.0	20.0	1.25	50	85	100	60	0.9
ハイネックスR	デキストリン 米油 カゼイン 電解質 ビタミン	3.3	16.7	2.2	100	111	0.06	0.06	0.11	0.28	2.8	27.5	0.58	140	78	39	39	0.65
サスタジェン	脱脂、全粉乳 デキストリン マルトース 電解質 ビタミン	5.9	16.6	0.87	98	275	0.55	0.47	0.27	0.22	17.3	−	2.1	75	192	−	175	1.0
クリニミール	乳カゼイン 大豆蛋白質 デキストリン ショ糖、電解質 コーン油	4.5	15.8	3.5	112	125	0.13	0.17	0.25	0.2	6.3	25.0	0.62	73	125	112	43	1.0
MA-7	乳蛋白質 コーン油 リノール酸 デキストリン ビタミン	3.2	15.0	3.2	100	150	0.08	0.08	7.0	0.16	4.3	30.0	0.8	61	130	80	90	0.75
エレンタール	合成アミノ酸 デキストリン 必須脂肪酸 電解質 ビタミン	4.4	19.8	0.17	97	200	0.06	0.08	0.08	0.17	2.4	12.5	0.4	81	68	162	38	0.6
ライフロン	デキストラン オリゴ糖 乳蛋白質 植物油 胚芽抽出物	5.0	13.8	2.8	100	250	0.28	0.32	0.38	1.1	25	75	1.88	110	125	150	75	1.2
エンシュア・リキッド	デキストリン 乳蛋白質 大豆蛋白質 ショ糖 トウモロコシ油	3.5	13.7	3.5	100	250	0.15	0.17	0.2	0.6	15.2	20.0	0.5	80	148	136	52	0.9

＊サスタジェン、クリニミール、エレンタールは 100g を 100mL 換算で算出
＊浸透圧が高いと腸壁からの水分吸収が抑制され下痢をしやすい
　MA-7（浸透圧 500）＞ハイソネックス-R（浸透圧 430）＞アイソカル（浸透圧 300）

Q ▶ S-Bチューブ挿入時・挿入後には何を観察すればいいの?

A ●圧力と圧迫時間、食道バルーンの空気圧、胃バルーンの空気圧、牽引力、誤嚥防止、窒息防止が観察のポイントです。

- S-Bチューブは破裂した食道静脈瘤を圧迫止血するために行われる処置です。
- チューブが挿入されたら次のような観察を行い、治療がマイナス効果にならないようにします。

■観察項目とその意味

圧力と圧迫時間	・挿入期間は3日程度。圧が強かったり、長時間にわたる圧迫は粘膜壊死を起こす。時間開放が行われる
食道バルーンの空気圧	・圧力(30〜40mmHg)が少ないと止血効果がなく、誤嚥にもつながる
胃バルーンの空気圧	・空気圧が少ないと牽引力が働かず、止血が十分に行えない。また自然抜管の原因となる ・空気圧(250〜300mmHg)が強すぎると圧迫部の血流をストップさせる
牽引力	・胃部の固定のために牽引を行う(一般に500mL) ・指示された牽引力が正しく行われているか、重さや方向を確認する
誤嚥	・食道バルーンより上部に血液や分泌物が貯留し気道に流れて起きる
窒息	・S-Bチューブの胃バルーンの空気漏れや破裂によりズレが起き、食道バルーンが上気道を圧迫して気道を閉塞する

■S-Bチューブの実際

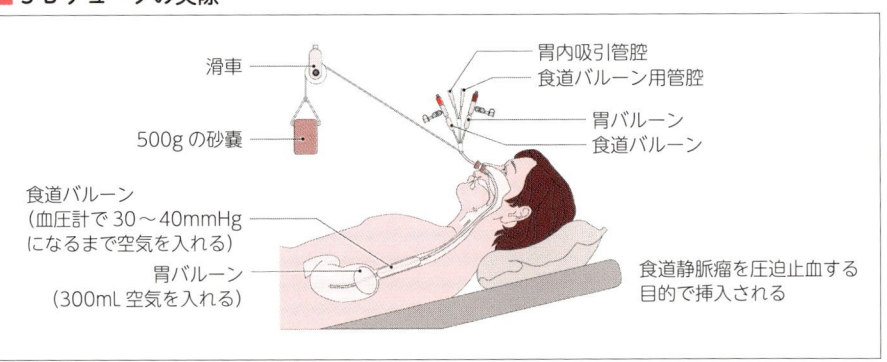

(図:滑車、500gの砂嚢、食道バルーン(血圧計で30〜40mmHgになるまで空気を入れる)、胃バルーン(300mL空気を入れる)、胃内吸引管腔、食道バルーン用管腔、胃バルーン、食道バルーン、食道静脈瘤を圧迫止血する目的で挿入される)

N SBチューブ挿入中の看護

①チューブの挿入長が維持されているかを確認する。
②固定にゆるみやたるみがないかを確認する。
③指示のバルーン圧かを確認する。
④指示時間に減圧を行う。
⑤バイタルサイン・意識レベル観察する。
⑥苦痛の軽減を図る。

Q ▶ 硬化療法って何？

A ●硬化療法は静脈瘤の治療法で、注入硬化療法（IST）ともいわれます。内視鏡を用いて静脈瘤に硬化剤を注入し、静脈瘤の血栓化・器質化・荒廃化を起こし静脈瘤の消失または軽減を図ります。

●食道静脈瘤からの出血に対する緊急的止血、あるいは肝機能障害や栄養不良状態による手術困難、手術を拒否している場合などの静脈瘤の治療として選ばれます。

1. 特　徴

● 硬化療法は手術のような侵襲がなく、SB 圧迫止血チューブのような苦痛がありません。硬化療法を一度に行えない場合は、1～2週間の間隔で何回かに分けて行うこともできます。
● ただし、門脈圧亢進に伴う食道静脈瘤や胃粘膜血管の拡張、うっ滞に伴う根本的な治療は困難です。

2. 処置法

● 絶飲食の下、胃内の有泡性粘液を除去するためにガスコン 2 mL を飲用してもらいます。
● 次にブスコパンなどの腹部臓器の副交感神経節に作用し神経の刺激伝導を抑制して胃腸管の痙攣を緩和する薬剤を筋肉注射します。
● さらに塩酸リドカインなどで咽頭の表面麻酔をし、処置のできる状態を整えます。
● 左側臥位として、直前に鎮痛薬（ソセゴン、ペンタジン）を静脈注射し、マウスピースをくわえてもらい、内視鏡を挿入していきます。
● テレビモニターで静脈瘤の発生部位を確認しながら進めます。
● 静脈瘤内や静脈瘤の周辺に硬化剤を注入します。
● 注入後に穿刺針を抜き、チューブ先端外側面で圧迫止血（2～3分）が行われます。

N 看護のポイント

● 施行後は次の看護を行います。
● 麻酔による誤嚥と消化管活動による出血を防ぐために当日は絶飲食とし、指示により流動食から食事が開始されます。
● 循環を促進させないように 24 時間安静とし、酸素吸入を行います。
● バイタルサインや気分不快（嘔気など）を観察します。
● 指示された時間に粘膜保護剤や制酸剤、抗菌薬が投与（2～3日）されます。
● 1週間後に内視鏡が行われ治療効果が判定されます。

略語
SBチューブ：Sengstaken-Blakemore tube（セングステイクンブレイクモア チューブ）ゼングスターケン・ブレークモアチューブ
IST：injection sclerotherapy（インジェクション スクレロセラピー）注入硬化療法

Q ▶ 食道の手術ってなぜ治りが悪いの？

A ●食道は漿膜がなく、筋肉が縦走しているために縫合しにくいので、縫合不全を起こしやすいためです。

- 食道は、蠕動運動により食塊を胃へ送り込む長さ25cm、平均外径22mm（左右径）×12mm（前後径）の管です。
- 食道上部は骨格筋性の筋層で、下部は平滑筋からなり、壁は①内膜（粘膜があり粘液を分泌する）、②中膜（内輪、外縦の2層の平滑筋で消化管の運動を行う）、③外層（食道は線維性の外膜で他の消化管は漿膜で包まれる）の3層で構成されています。
- 食道癌などにより手術が行われた場合に治りが悪いのは、この漿膜がないことによります。
- 漿膜は、臓器を覆う薄い滑らかな膜で、漿液を分泌して表面を滑らかにします。臓器を包んで保護するため、膜があると器官による摩擦が起きなくなります。
- 食道は漿膜がなく、筋肉が縦走しているために縫合しにくく、縫合不全を起こしやすい解剖学的な特徴があります。
- 食道切除術は右開胸開腹で行われますが、癌の発生部位や進行度により切除方法が異なります。
- 術式には、拡大リンパ節郭清を加えた食道切除に胃管を用いた胸骨後経路の食道再建術が行われます。

■消化管壁の一般構造

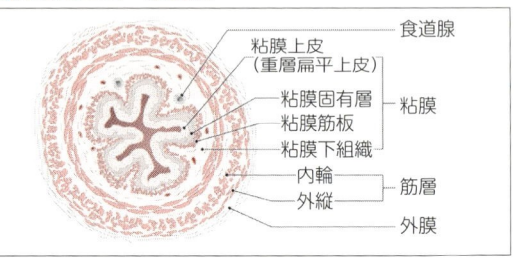

（図：食道腺、粘膜上皮（重層扁平上皮）、粘膜固有層、粘膜筋板、粘膜下組織、内輪、外縦、外膜／粘膜・筋層）

■食道手術の手術創とドレーン（胃管挙上の場合）

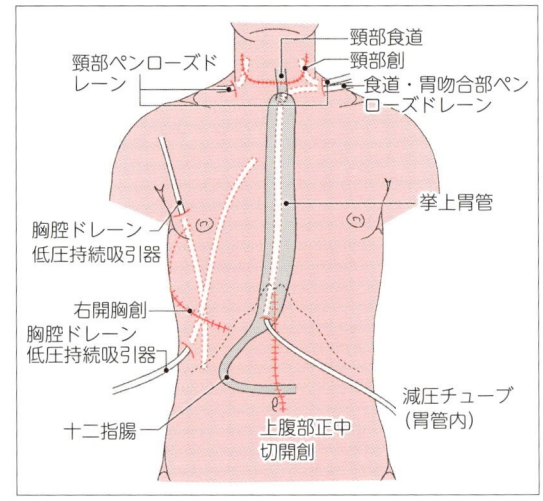

（図：頸部ペンローズドレーン、頸部食道、頸部創、食道・胃吻合部ペンローズドレーン、胸腔ドレーン低圧持続吸引器、右開胸創、胸腔ドレーン低圧持続吸引器、挙上胃管、十二指腸、上腹部正中切開創、減圧チューブ（胃管内））

術後合併症

1. 出血（ドレーンから）：血圧低下、尿量減少、脈拍増加、CVP低下
2. 縫合不全：血行不良
3. 吻合部狭窄
4. 反回神経麻痺
5. 術後ショック、腎不全

N 術後の看護のポイント

- 術後の痰の吸引：唾液の嚥下は蠕動により縫合部分を刺激し、縫合不全を起こすので、唾液を嚥下しないように、吸引ではなく、痰や唾液は吐き出すようにします。痰が固まらないように、温・湿度環境を十分に整える必要があります。

Q ▶ Tチューブを抜いても胆汁は腹腔内に漏れないの？

A ● Tチューブは肝床部や大網に囲まれ、腹腔内では異物であるので挿入口（総胆管切開部）は丈夫な瘻孔を形成します。瘻孔の形成には約3週間を要しますが、瘻孔ができればTチューブを抜去でき、抜去しても腹腔内に胆汁は漏れません。

● Tチューブの抜去前には以下のようなチェックが行われます。
① Tチューブから造影剤を注入し以下の点を確認します：遺残結石（胆石の場合）がない、十二指腸への流通がよい。
② Tチューブの陰圧力を弱く（減圧）したり、クランプ（閉じる）しても炎症徴候（発熱や腹痛など）や肝機能に異常がない。
● 上記の条件が整えばTチューブを引っ張って抜去します。
● Tチューブを抜去しても胆汁は漏れませんが、瘻孔の形成が不十分な場合はネラトンカテーテルを瘻孔付近に挿入（ドレナージ）します。
● Tチューブ抜去後2〜3日すると瘻孔は自然に閉鎖し治癒します。

● 胆石の手術では、総胆管（総胆管は直径4〜7mmでそれ以上の石は胆管を閉塞する）を切開し胆石を除去した後、一時縫合をせずに図のようにTチューブが留置されます。Tチューブを抜けば総胆管の切開創から胆汁が漏れるので抜けないように注意します。

■ Tチューブ

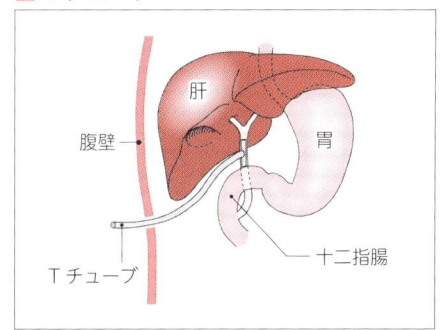

Tチューブの挿入目的

1. 狭窄予防：総胆管切開部をそのまま縫合すると狭窄を起こす
2. 総胆管内の減圧、縫合不全の予防：浮腫による胆汁の流出不良は肝障害や膵炎、縫合不全を起こすので減圧を図る
3. 胆泥や感染胆汁の排泄
4. 胆石が残っていた場合（遺残結石）の排石経路

略語 CVP：central venous pressure（セントラル ヴェナス プレッシャー）中心静脈圧

Q ▶ 肝臓癌のときになぜエタノールを注入するの？

A
- エタノールは蛋白を凝固させる働きがあります。この作用を利用して行われる治療で、超音波で癌の位置を確認しながら肝臓に針を刺し、純度100%のエタノールを肝臓癌の病変部に直接注入し、エタノールが癌細胞（蛋白）を凝固させ壊死させる目的で行われます。
- 肝臓は実質臓器で再生力があるので一部の細胞が壊死しても元に戻りますが、再発もしやすい特徴があります。

- エタノール注入療法（PEIT）は、早期の肝臓癌が3cm以下の大きさで、3個以下の場合に適応になります。
① エタノールの量：3～4mL/回。
② 癌細胞の大きさと注入回数：1cm大の癌；2回、2cm大の癌；4～5回、3cm大の癌；7～8回。
③ 注入間隔：1週間に2回が原則。
④ 所要時間：10分程度。
- エタノール注入療法は、超音波画像で癌の位置を確認しながら針を肝臓癌まで進めて、エタノールが注入されます。

- 必要物品：①100％エタノール、②局所麻酔薬、③局所麻酔用注射針、④15～20cmの長針、⑤注射器、⑥超音波検査装置、⑦接続チューブ。

■エタノール注入療法

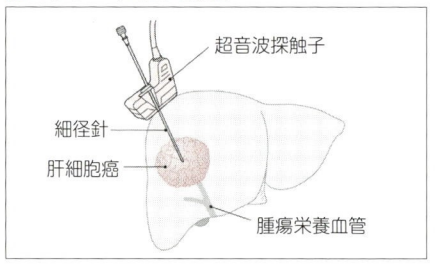

超音波探触子／細径針／肝細胞癌／腫瘍栄養血管

お役立ちコラム

肝臓癌の治療法

　肝細胞癌の治療には、肝切除術、肝移植術、経皮的局所療法、肝動脈塞栓療法、肝動脈内注入化学療法がある。肝機能と肝癌の個数、大きさをもとに治療法が選択される（科学的根拠に基づく肝がん診療ガイドライン作成に関する研究班「肝がん診療ガイドライン」）。

　経皮的局所療法は、体外からエタノールを注入して腫瘍を壊死させる経皮的エタノール注入療法（PEIT）、ジュール熱を利用したラジオ波焼灼療法（RFA）がある。最近はRFAに移行してきている。

■肝細胞癌の状態・肝障害度と治療

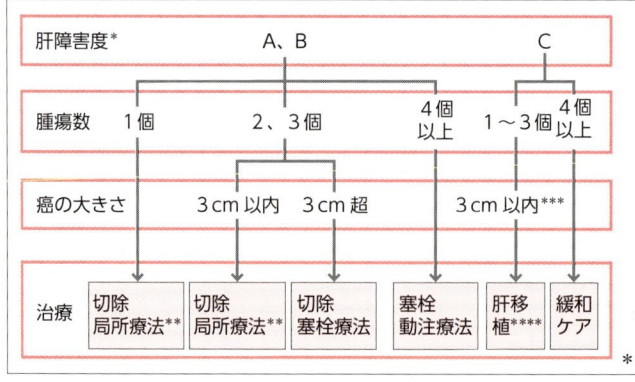

肝障害度*	A、B				C	
腫瘍数	1個	2、3個	4個以上		1～3個	4個以上
癌の大きさ		3cm以内	3cm超		3cm以内***	
治療	切除 局所療法**	切除 局所療法**	切除 塞栓療法	塞栓 動注療法	肝移植****	緩和ケア

* 肝障害度分類は143頁参照。
** 肝障害度B、癌の大きさが2cm以内では選択
*** 腫瘍が1個では癌の大きさが5cm以内
**** 患者年齢は65歳以下

Q ▶ 肝動脈塞栓術って何のために行われるの？

A ●肝臓には肝動脈と門脈の2つの血管から血液が送り込まれています。肝臓にできた癌はこのうちの肝動脈から栄養をとっています。この栄養血管を塞いで癌に血液が流れないようにし癌細胞を壊死させる目的で行われるのが肝動脈塞栓術です。

- 肝動脈塞栓術は、経カテーテル動脈塞栓療法（TAE）ともいい、エンボリと呼ばれています。
- 大腿の動脈から肝動脈までカテーテルを挿入し癌細胞に栄養を与えている動脈（血管）に小さなスポンジ片（mm単位のゼラチンスポンジやアイバロン）を詰め、栓をします。
- 栓を詰める前に抗癌薬が注入されることもあります。
- 栓はしばらくすると溶けてしまいますが体に害はありません。
- この治療は手術ができない大きな肝臓癌や癌が多発している場合にも行えます。

■肝動脈塞栓術

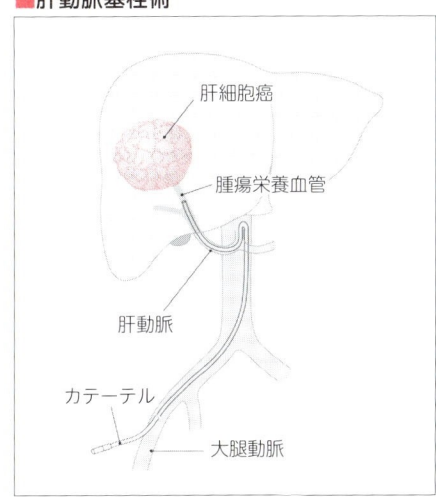

（肝細胞癌／腫瘍栄養血管／肝動脈／カテーテル／大腿動脈）

N 看護のポイント

- 肝臓の血流を止めるので肝機能が低下します。肝機能の低下症状を観察します。
- カテーテル挿入部からの出血を防ぐために圧迫止血が行われ安静が指示されます。安静の保持、出血の有無、バイタルサイン、尿量の観察が必要です。
- 3時間の絶対安静、24時間のベッド上の安静となるので日常生活面の援助を行います。
- カテーテル挿入部（創部）の汚染に気をつけ感染を予防します。
- 造影剤が排泄されるまでの3～6時間を絶飲食とします。

■肝障害度分類

項　目 \ 肝障害度	A	B	C
腹水	ない	治療効果あり	治療効果少ない
血清ビリルビン値（mg/dL）	2.0未満	2.0～3.0	3.0超
血清アルブミン値（g/dL）	3.5超	3.0～3.5	3.0未満
ICGR$_{15}$（%）	15未満	15～40	40超
プロトロンビン活性値（%）	80超	50～80	50未満

略語
PEIT：percutaneous ethanol infusion therapy（パーキュテイニアス エタノール インフュージョン セラピー）経皮的エタノール注入療法
RFA：radiofrequency ablation（レイディオフリークエンシー アブレイション）ラジオ波焼灼術
TAE：transcatheter arterial embolization（トランスカシター アーテリアル エンボリゼイション）経カテーテル肝動脈塞栓術
ICGR$_{15}$：indocyanine green retention rate at 15 minutes（インドシアニン グリーン リテンション レイト アット 15 ミニッツ）インドシアニングリーン15分停滞率

Q ▶ 肝動脈内注入療法はなぜ行われるの？

A ●肝臓は、解毒や分解が盛んに行われる臓器です。したがって経口的に、もしくは経静脈的に（全身的な形で）抗癌薬を投与しても肝臓の組織に有効な濃度の抗癌作用を維持することができないので、抗癌薬が直接注入されます。

- 肝動脈内注入療法は、肝動脈内に塩化ビニール製のチューブを挿入して5-FUやマイトマイシン、アドリアマイシンなどの抗癌薬を微量ずつ自動ポンプで持続的に高濃度のまま直接注入して、抗癌作用が発揮できるように行われます。動注療法ともいわれます。
- 体外式動注ポンプはゼンマイ式と電池式があり、肩から掛けたり腰ベルトに取り付け携帯できるので、活動性を低下させずにすみます。薬液の充填量と注入速度によって薬液を充填する期間が決まります。
- 体内式の動注ポンプは、腹壁皮下に埋めこまれ、体温によって沸騰するフレオンが気化膨張する作用によりポンプ内の薬液収納タンクを加圧して抗癌薬を送る仕組みなっています。動力源は体温ですので半永久的です。ただし抗癌薬は週1回の割合で充填する必要があります。
- 体内に動注用のリザーバー（シリコン製）を埋め込み、1回ごとに抗癌薬を注入する方法（one shot動注法）も行われます。

N 術後の看護のポイント

- インフォームドコンセントを図り自己管理ができるように指導します。
- 目的や方法、器械の操作や点検の方法（インジケーターの回転や薬液の量、カテーテル内に空気がないか、血液の逆流など）、注意点（器械の落下やカテーテルの閉塞、固定など）の理解度を確認します。
- カテーテルの固定状況や皮膚の状態を観察します：カテーテルの屈曲やねじれ、固定の外れ、皮膚の発赤や腫脹など。
- 抗癌薬の副作用による症状を観察します：食欲不振、悪心・嘔吐、下痢、頭痛、血管痛、脱毛など。
- カテーテル挿入部位の清潔、薬液バッグ交換時の無菌操作により感染を予防します。
- 器械や身体的異常時の対処（連絡）方法を患者・家族ともに十分に理解してもらいます。

■ポートによる動注化学療法

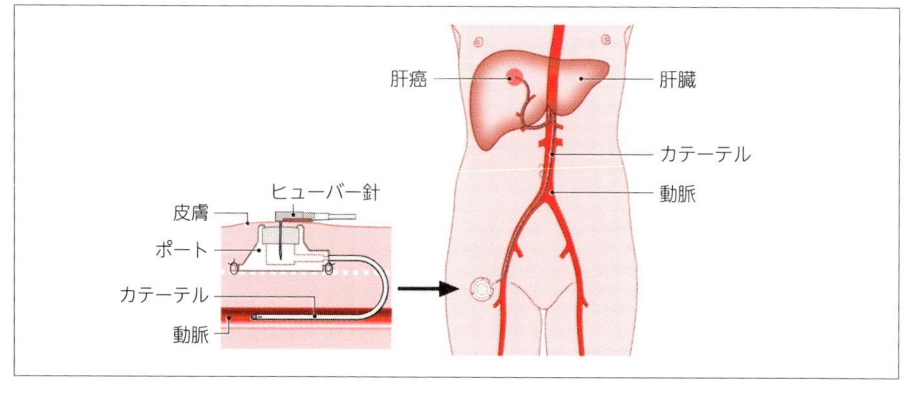

Q ▶ 胆嚢摘出術はなぜ行われるの？

A ●胆嚢摘出術は、肝臓との付着面を剥離し胆嚢胆管や胆嚢に入る血管を切り離して胆嚢を摘出する手術で、胆嚢の障害による精神的苦痛や身体的苦痛を除去するために行われます。

- 胆嚢は肝臓の右葉の下につく、長さ約8cm、容積50mLの茄子の形をした袋で、肝臓で造られた胆汁（700～1000mL/日）の水分を吸収して約8倍に濃縮して貯蔵し、摂取した脂肪性の食物が十二指腸粘膜に触れるとコレシストキニンというホルモンが分泌され、それにより胆嚢が収縮し胆汁を排泄させ脂肪の分解（乳化作用）を行います。
- 胆嚢が、胆嚢結石症や胆嚢炎、胆嚢癌により障害されると、右上腹部痛、悪寒、発熱、嘔気、嘔吐、黄疸（肝管からファーター乳頭までの胆道が閉塞した場合）、倦怠感などが出現し、精神的苦痛や身体的苦痛を伴い日常生活が困難となるため胆嚢摘出術が行われます。
- 肝床部からの出血や右肝動静脈の損傷がある場合には肝床部にドレーンが、創部には正中か右側腹部にドレーンが挿入されます。

1. 術後の観察

- バイタルサインの測定。
- 疼痛の有無。
- 嘔気・嘔吐の有無。
- 腹痛の有無。
- 出血の有無。
- ドレーン類の流出状況と性状。

2. 術後合併症

- 出血。
- 胆汁性腹膜炎：縫合不全やドレーンの逸脱、胆管損傷により起きる。
- 術後膵炎。
- 肝不全。
- 術後黄疸。

──◀ 胆汁の性状が意味するもの ▶──

- 量が少ない場合：胆管やドレーンの閉塞、腹腔内漏出
- 緑色や膿汁：炎症
- 淡黄色：肝臓障害により胆汁が生成されない

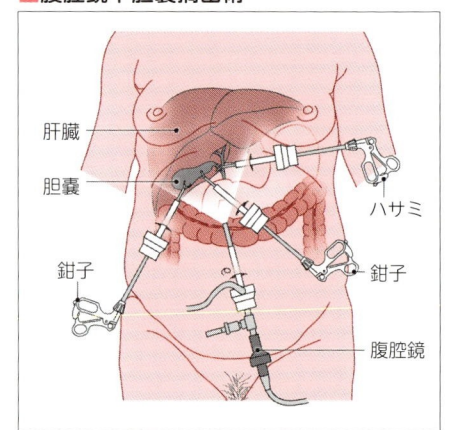

Q ▶ ラパコレってどんな手術？

A ● laparoscopic cholecystectomy のことで、LC ともいいます。腹腔鏡下の胆嚢摘出術です。

- 胆汁の成分（コレステロールやビリルビン、肝臓で処理した有害物など）が固形化すると胆石ができます。
- 腹腔鏡下胆嚢摘出術（ラパコレ：LC）は、その胆石を開腹せずに腹部の皮膚を切開（1～2cmの傷：4～5か所）し、腹腔内に二酸化炭素を入れて膨らませ、腹腔鏡を挿入してテレビモニターで見ながら特殊なハサミやクリップ、電気メスを使って胆嚢を切除し臍の傷から摘出する手術です。
- 全身麻酔で行われますが、胆嚢の炎症が強い場合や周囲の組織との癒着がひどく剥離が困難な場合、出血が多い場合は開腹術（前頁）に変更になります。

1．術後の看護

- ①異常の早期発見、②日常生活の安楽、③闘病意欲の維持に努めるために合併症の知識や観察項目、一般的経過を理解して看護を展開します。
- 術後合併症：
①皮下気腫。
②腹腔内出血。
③腹腔内の胆汁漏出。
④呼吸器合併症：気胸や無気肺。
⑤腸管麻痺。
- 術後の観察項目：
①バイタルサインのチェック。
②疼痛の有無。
③滲出液の状態。
④腹痛の有無。
⑤腹鳴、排ガスの有無。

2．退院時指導

- 胆汁の濃縮機能がなくなりますが、普段の食生活には影響しません。しかし中華料理や天麩羅などの高脂肪を一度に、また多量に摂取すると脂肪の乳化作用が低下しているので下痢をします。
- 術後2～3か月は腹圧のかかる運動を控え、術創（腹腔内）の安静を図ります。

■ ラパコレ術の術創

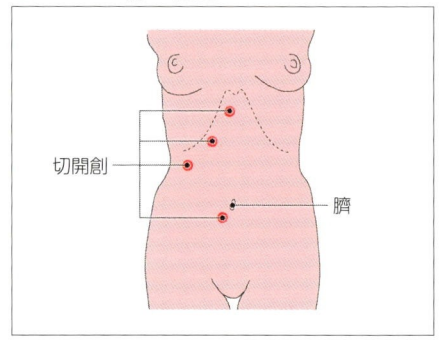

■ 腹腔鏡下胆嚢摘出術

Q ▶ 膵臓の手術ってどんな手術？

A ●膵臓は消化酵素の分泌（外分泌）や血糖調節に必要なホルモンの分泌（内分泌）をしていますが、膵臓の癌やファーター乳頭部癌、下部胆管癌、胃の膵頭部に及ぶ癌、胆嚢癌などでは、膵頭十二指腸切除術が行われ、消化管の再建術として Child 法、Whipple 法、Cattell 法が行われます。

■膵頭十二指腸切除術（PD）

●膵頭部と胃の幽門側 2/3、十二指腸全部、空腸起始部、胆嚢、総胆管、所属リンパ節、神経叢の一部を一括して切除し、膵体部、胆管、残胃をそれぞれ空腸と吻合して消化管の再建を行う

■ Child 法　　　■ Whipple 法 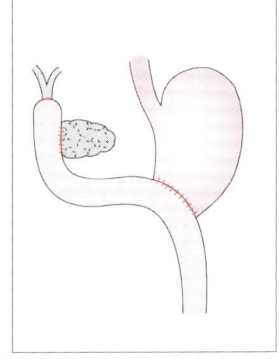　　　■ Cattell 法

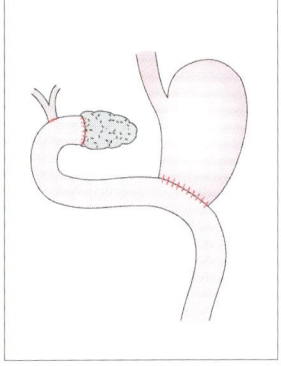

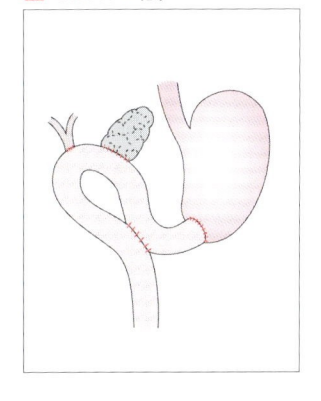

＊膵臓を摘出すると糖尿病になり、抗糖尿病薬の使用を余儀なくされます。
＊膵臓は、消化に関しては全部とっても問題はありませんが、3/5 は残さないと糖尿病になってしまいます。

その他の術式
- 膵頭体部または全体：膵全摘出術（TP）
- 膵体尾部：膵尾側切除術（DP）

外分泌される消化酵素
- 膵液：500〜800mL が分泌され、三大栄養素の消化酵素のすべてを含む
- アミノプシン：膵アミラーゼ（糖質分解酵素）
- ステアプシン：膵リパーゼ（脂質分解酵素）、胆汁酸で作用増強する
- トリプシノーゲン：蛋白質分解酵素。小腸内のエンテロキナーゼにより、トリプシンとなり消化作用をもつ

内分泌される血糖調節ホルモン
- インスリン：β細胞から分泌され血糖低下作用をもつ
- グルカゴン：α細胞から分泌され血糖上昇作用をもつ

膵臓疾患の症状
正中部上腹部痛、背部放痛、胆道閉鎖症状（黄疸、ビリルビン尿、灰白色便）

血液検査値の変化
- アミラーゼ、リパーゼの上昇、高血糖、高インスリン血症

略語
- **LC**：laparoscopic cholecystectomy（ラパロスコーピック コレシステクトミー）腹腔鏡下胆嚢摘出術
- **PD**：pancreatic duodenectomy（パンクリアティック デュオディネクトミー）膵頭十二指腸切除術
- **TP**：total pancreatectomy（トータル パンクリアテクトミー）膵全摘出術
- **DP**：distal pancreatectomy（ディスタル パンクリアテクトミー）膵尾側切除術

Q ▶ 膵臓手術後の看護は何に気をつければいいの？

A ●術後の縫合不全を防ぐために、チューブを挿入して減圧を図ったり、膵炎予防の薬物投与、血糖のコントロールが行われます。その管理を確実に行います。

1. チューブやドレーンの管理

●膵臓手術後は、チューブやドレーンが挿入されるので、その管理を行います。いずれも縫合不全を起こさないように減圧を目的に挿入されます。

1）膵管減圧チューブ

●膵液を体外に誘導し膵管の減圧を図ります。
●やや乳白色で透明な液が100～200mL/日流出します。2～3週間後に吻合の狭窄や縫合不全がないか確認して抜去されます。

2）胆管減圧チューブ

●術直後は浮腫による吻合部の狭窄により流出が多くなりますが、経過とともに減少します。
●800mL/日の胆汁が流出します。
●2～3週間後に吻合部の狭窄や縫合不全がないかを確認して抜去します。

3）経鼻空腸減圧チューブ

●空腸の減圧を図ります。

4）胃チューブ

●胃の減圧を図ります。
●3～4日後の胃透視で通過がよければ抜去されます。

2. 薬物の投与

●膵炎の予防のためのFOY等を確実に投与します。
●滲出液量が多いので低蛋白血症になりやすくアルブミン製剤が投与されます。

3. 栄養管理

●高カロリー輸液を行うので、流量や血糖チェック（血糖値は、150～200mg/dLにコントロールする）、インスリンの投与などを行います。

> **N 術後の看護のポイント**
> ●術後の縫合不全を防ぐために腸管内容の除去（下剤、浣腸、前日夕食は流動食）を行い、また腸内殺菌（抗菌薬）により腸内細菌を減少させます。

■膵臓手術後のドレーン

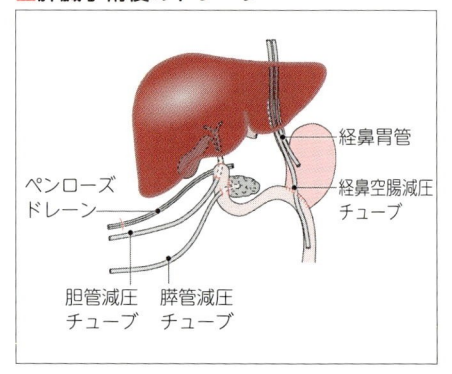

（図：経鼻胃管、経鼻空腸減圧チューブ、ペンローズドレーン、胆管減圧チューブ、膵管減圧チューブ）

Q ▶ 低位前方切除術ってどんな手術？

A ●結腸と直腸を吻合する前方切除術のうち吻合部位が腹膜翻転部（別名ダグラス窩といい、腹膜腔で最も低い位置で上部直腸と下部直腸の境界である）より低い位置（腹膜外）にある直腸を切除する方法を低位前方切除術といいます。

- 直腸は、排泄物を蓄える管で、排泄物による直腸への圧力（内圧が 40〜50mmHg）により便意をもよおす重要な老廃物の貯蔵器官です。
- しかし直腸癌などの障害を受けると、直腸や肛門の不快感、圧迫感、便秘、下痢、痔核の増悪などや癌腫が発育すると癌性潰瘍のために血液や粘液、膿汁の混じった膿性粘血便となり、悪臭を放つようになって心身（生命力）を悪化させます。
- そこで開腹操作により直腸を切除する手術が行われます。

N 術前看護のポイントと意味づけ

- 術後の合併症を防ぐために腸管内容の除去と、腸内を殺菌し腸内細菌を減少させるために以下の処置が行われます。
- 絶食とし、IVH か低残渣食とします。
- 下剤の投与、グリセリン浣腸、高圧浣腸の施行。
- 好気性菌（大腸菌など）や嫌気性菌（バクテロイデスなど）に感受性があり、小腸から吸収されない抗生物質を術前 3 日間にわたり経口的に投与します。

N 術後看護のポイントと意味づけ

- 手術により膀胱から仙髄（S1〜S4）に至る求心性の神経（知覚）が切断されるため、尿意を感じず尿失禁などを起こすことがあります。
- 浣腸や坐剤は腸の縫合への刺激を与えるので禁忌です。
- ダグラス窩ドレーンからの排泄量や性状を経時的に観察します。

■ 直腸の区分

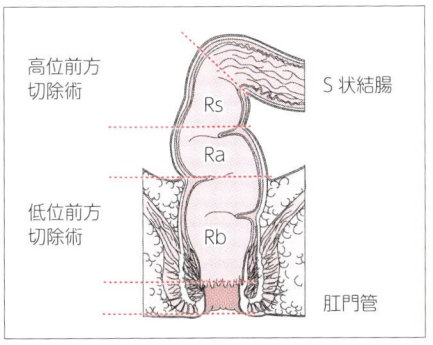

高位前方切除術 / S状結腸 / Rs / Ra
低位前方切除術 / Rb / 肛門管

■ 切除範囲

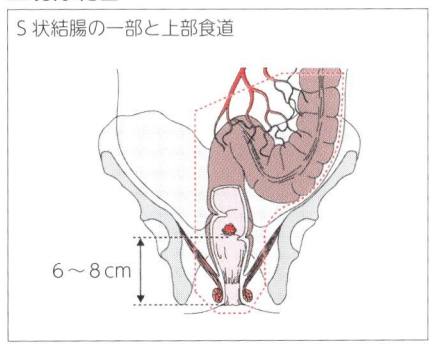

S状結腸の一部と上部食道

6〜8cm

略語 IVH：intravenous hyperalimentation（イントラヴェナス ハイパーアリメンテイション）経中心静脈高カロリー輸液、高カロリー輸液

Q ポリペクトミーって何？

A ●ポリープを内視鏡で見ながらループワイヤーをかけて高周波で焼き切って除去する方法をポリペクトミーといいます。

- 胃や腸、胆嚢、鼻、声帯などの粘膜が隆起したもの（粘膜表面の上皮細胞の増殖によって起きる良性のもの）をポリープといいます。
- 一般的にポリープが小さい場合は無症状ですが、大きくなると症状が出ることもあります。またポリープの中で、1～2割は悪性のものの場合がありますし、放っておくと将来的に癌化する場合もあるので、取り除いて良性か悪性かを組織学的に検査します。

■ポリペクトミー

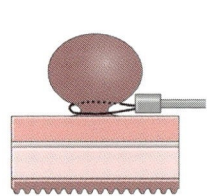

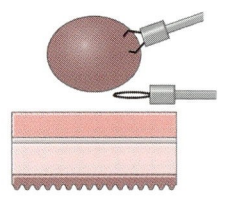

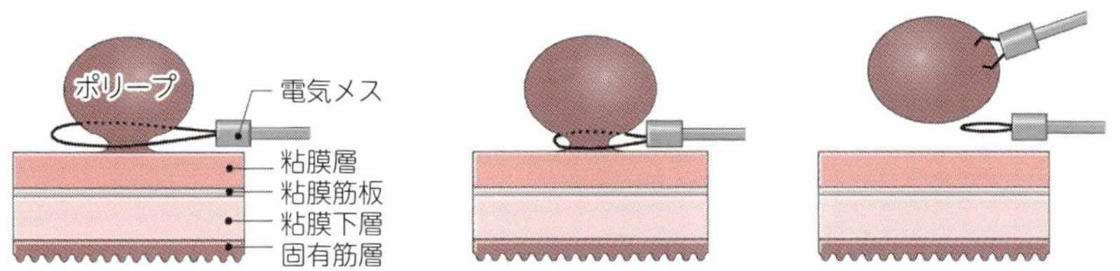

1. ポリープにループワイヤーをかける
2. ループワイヤーを絞り電気を通す
3. 焼き切ったポリープを鉗子で取り出す

（ポリープ／電気メス／粘膜層／粘膜筋板／粘膜下層／固有筋層）

■大腸ポリープの分類

腫瘍性ポリープ	腺腫：一般的なポリープで80％を占め増殖する
非腫瘍性ポリープ	化生性・炎症性・若年性
ポリポーシス	遺伝性：大腸腺腫症、家族性大腸ポリポーシス等 非遺伝性：炎症性ポリポーシス等

N 看護のポイント

- ポリペクトミー（大腸ポリープの場合）の前処置としては絶食と下剤（ニフレックなど）の投与があります。これは、腸内の老廃物を除去し肉眼的にポリープが観察でき処置がしやすいようにするためです。
- ポリペクトミー施行後は出血（下血）の有無を観察します。

Q ▶ マイルス術ってどんな手術？

A
- マイルス（Miles）術は、腹会陰式直腸切断術ともいい、直腸癌の場合に開腹部側と会陰部側から直腸を切断し人工肛門を造設する手術です。
- 肛門挙筋の切除により直腸の所属リンパ節をすべて除去できるので根治性は高いのですが、永久的に人工肛門を使用することになります。

■切除範囲

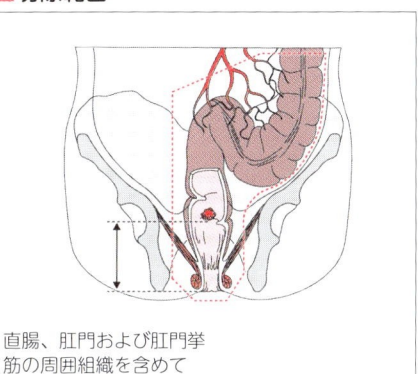

直腸、肛門および肛門挙筋の周囲組織を含めて

■術後のドレーン

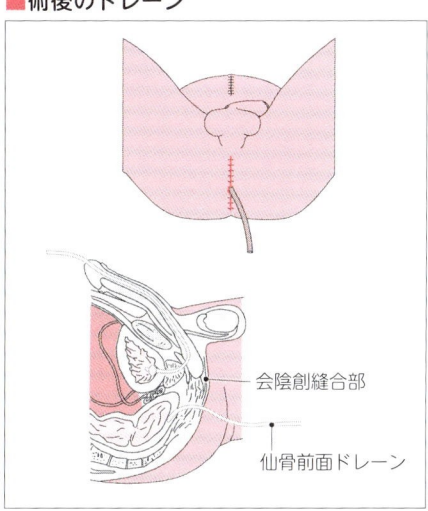

会陰創縫合部
仙骨前面ドレーン

お役立ちコラム

人工肛門の種類

人工肛門は、下端部分の形状で下部開放型、下部閉鎖型、ストーマ袋と面板の接合の形式でワンピース型、ツーピース型に分けられる。

形状	下部開放型（ドレインパウチ）	袋の下端部分が空いていて便がたまったら、そこから排出する。便がひんぱんに排泄され、1日複数回袋を空にする必要がある場合に向く
	下部閉鎖型（クローズパウチ）	便の排泄口がない。便がたまったら、袋を交換する。便が固形でそれほどひんぱんに排泄されないため、1日1回程度しか袋を空にする必要がない場合に向く
	ミニパウチ	温泉やプールなど目立たせたくないときに短時間利用するもの
種類	ワンピース型（単品系）	ストーマ袋と面板（皮膚保護剤）が一体化しているもので、一括処理できる
	ツーピース型（二品系）	皮膚保護剤の付いた面板にストーマ袋を接合するもので、面板を皮膚に粘着させたままストーマ袋を適宜交換できる

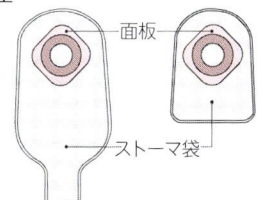

ワンピース型　面板　ストーマ袋

ツーピース型　面板　ストーマ袋　入浴用キャップ

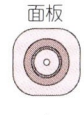

Q ▶ 人工肛門造設術後はどのような合併症に気をつければいいの？

A ●人工肛門はコロストミー（結腸に人工肛門を造った場合）とイレオストミー（回腸に人工肛門を造った場合）、永久的・一時的、単孔式・双孔式などに分類されますが、術後の観察は分類に関係なく以下の合併症の早期発見に努めます。

■人工肛門造設術後の合併症

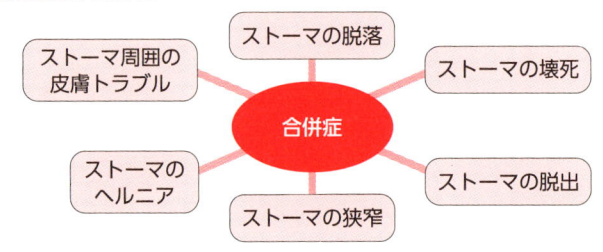

合併症
- ストーマの脱落
- ストーマの壊死
- ストーマの脱出
- ストーマの狭窄
- ストーマのヘルニア
- ストーマ周囲の皮膚トラブル

■人工肛造設術後の観察のポイント

合併症	原因	観察のポイント	計画
ストーマの脱落	・腸管断端と腹壁の縫合が外れストーマが腹腔内に脱落する	・ストーマの高さが次第に陥没する	・医師への報告 ・ストーマ再建術
ストーマの壊死	・腸を養う動脈の切断や結紮により栄養されない	・ストーマの色が暗紫色に変化する	・脱落するようならば再建術
ストーマの脱出	・腹壁切開口が大きすぎるために脱出する	・ストーマの高さが次第に上がってくる	・脱出がひどければ再建術 ・指での還納
ストーマの狭窄	・術後に電気メスで開口する場合に多い	・便が細い ・ストーマに指が入らない	・フィンガーブジー ・再建術
ストーマのヘルニア	・腹壁の切開口が大きい ・手術創にストーマを造った	・ストーマ周囲の腹壁が盛り上がってくる	・再手術 ・サポーターによる固定
ストーマ周囲の皮膚トラブル	・便による皮膚のかぶれ ・装具を剥がすときの機械的刺激 ・皮膚保護剤のアレルギー ・腸液の滲出による皮膚の刺激	・ストーマ周囲の皮膚の発赤 ・表皮剥離 ・びらん ・痛み	・便や腸液が漏れたり、たまり過ぎないように適時交換 ・無理やり装具を剥がさない ・皮膚の清潔

Q ストーマの位置はどのように決めればいいの？

A ●手術創や骨突出部から離れた位置で、日常生活に支障がなく、セルフケアがしやすい位置が選ばれます。

●膀胱や大腸（上行結腸、横行結腸、下行結腸、直腸）の悪性腫瘍で手術により切除術が行われる場合、尿の排泄（膀胱機能）や便の排泄機能を喪失することになります。そこで老廃物を体外に排泄するためのストーマ造設（腹壁に人工肛門や人工膀胱を造る）が行われます。

1. ストーマの位置決め

●ストーマ造設の位置は以下のような点を基準にして決定します。
① セルフケアがしやすい位置。
② 手術創や骨突出部（肋骨弓や上前腸骨棘、恥骨上縁）から離れた位置。
③ ヘルニアやストーマ脱出が起きにくい腹直筋上の位置。
④ 衣生活や起居動作に支障がない位置。
⑤ 腰の前後屈やねじれ動作を行っても可動性が少なく腹部の平面が維持できる位置。

2. マーキングの実際

1) 仰臥位で臍下縁に横線（①）を引く。
2) 下腹部正中線（②）を引く。
3) 腹直筋外縁に線（③）を引く。
4) 骨突出部（④）を確認する。
5) マーキングディスクを置き、印をつける。
6) 座位、立位、前屈位でマーキングの位置に皺ができないことを確認する。
7) 上記の条件を満たす位置が決定したら普段着のベルトや帯などの支障がないかを確認する。
8) マーキング部位をアルコール綿で消毒し、色素を滴下する。
9) 色素の上を注射針で数回穿刺し印をつけ、アルコールで拭き取る。

＊マーキングの位置、パッチテスト結果、本人や家族の意欲などストーマに関する問題点を明確にしておきます。

■ ストーマの位置

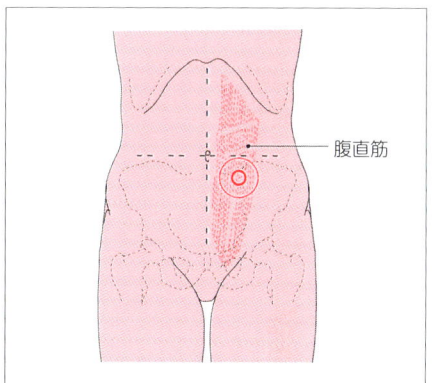

■ マーキング

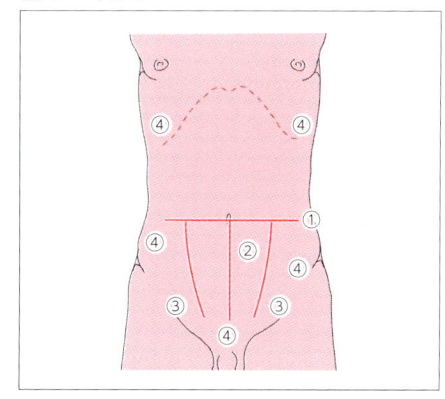

Q 肛門の手術には何があるの？

A ●肛門の手術は、痔核、痔瘻の切除や摘出のために行われます。

- 肛門は、排泄物をいったん蓄える弁の働きと排泄物を意図的に排出する働きがあります。肛門の働きを調節しているのが内肛門括約筋（平滑筋）と外肛門括約筋（横紋筋）で、腸の知覚神経と運動神経により司られています。
- 肛門の周囲は血管や神経が密集し、外肛門括約筋には、睡眠中も電気的な興奮が持続し、排泄物が漏れないようにする（安静時収縮）働きがあります。
- 肛門の疾患には、痔核（外痔核、内痔核）や痔瘻があります。
- 外痔核は、歯状線より下の肛門粘膜下の下直腸静脈叢のうっ血により起き、内痔核は、歯状線より上の直腸粘膜下の上直腸静脈叢のうっ血により起きます。
- 痔瘻は、肛門周囲の炎症（膿瘍）が肛門管と皮膚に交通して起きます。
- 痔核の手術には、①ミリガン・モルガン法（動脈の結紮と痔核の切除）、②痔核切除術（痔核のみの切除）、③血栓除去術（静脈瘤内の血栓の除去）があります。
- 痔瘻には、①痔瘻切除（瘻孔を切開し、また掻爬し、創を開放）、②瘻管摘出（痔瘻をくりぬくように摘出し縫合）があります。

■ ミリガン・モルガン法

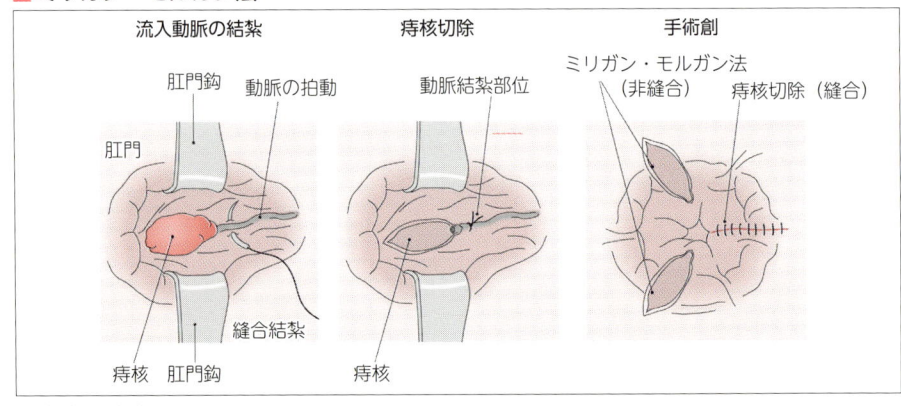

■ 痔瘻切除術

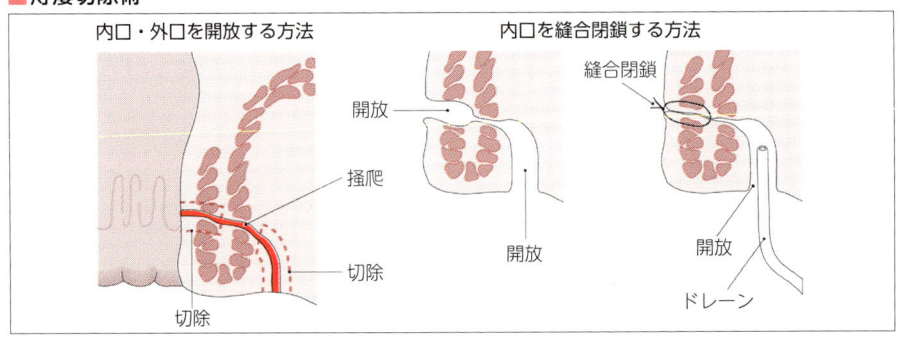

体液・代謝・排泄に関する「なぜ・何」Q&A

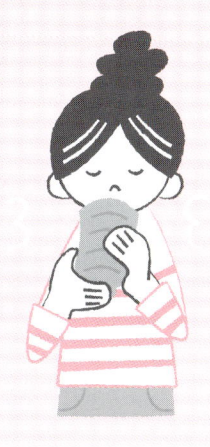

早引き目次

解剖・生理と病態

水分の必要性 156／体液の調整 157／血液の働き 158／電解質 159／アシドーシス 160／アルカローシス 161／脱水 162／浮腫 163／ブドウ糖の役割 164／高血糖 165／糖尿病性網膜剥離 166／糖尿病性腎症 167／糖尿病性神経障害 168／低血糖 170／糖尿病性ケトアシドーシス 170／糖尿病の空腹感 171／糖尿病患者の傷 172／多尿・乏尿 173／頻尿 174／尿色の変化 175／尿失禁 176／骨盤底筋 177／便 178／便秘 179／硬便 179

症状・疾患と観察

白血病 180／血小板減少 181／溶血性黄疸 181／糖尿病：皮膚 182／糖尿病：食事量 182／糖尿病：体重 183／糖尿病：感染 184／糖尿病：蓄尿 184／糖尿病：意識状態 185／糖尿病：睡眠状態 186／腎機能障害 187／アルドステロン症 187／ネフローゼ症候群 188／下痢 189

治療・処置とケア

血液製剤 190／輸血 190／抗糖尿病薬 192／インスリン製剤 194／高脂血症治療薬 196／利尿薬 197／下剤 198／止痢薬 200／腎臓摘出術 201／尿路変更術 202／CAPD療法 203／留置バルーンカテーテル 204／便秘予防 205／浣腸法 206／高圧浣腸 207／グリセリン浣腸 208

Q ▶ 体に水はなぜ必要なの？

A ●体内の水分量は常に一定に保たれるような仕組みになっています。これを恒常性（ホメオスターシス）といいます。恒常性があるのは水が生命を維持するためには重要なものだからです。

1. 体液とは

- 水分は血液や細胞、細胞の間（細胞間隙）に塩分や栄養素とともに含まれています。こうした水溶液を総称して体液といいます。体液は成人の場合、体重の60％ですが、体型や年齢（新生児70％、老人50％）により異なります。

■体液の配分

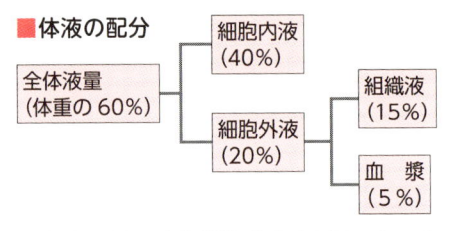

```
全体液量 ─┬─ 細胞内液（40％）
(体重の60％) │
            └─ 細胞外液 ─┬─ 組織液（15％）
               （20％）    │
                          └─ 血漿（5％）
```

- 水分は尿や不感蒸泄（呼吸や汗による水分の喪失）、便によって体外に排泄されます。喪失した水分量は経口的な水分の摂取（飲水）や食べ物が栄養物として細胞で酸化（燃焼）されるときにできる代謝水として供給されます。

2. 水の特性

1) 比熱が大きい

- 0度の物質を1度にするための熱量を比熱といいます。体重の半分以上を占める水は比熱が大きいので、外から熱が加わっても体温が大きく変化しないですみます。
- 比熱が小さいとわずかな熱量で体温が上昇し、いずれ蛋白質が固まって死亡します。したがって体内水分量を一定に保つ必要性が出てきます。
- 脱水での発熱は、普通の状態の熱産生量であっても水分量が少ないために起きます。

2) 気化熱が大きい

- 液体が蒸発するときに必要な熱量を気化熱といい、水は1gあたり0.536kcalです。
- 体熱を体外に放散するときに、汗を水蒸気に変えるには気化熱が大きくないとできません。
- 流れるような汗では熱を放散できません。汗をかいたら乾いたタオルで拭きとったり、着替えをする理由です。

3) 融解熱が大きい

- 液体が熱を失って固体に凍結するときの熱量を融解熱といい、水は1gにつき0.08kcalの熱を失わないと凍結しません。私たちの体が極寒でも凍らないのは水分が多いからです。

4) 熱伝導率がよい

- ほかの液体に比べ水は熱伝導率がよいので温罨法や冷罨法が効果を発揮できます。

5) 溶媒能力が高い

- 水はいろいろな物質を溶かし込むことができるため摂取や排泄が容易となります。

■水の特性

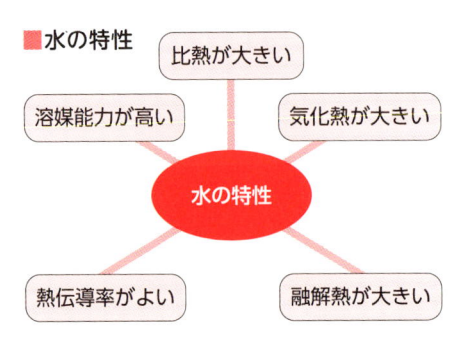

水の特性：比熱が大きい、気化熱が大きい、融解熱が大きい、熱伝導率がよい、溶媒能力が高い

Q ▶ 体液はどこでどのように調整されるの？

A ●体液は、腎臓（糸球体）に流れる血液を濾過し、水に含まれる老廃物とともに尿として排泄されますが、血液の浸透圧の変化によりホルモンが働くメカニズムで調節されます。

- 出血や発汗により体液を喪失すると血液中の浸透圧が高くなります。その浸透圧を視床下部で感知して口渇を起こします。
- 感知された刺激は脳下垂体後葉に伝わりADH（抗利尿ホルモン：バゾプレッシン）を分泌します。ADHは、尿細管での水の再吸収を促進し、尿量を減少させて水分の喪失を調節します。
- 副腎皮質も刺激され、副腎皮質から電解質ホルモン（アルドステロン）が分泌され、尿中の塩分（NaCl）の排泄を抑制して水分が尿として排泄されるのを防ぎます。
- 血液中にNaClが増加し体液量が増加すると、視床下部からCRH（ACTH放出ホルモン）が放出され、脳下垂体の前葉が刺激されてACTH（副腎皮質刺激ホルモン）が分泌されます。
- ACTHは副腎皮質からステロイドホルモンを分泌させ、糸球体での水分の濾過促進や水分の再吸収の減少により循環血液量を保持し、尿量を増やして体液量を調整します。

■ 水分調節のメカニズム

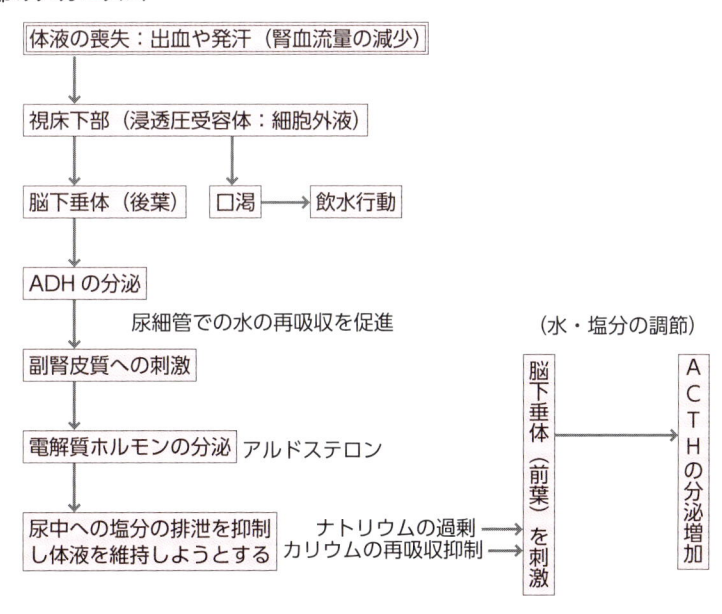

体液の喪失：出血や発汗（腎血流量の減少）
↓
視床下部（浸透圧受容体：細胞外液）
↓
脳下垂体（後葉） → 口渇 → 飲水行動
↓
ADHの分泌
　　　　尿細管での水の再吸収を促進
↓
副腎皮質への刺激
↓
電解質ホルモンの分泌　アルドステロン
↓
尿中への塩分の排泄を抑制し体液を維持しようとする
　　　ナトリウムの過剰
　　　カリウムの再吸収抑制
→ 脳下垂体（前葉）を刺激 → ACTHの分泌増加
（水・塩分の調節）

略語
ADH：antidiuretic hormone（アンティダイユレティック ホルモン）抗利尿ホルモン
CRH：corticotropin-releasing hormone（コーティコトロピンリリーシング ホルモン）副腎皮質刺激ホルモン放出ホルモン
ACTH：adrenocorticotropic hormone（アドレノコーティコトロピック ホルモン）副腎皮質刺激ホルモン

Q ▶ 血液はどこで作られ、どのような働きをするの？

A
- 血液は体重の1/12～1/13の量があり、血球と血漿で構成されています。
- 血球は、胸骨や肋骨、骨盤、脊椎骨などの骨髄（赤色髄）の造血幹細胞からそれぞれの血球への分化が行われます。
- 血球は分裂、増殖を繰り返し、発育促進因子や造血促進因子（エリスロポエチンなど）の援助を受けながら成熟し末梢血液に流入し、それぞれの役割を果たしています。

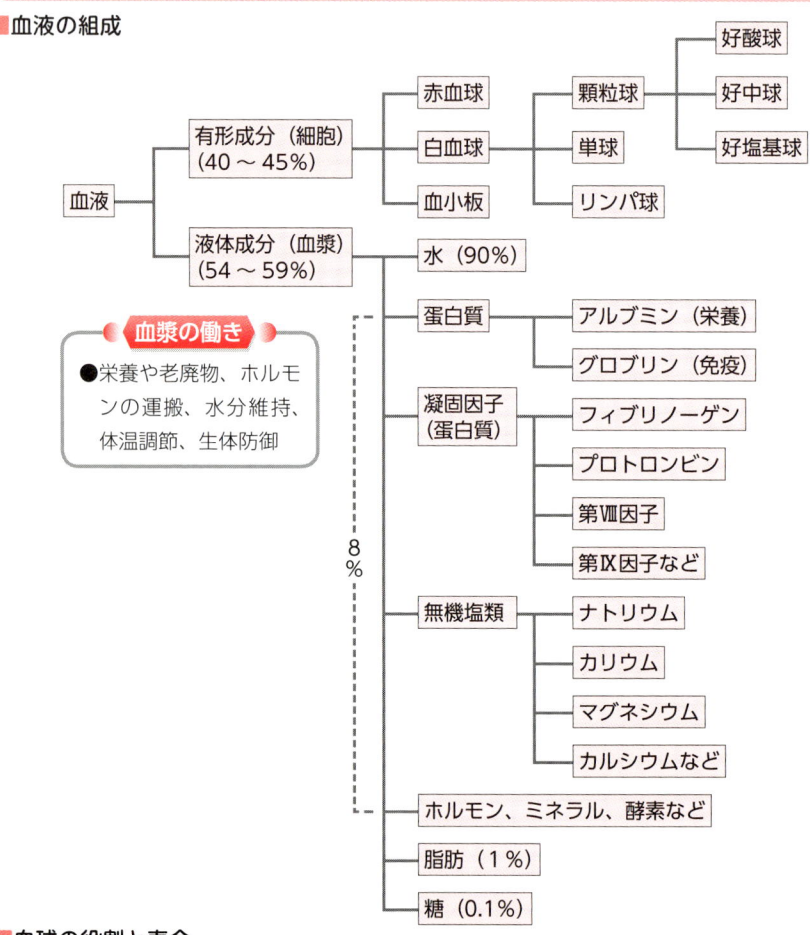

■血液の組成

```
                  ┌ 有形成分（細胞） ┬ 赤血球
                  │  （40～45%）    ├ 白血球 ─┬ 顆粒球 ─┬ 好酸球
                  │                │        │         ├ 好中球
                  │                │        │         └ 好塩基球
                  │                │        ├ 単球
                  │                │        └ リンパ球
                  │                └ 血小板
  血液 ─┤
                  └ 液体成分（血漿） ─┬ 水（90%）
                     （54～59%）    ├ 蛋白質 ─┬ アルブミン（栄養）
                                  │        └ グロブリン（免疫）
                                  ├ 凝固因子 ─┬ フィブリノーゲン
                                  │ (蛋白質) ├ プロトロンビン
                                  │         ├ 第Ⅷ因子
                                  │         └ 第Ⅸ因子など
                                  ├ 無機塩類 ─┬ ナトリウム
                                  │         ├ カリウム
                                  │         ├ マグネシウム
                                  │         └ カルシウムなど
                                  ├ ホルモン、ミネラル、酵素など
                                  ├ 脂肪（1%）
                                  └ 糖（0.1%）
```

（液体成分のうち蛋白質以下は8%）

血漿の働き
- 栄養や老廃物、ホルモンの運搬、水分維持、体温調節、生体防御

■血球の役割と寿命

	役割	寿命
赤血球	・血色素に酸素を結合させ組織に運び、組織の二酸化炭素を結合させ排泄へと導く	約120日
白血球	・顆粒球と単球は異物や病原菌を捕獲、貪食する ・リンパ球は免疫により生体を防御する	寿命の特定は難しい
血小板	・血液を凝固させ、破綻した血管を塞ぐ	約10日

Q ▶ 電解質って何？

A ●電解質は、水溶液にした場合に電荷（＋や－）を持ち、イオンに解離する物質をいい、細胞内外の体液中に溶け込み、以下の働きをしています。

■電解質の働き

種　類	電解質	代　謝	働　き
細胞内陽イオン	カリウム K	・摂取したカリウムは小腸で吸収され、そのほとんどは細胞内液に存在する ・90％近くは尿から排泄され、便や汗からも排泄される	・細胞内浸透圧の維持 ・神経－筋の活動や酵素反応の調節 ・酸－塩基平衡の調節 ・腎機能の調節
細胞内陽イオン	マグネシウム Mg	・小腸から毎日10mEqが吸収され、同量が尿より排泄される ・マグネシウムは、骨中に60％、1％が細胞外液中に、残りは筋肉や軟部組織に含まれる	・酵素の活性化 ・核酸や蛋白質の代謝（細胞内の活動の調節） ・細胞膜でのナトリウム、カリウムの輸送促進 ・副甲状腺ホルモン分泌の調節（カルシウム、リン酸の濃度を調節する） ・神経（シナプス）に作用しアセチルコリンの遊離抑制
細胞内陰イオン	リン P	・食物（牛乳、乳製品、肉、魚など）から摂取したリンは、小腸で60％が吸収され、体内のリンの約80％は骨や歯に不溶性カルシウム塩として、10％は蛋白質、脂質、糖質と結合し、10％は高エネルギーリン酸塩となる	・カルシウム濃度の調節 ・エネルギー代謝 ・酸－塩基平衡の調節
細胞外陽イオン	ナトリウム Na	・ナトリウムは細胞外液（血漿、組織間液）に存在する ・食塩の摂取により小腸で吸収されたナトリウムは、腎糸球体で濾過され尿細管で再吸収される ・不要なナトリウムは尿中に排泄される	・細胞外液の浸透圧の維持 ・神経－筋の活動の調節 ・酸－塩基平衡とクロール、カリウム濃度の調節 ・水分排泄の調節
細胞外陽イオン	カルシウム Ca	・カルシウムの99％はリン酸塩（カルシウム）として骨を形成し、残りが血液中に存在している ・血液中の半分は血清蛋白質と結合し、残りが血液中にイオンとして存在する	・神経－筋の活動の調節 ・血液凝固
細胞外陰イオン	クロール Cl	・食塩として摂取したクロールは小腸で吸収され、細胞外液（血漿）の陰イオンの大部分（70％）を占め、細胞内液には存在しない ・クロール自体の異常では症状は出ない	・酸－塩基平衡の調節 ・血液の浸透圧や動脈圧の維持

Q ▶ アシドーシスって何、どうして起きるの？

A ●普通、血液のpHは7.35〜7.45の間に恒常性が保たれていますが、以下のような呼吸状態や代謝状態が原因となり血液が酸性（pH：7.35以下）になる場合をアシドーシスといいます。

■呼吸性アシドーシスと代謝性アシドーシス

呼吸性アシドーシス	＜pH7.35＞	代謝性アシドーシス

呼吸性アシドーシス	代謝性アシドーシス
●組織の代謝により生じた二酸化炭素はすべて肺から排泄される。しかし、肺の換気障害や呼吸中枢の障害による換気抑制があると肺から二酸化炭素が十分に排泄できなくなり肺胞気二酸化炭素分圧が上昇し、体液の二酸化炭素分圧が正常範囲を超えて上昇し酸性血になる ●二酸化炭素分圧の上昇は呼吸中枢を刺激し呼吸運動を促進するが、肺胞換気の減少によりそれに応じた換気が行われず酸性血になる ●原因疾患：肺気腫、肺線維症、急性肺水腫、肺炎、気管支炎、気胸、胸郭運動障害など	●中心静脈栄養によるアミノ酸の大量投与によりクロールが大量に負荷され酸が過剰な場合 ●腎臓の疾患による水素イオン排泄障害や重炭酸イオン、アミノ酸、糖の再吸収障害の場合 ●下痢により腸液や膵液（豊富に重炭酸イオンを含む）を喪失する場合 ●インスリン不足による糖の不完全燃焼によりケトン酸（β-ヒドロキシ酢酸とアセト酢酸）を生成する場合（糖尿病性ケトアシドーシスを起こす；170頁参照） ●組織の酸素不足により細胞で酸素を使わない糖の分解が行われ乳酸が生じる場合 ●腎不全によりリン酸や硫黄イオンが排泄されない場合 ●薬物中毒（サリチル酸など）により二酸化炭素以外のさまざまな酸が負荷される場合

■アシドーシスの症状

1．呼吸障害	・浅く不規則な呼吸（クスマウル呼吸）
2．循環障害	・血圧低下（末梢血管の拡張と心収縮力の低下） ・ショック状態 ・不整脈（心室性期外収縮、心室細動：高カリウム血症による）
3．中枢神経障害	・頭痛 ・無関心 ・失見当識 ・昏迷 ・昏睡

Q▶ アルカローシスって何、どうして起きるの？

A ●普通、血液の pH は 7.35〜7.45 の間で恒常性が保たれていますが、以下のような呼吸状態や代謝状態が原因となり血液がアルカリ性（pH：7.45 以上）になる場合をアルカローシスといいます。

■呼吸性アルカローシスと代謝性アルカローシス

呼吸性アルカローシス ＞ pH7.45 ＜ 代謝性アルカローシス

呼吸性アルカローシス
- 随意の深呼吸や病的な過呼吸によって肺の換気が促進され、肺胞気二酸化炭素分圧が低下し、そのため体液の二酸化炭素分圧が 35mmHg 以下に低下してアルカリ血症になっているものをいう
- 中枢神経疾患、薬物中毒、ヒステリーなどの呼吸中枢の刺激状態や酸素不足、心臓疾患により呼吸が促進している場合に起きる

代謝性アルカローシス
- 水素イオンの過剰な排泄や細胞外液へのアルカリ投与、細胞外液の減少により重炭酸イオン濃度が上昇する場合
- 重炭酸の過剰投与（重曹等）
- 嘔吐や吸引による胃液（クロール）の喪失：陰イオンを補正するために重炭酸イオンが増加する場合
- 鉱質コルチコイド（アルドステロンなど）の過剰分泌：酸を過剰に排泄させる場合でカリウムの欠乏を伴う場合はアルカローシスを悪化させる
- 鉱質コルチコイド作用を有する薬剤（グリチロンや強力ミノファーゲン C など）により酸を過剰に排泄させる場合
- 腎機能の低下（クッシング症候群や原発性アルドステロン症）の場合

■アルカローシスの症状

1. 低酸素血症：意識障害、昏睡
2. 筋痙攣
3. 不整脈
4. 反射の亢進
5. 末梢神経障害：しびれ
6. 発汗

■アシドーシスとアルカローシス

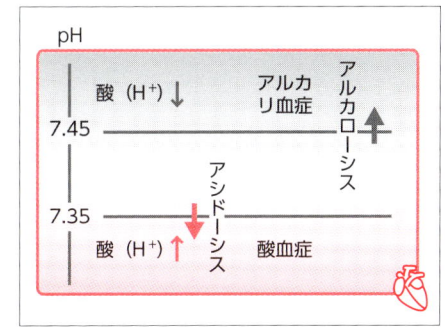

pH

酸 (H^+) ↓　アルカリ血症　アルカローシス↑

7.45

アシドーシス↓

7.35

酸 (H^+) ↑　酸血症

Q ▶ 脱水ってどうして起きるの？

A
- 水分の摂取量と排泄量は恒常性を保っています。しかし、摂取すべき水分や塩分の量が減少したり、排泄される量が多いと体内の体液量そのものが不足して脱水になります。
- 水分の恒常性を保つメカニズムも体液そのものが減少すると恒常性を保つことはできません。

■脱水の分類と原因

1．高張性脱水（水分の欠乏）
- 水がない、水が飲めないなど、水分の不足により細胞外液の濃度が高くなり、細胞内から細胞外へ水分が移動して細胞内液の水分が欠乏して発症する

2．低張性脱水（ナトリウムの欠乏）
- 下痢や嘔吐、排泄液、発汗など、ナトリウムの不足により細胞外液の濃度が低くなり、細胞外から細胞内に水分が移動し細胞外液の水分が欠乏して発症する

■脱水の症状

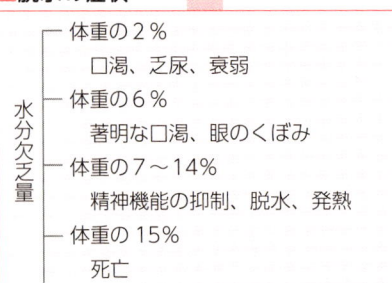

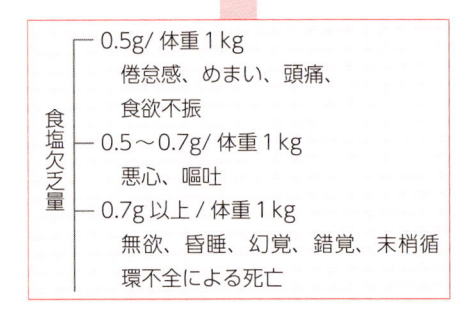

水分欠乏量
- 体重の2％
  - 口渇、乏尿、衰弱
- 体重の6％
  - 著明な口渇、眼のくぼみ
- 体重の7〜14％
  - 精神機能の抑制、脱水、発熱
- 体重の15％
  - 死亡

食塩欠乏量
- 0.5g/体重1kg
  - 倦怠感、めまい、頭痛、食欲不振
- 0.5〜0.7g/体重1kg
  - 悪心、嘔吐
- 0.7g以上/体重1kg
  - 無欲、昏睡、幻覚、錯覚、末梢循環不全による死亡

N 看護の必要性

- 脱水を起こさないために以下のことを行います。
1．発熱、出血、嘔吐、下痢、過呼吸などの体液喪失状態を観察する。
2．水分出納をチェックする。
3．老人は体液量が減少し、小児は体重に比べ体液が多いため脱水を起こしやすい。ツルゴール（皮膚の緊張）をつまみ試験で確認する。

■ツルゴール反応の見方

前腕あるいは胸骨上の皮膚をつまみあげて放す。2秒以内に皮膚が元の状態に戻れば正常。ツルゴールが低下していると皮膚のシワの戻りが遅くなる。これをハンカチーフサインという。

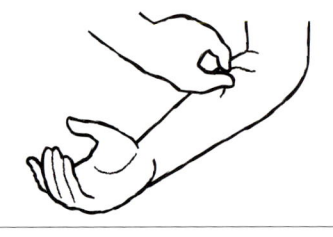

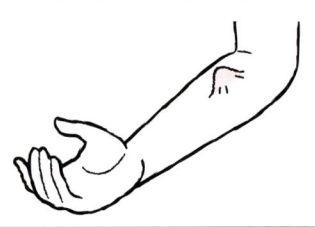

Q ▶ 浮腫はなぜ起きるの？

A ●浮腫は、細胞間質液と血液の圧力のバランスが崩れ、細胞組織に水分がたまった状態をいいます。血管の透過性亢進（血管から間質へ水分が移動する）や、静脈圧が上昇し間質へ水分が移動する、アルブミンなどの血液浸透圧にかかわる蛋白質が減少する（喪失・生成力低下）などにより血液の浸透圧が低下し、間質へ水分が移動し、全身、もしくは局所に浮腫が発生します。

■病態関連図

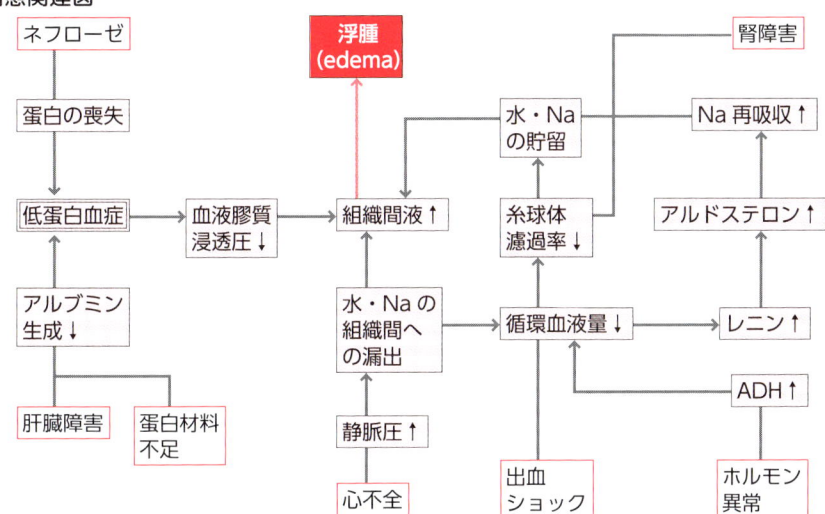

```
ネフローゼ                          浮腫                               腎障害
   ↓                            (edema)                                ↓
蛋白の喪失                           ↑                            Na再吸収↑
   ↓                    水・Naの貯留                                   ↑
低蛋白血症 → 血液膠質浸透圧↓ → 組織間液↑ ← 糸球体濾過率↓ ← アルドステロン↑
   ↑                              ↑                                    ↑
アルブミン生成↓            水・Naの組織間への漏出 → 循環血液量↓ → レニン↑
   ↑                              ↑                                    ↑
肝臓障害  蛋白材料不足          静脈圧↑                              ADH↑
                                  ↑                                    ↑
                                心不全        出血ショック         ホルモン異常
```

■浮腫と疾患

1. 血管の透過性亢進	炎症
2. 静脈圧の上昇	心不全
3. 糸球体濾過率の低下	腎不全
4. 一過性の浮腫	静水圧の低下
5. 蛋白質の減少	肝硬変、ネフローゼ症候群、栄養失調など
6. 局所性の浮腫	塞栓症

● 圧痕による分類

1. 圧痕の残る浮腫：心不全、ネフローゼ症候群、肝硬変、薬剤性など
2. 圧痕の残らない浮腫：甲状腺機能低下症による粘液水腫、リンパ水腫など

● 治療

ナトリウムの制限、水の制限、利尿薬の投与、栄養補などがある。

略語 ADH：antidiuretic hormone（アンティダイユレティック ホルモン）抗利尿ホルモン

Q ブドウ糖の役割って何？

A ●食物として入った糖質はブドウ糖に変わり、TCA回路で酸素により燃焼されエネルギーを作り出します。

- 食べ物から吸収された糖質は、肝臓に送られてブドウ糖に変えられます。
- 一部はグリコーゲンに変えられ肝臓に蓄えられますが、残ったブドウ糖は血液により全身に運ばれ、脳や脊髄の神経細胞、骨格筋や心筋細胞で取り込まれ、TCA回路で酸素により燃焼され38個のATP（エネルギー）を作り出します。
- 余分なブドウ糖は、筋肉や脂肪組織などの細胞に取り込まれ貯蔵され、ブドウ糖が供給できなくなったときに解糖してエネルギーとして使用されます。
- 60兆もある細胞にエネルギー源であるブドウ糖が取り込まれるには膵臓から分泌されるインスリン（血液中のブドウ糖の量を下げる）の働きが必要です。
- 血糖を一定（60〜110mg/dL）に保つことによりブドウ糖は細胞内に入り込むことができるからです。

■細胞の働き

ゴルジ体	分泌作用
ミトコンドリア	細胞呼吸
リボソーム	蛋白質合成（エネルギー供給）
核	細胞増殖
細胞膜	物質の出入り

■糖の吸収と新生（糖の調節メカニズム）

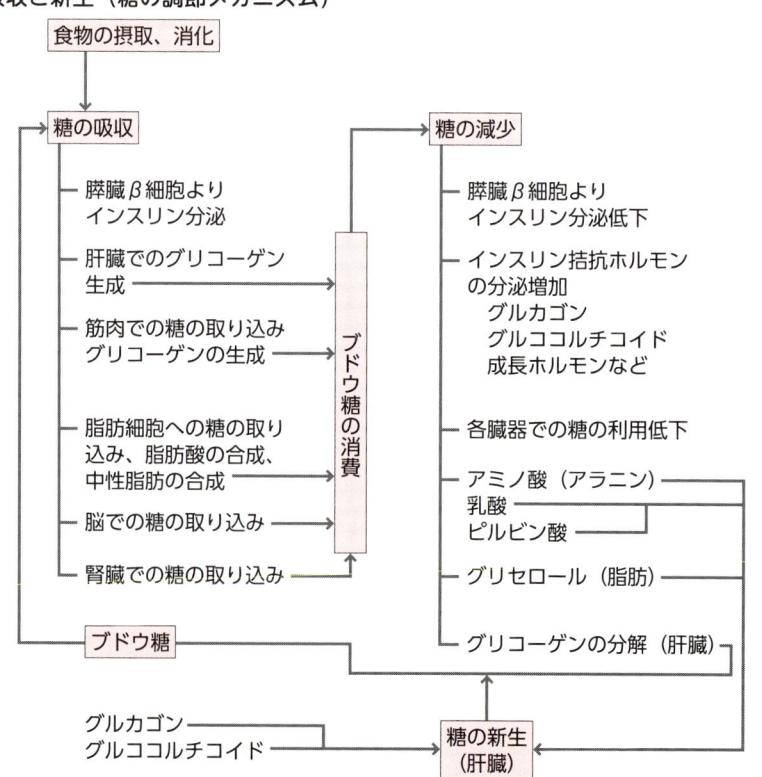

食物の摂取、消化
→ 糖の吸収
- 膵臓β細胞よりインスリン分泌
- 肝臓でのグリコーゲン生成
- 筋肉での糖の取り込み　グリコーゲンの生成
- 脂肪細胞への糖の取り込み、脂肪酸の合成、中性脂肪の合成
- 脳での糖の取り込み
- 腎臓での糖の取り込み
→ ブドウ糖の消費

→ 糖の減少
- 膵臓β細胞よりインスリン分泌低下
- インスリン拮抗ホルモンの分泌増加
  - グルカゴン
  - グルココルチコイド
  - 成長ホルモンなど
- 各臓器での糖の利用低下
- アミノ酸（アラニン）
- 乳酸
- ピルビン酸
- グリセロール（脂肪）
- グリコーゲンの分解（肝臓）

グルカゴン
グルココルチコイド
→ 糖の新生（肝臓）
→ ブドウ糖

Q ▶ 高血糖はなぜいけないの？

A ● 高血糖を放置すると糖尿病の3大合併症のほか、多くの状態を引き起こすからです。

■ 糖尿病の合併症

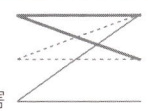

糖尿病網膜症　　糖尿病性最小血管症　　脳卒中
糖尿病腎症　　　動脈硬化症　　　　　　心筋梗塞
糖尿病神経障害　代謝異常　　　　　　　白内障
　　　　　　　　　　　　　　　　　　　糖尿病性壊疽

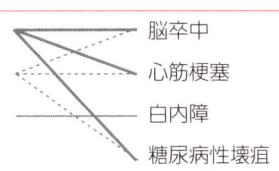

● 高血糖は次のような場合に起きます。
① インスリンを分泌する膵臓のβ細胞が損傷を受けインスリンの量が不足する場合（インスリン依存性糖尿病：IDDM）。
② インスリンの働きが悪くなる（インスリン抵抗性という）と血糖が高いために膵臓は多くのインスリンを分泌するようになり（高インスリン血症）、この状態が長く続くとやがてインスリン非依存性糖尿病（NIDDM）になる。

● 高血糖の状態が続くと体の中で次のようなことが起こります。
① 血液中のブドウ糖がLDL（低密度リポ蛋白質：細胞膜成分の材料やステロイドホルモン合成に利用される）と結合し糖化蛋白質となると血管壁にコレステロールが沈着して動脈硬化を引き起こす。
② 血液中のブドウ糖がHDL（高密度リポ蛋白質：血管の内膜や細胞に付着した余分なコレステロールを取り除く）と結合し糖化蛋白質となるとHDLの働きを悪くし、血液中のコレステロールを増やして動脈硬化が起こる。

③ インスリンの血中濃度が高くなると尿中に排泄されるはずのナトリウムが腎臓で再吸収され、体内にナトリウムが増加し、細胞内から血液中に水分が多く取り込まれて循環血液量が増え血圧が上昇する。血管に加わる圧力が増大すると血管の弾力性が失われ血管はもろくなる（動脈硬化）。
④ インスリンが交感神経に作用し、血管を収縮させたり、血管に浮腫などをもたらして血管の抵抗を大きくするため血圧が上昇する。血圧が高くなると心臓は強力に収縮と拡張を繰り返すため、心肥大や心不全を起こす。
⑤ 高血糖によりヘモグロビンが糖化するとグリコヘモグロビンに変わり酸素の供給が低下する。

■ 血糖値の基準

基準値	空腹時血糖値	110mg/dL 未満
	負荷後120分血糖値	140mg/dL 未満
高血糖	空腹時血糖値	110mg/dL 以上
糖尿病	空腹時血糖値	126 mg/dL 以上
	負荷後120分血糖値	200 mg/dL 以上

略語
TCA：tricarboxylic acid cycle（トライカーボクシリック アシッド サイクル）トリカルボン酸回路
ATP：adenosine triphosphate（アデノシン トライフォスフェイト）アデノシン三リン酸
IDDM：insulin dependent diabetes mellitus（インスリン ディペンデント ダイアビーティズ メリタス）インスリン依存性糖尿病
NIDDM：non-insulin-dependent diabetes mellitus（ノンインスリンディペンデント ダイアビーティズ メリタス）インスリン非依存性糖尿病
LDL：low density lipoprotein（ロー デンシティ リポプロテイン）低密度リポ蛋白
HDL：high density lipoprotein（ハイ デンシティ リポプロテイン）高密度リポ蛋白

Q ▶ 糖尿病性網膜剥離はどうして起きるの？

A ●血糖が高くなると酸素を運ぶ能力が低下し、網膜の血管が酸素欠乏を起こすからです。

- 目の症状は比較的早期に現れます。なかでも網膜症は、自覚症状がなく経過し視力の低下に始まり、突然の大出血や網膜が剥離し失明の危険性がある重篤な合併症です。
- 網膜は眼底の最も内側にある映像を映し出すところです。網膜には毛細血管が網の目のように張り巡らされていますが、糖尿病になり血液中のブドウ糖が多くなると、酸素を運ぶ役目をもつ赤血球のヘモグロビンとブドウ糖が結合（糖化ヘモグロビン）し、酸素を運ぶ能率が低下します。そのために網膜の血管が酸素欠乏を起こし血管はできるだけたくさんの酸素を取り入れようと拡張します。
- 網膜の血管は水分を外に出さないようになっていますが、拡張して弱くなった血管から水が漏れ出し網膜がむくみます。また血液成分（蛋白質、脂質などの血漿成分）が漏れ出るようになると網膜に白斑ができたり出血したりします。網膜症が進んでくると酸欠状態を補おうと糸のような細い血管（新生血管）が網膜から硝子体の中に向かって伸びます。
- 新生血管は組織が弱いため血管が破れて硝子体の中で大出血をする可能性があります。出血しなくても次第に悪化していきます。
- 硝子体は糖尿病があると萎縮していきます。それに伴い新生血管が引っ張られ、網膜も引っ張られて網膜が剥がれてしまい（網膜剥離）、失明することになります。

■ 眼の正常解剖

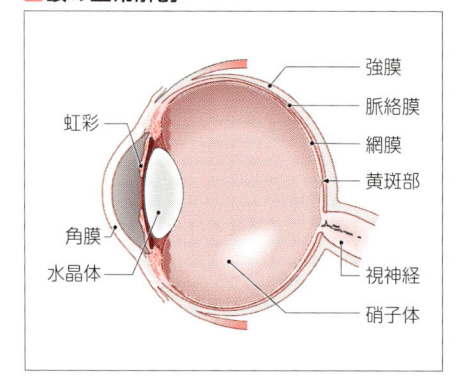

強膜／脈絡膜／網膜／黄斑部／虹彩／角膜／水晶体／視神経／硝子体

■ 網膜剥離

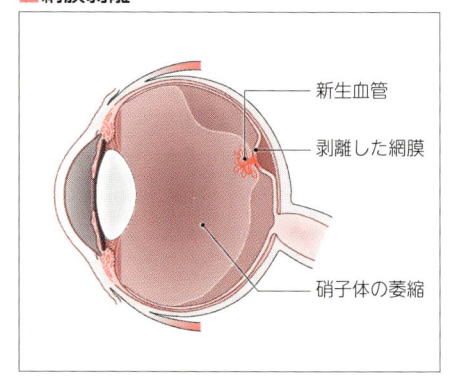

新生血管／剥離した網膜／硝子体の萎縮

〔レーザー光凝固療法の効果〕

- 網膜にレーザー光線を照射すると当たった部分に白い火傷（凝固斑）ができる。火傷は約3週間で吸収され、その部分は萎縮する。
- 網膜の萎縮により網膜の酸素不足が改善されむくみが吸収され出血や白斑も消失する。
- 視力は回復しないこともあるが、新生血管ができるのを予防したり、新生血管を凝固して網膜症の進行を抑える効果がある。

Q ▶ 糖尿病腎症はどうして起きるの？

A ●高血糖によって腎臓の糸球体毛細血管が侵され、血流障害と血管壁の障害が生じて腎症が発生します。

- 腎臓の糸球体（1つの腎臓に100万個ある）は、血液（心臓から送り出される血液の1/4が腎動脈に流れ込む）を濾過し体に不要なものを尿として排泄する働きをしています。
- 糸球体は多くの毛細血管が球状に集合しています。糸球体の毛細血管が高血糖により障害されるのが糖尿病性腎症です。
- このメカニズムは以下の2つが考えられています。

1. 血管の狭小による血流障害

- 糸球体の毛細血管の周りのメサンギウム基質の中にはメサンギウム細胞があり毛細血管の固定、支持と、物質の代謝（分解や産生）を行っています。
- 高血糖になるとメサンギウム細胞に多量のブドウ糖が流れ込み、ブドウ糖と蛋白質が結合し糖化蛋白質が作られ、これが増えていくとメサンギウム基質が肥大し、周囲の毛細血管を圧迫します。
- 毛細血管の圧迫によって毛細血管が狭くなり血流障害が起き、血液の濾過機能が低下し、腎臓機能障害が起きます。

2. 血管壁の障害

- 毛細血管の血管壁はフィルターの役目をしています。血液中の不要な成分は血管外に濾過され尿になりますが、高血糖により血管の細胞が肥厚するとフィルターの目が粗くなり蛋白質などの体に必要な成分を尿の中に排泄してしまいます。

■ 腎臓の解剖

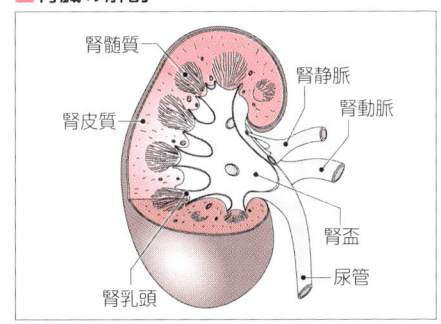

■ 正常毛細血管

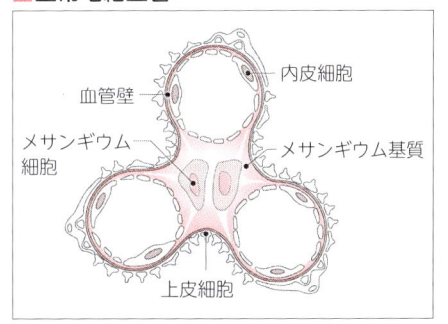

■ 糸球体の解剖

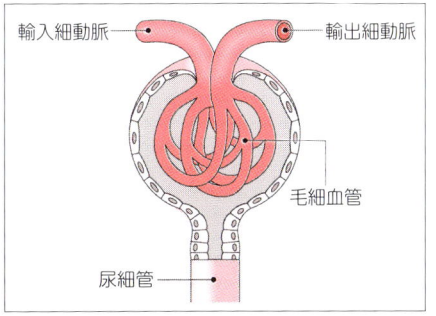

■ 糖尿病腎症の毛細血管

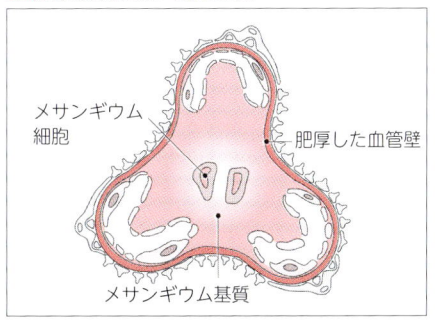

Q ▶ 糖尿病神経障害はどうして起きるの？

A ●糖尿病による高血糖によって、末梢神経細胞と毛細血管が障害され、神経障害が起こります。

1. 神経障害の起こり方

- 高血糖状態では神経細胞にソルビトールというふだんは体の中にない糖分がたまるようになります。ソルビトールが細胞内にたまると浸透圧の関係で細胞が周囲から水分を吸収して水ぶくれの状態になります。
- 血糖が高いと神経細胞内で活性酸素が生じ、細胞自体を傷害するようになり神経障害が生じます。
- 高血糖状態が続くと毛細血管が障害され、末梢神経細胞への酸素供給が不足します。また血液中のブドウ糖と血管の壁の中の蛋白質が結合し元の蛋白質とはまったく異なった蛋白質（糖化蛋白質）となり、血管障害を悪化させ末梢神経が酸欠状態になり神経障害が起きます。

■末梢神経障害が起こるメカニズム

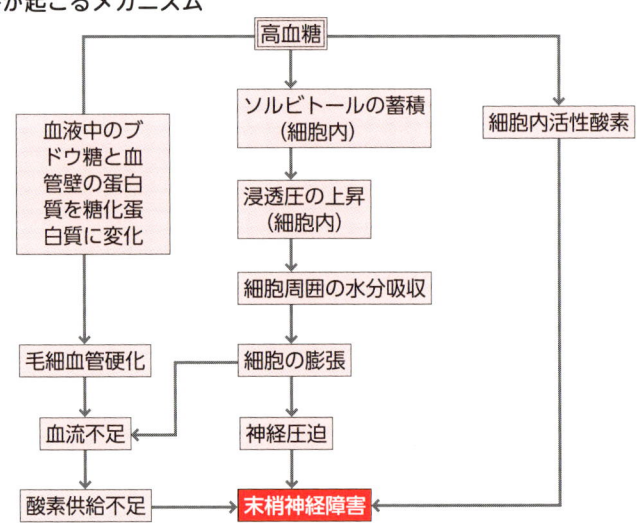

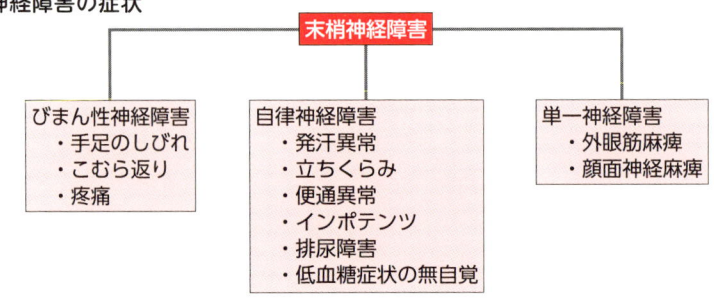

```
                           高血糖
         ┌──────────────────┼──────────────────┐
         ↓                  ↓                  ↓
   血液中のブドウ糖と      ソルビトールの蓄積      細胞内活性酸素
   血管壁の蛋白質を        （細胞内）
   糖化蛋白質に変化            ↓
         ↓              浸透圧の上昇
                        （細胞内）
                            ↓
                      細胞周囲の水分吸収
         ↓                  ↓
    毛細血管硬化           細胞の膨張
         ↓                  ↓
      血流不足  ←─────    神経圧迫
         ↓                  ↓
    酸素供給不足  ────→  末梢神経障害  ←──────
```

■末梢神経障害の症状

```
                        末梢神経障害
         ┌──────────────────┼──────────────────┐
   びまん性神経障害        自律神経障害          単一神経障害
   ・手足のしびれ         ・発汗異常            ・外眼筋麻痺
   ・こむら返り           ・立ちくらみ          ・顔面神経麻痺
   ・疼痛                 ・便通異常
                         ・インポテンス
                         ・排尿障害
                         ・低血糖症状の無自覚
```

2. 神経障害の種類

1）びまん性神経障害
- 左右対称に起きます。
- 神経障害の初期症状として出現し、放置すると次第に程度が強くなり、進行するとしびれや疼痛を感じないほど感覚が鈍麻します。

①手足のしびれ：手や足の先がジンジンとしびれる。
②疼痛：手足の筋肉や皮膚が痛み、または走るような痛みや刺すような痛みを感じる。
③こむら返り：夜寝ているとき、安静のときに腓腹筋に起きる。

2）自律神経障害
- 交感神経が障害されて起こります。

①発汗異常：体温調節障害によりやたらと発汗が多い、または暑くても汗をかかない状態が見られる。
②立ちくらみ：起床時の血圧調節障害により起きる。
③便通異常：腸の働き（交感神経、副交感神経）が悪くなり、便秘や下痢を起こす。
④インポテンツ：自律神経障害により勃起しなくなる。
⑤排尿障害：尿が出にくくなり残尿により膀胱炎を繰り返す。
⑥低血糖症状がわからない：自律神経障害により低血糖症状を感じなくなる。

3）単一神経障害
- 神経細胞に酸素や栄養を供給する血管が詰まって起きます。

①外眼筋麻痺：眼が片方に寄ったり、眼球をうまく動かせないなど。
②顔面神経麻痺：口元が歪む、まぶたが閉じられない、口から物がこぼれるなど。

お役立ちコラム

HbA1cの国際基準値で糖尿病の合併症予防

糖尿病の末期症状（三大症状）に、糖尿病網膜症・糖尿病腎症・糖尿病神経障害がある。こうした合併症予防にHbA1c 7％未満を推奨目標値にすることを糖尿病学会が発表した（2013年5月）。

HbA1cは、赤血球のヘモグロビン蛋白にブドウ糖が結合したもので糖の結合割合を示す。赤血球の寿命が120日（4か月）であることから、現在より1〜2か月前の血糖の平均値を反映しており、糖尿病の診断・進行度・治療（安定）を知る指標としての意義がある。

2012年4月に糖尿病学会は国際標準値（NGSP値）を採用することを決め、HbA1c値6.2％未満（優）、6.2〜6.8％（良）、6.9〜7.3％（不十分）、7.4〜8.3％（不良）、8.4％以上（不可）を評価基準とした。

その他の糖尿病の検査には空腹時血糖（現在の血糖値：優80〜110mg/dL）やフルクトサミン（血清蛋白と結合したブドウ糖で蛋白の寿命から10〜14日前の平均血糖値を表す：正常値2.2〜3mmol/L）等の検査がある。

略語
HbA1c：hemoglobin A1c（ヘモグロビン エー）ヘモグロビンエーワンシー
NGSP：National Glycohemoglobin Standardization Program（ナショナル グライコヘモグロビン スタンダーダイゼイション プログラム）国際標準値

Q ▶ 低血糖状態ではなぜ脳症状が出るの？

A ●血糖が低下すると脳の機能低下症状が出現します。脳の機能がブドウ糖の酸化（エネルギー代謝）により営まれているからです。

●脳は1分間に70～80mgのブドウ糖を必要としていると言われていますが、脳のブドウ糖蓄積能力は2g程度しかありません。したがって、脳には常に大量のブドウ糖を供給しなければなりません。

しかし、低栄養や過激な運動、グリコーゲンの分解低下、インスリン分泌過剰、内分泌疾患、薬剤による低血糖によって脳へのブドウ糖の供給が不足すると下記のような脳の症状が出現します。

■ 低血糖値と症状（Marble）

(mg/dL)
90 ― 副交感神経反応：空腹、欠伸、悪心、徐脈
70 ― 大脳機能障害：嗜眠、倦怠感、集中力欠如（会話・計算不能）
50 ― 交感神経反応：収縮期血圧上昇、心拍増加、過呼吸、発汗促進
30 ― 低血糖性昏睡・全身痙攣

Q ▶ 糖尿病性ケトアシドーシスって何？

A ●インスリン不足で糖と脂肪の不完全燃焼が起き、肝臓でケト酸が増えアシドーシス（酸性血）になった状態です。

●インスリンの不足は糖の不完全燃焼（ブドウ糖がエネルギーとして利用されない）を起こし、グルコースが細胞外に貯留（高血糖）するため細胞内水分を引き込み細胞内を脱水状態にします。

●インスリン不足は脂肪の不完全燃焼（多量の脂肪が分解され遊離脂肪酸が増える）を起こし、肝臓でケト酸が増えて、血液のpHを低下させアシドーシス（酸性血）になります。

■ 糖尿病性ケトアシドーシスの原因と症状

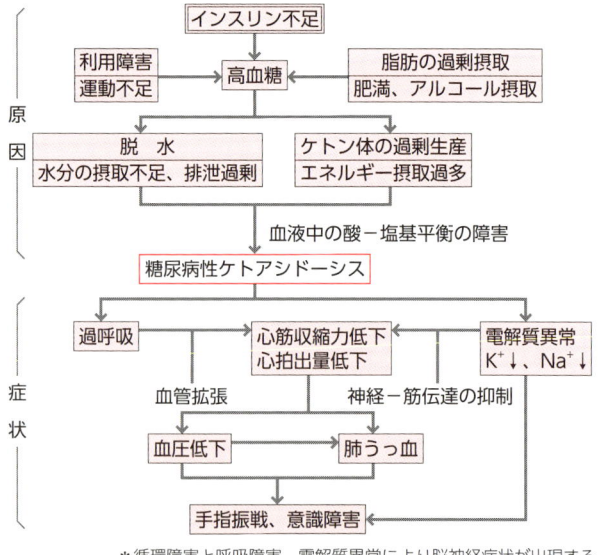

［原因］
インスリン不足 → 高血糖（利用障害、運動不足／脂肪の過剰摂取、肥満、アルコール摂取）
→ 脱水（水分の摂取不足、排泄過剰）／ケトン体の過剰生産（エネルギー摂取過多）
→ 血液中の酸－塩基平衡の障害
→ 糖尿病性ケトアシドーシス

［症状］
過呼吸／心筋収縮力低下・心拍出量低下／電解質異常 $K^+↓$、$Na^+↓$
→ 血管拡張／神経－筋伝達の抑制
→ 血圧低下／肺うっ血
→ 手指振戦、意識障害

＊循環障害と呼吸障害、電解質異常により脳神経症状が出現する。

お役立ちコラム
糖尿病昏睡はどうして起こるの？

血糖値が高くなると（約 170mg/dL 以上）、体は過剰になった糖を尿とともに排出しようとし、体に必要な水分が失われるため、口渇、多尿、頻尿、脱力感、疲労感、体重減少などの高血糖症状が現れる。さらに進行すると意識障害、昏睡が生じる。糖尿病昏睡を起こす病態には、糖尿病性ケトアシドーシスと高浸透圧高血糖症候群がある。

インスリンの絶対欠乏により糖とケトン体が過剰蓄積し、脱水、意識障害を起こすものを糖尿病性ケトアシドーシスという。糖尿病性ケトアシドーシスは 1 型糖尿病に多い。

脱水・感染・ストレスなどによって、著しい高血糖、高浸透圧を起こすものを高浸透圧高血糖症候群という。高浸透圧高血糖症候群は 2 型糖尿病に多い。

■糖尿病昏睡の症状と所見

	糖尿病性ケトアシドーシス	高浸透圧高血糖症候群
前駆症状	口渇、多飲、多尿、悪心、腹痛、食欲不振	前駆症状に乏しい 失語、幻覚、振戦、麻痺
呼吸	クスマウル呼吸、アセトン臭	呼吸障害、アセトン臭
体温	低下	上昇
血糖値	中〜高度上昇：300 〜 1,000mg/dL	中〜高度上昇：600 〜 1,500mg/dL
血中ケトン体	著明に上昇：3 〜 5mmol/L	軽度上昇
ケトン体	強陽性	陰性
pH	7.3 以下	正常
CO_2	10mEq/L 以下	正常
HCO_3^-	15mEq/L 以下	16mEq/L 以上
浸透圧	軽度上昇	著明に上昇

Q ▶ 糖尿病ではなぜ空腹感が強いの？

A ●遊離脂肪酸が増加し空腹中枢を刺激するため、食べても食べても空腹感が強い状態が続きます。

- エネルギーの消費によって血液中のブドウ糖が足りなくなると、脂肪組織がエネルギー源として分解され、遊離脂肪酸が血液中に増えます。増加した遊離脂肪酸により視床下部の空腹中枢が刺激され、満腹中枢は抑制されて空腹感が生じます。
- 糖尿病では、血液中の糖は高いのですが、インスリン不足により細胞がブドウ糖を利用できないため、脂肪を分解してエネルギーを得ようとするメカニズムが働き、遊離脂肪酸が増加し、空腹中枢を刺激します。

■空腹感発生のメカニズム

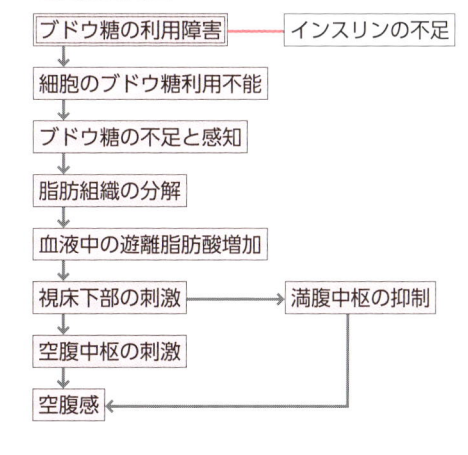

```
ブドウ糖の利用障害 ─── インスリンの不足
        ↓
細胞のブドウ糖利用不能
        ↓
ブドウ糖の不足と感知
        ↓
脂肪組織の分解
        ↓
血液中の遊離脂肪酸増加
        ↓
視床下部の刺激 ───→ 満腹中枢の抑制
        ↓
空腹中枢の刺激
        ↓
空腹感 ←─────────────┘
```

Q ▶ 糖尿病の患者の傷はなぜ治りにくいの？

A ●細胞の新陳代謝によって傷は治りますが、糖尿病で血糖が高くなると代謝が行われにくくなるからです。

- 傷の治癒は、細胞の新陳代謝（古い細胞が破壊され新しい細胞が作られる）により行われます。
- 糖尿病で血糖が高い状態では、細胞の新陳代謝に必要なエネルギーの素が細胞内に入り込むことができず、エネルギー不足により代謝が行われません。
- インスリンの作用（細胞分裂を高めて細胞数を増やす働き）が悪くなると、動脈硬化や血圧の上昇、細胞の酸素不足により傷は治りにくくなります。
- 神経障害で、負傷しても気づかないで放置され感染を起こしていることも傷の治癒を遅延させます。
- 手術前後に血糖を厳密にコントロールするのも同様の理由からです。

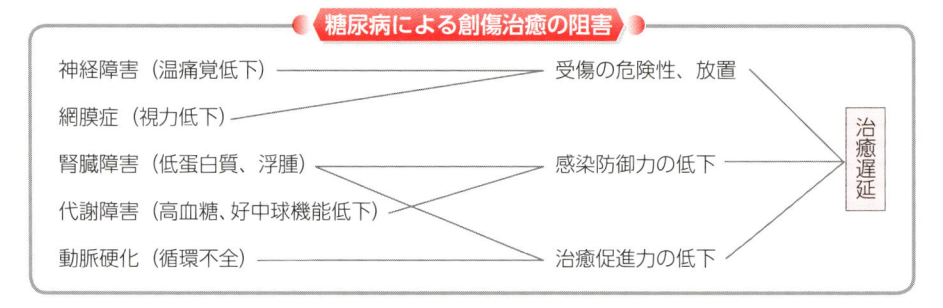

糖尿病による創傷治癒の阻害

- 神経障害（温痛覚低下） ─── 受傷の危険性、放置
- 網膜症（視力低下）
- 腎臓障害（低蛋白質、浮腫） ─── 感染防御力の低下 ─── 治癒遅延
- 代謝障害（高血糖、好中球機能低下）
- 動脈硬化（循環不全） ─── 治癒促進力の低下

N 看護の必要性

- 傷が治らないと感染の可能性があることを意味します。
- 無菌操作を徹底することはもちろんのこと、血糖を安定させることが創傷治癒の第一条件になるので、以下のアセスメントをしてかかわる必要があります。

1） 食事摂取状況を確認する
- 決められた食事の内容や量が守られているか。

2） 薬物の投与を確実に行う
- インスリン製剤の決められた時間、量、回数が守られているか。

3） 体重測定を行う
- 標準体重に比べてどうか。

4） エネルギーの消費状況を確認する
- 運動療法を行っている人は運動量が守られているか。

5） 治療についての理解度や患者の思いを確認する
- 支援し継続できるようにする。

6） 傷が患者のADLや心理に及ぼしている状況を確認し援助する
- 必要な援助を行い、重度の壊疽以外の傷であれば血糖がコントロールされれば必ずよくなることを伝える。

7） 血糖値や尿糖値を確認する
- 患者が闘病意欲をもって取り組めるように努力の基準として伝える。

8） 家族の患者介入状況を確認する
- 患者の心理的支援と教育のための協力を得る。

Q ▶ 尿量が多いとき、少ないときの原因は何？

A
- 脳障害、水分出納量、代謝障害、腎障害、心臓障害、神経障害、肝障害などにより尿量は変化します。
- 尿量が100mL/日以下の場合を無尿、500mL/日以下の場合を乏尿といいます。

1. 尿が多いとき（3000mL/日以上）

- 脳腫瘍や頭部外傷により下垂体後葉が障害を受けるとADH（抗利尿ホルモン）の分泌が減少し、尿の濃縮力が低下して尿量が増加します。
- 水分の飲み過ぎにより血液中のADHが希釈され、さらにADH分泌が減少し水分の再吸収が抑制されて尿量が増加します。
- 糖尿病などで多量のブドウ糖が糸球体で濾過され尿細管の浸透圧が上昇し、その結果ナトリウムや水の再吸収が抑制されて尿量が増加します。
- 腎不全などでネフロンが破壊されると残されたネフロンの溶質の排泄量が増し、浸透圧利尿を起こして尿量が増加します。
- 腎盂腎炎や糸球体腎炎、低カリウム血症、高カルシウム血症などにより尿細管の再吸収障害が起き、尿量が増加します。

2. 尿が少ないとき（500mL/日以下）

- 脱水などで体内の水分の量が欠乏している場合に尿量が減少します。
- 心不全など心臓の機能が低下し腎臓への血流量が減少して濾過圧が低いか、ない場合に尿量が減少します。
- 出血による血液の漏出により体内血液循環量が少ない場合に糸球体濾過量が減少して尿量が減少します。
- 急性腎不全などにより尿細管の壊死が起き、血液の濾過能力が低下して尿量が減少します。
- 神経因性膀胱などの場合は、尿は生成されているが膀胱の機能が低下し体外に排泄されなくなります。
- 前立腺肥大や腫瘍、血腫、結石などにより尿道が狭くなっているか、閉塞している場合に尿量が減少します。
- 肝臓の蛋白質合成力の障害や食事摂取量が少ないなどにより血漿浸透圧が低下している場合に尿量が減少します。

■尿量が少ないときの原因

腎前性	尿になる材料が少ない	水分が少ない
	尿の材料はあるが運べない	心臓・肝臓・栄養障害
	尿の材料は足りているが、尿以外の排泄が多い	出血・下痢・発汗・不感蒸泄
腎性	尿の材料はあるが、尿が作れない	腎機能障害
腎後性	尿は生成されているが排出できない	膀胱・尿路の障害

腎前性とは：腎臓に異常はなく、血液が糸球体に入る前にすでに異常が現れているもの。
腎性とは：腎臓そのものに障害があるもの。
腎後性とは：尿路や膀胱に原因がある。

略語
ADL：activities of daily living（アクティヴィティズ オブ デイリー リヴィング）日常生活動作
ADH：antidiuretic hormone（アンチダイユレティック ホルモン）抗利尿ホルモン

Q ▶ 排尿回数が多いとき、少ないときの原因は何？

A ●排尿回数は1日に5～6回で、尿量は1日に1000～2000mLといわれています。したがって1回尿量は250～400mLぐらいです。1日に排尿回数が8回以上の場合を頻尿といいます。
●排尿に関する器官に障害を受けると排尿回数は変化します。

1. 腎前性疾患による場合

- 体循環血液量が少ない場合（脱水や出血、心不全など）には腎血流量が減少し尿の生成が少ないため排尿回数が減少します。
- 利尿ホルモンや抗利尿ホルモンの影響により頻尿や尿回数の減少が起きます。

2. 腎性疾患による場合

- 腎臓の障害によって尿が生成されないと膀胱に尿が蓄えられないので排尿回数は減少します。ネフローゼでは蛋白質の漏出に伴う水の再吸収抑制により頻尿となります。

3. 腎後性疾患による場合

- 尿管の障害：血腫や結石、腫瘍などで尿管の狭窄が起きると尿回数は減少します。
- 膀胱の障害：膀胱腫瘍や膀胱炎などで粘膜の変化が起きると知覚閾値が上昇し頻尿となります。さらに筋肉層まで障害が及び、増殖が起きると筋肉層が萎縮して弾力性が不均一となり、1回排尿量が少なくなって頻尿となります。
- 尿道の障害：狭窄や閉塞による通過障害で1回尿量が少なくなり頻尿となります。
- 前立腺の障害：前立腺肥大や前立腺腫瘍により尿道が圧迫されて1回の尿が十分に排泄されず（尿量が少ない）、膀胱内に尿が残り（残尿が多い）、短時間で膀胱内が尿で満たされ頻尿となります。
- 隣接器官の障害：子宮筋腫や子宮癌による膀胱頸部の圧迫、直腸癌の尿道圧迫により1回尿量が減少し頻尿となります。

4. 神経系の障害

- 尿意は膀胱内圧が10mmHg（膀胱内尿量：100～150mL）で最小尿意を感じ、50～60mmHg（膀胱内尿量：400～500mL）で最高尿意を感じます。神経系に障害を受けると排尿回数は変化します。
- 無抑制膀胱（排尿中枢から脊髄の排尿中枢（排尿抑制）の障害）：排尿抑制が障害されるため少量の尿で下位の反射（反射弓）が作動し排尿が起こり頻尿となります。
- 反射性膀胱（仙髄から橋の求心性・遠心性神経路の障害）：少量の尿で下位の排尿反射が作動し排尿が起こり頻尿となります。
- 知覚麻痺性膀胱（膀胱から脊髄への求心路の障害）：膀胱に尿がたまっても排尿が起きないため回数が減少します。
- 運動麻痺性膀胱（遠心路の障害）：尿意はあるが反射的膀胱括約筋が弛緩しないため尿がたまり回数が減少します。

Q ▶ 尿の色が変化するときの原因は何？

A
- 尿中のウロクローム（色素）の排泄量は75mg/日と一定で、再吸収されないので尿色は尿量により変化します。
- 尿中では色素は無色のウロクロモゲンとして含まれていますが、尿が排泄されると熱や光、酸化作用により黄色になります。これ以外の尿色の異常は、**血液、細胞成分、ビリルビンの混入を意味します。**

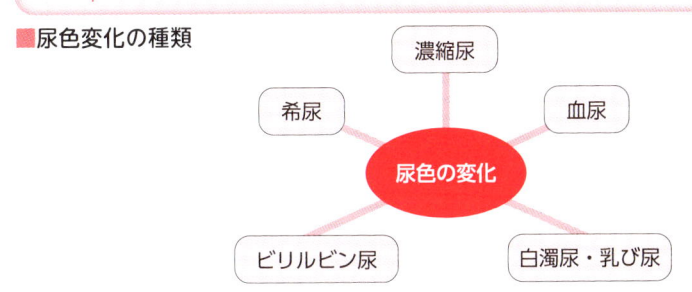

■ 尿色変化の種類

尿色の変化
- 濃縮尿
- 希尿
- 血尿
- ビリルビン尿
- 白濁尿・乳び尿

1. 濃縮尿

- 乏尿（1日500mL以下）のときに起こります。
  ① 水分の摂取量が少ない。
  ② 水分の喪失量が多い。
  ③ 腎血流量が少ない：血圧が低下する疾患。

2. 薄い尿（希尿）

- 多尿（1日3000mL以上）のときに起こります。
  ① 水分の摂取量が多い。
  ② 水分の排泄が少ない。
  ③ 腎臓の機能が低下している。

3. ビリルビン尿

- ビリルビンは、古くなった赤血球が壊されて生成されます（1日に250〜350mg/日）。肝臓で水溶性ビリルビン（直接ビリルビン）に変化した後、十二指腸に排泄され、腸内細菌によりウロビリノーゲンに分解されて便中に40〜280mg/日、尿中に1〜4mg/日が排泄されます。
- 血清ビリルビンが2〜3g/dL以上で、尿中のビリルビンが陽性（黄疸尿：閉塞性黄疸）になります。
  ① ウロビリノーゲンが増加する場合：肝機能障害、発熱、循環不全や体内のビリルビン生成の亢進（溶血：内出血、血球破壊）、腸内容停滞（便秘、腸閉塞）。
  ② ウロビリノーゲンが低下する場合：総胆管閉塞や抗生物質の長期多量投与による腸内細菌の減少。
  ③ ビリルビンの陽性：胆道の閉塞、肝臓内胆管の閉塞。

4. 血尿

- 腎臓から尿道口までに組織損傷があると血液が混入し血尿になります。

5. 白濁尿・乳び尿

- 腎臓から尿道までの炎症による細胞壁の脱落や細菌の混入により起きます。

Q ▶ 尿失禁はどうして起きるの？

A ●尿失禁は、①骨盤底筋の力が弱い、②尿道を締める括約筋の力が弱い、③膀胱が小さい、④膀胱の神経が過敏で、少しの刺激で膀胱が収縮する、⑤神経に障害があり排尿が完全に行えない、⑥前立腺が大きいか、尿道が狭いために膀胱に尿がたまりすぎるなどが原因となって起こります。

●尿失禁の特徴から以下のようなタイプに分けられます

■ 尿失禁のタイプ

溢流性尿失禁	・尿意がないのに、わずかな腹圧が加わると尿が少しずつ漏れる失禁 ・膀胱に尿がたまりすぎる前立腺肥大、尿道狭窄、直腸癌、子宮癌術後、排尿コントロール神経の障害、糖尿病の末梢神経障害などで起こる
反射性尿失禁	・尿意がなくても刺激で反射的に膀胱が収縮し、尿が漏れる失禁 ・脊髄損傷など膀胱に少しの尿（50～150mL）がたまると起こる
切迫性尿失禁	・尿意を感じた途端に漏れる失禁 ・膀胱炎の知覚神経過敏、排尿をコントロールする神経障害など、膀胱の異常収縮により起こる ・排尿筋の収縮＞外尿道括約筋の収縮力のときに現れる

排尿異常ってどんな状態？

- ●尿が出にくい。
- ●尿が漏れる。
- ●排尿が我慢できない。
- ●排尿時の痛み

尿の異常ってどんな状態？

- ●尿が多い。
- ●尿が少ない。
- ●尿が濁る。
- ●尿に血液が混じる。
- ●尿に膿が混じる。
- ●尿が泡立つ。

■ 骨盤底筋

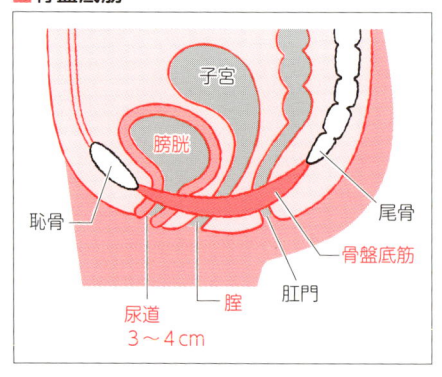

（図：子宮、膀胱、恥骨、尾骨、骨盤底筋、腟、肛門、尿道 3～4cm）

お役立ちコラム

過活動膀胱とは

過活動膀胱（OAB）とは、膀胱の神経が過敏になり、尿意切迫感を主症状とし、頻尿や夜間頻尿を伴い、ときには尿失禁を引き起こす疾患をいう。

治療には、薬物療法（抗コリン薬、筋弛緩薬、漢方薬、精神安定薬等）、行動療法（膀胱訓練、骨盤底筋体操等）、電気刺激療法（干渉低周波治療器）がある。

略語 OAB：overactive bladder（オーヴァーアクティヴ ブラダー）過活動膀胱

Q ▶ 骨盤底筋が弱いとなぜ尿失禁が起きるの？

A ●尿道括約筋も骨盤底筋の1つで、骨盤底筋の筋力が低下すると腹圧に尿道括約筋が耐えることができなくなり失禁します。

- 骨盤底筋は、恥骨と尾骨の間にハンモックのように張っている筋肉で、尿道や腟、肛門などを結び、膀胱や子宮等の骨盤内臓器を下から支えています。
- 骨盤底筋は、恥骨尾骨筋・肛門挙筋で皮膚から1〜2cm下にあり1〜5cmの厚みがあります。
- 出産や骨盤底筋を損傷する手術、老化によって骨盤底筋の筋力が低下すると膀胱や尿道が下がって咳やくしゃみ等の腹圧に尿道括約筋が耐えられずに失禁をします。

■病態関連図

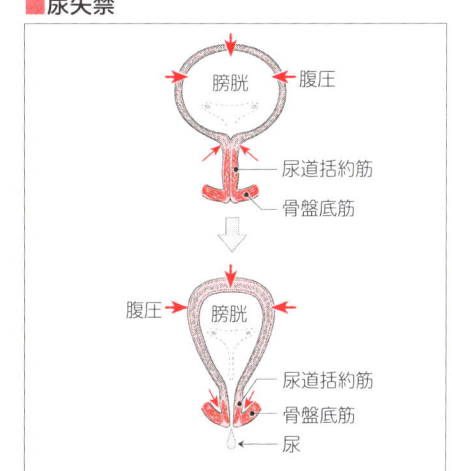

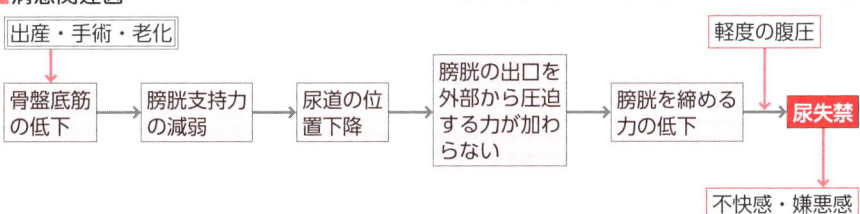

出産・手術・老化 → 骨盤底筋の低下 → 膀胱支持力の減弱 → 尿道の位置下降 → 膀胱の出口を外部から圧迫する力が加わらない → 膀胱を締める力の低下 → **尿失禁** → 不快感・嫌悪感

軽度の腹圧 → 尿失禁

骨盤底筋強化体操（ケーゲル体操）

① 仰向けの姿勢で膝を少し立てる。
② 肛門と腟を締めて10秒間そのままの姿勢を保持する。
③ ゆっくり肛門・腟を緩める。
＊これを1日300回、何回かに分けて行う。

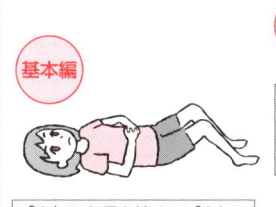

基本編
「1」でお尻を締め、「2」で腟と尿道を締める。「3、4」で息を吸い、「5、6」でキープ。「7、8」で息を吐きながら全身の力を抜く。

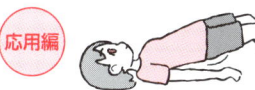

応用編
「1」でお尻を持ち上げ、「2」でお尻と腟、尿道を締める。「3、4」でキープし「5、6」でお尻を下ろす。「7、8」で全身の力を抜く。

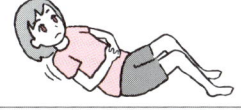

「1」でお尻を締め、「2」で腟と尿道を締める。「3、4」で上半身を起こし、「5、6」でキープ。「7、8」で上半身を戻す。

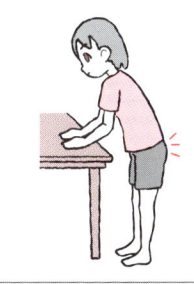

「1」でお尻を締め、「2」で腟と尿道を締める。「3、4」で息を吸いながら筋肉を吸い上げ、「5、6」でキープ。「7、8」で力を抜く。

Q ▶ 便っていったい何？

A ●便は以下のような成分で、1日に100〜200gが排泄されます。
①摂取した食物が消化、吸収された残りカス
②吸収不要な水分
③腸内細菌
④胆汁として排泄され腸内で吸収されて残ったビリルビン
⑤2〜3日で新生される胃腸の上皮細胞
⑥体内で不要になった鉄やカルシウム、マグネシウム、リンなど

■消化管における吸収

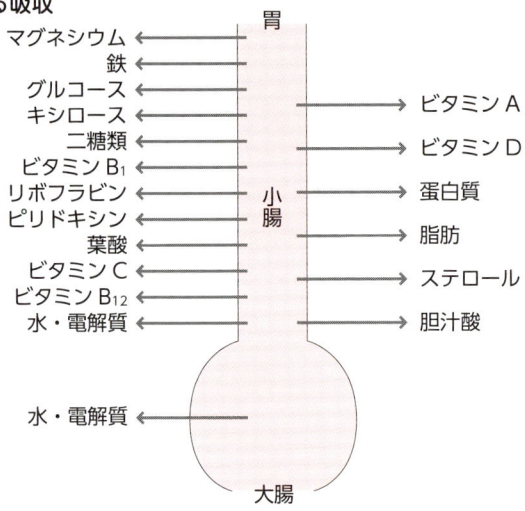

胃からの吸収：マグネシウム、鉄

小腸からの吸収：
- グルコース
- キシロース
- 二糖類
- ビタミンB_1
- リボフラビン
- ピリドキシン
- 葉酸
- ビタミンC
- ビタミンB_{12}
- 水・電解質

小腸への分泌：
- ビタミンA
- ビタミンD
- 蛋白質
- 脂肪
- ステロール
- 胆汁酸

大腸からの吸収：水・電解質

■便性状の異常

色調と性状	原因疾患名
便表面の鮮紅血液便	痔、大腸ポリープ、潰瘍、癌、潰瘍性大腸炎など
粘液性血性の赤色下痢便	大腸菌下痢症、抗生物質起因性大腸炎など
タール様の光沢黒色便	食道静脈瘤の破裂、胃潰瘍、胃癌など
斑点状黒色便	鉄剤やビスマスの内服など
光沢のある黒色便	慢性膵炎、胆道閉塞、吸収不良症候群など
白色下痢便	慢性膵炎、胆道閉塞、吸収不良、MRSA腸炎など
黄色便	脂肪便、乳製品の摂取、センナ、大黄の服用など
緑色便	抗生物質服用、母乳栄養、MRSA腸炎など
粘液の含有が見られる便	過敏性大腸炎、回腸炎、結腸炎など

略語 MRSA：methicillin resistant Staphylococcus aureus（メチシリンレジスタント スタフィロコッカス オーレウス）メチシリン耐性黄色ブドウ球菌

Q ▶ 排便がないときの原因は何？

A ●便が腸内に貯留し3日以上排便が見られない（便秘）原因は以下の通りです。

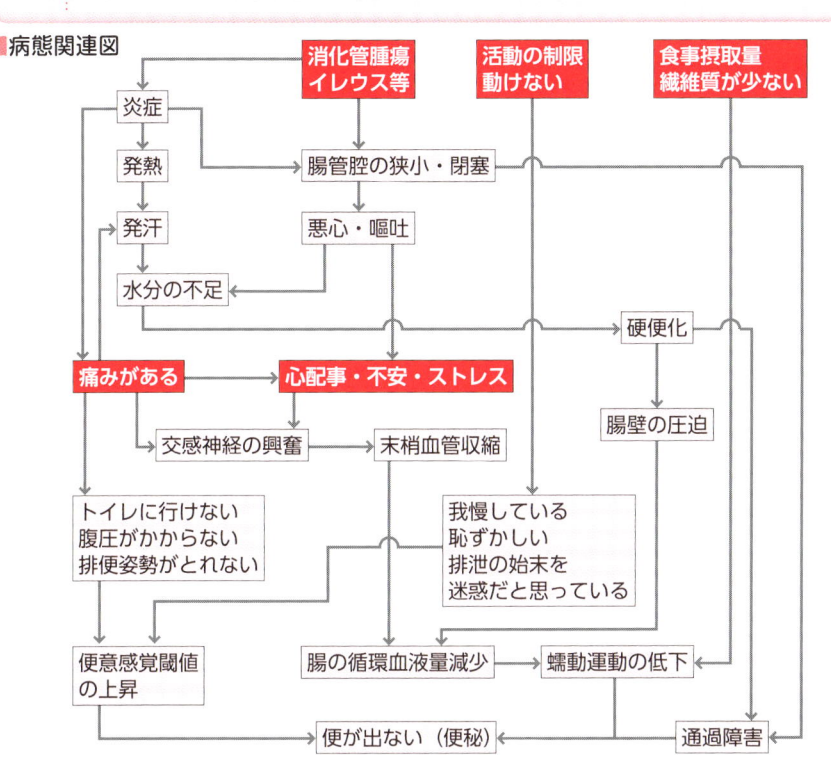

■病態関連図

```
                    [消化管腫瘍      [活動の制限     [食事摂取量
                     イレウス等]      動けない]      繊維質が少ない]
    ┌─炎症─┐            │              │              │
    │      │            ↓              │              │
    │    発熱──────→腸管腔の狭小・閉塞──┤              │
    │      │            │              │              │
    │    発汗           悪心・嘔吐      │              │
    │      │            │              │              │
    │    水分の不足←────┘              │              │
    │                                   │              │
    │                                   │           硬便化
    │  [痛みがある]   [心配事・不安・ストレス]          │
    │      │              │                         腸壁の圧迫
    │      └→交感神経の興奮→末梢血管収縮
    │                        │
    │ トイレに行けない    我慢している
    │ 腹圧がかからない    恥ずかしい
    │ 排便姿勢がとれない  排泄の始末を
    │                    迷惑だと思っている
    │      │              │
    │   便意感覚閾値      腸の循環血液量減少→蠕動運動の低下
    │   の上昇                                      │
    │      │                                    通過障害
    └──────┴──────────→便が出ない（便秘）←──────────┘
```

Q ▶ 便が硬いときの原因は何？

A ●便が硬い（硬便）ときは、腸内の停滞時間が長く腸から水分が多めに吸収されたことを意味します。
●腸内に老廃物が長い時間停滞するのには、さまざまな原因（理由）があります。以下は、臨床でよく見受けられる便秘のケースです。

■便が硬いときのメカニズム

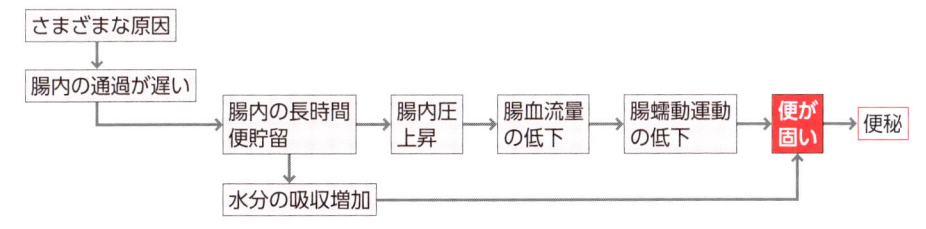

```
さまざまな原因
    │
腸内の通過が遅い→腸内の長時間→腸内圧→腸血流量→腸蠕動運動→便が→便秘
                便貯留      上昇    の低下    の低下    固い
                    │
                水分の吸収増加
```

Q ▶ 白血病では何を観察すればいいの？

A ●血液幹細胞（白血球・赤血球・血小板）が成熟するプロセスで悪性化し、白血病細胞が増殖して正常細胞の産生が減少し以下の症状が出現します。

■病態関連図と観察のポイント

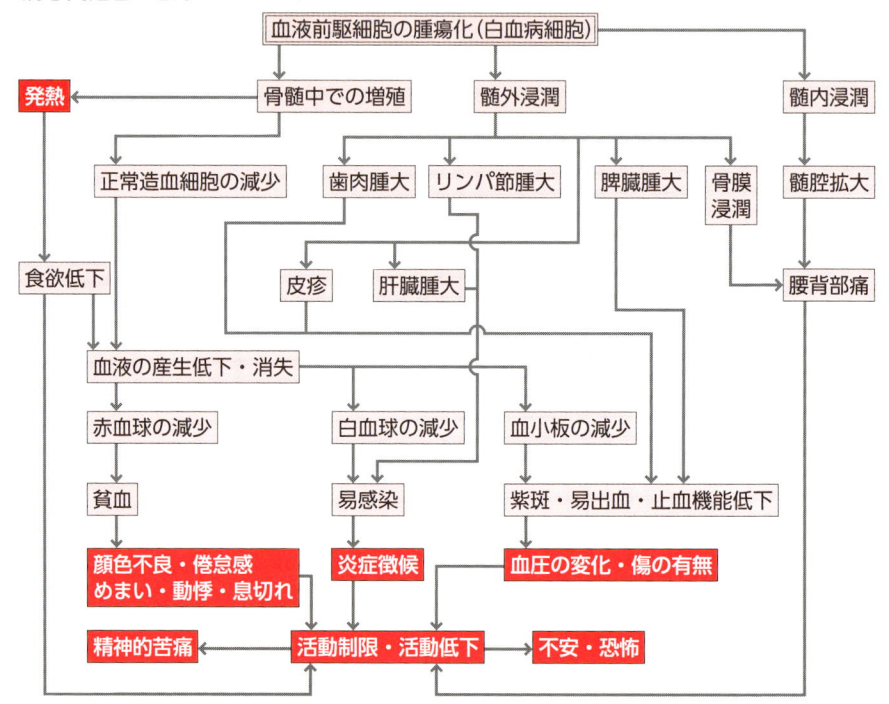

```
血液前駆細胞の腫瘍化（白血病細胞）
├─ 骨髄中での増殖 ─→ 発熱
│    └─ 正常造血細胞の減少
│         └─ 食欲低下
├─ 髄外浸潤
│    ├─ 歯肉腫大
│    ├─ リンパ節腫大
│    ├─ 脾臓腫大
│    ├─ 骨膜浸潤
│    └─ 皮疹／肝臓腫大
└─ 髄内浸潤
     └─ 髄腔拡大 ─→ 腰背部痛

血液の産生低下・消失
├─ 赤血球の減少 → 貧血 → 顔色不良・倦怠感・めまい・動悸・息切れ
├─ 白血球の減少 → 易感染 → 炎症徴候
└─ 血小板の減少 → 紫斑・易出血・止血機能低下 → 血圧の変化・傷の有無

→ 精神的苦痛 ← 活動制限・活動低下 → 不安・恐怖
```

● どういうときに急性白血病って言うの？ ●

● 骨髄中に白血病細胞が 30％以上を占める場合を急性白血病という。

● 急性白血病の種類と 3 大症状 ●

● 急性骨髄性白血病（AML）と急性リンパ性白血病（ALL）がある。
● 感染・出血・貧血が 3 大症状です。

N 白血病の看護のポイント

① 口腔内の清潔や皮膚の清潔を保ち、感染を予防する。含嗽薬によるうがいや発汗時の寝衣交換、シャワー浴を行う。
② 出血させない。傷を作らない。
③ 不安の軽減を図る。
④ 食欲不振：食べられるものを摂取してもらう。刺激物は避ける。
⑤ 発熱時は冷罨法を行い、悪寒時は保温を行う。
⑥ 倦怠感や脱力時は安楽な体位を工夫する。

Q ▶ 血小板が減少したときは何を観察すればいいの？

A ●易出血、皮下出血、動脈閉塞などの症状を観察します。

- 血小板が減少する白血病や再生不良性貧血では、造血機能障害により、血小板の産生が抑制され、血小板が減少します。
- 血小板減少性紫斑病では、血小板の破壊亢進が起き、血小板が減少します。
- 播種性血管内凝固症候群（DIC）では血小板や血液凝固因子が消費されて血小板が減少します。
- 血液凝固にかかわる血小板が減少すると出血したり、出血の危険性が高くなります。
- 血小板の寿命はふつう10日ですが、破壊が亢進すると血小板の寿命が短縮して、血小板5万/μL以上で寿命は1～2日、1万/μL以下で寿命が2時間以下といわれています。2万/μL以下で脳内出血の危険性があるといわれます。
- 出血の有無や出血を起こす危険性を観察します。

■ 病態関連図と観察のポイント

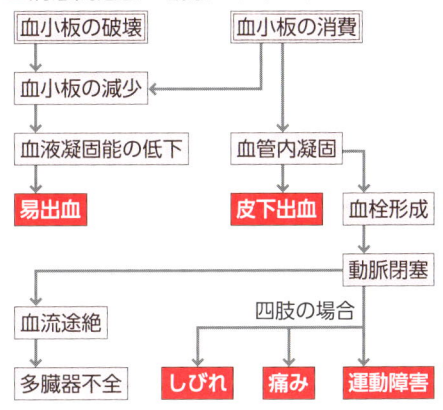

```
血小板の破壊        血小板の消費
    ↓                   ↓
    └→ 血小板の減少 ←────┘
         ↓
    血液凝固能の低下    血管内凝固
         ↓              ↓
        易出血      皮下出血  血栓形成
                              ↓
                           動脈閉塞
                              ↓
      血流途絶         四肢の場合
         ↓          ↓    ↓    ↓
      多臓器不全    しびれ 痛み 運動障害
```

Q ▶ 溶血性黄疸ではなぜ呼吸状態を観察するの？

A ●黄疸はビリルビンの生成過剰か、ビリルビンの処理・排泄障害により発生します。
●溶血性黄疸は赤血球の破壊によって血液中のビリルビンが増加したために発生します。酸素を運搬する赤血球が減少するので貧血となり、赤血球による酸素運搬能が低下して呼吸困難となるので、呼吸状態を観察します。

■ 病態関連図

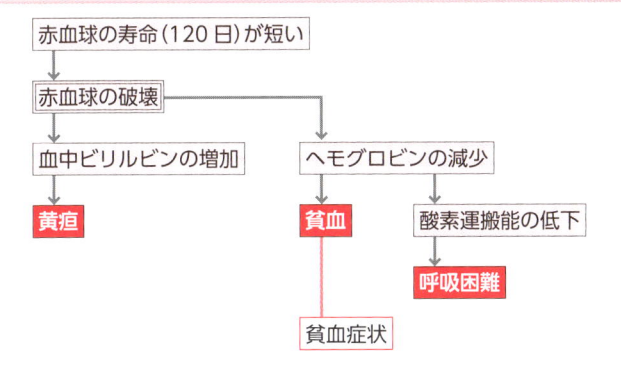

```
        赤血球の寿命（120日）が短い
              ↓
           赤血球の破壊
          ↙          ↘
  血中ビリルビンの増加   ヘモグロビンの減少
        ↓              ↓
       黄疸            貧血    酸素運搬能の低下
                        ↓         ↓
                     貧血症状    呼吸困難
```

略語
AML：acute myeloblastic leukemia（アキュート マイエロブラスティック リューケミア）急性骨髄性白血病
ALL：acute lymphatic leukemia（アキュート リンファティック リューケミア）急性リンパ性白血病
DIC：disseminated intravascular coagulation（ディセミネイティッド イントラヴァスキュラー コアギュレイション）播種性血管内凝固症候群

Q ▶ 糖尿病ではなぜ口唇や皮膚を観察するの？

A ●皮膚の乾燥や口唇の乾燥は体内の水分が減少しているサインだからです。

- 糖尿病では以下のようなメカニズムで口唇や皮膚が乾燥します。
- 放置すると循環血液量（体液）の不足で昏睡に陥ります。

■病態関連図と観察のポイント

```
膵臓のβ細胞の破壊
    ↓
インスリンの作用不足
    ↓
糖の利用障害
    ↓
血糖上昇 → 尿糖の上昇 → 多尿（浸透圧利尿） → 体液減少 → 水分不足・脱水 → 血圧低下
                            ↓                           ↓
                         尿量の観察                   皮膚や口唇の乾燥 → 口渇 → 多飲
                                                                              ↑        ↑
                                                                         水分摂取量の観察
                                                       意識障害（高浸透圧高血糖症候群）
```

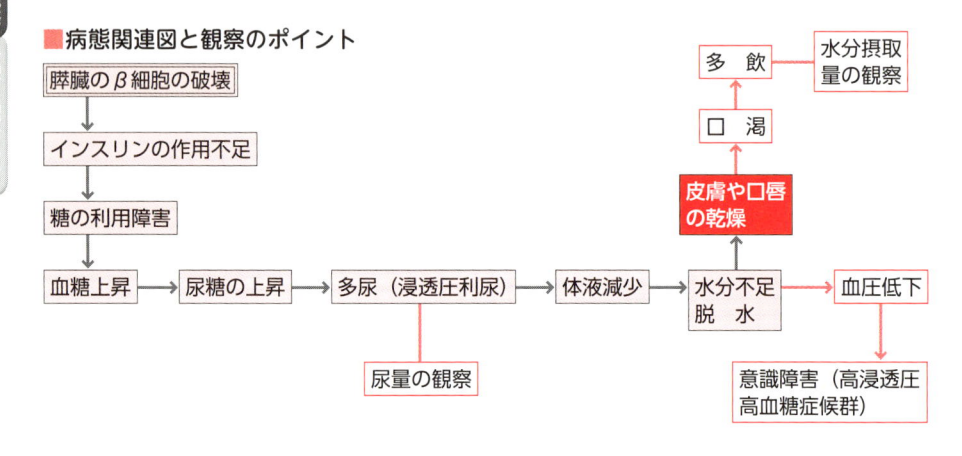

Q ▶ 糖尿病ではなぜ食事量を観察するの？

A ●過食を防ぐことが、糖尿病を悪化させないために最も大切なことだからです。

- 糖尿病患者さんは栄養分を十分に摂取していてもインスリンの不足や作用不足により、細胞に糖を取り込むこと（糖の利用）ができず満腹感を感じることができないため、空腹感が強く過食となってしまいます。血糖が上昇し糖尿病を悪化させないために食事量を観察します。
- 食事療法は血糖をコントロールするための大切な治療ですが、生理的欲求を我慢することは大変つらいものです。そのことに共感し、食事療法の必要性や糖尿病の理解を深めながら、がんばっていることを誉め、その人の「承認の欲求を満たす」ことが看護の重要なポイントになります。

■病態関連図と観察のポイント

```
膵臓のβ細胞の破壊
    ↓
インスリンの作用不足
    ↓
糖の利用障害
    ↓
細胞の糖の取り込み不足
    ↓
細胞のエネルギー不足
    ↓
空腹中枢（視床下部）の刺激
    ↓
空腹感
    ↓
過食 → 血糖上昇 → 糖尿病の悪化
 ↑
食事摂取量の観察
```

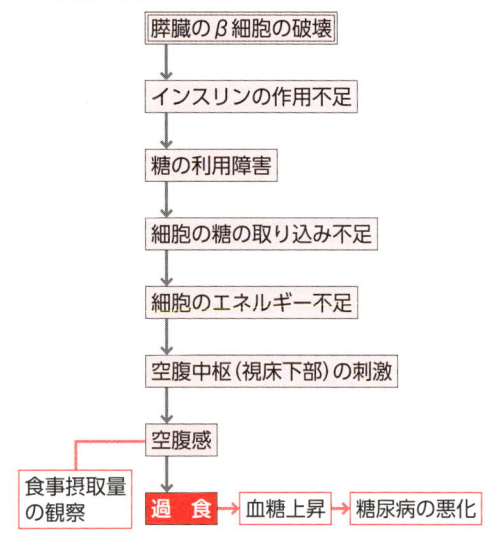

Q ▶ 糖尿病ではなぜ体重を観察するの？

A ●体重減少のチェック、食事療法のカロリー算出のために、体重を観察します。

●糖尿病では、糖の利用障害により体内に蓄積された脂肪や蛋白質の分解が、エネルギー源の確保のために亢進し、一方で合成が低下するために体重が減少します。
●血糖の上昇により体液が尿として多量に排泄されるために体重が減少します。
●体重は食事療法のカロリーを算出するためにも重要な基準になります。定期的に体重を測定して治療経過を観察します。

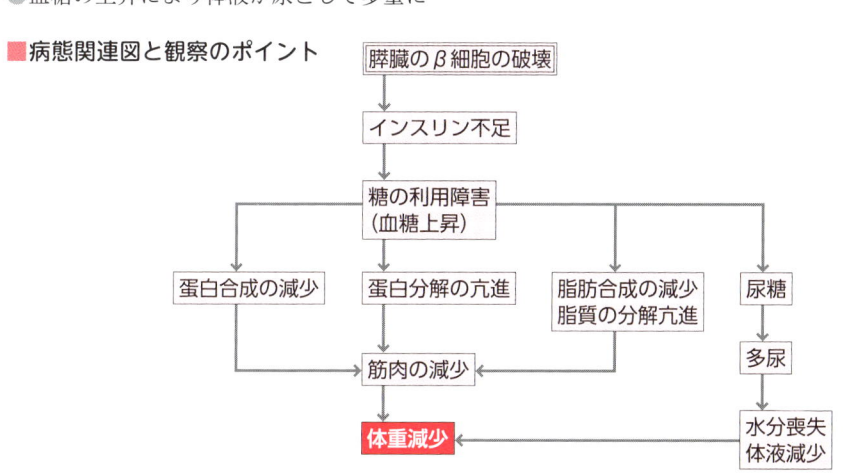

■病態関連図と観察のポイント

```
        膵臓のβ細胞の破壊
              ↓
         インスリン不足
              ↓
        糖の利用障害
         （血糖上昇）
    ┌────────┼────────┬──────┐
蛋白合成の減少  蛋白分解の亢進  脂肪合成の減少  尿糖
                          脂質の分解亢進   ↓
    └────┬───┘                        多尿
      筋肉の減少                         ↓
         ↓                        水分喪失
      体重減少                      体液減少
```

■体重1kgあたりのエネルギー消費量

安静・肥満	20〜25kcal
軽労働	25〜30kcal

理想体重（kg）の算出法
●適正体重＝（身長m）^{2}×22

お役立ちコラム

GI値でダイエット

GI（グリセミック指数）値は、ブドウ糖を100とした場合の血糖上昇率を示し、食品100gあたりの糖質吸収度合いを現す。GI値が低いほど糖質の吸収が穏やかで太りにくく、逆にGI値が高いほど食後の血糖上昇が急で太りやすくなる。糖質制限や低インシュリンダイエットなど、いくつかの呼び名がある減量法で用いる指標である。

今までのダイエット法では、すべてのカロリーを低くするために食事量を制限することによって、血糖値の上昇を低く保ち、その結果インシュリンの分泌量も低くしていた。これでは脳内の中枢神経のバランスが崩れるとともに、筋肉の減少、交感神経の働きの低下、基礎代謝などの代謝機能の衰えにつながり、リバウンドの原因になる。

低インシュリンダイエットは、GI値を確認しながらGI値の低い食品を選択するようにして栄養のバランスを考えながら、食事量を減らさずに血糖値の急上昇を防ぎ、それに伴うインシュリンの分泌量も低く抑えることで減量していく方法である。

略語 GI：glycemic index（グリセミック インデックス）グリセミック指数

Q ▶ 糖尿病ではなぜ感染の観察をするの？

A ●糖尿病では免疫力の低下が起こり、また傷つきやすいために感染の危険性が高いからです。

- 血糖が高いと貪食細胞や好中球の貪食作用、免疫力が低下し、感染しやすくなります。
- 腎臓障害や栄養障害（低蛋白）により浮腫が発生すると皮膚の機能が低下し、傷を負いやすく感染しやすくなります。
- 糖尿病の三大合併症（糖尿病網膜症、糖尿病神経障害、糖尿病腎症）が進んでいる場合は、末梢神経障害や視力障害により傷を負いやすく、傷ができていても気づかずに放置されて感染を起こします。

■感染防御力低下のメカニズム

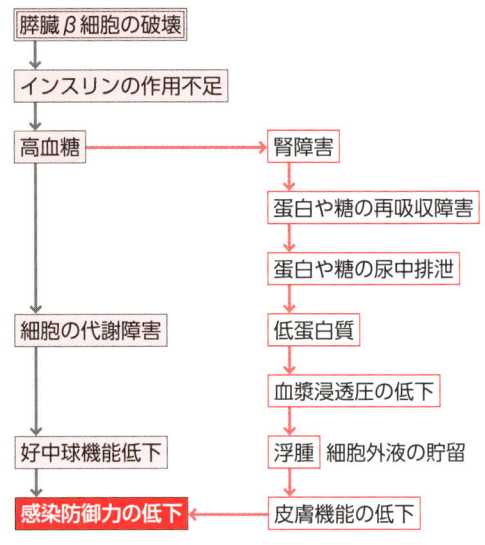

膵臓β細胞の破壊
↓
インスリンの作用不足
↓
高血糖 → 腎障害
↓　　　　　↓
　　　　　蛋白や糖の再吸収障害
　　　　　↓
　　　　　蛋白や糖の尿中排泄
↓　　　　　↓
細胞の代謝障害　低蛋白質
↓　　　　　↓
　　　　　血漿浸透圧の低下
↓　　　　　↓
好中球機能低下　浮腫　細胞外液の貯留
↓　　　　　↓
感染防御力の低下 ← 皮膚機能の低下

Q ▶ 糖尿病ではなぜ蓄尿をするの？

A ●異常徴候を早期に発見するため、糖尿病の安定度を確認するためです。

- 蓄尿は、尿に含まれる糖の量を調べ治療経過を確認し、糖尿病の安定度を確認するために行われます。
- 多尿のために脱水し、血圧が低下すると糖尿病昏睡に陥ることがあります。水分摂取状況を確認し、異常徴候を早期に発見するためにも蓄尿が必要になります。
- 尿量と脱水症状を観察します。

■蓄尿の必要性

糖利用障害
↓
血糖上昇
↓
尿糖
↓
多尿
↓
水分喪失（体液減少） → **脱水**
↓
血圧低下
↓
高浸透圧高血糖症候群
↓
死

（蓄尿の必要性）

脱水症状
- 口渇・乏尿・皮膚乾燥・衰弱・目のくぼみ・発熱
- 倦怠感・めまい・頭痛・食欲不振・悪心・嘔吐・無欲・幻覚・昏睡

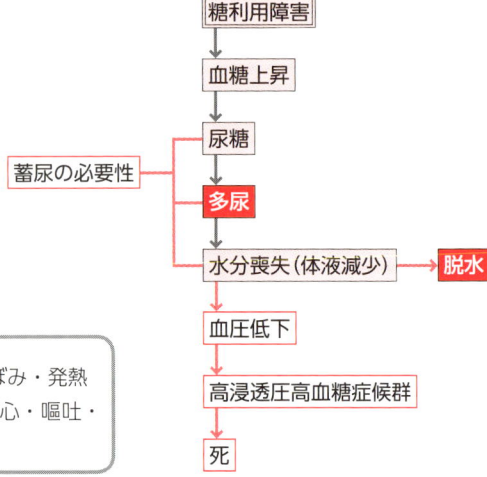

Q ▶ 糖尿病ではなぜ意識状態を観察するの？

A ●糖尿病では、糖尿病昏睡（糖尿病性ケトン性昏睡、高浸透圧高血糖症候群）による意識障害、脳出血・脳梗塞による意識障害の危険性があるからです。

- 糖尿病（300mg/dL 以上の高血糖が持続する）では、血糖が上昇し尿糖が出現すると、浸透圧利尿により多尿となり水分喪失（脱水）、血圧低下、高浸透圧高血糖症候群を起こすことがあります。
- 糖の利用障害により脂質の分解が亢進し血中に脂肪酸が増加し、ケトン体（脂質の分解産物）の増加が血中 pH を低下（アシドーシス）させ、糖尿病性ケトン性昏睡を起こすことがあります。
- 血管の硬化により脳血管の破綻（脳出血）や血液成分の血塊（脳梗塞）により意識障害を起こすこともあります。

■病態関連図と観察のポイント

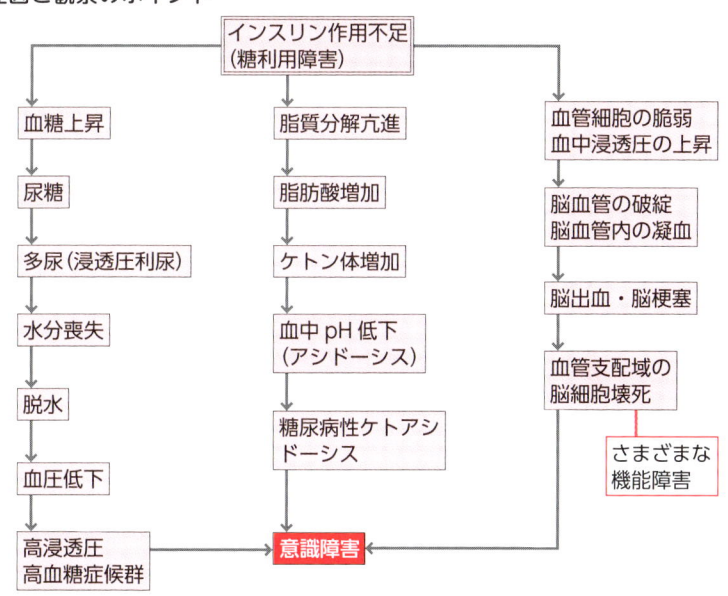

```
            インスリン作用不足
             （糖利用障害）
    ┌────────────┼────────────┐
  血糖上昇      脂質分解亢進      血管細胞の脆弱
    ↓            ↓            血中浸透圧の上昇
  尿糖         脂肪酸増加           ↓
    ↓            ↓           脳血管の破綻
  多尿（浸透圧利尿）  ケトン体増加     脳血管内の凝血
    ↓            ↓              ↓
  水分喪失      血中pH低下         脳出血・脳梗塞
    ↓        （アシドーシス）         ↓
  脱水           ↓           血管支配域の
    ↓       糖尿病性ケトアシ     脳細胞壊死
  血圧低下       ドーシス           ↓
    ↓            ↓          さまざまな
  高浸透圧       意識障害          機能障害
  高血糖症候群
```

お役立ちコラム

糖尿病で知覚状態を観察する理由

糖尿病では、しびれ・感覚鈍麻・痛みなどの末梢神経障害が起こりやすくなるので、知覚の観察と皮膚の状態を観察して必要な看護援助を行う。

高血糖が持続し、糖尿病が進行していくと末梢神経に酸素や栄養を供給している微小血管が硬化し、供給が不足して障害（知覚障害）が現れる。最初はしびれに始まり知覚鈍麻へと進行する。また痛みも出現する。

知覚が正常に働かないと感覚（位置覚・振動覚など）がわからないため傷を負いやすくなり、傷を受けても気づかないことがある。

Q ▶ 糖尿病ではなぜ睡眠状態を観察するの？

A ●糖尿病患者さんでは、糖尿病由来だけでなく、精神的苦痛で不眠となることがあるからです。

●インスリン不足で高血糖が長期に続くと、末梢神経障害による自発痛や異常知覚、浸透圧利尿による多尿（頻尿）、口渇による多飲、自律神経障害による下痢などで眠くても寝ていられない状態が発生し、不眠となります。

■病態関連図と観察のポイント

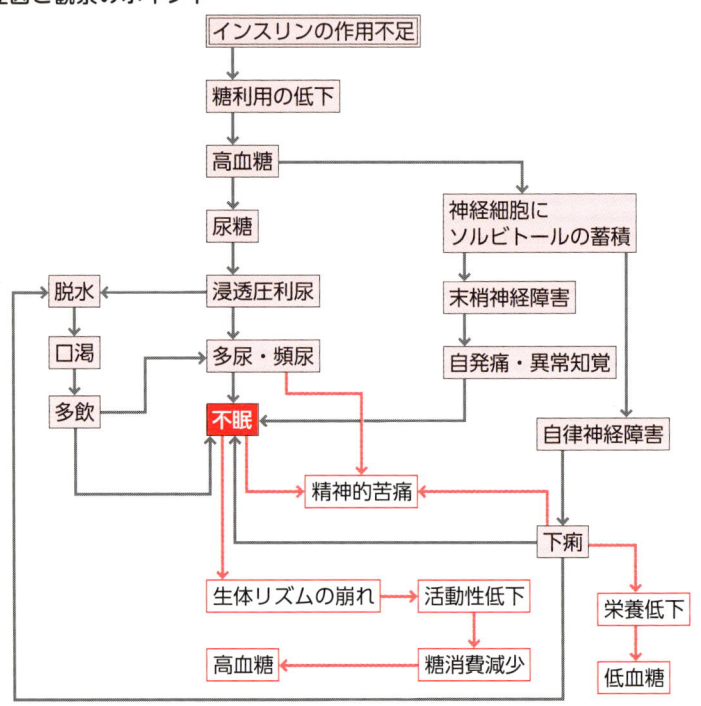

```
インスリンの作用不足
    ↓
糖利用の低下
    ↓
高血糖 ────────────→ 神経細胞にソルビトールの蓄積
    ↓                       ↓
尿糖                   末梢神経障害
    ↓                       ↓
浸透圧利尿              自発痛・異常知覚
  ↓    ↓                    ↓
脱水  多尿・頻尿         自律神経障害
  ↓    ↓                    ↓
口渇  不眠 ← 精神的苦痛      下痢
  ↓                         ↓
多飲                      栄養低下
                            ↓
生体リズムの崩れ → 活動性低下    低血糖
    ↓               ↓
高血糖 ← 糖消費減少
```

血糖にかかわるホルモン

●血糖を下げるホルモンは膵臓から分泌されるインスリンのみであるが、血糖を上げるホルモンは膵臓から分泌されるグルカゴンのほか、副腎から分泌されるカテコラミン（アドレナリン・ノルアドレナリン）やアルドステロン・コルチゾール・アンドロゲンがある。

●脂肪の分解を促進したり、インスリンの分泌を抑制したり、ブドウ糖の合成を促進して血糖を高める。

Q ▶ 腎機能障害では何を観察すればいいの？

A ● 腎機能障害とは、糸球体濾過量の低下、尿細管での再吸収・分泌の異常をいいます。腎機能障害では以下のような状態を観察します。

■病態関連図と観察のポイント

```
腎機能障害を起こすさまざまな原因       リン排泄障害 → 骨病変
    ↓                    ↓
糸球体透過性亢進  →  内分泌機能低下
    ↓              ↓         ↓         ↓
蛋白質・        エリスロポエチン  アルドステロン・  尿素蓄積、
赤血球の漏出     産生減少         抗利尿ホルモン・   酸・アンモニア
                               レニン等放出      排泄障害
    ↓              ↓             ↓
【低栄養】       【貧血】        末梢血管収縮
    ↓              ↓             ↓
血管内膠質浸透圧低下  酸素運搬能低下   【高血圧】
    ↓              ↓
組織間への体液移動  【易疲労・息切れ・めまい】
    ↓              ↓           代謝性アシドーシス
【浮腫】         循環血液量減少        ↓
                  ↓            【食欲不振・嘔吐】
                【血圧低下】       ↓
                  ↓          【活動性低下】
                腎血流量減少
                  ↓
                【尿量減少】
```

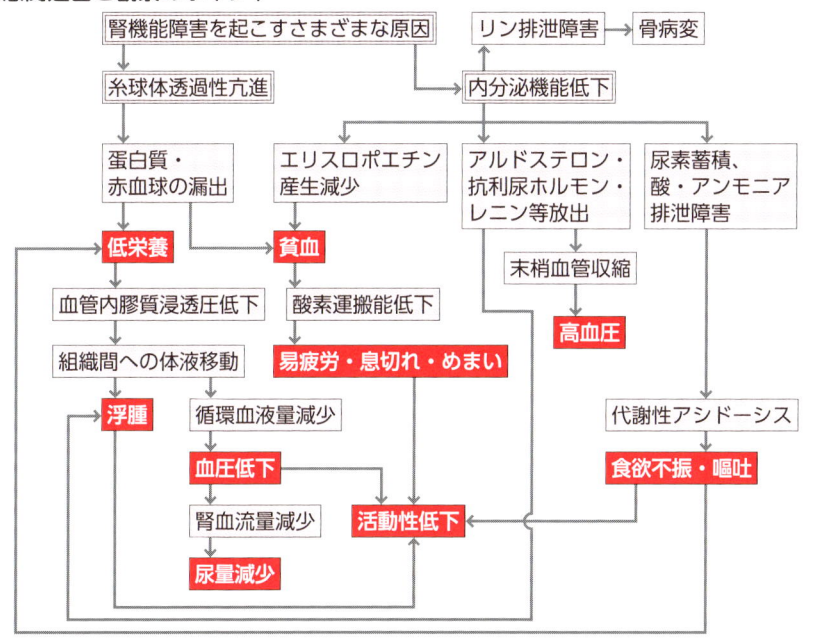

Q ▶ アルドステロン症では何を観察すればいいの？

A ● アルドステロンは副腎の球状層から分泌される鉱質ステロイドホルモンで、ナトリウムとカリウムの量を調整しています。
● ナトリウムとカリウムの量の変化で、疲労・脱力感、頭痛が出現します。

■病態関連図と観察のポイント

副腎髄質で分泌されるホルモン
- カテコラミン（アドレナリン・ノルアドレナリン）。
- カテコラミンは、末梢血管の収縮・血圧の維持・心臓の収縮・糖代謝に関与している。

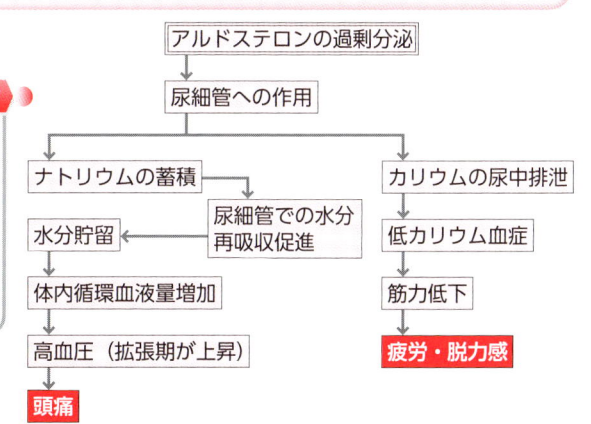

```
アルドステロンの過剰分泌
        ↓
    尿細管への作用
    ↓              ↓
ナトリウムの蓄積    カリウムの尿中排泄
    ↓    ↑            ↓
水分貯留  尿細管での水分   低カリウム血症
    ↓    再吸収促進       ↓
体内循環血液量増加        筋力低下
    ↓                    ↓
高血圧（拡張期が上昇）  【疲労・脱力感】
    ↓
【頭痛】
```

Q ▶ ネフローゼ症候群では何を観察すればいいの？

A
- ネフローゼ症候群は、糸球体の基底膜の透過性が亢進し、尿中に多量の蛋白が漏れ出るため低アルブミン血症をきたす疾患です。
- 低栄養のため血管の透過性が亢進し組織間に水分が貯留します（浮腫）。

■病態関連図と観察のポイント

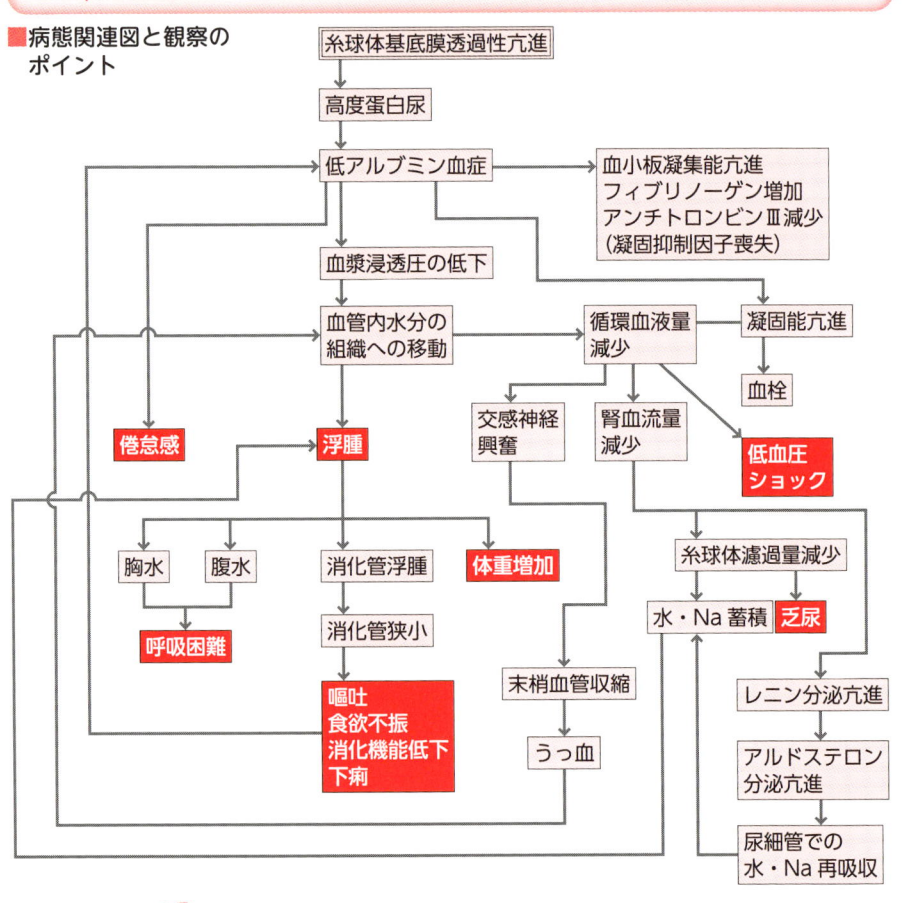

```
糸球体基底膜透過性亢進
  ↓
高度蛋白尿
  ↓
低アルブミン血症 → 血小板凝集能亢進
                  フィブリノーゲン増加
                  アンチトロンビンⅢ減少
                  （凝固抑制因子喪失）
  ↓
血漿浸透圧の低下
  ↓
血管内水分の組織への移動 → 循環血液量減少 → 凝固能亢進
                                          ↓
                                          血栓
  ↓                ↓              ↓
倦怠感　浮腫      交感神経興奮   腎血流量減少 → 低血圧ショック

胸水  腹水  消化管浮腫  体重増加    糸球体濾過量減少
 ↓              ↓                      ↓
呼吸困難      消化管狭小              水・Na蓄積　乏尿
              ↓          末梢血管収縮     ↓
            嘔吐                       レニン分泌亢進
            食欲不振       うっ血         ↓
            消化機能低下                アルドステロン分泌亢進
            下痢                         ↓
                                      尿細管での
                                      水・Na再吸収
```

お役立ちコラム

なぜネフローゼ症候群になるのか

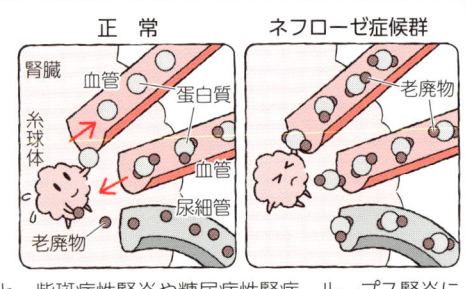

ネフローゼ症候群は、腎臓の糸球体基底膜が何らかの原因で透過性が亢進し、多くの蛋白を尿中に排泄してしまい、低蛋白血症や浮腫を主症状とする腎臓疾患群の総称である。

原発性糸球体疾患（微小変化群、巣状糸球体硬化症、膜性腎症、膜性増殖性糸球体腎炎）に起因する一次性ネフローゼ症候群と、紫斑病性腎炎や糖尿病性腎症、ループス腎炎による続発性糸球体疾患（二次性ネフローゼ症候群）がある。

正常 / ネフローゼ症候群

腎臓　血管　蛋白質　老廃物　糸球体　尿細管　老廃物

Q ▶ 下痢のときは何を観察すればいいの？

A ●下痢は、消化管内の飲食物が腸管内で吸収される前に排泄されることをいいます。下痢のときは以下の状況を観察しますが、脱水、電解質のアンバランスが重要な観察ポイントです。

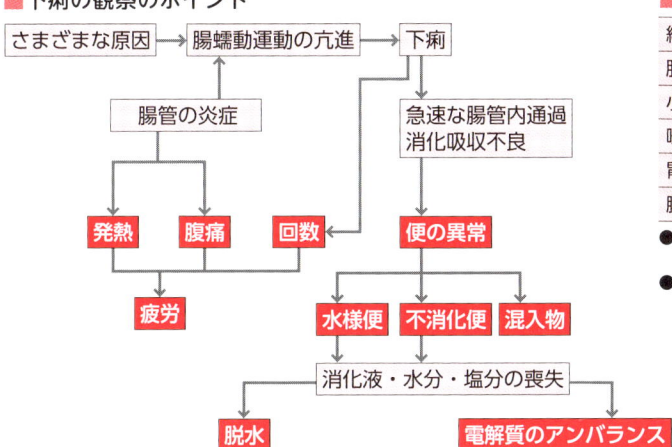

■下痢の観察のポイント

さまざまな原因 → 腸蠕動運動の亢進 → 下痢

腸管の炎症

急速な腸管内通過
消化吸収不良

発熱　腹痛　回数　便の異常

疲労

水様便　不消化便　混入物

消化液・水分・塩分の喪失

脱水　電解質のアンバランス

＊脱水（162頁）参照

■腸の1日水分量

経口摂取	2L
胆汁	1L
小腸液	1L
唾液	1L
胃液	2L
膵液	2L

● 小腸で7Lほどが吸収され、大腸で1.5Lが吸収される。
● 糞便中には100〜200mLが含まれる。

■便形成のプロセス

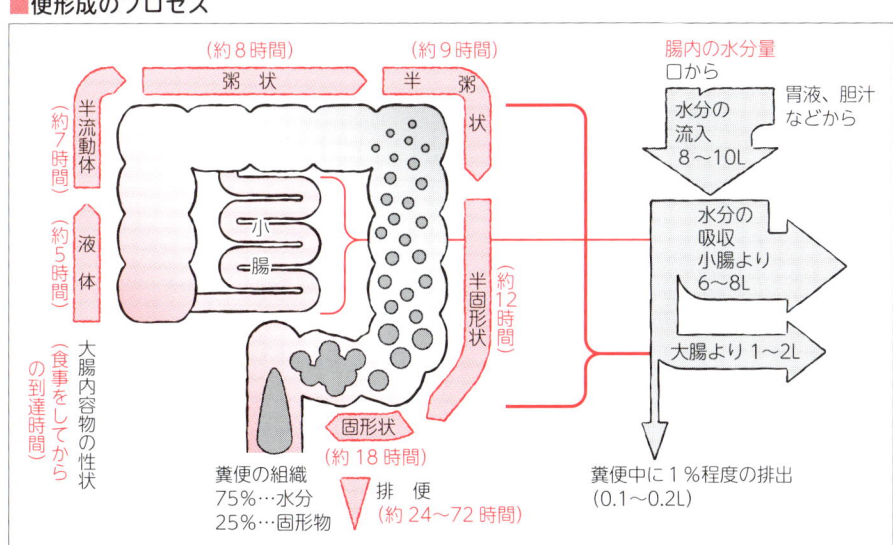

（約8時間）粥状
（約9時間）半粥状
（約7時間）半流動体
（約5時間）液体
（約12時間）半固形状
（約18時間）固形状
排便（約24〜72時間）

大腸内容物の性状（食事をしてからの到達時間）

小腸

糞便の組織
75％…水分
25％…固形物

腸内の水分量
□から
水分の流入 8〜10L（胃液、胆汁などから）

水分の吸収
小腸より 6〜8L
大腸より 1〜2L

糞便中に1％程度の排出（0.1〜0.2L）

お役立ちコラム

下痢のときに知っておきたいこと

・原因が不明な場合は止痢薬を服用しない。
・消化管の働きを休めるために絶食とする。
・水分は補給する。
・水様便が落ち着いたら便の形状同様の食事を開始する。

Q ▶ 血液製剤にはどのようなものがあるの？

A 血液製剤には、全血輸血製剤、血液成分輸血製剤、血漿製剤、アルブミン製剤があります。

■血液製剤の種類

	種類	保存	有効期間	適応
全血輸血	保存血液	4℃	採血後21日間	大量出血などすべての成分が不足する状態で、赤血球と血漿の同時補給を要する場合
	新鮮血輸血	4℃	採血後72時間	
成分輸血	赤血球 M.A.P	4～6℃	採血後21日間	出血および赤血球が不足する状態、またはその機能低下による酸素欠乏がある場合
	洗浄赤血球	4～6℃	製造後24時間	血漿成分による副作用を避ける場合
	濃厚血小板	20～24℃、撹拌	採血後72時間	血小板数の減少またはその機能低下による出血ないし出血傾向がある場合
血漿	新鮮凍結血漿	－20℃以下	採血後1年間	複数の血液凝固因子の欠乏による出血ないし出血傾向のある場合
血漿分画製剤	血液凝固因子製剤	～10℃	2年間禁凍結	血友病など凝固因子の不足により出血を繰り返す場合
	アルブミン製剤	～30℃	2年間禁凍結	大けがをし大量の出血がありショック状態に陥ったときや火傷、肝臓病、腎臓病などの治療の場合
	免疫グロブリン製剤	～10℃	2年間禁凍結	針刺し事故や母子間感染によるB型肝炎の発症予防の場合

Q ▶ 輸血の副作用はなぜ起きるの？

A ●輸血は細胞移植です。基本を忠実に守りながら行えば副作用の発現やその程度を最小限にすることができます。

■輸血の副作用

副作用	原因	症状	対策
溶血反応	・血液型不適合の輸血（赤血球成分）が10mL以上輸血されると起こる ・供血者の赤血球表面の抗原に患者血漿中の抗赤血球抗体が付着し補体系の活性化が起き、赤血球膜を破壊して溶血する	血管に沿った熱感、悪寒、発熱、腰痛、顔面紅潮、頻脈、呼吸速拍、低血圧、循環虚脱、出血傾向、急性腎不全、ショック、心停止	輸血の即時中止、血液型・輸血血液のチェック、血圧の維持、循環血液量の維持、ステロイド治療、透析

副作用	原因	症状	対策
発熱反応、肺浸潤	・輸血歴や妊娠歴のある患者で、ヒト白血球抗原（HLA）を有している患者に発熱が多く見られる ・免疫反応により活性化された抗体が好中球の凝集を促進し、肺の微小血管に捕捉され、好中球中の酵素が遊出して肺血管内膜が損傷され透過性が亢進して肺浸潤を起こす	輸血終了から1～2時間で突然の発熱（1℃以上の上昇）、悪寒、頭痛、顔面紅潮、不安、筋肉痛、呼吸困難、低酸素血症、低血圧、肺水腫所見	白血球除去フィルターの使用
アレルギー反応	・血漿蛋白質に対する過敏反応やアレルゲンによりアレルギー反応を起こす	蕁麻疹、発熱、喘息様発作、呼吸困難など	ゆっくり滴下する 即時中止
アナフィラキシーショック	・IgA欠損患者輸血や妊娠などでIgAに感作されると、IgAに対するIgGかIgM抗体をつくる ・その後少量のIgAの投与によりアナフィラキシー反応を起こす	輸血直後に不安、蕁麻疹、喘鳴、嘔気、嘔吐、下痢、腹痛、チアノーゼ、意識障害、ショック、心停止	輸血既往の確認 ゆっくり滴下する 即時中止
クエン酸中毒	・抗凝固保存液（CPD）に含まれるクエン酸が血中カルシウムと結合し低カルシウム血症を起こす	口唇や手指のしびれ、痙攣、QT延長	輸血速度をゆっくりにする カルシウム剤の投与
肺水腫、心不全	・高齢者や慢性貧血患者など循環系が耐えられない急速、大量の輸血は右心負荷を起こす	咳、呼吸困難、肺うっ血、頭痛、高血圧、頻脈、頸部静脈の怒張、CVPの上昇	流量は100mL/時間ぐらいとする輸血速度調整
呼吸不全	・白血球、血小板、フィブリンの凝集塊が肺の微小血管を閉塞して起きる	呼吸困難、胸痛、咳など	即時中止
高カリウム血症	・血球の破壊によりカリウムが流出し濃度が上昇する	しびれ、嘔吐、乏尿、徐脈、痙攣、致死的不整脈	古い血液を使用しない 中止
遅延型溶血反応	・輸血既往や妊娠により産生されたRh血液型の抗D、抗Eなどの不規則抗体によって血管外溶血を起こす	貧血の亢進、間接ビリルビンの上昇、黄疸	
輸血後紫斑病	・輸血後1週間目ころ、血小板同種抗体により患者自身の血小板が取り込まれる	出血斑	
GVHD（輸血後移植片対宿主病）	・輸血された血液中のリンパ球が宿主によって拒絶、排除されず生着して患者の組織内で浸潤、増殖し、宿主を非自己として攻撃する	輸血1～2週後に38℃以上の発熱、紅斑が出現。肝障害、下痢、下血、汎血球減少症、骨髄無形成、敗血症（100％近くが死亡）	輸血に放射線を照射し、混在リンパ球を不活化する

略語
- **HLA**：human leukocyte antigen（ヒューマン リューコサイト アンティジェン）ヒト白血球抗原
- **IgA**：immunoglobulin A（イミュノグロビュリン エー）免疫グロブリンA
- **IgG**：immunoglobulin G（イミュノグロビュリン ジー）免疫グロブリンG
- **IgM**：immunoglobulin M（イミュノグロビュリン エム）免疫グロブリンM
- **CPD**：citrate phosphate dextrose solution（シトレイト ホスフェイト デクストロース ソリューション）クエン酸・リン酸・ブドウ糖液
- **QT**：QT interval（キューティー インターヴァル）QT間隔
- **CVP**：central venous pressure（セントラル ヴェナス プレッシャー）中心静脈圧
- **GVHD**：graft-versus-host disease（グラフトヴァーサスホスト ディジーズ）移植片対宿主病

Q ▶ 抗糖尿病薬（内服）はどのように効くの？

A ●抗糖尿病薬は、インスリン非依存性糖尿病（NIDDM）で食事療法や運動療法の効果が得られない場合に使用されます。以下の作用や特徴があります。

■抗糖尿病薬の作用と副作用

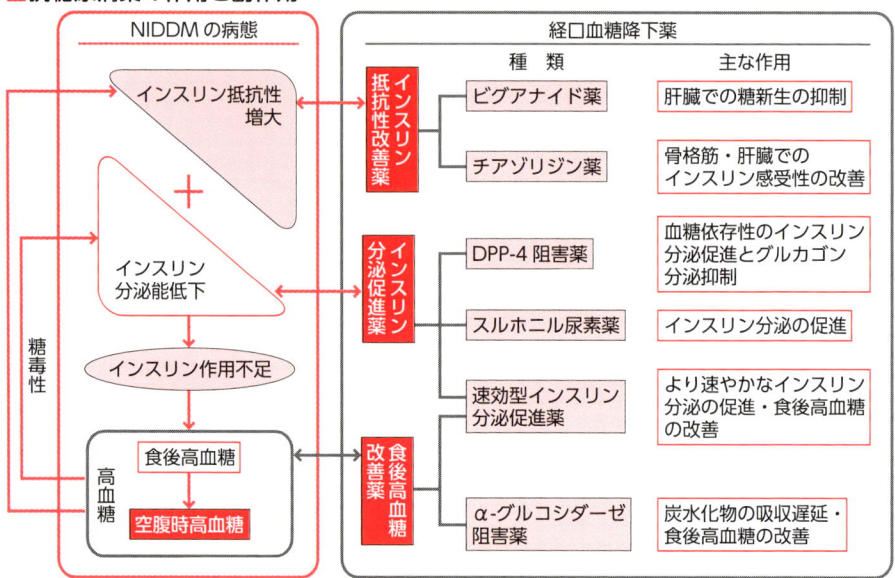

NIDDMの病態

- インスリン抵抗性増大
- インスリン分泌能低下
- インスリン作用不足
- 食後高血糖
- 空腹時高血糖
- 高血糖
- 糖毒性

経口血糖降下薬

分類	種類	主な作用
インスリン抵抗性改善薬	ビグアナイド薬	肝臓での糖新生の抑制
	チアゾリジン薬	骨格筋・肝臓でのインスリン感受性の改善
インスリン分泌促進薬	DPP-4阻害薬	血糖依存性のインスリン分泌促進とグルカゴン分泌抑制
	スルホニル尿素薬	インスリン分泌の促進
	速効型インスリン分泌促進薬	より速やかなインスリン分泌の促進・食後高血糖の改善
食後高血糖改善薬	α-グルコシダーゼ阻害薬	炭水化物の吸収遅延・食後高血糖の改善

分類	作用	一般名	商品名	副作用
スルホニル尿素薬	・膵臓のランゲルハンス島のβ細胞を刺激してインスリンの分泌を促進し血糖を低下させる ・肝臓の糖新生、糖の放出抑制、インスリン作用の増強などの膵臓外作用により血糖を低下させる	トルブタミド	ヘキストラスチノン	低血糖、腹部不快感、頭痛、耳鳴、肝障害、空腹感、脱力、発汗、心悸亢進、白血球減少
		グリクロピラミゴ	デアメリンS	
		アセトヘキサミド	ジメリン	
		クロルプロパミド	アベマイド	
		グリクラジド	グリミクロン、グリクラジド、グリミラン、グルタミール、ダイアグリコ、ルイメニア	低血糖、眩暈、貧血、頭痛、肝障害、下痢など
		グリベンクラミド	オイグルコン、ダオニール、パミルコン、オペアミン、グリベンクラミド、ダムゼール、マーグレイト、ブラトゲン	低血糖、肝障害、胃腸障害、過敏症など

略語
- **NIDDM**：non-insulin-dependent diabetes mellitus（ノンインスリンディペンデント ダイアビーティズ メリタス）インスリン非依存性糖尿病
- **DPP-4**：dipeptidyl peptidase-4（ディペプタイジル ペプタイデイズ-4）ジペプチジルペプチダーゼ4

分類	作用	一般名	商品名	副作用
ビグアナイド薬	・肝臓での糖合成を抑える ・末梢組織でのインスリン作用の増強、腸でのブドウ糖吸収の阻害により糖を低下させる	メトホルミン	グリコラン、メデット、メトグルコ、ネルビス、メトホルミン塩酸塩、メトリオン	乳酸アシドーシス、腹痛、悪心・嘔吐、低血糖、食欲不振、下痢、便秘、発疹
		ブホルミン	ジベトス、ジベトンS	
チアゾリジン薬	・筋肉や肝臓でのインスリンの働きを高める	ピオグリタゾン	アクトス、ピオグリタゾン	低血糖、浮腫、肝障害、体重増加、心不全
DPP-4阻害薬	・小腸から分泌されるインクレチン（ホルモン）に作用し、インスリン分泌を促進しグルカゴン分泌を抑える ・血糖値が高いときだけに作用する	シタグリプチン	ジャヌビア、クラクティブ	低血糖、胃腸障害
		アナグリプチン	スイニー	
		ビルダグリプチン	エクア	
		アログリプチン	ネシーナ	
		リナグリプチン	トラゼンタ	
		テネリグリプチン	テネリア	
αグルコシダーゼ阻害薬	・小腸でのブドウ糖の分解・吸収を遅らせて食後の急激な血糖値の上昇を抑える	アカルボース	グルコバイ、アカルボース	腹満感、放屁増加、低血糖
		ボグリボース	ベイスン、ボグリボース、ベイスロール、ペグリラート、ベスタミオン、ベルデリール、ベロム、ボグシール	
		ミグリトール	セイブル	
速効型インスリン分泌促進薬	・膵臓のβ細胞に働きかけてインスリンの分泌を促進する	ナテグリニド	スターシス、ファスティック、ナテグリニド	低血糖
		ミチグリニド	グルファスト	
		レパグリニド	シュアポスト	

お役立ちコラム

必要栄養量の求め方

■基礎代謝量の求め方（Harris-Benedictの式）

男性：66.47＋(13.75×体重kg)＋(5×身長cm)－(6.75×年齢)

女性：655.1＋(9.56×体重kg)＋(1.85×身長cm)－(4.68×年齢)

■活動エネルギー量の求め方

寝たきり(安静)＝基礎代謝量×1.0
寝たきり(覚醒)＝基礎代謝量×1.1
ベッド上臥床＝基礎代謝量×1.2
歩行可能＝基礎代謝量×1.3
労働を伴う場合＝基礎代謝量×1.4〜1.8

■発熱時の必要エネルギー量

38℃＝基礎代謝量＋(基礎代謝量×0.2)
39℃＝基礎代謝量＋(基礎代謝量×0.4)
40℃＝基礎代謝量＋(基礎代謝量×0.6)

Q ▶ インスリン製剤はどのように効くの？

A ●インスリンの生成不足の場合にインスリンを補うためにインスリン注射を行い、血糖を下げ（80～100mg/dL を保つ）、細胞にブドウ糖が入りやすいようにしています。以下のような作用、特徴があります。

■キット製剤

分類	作用	一般名	商品名	作用発現時間	作用持続時間
超速攻型	・肝臓におけるブドウ糖新生の抑制 ・肝臓・筋肉のグリコーゲン合成の促進 ・肝臓の解毒系の促進 ・脂肪組織における脂肪酸合成促進	インスリンアスパルト	ノボラピッド注フレックスペン	10～20 分	3～5 時間
超速攻型			ノボラピッド注イノレット	10～20 分	3～5 時間
超速攻型		インスリンリスプロ	ヒューマログ注ミリオペン	15 分以内	3～5 時間
超速攻型		インスリングルリジン	アピドラ注ソロスター	15 分以内	3～5 時間
速効型		生合成ヒト中性インスリン	ノボリン R 注フレックスペン	約 30 分	約 8 時間
速効型		ヒトインスリン	ヒューマリン R 注ミリオペン	30～60 分	5～7 時間
持効型		インスリンデグルデク	トレシーバ注フレックスタッチ	該当なし	42 時間以下
持効型		インスリンデテミル	レベミル注フレックスペン	約 1 時間	約 24 時間
持効型			イベミル注イノレット	約 1 時間	約 24 時間
持効型		インスリングランギン	ランタス注ソロスター	1～2 時間	約 24 時間
中間型		中間型インスリンリスプロ	ヒューマログ N 注ミリオペン	30～60 分	18～24 時間
中間型		ヒトイソフェンインスリン水性懸濁	ノボリン N 注フレックスペン	約 90 分	約 24 時間
中間型			ヒューマリン N 注ミリオペン	1～3 時間	18～24 時間
混合型		インスリンリスプロ混合製剤	ヒューマログミックス 25 注ミリオペン	15 分以内	18～24 時間
混合型			ヒューマログミックス 50 注ミリオペン	15 分以内	18～24 時間
混合型		二相性プロタミン結晶性インスリンアナログ水性懸濁	ノボラピッド 30 ミックス注フレックスペン	10～20 分	約 24 時間
混合型			ノボラピッド 50 ミックス注フレックスペン	10～20 分	約 24 時間
混合型			ノボラピッド 70 ミックス注フレックスペン	10～20 分	約 24 時間
混合型		生合成ヒト二相性イソフェンインスリン	ノボリン 30R フレックスペン	約 30 分	約 24 時間
混合型			イノレット 30R 注	約 30 分	約 24 時間
混合型			ヒューマリン 3/7 注ミリオペン	30～60 分	18～24 時間

■カートリッジ製剤

分類	作用	一般名	商品名	作用発現時間	作用持続時間
超速効型	・肝臓におけるブドウ糖新生の抑制 ・肝臓・筋肉のグリコーゲン合成の促進 ・肝臓の解毒系の促進 ・脂肪組織における脂肪酸合成促進	インスリンアスパルト	ノボラピッド注ペンフィル	10〜20分	3〜5時間
		インスリンリスプロ	ヒューマログ注カート	15分以内	3〜5時間
		インスリングルリジン	アピドラ注カート	15分以内	3〜5時間
速効型		ヒトインスリン	ヒューマリンR注カート	30〜60分	5〜7時間
持効型		インスリンデクルデク	トレシーバ注ペンフィル	該当なし	42時間以内
		インスリンデテミル	レベミル注ペンフィル	約60分	約24時間
		インスリングランギン	ランタス注カート	1〜2時間	約24時間
中間型		中間型インスリンリスプロ	ヒューマログN注カート	30〜60分	18〜24時間
		ヒトイソフェンインスリン水性懸濁	ヒューマリンN注カート	1〜3時間	18〜24時間
混合型		インスリンリスプロ混合製剤	ヒューマログミックス25注カート	15分以下	18〜24時間
			ヒューマログミックス50注カート	15分以下	18〜24時間
		二相性プロタミン結晶性インスリンアスパルト	ノボラピッド30ミックス注ペンフィル	10〜20分	約24時間
		ヒト二相性イソフェンインスリン	ヒューマリン3/7注カート	30〜60分	18〜24時間

■バイアル製剤

分類	作用	一般名	商品名	作用発現時間	作用持続時間
超速効型	・肝臓におけるブドウ糖新生の抑制 ・肝臓・筋肉のグリコーゲン合成の促進 ・肝臓の解毒系の促進 ・脂肪組織における脂肪酸合成促進	インスリンアスパルト	ノボラピッド注100単位/mL	10〜20分	3〜5時間
		インスリンリスプロ	ヒューマログ注100単位/mL	15分以下	3〜5時間
		インスリングルリジン	アピドラ注100単位/mL	15分以下	3〜5時間
速効型		生合成ヒト中性インスリン	ノボリンR注100単位/mL	約30分	8時間
		ヒトインスリン	ヒューマリンR注100単位/mL	30〜60分	5〜7時間
持効型		インスリンラルギン	ランタス注100単位/mL	1〜2時間	約24時間
中間型		ヒトイソフェンインスリン	ヒューマリンN注100単位/mL	1〜3時間	18〜24時間
混合型		ヒト二相性イソフェンインスリン	ヒューマリン3/7注100単位/mL	30〜60分	18〜24時間

低血糖の対策

- 軽症：ペットシュガー（9g）か角砂糖（2個）を経口摂取させる。
- 重症：50％ブドウ糖20mL（10g）を静脈注射する。
- 低血糖が持続する場合：50％ブドウ糖20〜40mLを静脈注射した後、5％ブドウ糖を点滴する。細胞浮腫がある場合は、ステロイド剤やマンニトールを併用する。

Q ▶ 脂質異常症治療薬ってどのように効くの？

A ●血清中の脂質（コレステロールやトリグリセリド）が異常に上昇した場合を脂質異常症といい、家族性の高コレステロール血症や高トリグリセリド血症、肥満、ステロイドホルモン過剰、インスリン非依存性糖尿病、甲状腺機能低下症、肝疾患、アルコール摂取、ネフローゼ症候群、尿毒症などの原因により、リポ蛋白質（キロミクロン、VLDL、LDL、HDL）の代謝過程が障害されて起きます。

■脂質異常症治療薬の作用と副作用

分類	作用	一般名	商品名	副作用
胆汁酸結合性レジン	・レジン粒子が腸管で胆汁酸と結合すると胆汁酸は腸管で吸収されずに便に混じり排泄される ・胆汁酸が減少するとLDL受容体の活性が上昇し、血液中のLDLがとらえられ代謝（異化）されてLDL濃度が低下する	コレスチラミン	クエストラン	便秘、腹部膨満感、低プロトロンビン血症、クロール性アシドーシスなど
HMG-CoA還元酵素阻害薬	・コレステロールを生合成するHMG-CoA還元酵素のコレステロール新生を抑制する ・LDL受容体の活性を上昇させてLDLの代謝（異化）を促進するためコレステロールが低下する	プラバスタチン シンバスタチン ピタバスタチン フルバスタチン アトルバスタチン ロバスタチン	メバロチン リポバス リバロ ローコール リピトール クレストール	CPKの上昇、肝障害、下痢、腹痛、腎障害など
ニコチン酸（ナイアシン）	・脂肪酸からの遊離脂肪酸の動員を抑制しVLDLの産生を減少させてLDLを減少させる ・肝細胞でコレステロールがVLDLの取り込みを抑制し、肝細胞からのVLDLの分泌を減少させる	ニコモール ニセリトロール トコフェロールニコチン酸エステル	コレキサミン ペリシット ユベラN	嘔気、嘔吐、食欲不振、胃潰瘍、発疹、AST・ALT上昇、掻痒、高血糖、高尿酸血症、不整脈など
フィブレート誘導体	・LDLの活性を亢進させることで血漿中の脂質の分解を促進させLDLを減少させる	ベザフィブラート クロフィブラート クリノフィブラート フェノフィブラート	ベザトールSR ビノグラック リポクリン リピディル	嘔気、下痢、皮疹、AST・ALT上昇、CPK上昇、筋肉痛、めまい、食欲不振、脱力、倦怠感など
プロブコール	・LDL分画の異化亢進とコレステロール生合成の低下によって血漿中のLDLを減少させる	プロブコール	シンレスタール、ロレルコ	嘔気、嘔吐、下痢、QT時間延長、AST・ALT・CPK上昇、尿酸上昇

略語
- **VLDL**：very low density lipoprotein（ヴェリー ロー デンシティ リポプロテイン）超低密度リポ蛋白
- **LDL**：low density lipoprotein（ロー デンシティ リポプロテイン）低密度リポ蛋白
- **HDL**：high density lipoprotein（ハイ デンシティ リポプロテイン）高密度リポ蛋白
- **HMG-CoA**：hydroxy-methylglutaryl-CoA（ハイドロクシメチルグルタリル シーオーエー）ヒドロキシメチルグルタリル補酵素A
- **CPK**：creatine phosphokinase（クレアチン ホスフォキネイス）クレアチンホスホキナーゼ
- **AST**：aspartate aminotransferase（アスパーテイト アミノトランスフェレイス）アスパラギン酸アミノトランスフェラーゼ
- **ALT**：alanine aminotransferase（アラニン アミノトランスフェレイス）アラニンアミノトランスフェラーゼ

Q ▶ 利尿薬はどのように効くの？

A
- 体内水分量は体重の60％（老人は50％、乳幼児は70％）になるように調節されホメオスターシスを保っています。しかし水分の排出機構に障害を受けるとそれ以上の水分が体内に貯留し浮腫を生じます。
- 利尿薬は下のような作用で体内にたまった水分を排泄させます。

■利尿薬の作用と副作用

分類	商品名	作用	効果	主な副作用
サイアザイド系、類縁利尿薬	ニュートライド ベハイド フルイトラン ナトリックス ノルモナール アレステン バイカロン	・遠位尿細管でナトリウムやクロール、カリウムの再吸収を抑制させる	・腎臓からのナトリウムとクロール、カリウム、水の排泄を増加させる ・長期服用でカルシウムの排泄が減少する	低ナトリウム血症、低カリウム血症、耐糖能低下、皮膚炎、黄疸、高尿酸血症
ループ利尿薬	ラシックス アレリックス オイテンシン ルネトロン ダイアート ルプラック	・ヘンレ係蹄でナトリウムとクロールの再吸収を抑制	・利尿を促進	低カリウム血症、脱水、口渇、起立性低血圧、嘔吐、下痢、湿疹、めまい、頭痛、痙攣
カリウム保持性利尿薬	アルダクトンA ソルダクトン トリテレン	・集合管でのアルドステロン作用に拮抗して働き、ナトリウム、クロールの再吸収を抑制	・水とナトリウムの排泄を増加させ、カリウムの排泄を減少させ利尿を促進	高カリウム血症、低ナトリウム血症、代謝性アシドーシス、発熱、消化器症状、湿疹、多毛
炭酸脱水素酵素阻害薬	ダイアモックス	・近位尿細管に作用し重炭酸イオンの再吸収を抑制し、間接的にナトリウムの再吸収を抑制	・利尿を促進	電解質異常、頭痛、耳鳴、口渇、見当識低下、眠気、下痢

■利尿薬の作用機序

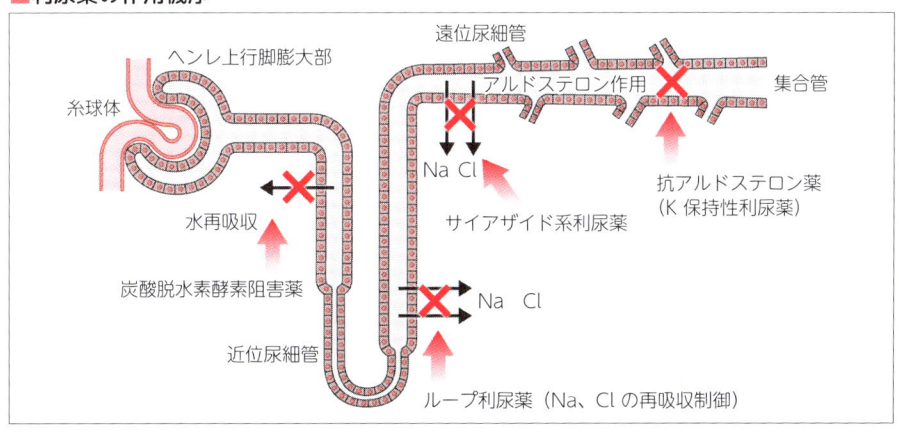

Q ▶ 下剤はどのように効くの？

A ●下剤は、排便を促進するために用いられます。その目的や作用は以下の表に示すとおりです。

■下剤の作用と副作用

作用	機序	商品名	適応	禁忌、副作用
塩類下剤	・体液と腸内容液が等張になるまで腸管内に水分を移行させるため、腸内容物が軟化増大し、その刺激により蠕動運動が亢進する ＊水分を多量にとると効果的である	硫酸マグネシウム （10〜20g/日）	食中毒や薬物中毒、一過性便秘、駆虫薬使用時、腹部外科手術時	脱水症状、栄養障害、悪心、食欲不振など ＊禁忌：痙攣性便秘や腎障害
		人工カルルス塩 （5〜10g/回）	上記および鉛やバリウム中毒の解毒薬	浮腫、うっ血性心不全、高ナトリウム血症など
		マグコロール	大腸のX線、内視鏡検査、腹部手術前	腹痛、悪心、嘔吐 ＊禁忌：重症の腎障害、乳幼児
		酸化マグネシウム	抗コリン性薬剤による便秘、痙攣性便秘など習慣性便秘	胃部不快感、便秘、下痢、食欲不振、悪心、高マグネシウム血症など
ヒマシ油	・小腸で胆汁により乳化され、リパーゼによって加水分解されてリシノール酸となる ➡リシノール酸は、アルカリ下でリシノール酸ナトリウムとなり小腸粘膜を刺激し蠕動を亢進する ・グリセリンには粘滑作用がある	ヒマシ油 ＊効果発現時間： 2〜4時間後	食中毒、薬物中毒、大腸のX線、内視鏡検査、腹部手術前	＊禁忌：痙攣性便秘、骨盤内臓器の炎症、妊娠、脂溶性駆虫薬服用時
アラキノン誘導体	・エモジン、クリソファノールレイン、センノサイドA、Bが胆汁により加水分解され小腸から吸収された後、血行を介して大腸に達し、大腸粘膜を刺激して蠕動を亢進させる	アローゼン プルゼニド ＊効果発現時間： 8〜12時間後	弛緩性便秘、術後の排便促進、駆虫薬使用時	下痢、悪心、嘔吐など ＊禁忌：急性腹部疾患、腸閉塞、電解質異常
ジフェニール誘導体	・大腸のアルカリホスファターゼによりジフェノール体と硫酸ナトリウムに加水分解され、大腸の粘膜を刺激する ➡蠕動亢進と水分吸収阻害作用を生ずる	ラキソベロン ＊効果発現時間： 7〜12時間後	習慣性便秘、一過性便秘、術後の排便促進、造影後の排便促進	腹痛、悪心、嘔吐、腹部膨満など ＊禁忌：妊婦、急性腹部疾患

商品名	作用	適応	副作用	用法
ニフレック末（経口腸管洗浄薬）	・塩類（塩化ナトリウム、塩化カリウム、炭酸水素ナトリウム、無水硫酸ナトリウム）と等張化薬（マクロゴール4000）の作用により、腸管内の水分の増加、便の軟化、腸蠕動の亢進が起こり腸管内を洗浄する ＊効果発現時間：服用1時間後から	大腸検査の前処置、大腸手術の前処置 ＊禁忌：胃腸管の閉塞では穿孔、中毒性巨大結腸症では腹膜炎、出血の危険性があるバリウム検査の前処置	腹部膨満感、腹痛、悪心、冷感、嘔気、頭痛、胸痛、血糖値の上昇、低血糖発作、尿酸の上昇、AST・ALT・LDHの上昇、白血球やカリウムの異常	・1袋を1900mLの水で溶解し全量を2000mLとする ・1時間に1Lの速さで服用し2時間をかけ服用させるが、排泄液が透明になったら中止する ・最大限4L（2袋）までとする ＊粉末は成分が均等でないので必ず溶解して分割する
50％グリセリン浣腸	・直腸粘膜を刺激し蠕動を亢進させる ・浸透作用により軟便化する ・腸管の潤滑化作用により便の通過をよくする ＊効果発現時間：即時	便秘、腸疾患の排便促進 ＊禁忌：腸管穿孔、腸管内出血、全身衰弱、嘔気、嘔吐、激しい腹痛	連用で耐性、腹痛、腹鳴、腹部膨満感、直腸不快感、肛門違和感	・体温程度に温めた液を左側臥位で注入する ・空気が入らないように注意し、注入後1～2分がまんさせる ・カテーテルの挿入は6～10cmとする
新レシカルボン坐剤 テルミンソフト	・腸内で二酸化炭素を発生させ、蠕動を亢進させて排便を促進する ＊効果発現時間：10～30分	便秘	連用で耐性、肛門違和感、下腹部痛、不快感、下痢、残便感	潤滑油を薬の挿入部につけ、内肛門括約筋より上部の位置（4～5cm）まで挿入する

■下剤の働き

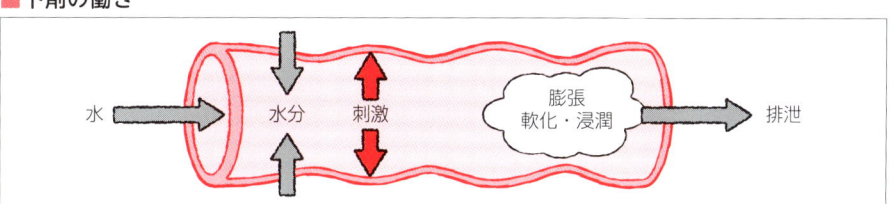

水 → 水分 ⇅ 刺激 ⇅ 膨張 軟化・浸潤 → 排泄

■下剤の作用機序による分類

分類		
刺激性下剤	小腸刺激性下剤	ヒマシ油
	大腸刺激性下剤	フェノールフタレイン誘導体（フェノバリン） ジフェニルメタン系（ピコスルファートナトリウム、ビサコジル） アントラキノン系（センナ、カスカラサグラダ、ダイオウ、アロエ）
機械的下剤	膨張性下剤	
	湿潤性下剤	
	塩類下剤	酸化マグネシウム、硫酸マグネシウム
	浣腸剤	
	坐剤	
その他	消化管運動調整薬	コリン作動薬、5-HT4受容体作動薬
	糖類	ラクツロース
	抗コリン薬	臭化ブチルスコポラミン
	プロスタグランジン	
	過敏性腸症候群治療薬	ポリカルボフィルカルシウム

Q ▶ 止痢薬はどのように効くの？

A ●下痢は腸運動の亢進した状態で発症します。腸運動の亢進は、腸の運動を刺激する因子が作用しています。その作用を抑制して下痢を抑えます。

■止痢薬の作用と副作用

分類	作用	商品名	適応	禁忌、副作用
腸運動抑制薬	・末梢神経に作用し腸管の蠕動運動や粘液分泌を抑制する	コデインリン酸塩	腸管出血	倦怠感、頭痛、めまい、排尿困難、呼吸抑制、チアノーゼ ＊禁忌：全身衰弱、肺疾患
		ロートエキス	過敏性大腸症候群、腹痛、蠕動亢進	口渇、散瞳、排尿困難、頭痛、めまい ＊禁忌：緑内障、前立腺肥大症、麻痺性イレウス
		ロペミン	過敏性大腸症候群、消化管術後の下痢	悪心、口渇、発疹、腹部膨満など
収斂薬	・腸粘膜を蛋白質と結合した溶けにくい膜が覆い、腸液の分泌を抑制して腸への刺激を防ぎ蠕動を抑制する	デルマトール 次硝酸ビスマス	下痢症	悪心、食欲不振、色素沈着 ＊禁忌：消化管通過障害、妊婦、授乳婦
		タンナルビン	下痢症	食欲不振、呼吸困難
吸着薬	・腸粘膜を覆い界面活性作用により腸管内の毒物、細菌、水分、粘液、ガスなどを吸着し腸管への刺激を防ぐ	アドソルビン	腸内異常発酵、急性腸炎、食中毒、薬物中毒	消化不良、栄養障害
防腐、乳酸菌薬	・腸管内の病原菌の発育や腸管内容物の腐敗や発酵を抑制 ・腸の蠕動運動を抑制 ＊乳酸菌：腸内で多量の乳酸、揮発酸を産生し、腸内pHを低下させ、大腸菌などの病原菌の発育阻止、腸蠕動運動を促進し改善する	フェロベリン	腸カタル、下痢、消化不良、赤痢、アメーバ赤痢	便秘
		キョウベリン	細菌性腸疾患、腸カタル、腸内異常発酵、食中毒	便秘
		ビオフェルミン ラックビー ビオスミン	腸内異常発酵、腸炎、炎症性腸疾患、消化不良	

お役立ちコラム

便の観察でわかること

排泄された便の色や形状などから以下のことがわかります。

・消化機能の状況（食物の形態）
・水分の過不足（便の固さ）
・消化管の破綻（下血）
・炎症の有無（下痢）
・腸の蠕動運動の状況・通過障害（排便期間、感覚・便秘）
・栄養吸収状況（不消化便）

Q ▶ 腎臓は摘出しても大丈夫なの？

A ● 腎臓を摘出した場合、生命が生きていくうえでは2個あるうちの4分の1あれば普通の生活を送るには支障がないといわれ、2分の1個を摘出しても問題はありません。

● 腎臓は第11胸椎から第3腰椎の高さにあり、脊柱を挟んで左右一対ある赤褐色をしたソラマメ状で、大きさ10×5cm、厚さ3cm、重さ130gの実質性の器官です。ここで血液を濾過し、体内で不要になった老廃物を処理しています。

● 早期の腎腫瘍は腎実質内に限局されていますが、進行すれば周辺を破壊圧迫し、腎盂に破れると血尿をきたします。また静脈内に浸潤する傾向が強く、血行性に肺や骨に転移します。

● そこで早期（Robsonのstage Ⅰ、Ⅱ）では根治的腎摘出術が行われます。手術操作による癌細胞の散布を防ぐために、経腹的か経胸膜的に腎茎部に達し、腎動静脈を結紮し切断して腫瘍を摘出します。

● stage Ⅲ、Ⅳや水腎症、膿腎症で腎機能が回復しない場合は単純腎摘出術が行われ、腎臓移植術では、健康な腎臓の生体間移植を行います。

■ 腎摘出の切開線

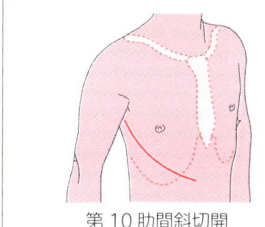

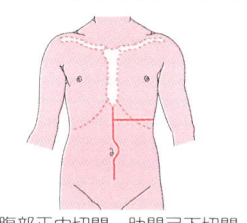

第10肋間斜切開　　上腹部正中切開、肋間弓下切開

■ Robson の stage 分類

stage Ⅰ	腎被膜内に限局
stage Ⅱ	腎臓周囲脂肪組織へ浸潤
stage Ⅲ	A：腎静脈、下大静脈へ浸潤 B：所属リンパ節へ浸潤 C：A＋B
stage Ⅳ	A：副腎を除く隣接臓器へ浸潤 B：遠位転移

■ 経腹膜的右腎摘出術

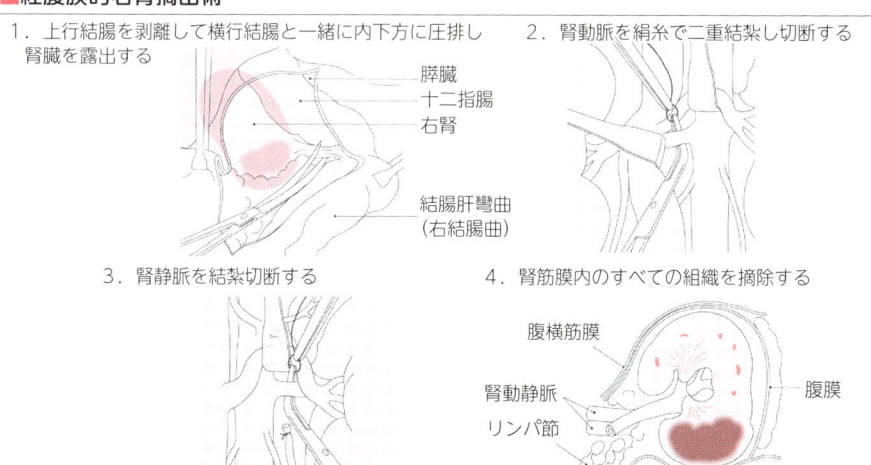

1. 上行結腸を剥離して横行結腸と一緒に内下方に圧排し腎臓を露出する
   - 膵臓
   - 十二指腸
   - 右腎
   - 結腸肝彎曲（右結腸曲）

2. 腎動脈を絹糸で二重結紮し切断する

3. 腎静脈を結紮切断する

4. 腎筋膜内のすべての組織を摘除する
   - 腹横筋膜
   - 腎動静脈
   - リンパ節
   - 腹膜
   - 腎筋膜

Q ▶ 尿路変更術は、どんな手術なの？

A ●尿路変更術には、回腸導管造設術（Bricker手術）、尿管皮膚瘻、尿管S状結腸吻合術があります。尿路変更術後は、以下の看護を行います。

- 膀胱に癌が浸潤している場合は、男性では膀胱の他に精嚢腺・前立腺、尿道を含め根治的膀胱全摘除術が行われます。女性の場合は、膀胱の他に子宮や腟前壁、尿道を含め摘除します。
- 体内で不要になった老廃物を一時蓄えておく膀胱がなくなってしまうので、尿路変更術が必要になります。
- 尿路変更では、以下のような手術が行われます。

1）回腸導管造設術（Bricker手術）
- 回盲部に近い回腸を15〜20cm切断し、口側の回腸を閉鎖し、同側に尿管を吻合します。
- 肛門側は腹壁に出し右下腹部のストーマとします。
- 腸の蠕動運動により尿は体外に排泄され、逆行性感染が起こりにくい特徴があります。
- 回腸は断端部を縫合し、消化管の機能を保存します。

2）尿管皮膚瘻
- 膀胱癌の浸潤が強く予後が不良な場合や、高齢者、合併症の多い場合などに手術の侵襲が少ない尿管皮膚瘻が行われます。
- 両側の尿管を後腹膜腔を通して皮膚に出してストーマにします。
- 両側にストーマを造る場合と、後腹膜腔で尿管を吻合して片側のストーマにする場合とがあります。

3）尿管S状結腸吻合術
- 両側の尿管をS状結腸に別々に吻合し、肛門括約筋の働き（一定内圧まで老廃物を蓄えられ直腸に尿が一時蓄えられる）を利用して尿路とします。
- 腎臓への上行性感染を起こしやすい欠点があります。

■回腸導管造設術

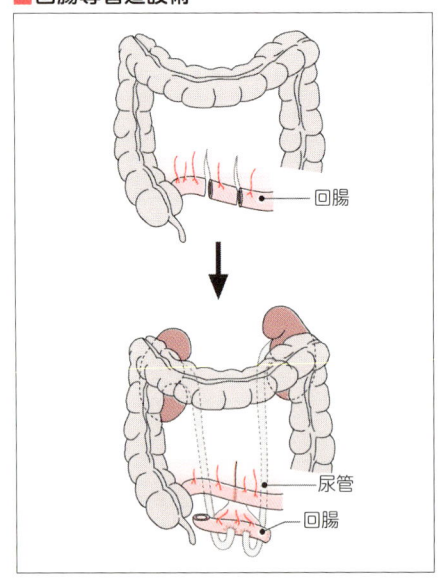

■尿管皮膚瘻

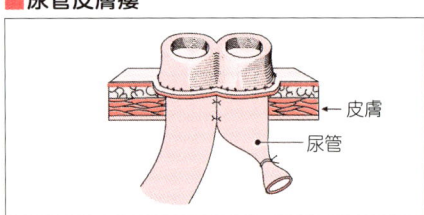

■尿管S状結腸吻合術

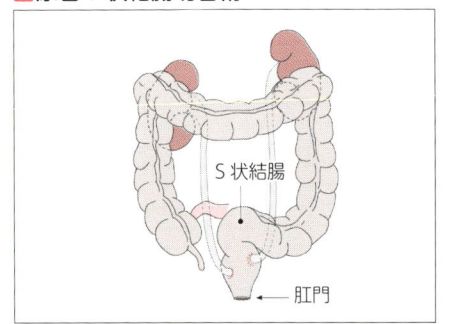

Q ▶ CAPD療法って何？

A ● CAPDは、腹腔に透析液をため、腹膜を使って行う透析方法です。

- 腎不全では老廃物や体液が排泄されず体内に蓄積することから、腹腔内に外径約5mm（先端口内径2.7mm）のシリコン製カテーテルを植え込み、透析液1500～2000mL（成人1日量）を注入し、4～8時間腹腔内に停滞させ老廃物を浄化させて排泄液を除去します。この持続的な透析法を持続携行式腹膜透析（CAPD）といいます。
- CAPDと同じように腹膜透析を行う間欠的腹膜透析（IPD）とは異なり、自己管理ができれば退院後も在宅治療が可能で、社会生活を送ることができます。
- 血液浄化法には、次の3種類があります。
- ①血液透析（HD）：半透膜を用いて血液を濾過し、老廃物などを除去して体内に戻す血液浄化法。
- ②血液濾過（HF）：血液透析では除去しにくい中～大分子量物質を除去できる濾過性の高い膜で血液を濾過し、不足した水分・電解質などを補う血液浄化法。
- ③腹膜透析（PD）：腹膜を介して老廃物を除去する透析方法。

■腹腔カテーテルの挿入位置

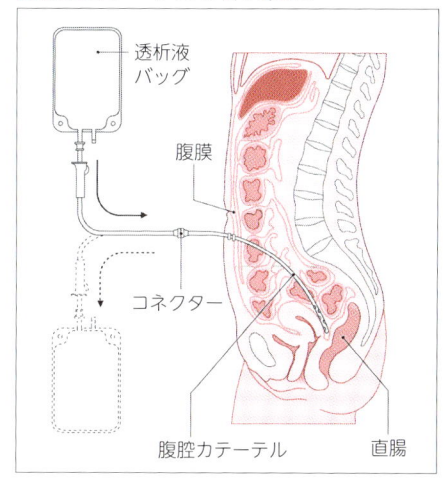

（透析液バッグ／腹膜／コネクター／腹腔カテーテル／直腸）

血液浄化のメカニズム

- 透析液は、ブドウ糖、塩化ナトリウム、乳酸ナトリウム、塩化カリウム、塩化マグネシウムを含み、体液のバランスやpHを調節できる組成でできている。
- 除水効果は、ブドウ糖の濃度による高浸透圧作用により調整される。
- 透析は、①透析液が血液中に移動し、透析液と血液の濃度が同じになる拡散の原理（高濃度側から低濃度側へ粒子が移動する）と、②体液中の水分が透析液に移動し両者の濃度が等しくなる浸透圧の原理を活用した方法で血液の浄化を行っている。

N 看護のポイント

- 清潔、無菌操作、正確な薬剤、器具の取り扱いなどの自己管理ができるように指導します。
- ①バッグの交換（3～4回/日）。
- ②カテーテルのケア（毎日）。
- ③薬液注入操作。
- ④排液除去操作。

略語

- **CAPD**：continuous ambulatory peritoneal dialysis（コンティニュアス アンビュラトリー ペリトニアル ダイアライシス）持続携行式腹膜透析
- **IPD**：intermittent peritoneal dialysis（インターミッテント ペリトニアル ダイアライシス）間欠的腹膜透析
- **HD**：hemodialysis（ヘモダイアライシス）血液透析
- **HF**：hemofiltration（ヘモフィルトレイション）血液濾過
- **PD**：peritoneal dialysis（ペリトニアル ダイアライシス）腹膜透析

Q ▶ 留置バルーンカテーテルは、なぜ早く抜去したほうがよいの？

A ●バルーンカテーテルを留置することが患者にとってプラスになる場合とマイナスになる場合があるので注意が必要となります。

- 体内にない物を挿入すると人体は異物反応を起こします。また精神的な苦痛を伴います。ランニングチューブの長さによっては体動や活動に障害をきたし、また無理な抜去による尿道損傷などの二次的な障害を併発します。
- 可能な限り不必要な物は早急に取り去るほうがよいのですが、治療上必要な場合もあります。

1. プラスの場合

- 排尿行動に伴う動作をしなくてすむ分、身体（循環や呼吸など）の負担やエネルギーの消耗を軽減でき安静が保てます。
- 漏尿や失禁による傷の汚染が防げ、皮膚の清潔が保てるので感染の機会を減らせます。
- 腎臓から膀胱までの組織損傷により出血している場合、タンポナーデを予防することができます。
- 前立腺の手術などの場合、圧迫による止血効果やタンポナーデの予防ができます。

2. マイナスの場合

- 長期に留置していると膀胱括約筋の萎縮を起こします。カテーテルを抜去してから頻尿や失禁が起こって、患者の休息（安静）の妨げになり、また精神的な苦痛を伴うことになります。
- 無菌操作を徹底しないと上行性感染を起こします。
- カテーテルの圧迫により尿道や膀胱頸部の阻血が起き炎症を起こします。
- 長期の留置で、尿の成分がカテーテルの先に付着し結石を作ることがあります。

■ 膀胱の解剖

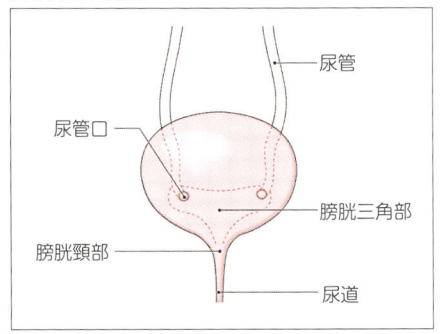

（図：尿管、尿管口、膀胱三角部、膀胱頸部、尿道）

お役立ちコラム

留置バルーンカテーテルが抜けないときの処置

　カテーテルの固定液には、通常蒸留水を用いる。生理食塩液を用いると、食塩が結晶化して固定水が抜けなくなることがある。
　カテーテルの抜去が困難になった場合には、蒸留水を少量追加注入してポンピングを繰り返して閉塞の解除を試みる。またバルーン内の固定水を抜く場合にシリンジの内筒を強く引くと、固定水側のルートが陰圧になり閉塞を招いてしまうことがある。内筒を無理やり引かずに自然に固定水がシリンジに戻るのを待つ。それでも固定水が抜けない場合は、固定水側のルートを切断するか、エーテルやトルエンなどの溶液をバルーン内に注入してバルーンを破裂させる方法、下腹部や会陰部などから経皮的に穿刺を行い、バルーンを破裂させる方法などがある。

Q ▶ 便秘を予防する方法の根拠は？

A ●便秘の原因に合った予防法とその根拠について理解する必要があります。

1) 毎日朝食後に排便を試みる
● 食事が胃に入ると胃−結腸反射（空腹時：朝食後に起きやすい）が起き、排便しやすくなるのでそれを利用し、排便習慣を確立します。

2) 水分を多めに摂取する
● 水分が少ないと大腸から水分が吸収され便が硬くなるので、水分を多めに飲み便が硬くなるのを防ぎます。

3) 緊張を緩和する
● 精神的に緊張している状態では、腸の血流が低下し蠕動運動を低下させ便秘を起こしやすくなるので、不安や心配、痛みなどのストレスを緩和します。腸の蠕動運動は副交感神経作動によります。

4) 排便を我慢しない
● 排便を我慢すると直腸内圧が40～50mmHg以上になっても便意を感じなくなります（アウエルバッハ神経の感覚閾値の上昇）。

5) 野菜や果物などの繊維質の多い食品を摂取する
● 植物繊維は、排便反射（大腸菌の活性）を高め、また腸内容物を増加させるので排便が起きやすくなります。繊維が多い便は水に浮くのでわかります。

6) 食物残渣の少ない食品を選ぶ
● 器質性便秘（腫瘍や狭窄、神経障害など）や痙攣性便秘（ストレスなど）がある場合は、通過障害を起こすので、食物残渣の少ない消化のよい食品を摂取します。

7) 牛乳を摂取する
● 乳糖が消化されず腸管内浸透圧を高め水分の吸収を阻害し、便を軟らかくします。

8) 脂肪食品を摂取する
● 脂肪食品が潤滑油的に作用し通過をスムーズにします。

9) 腹部マッサージや温罨法、メンタ湿布を行う
● 腸管を刺激し、血液循環をよくして腸の蠕動運動を亢進させます。

■ 便秘の種類

機能性便秘	習慣性（常習性、慢性）便秘	弛緩性便秘	・高齢者、長期臥床者 ・腸管の緊張性低下 ・腸壁の収縮力低下 ・腸の蠕動運動の低下
		痙攣性便秘	・過敏性腸症候群 ・腸管の緊張亢進による痙攣性収縮で起こる ・兎糞状糞便
	直腸性便秘		・多産婦、腹水患者、下剤や浣腸の乱用 ・繰り返し排便を我慢すると直腸壁の刺激に対する神経反射の働きが鈍り、便意を感じなくなる ・腹圧が弱くなり排便しにくくなる
器質性便秘	大腸の通過障害		・直腸癌、腸管癒着症、腸結核、クローン病など ・炎症や大腸の癒着による狭窄・屈曲 ・腫瘍による狭窄
	大腸の異常		・先天性巨大結腸症（ヒルシュスプルング病） ・腸壁内神経叢神経細胞の欠如

Q ▶ よく行われる浣腸法は？

A ●浣腸は目的により催下浣腸、駆風浣腸、緩和浣腸、清浄浣腸、滋養浣腸、バリウム浣腸に分類されますが、日常業務で多いのは催下浣腸です。

1. 催下浣腸の体位

- 体位は、右上図のように腸の解剖学的な走行により決定されています。液体は上から下へ重力の影響を受けて流れます。
- 効果的に排便を促すためには、注入した浣腸液が肛門より漏れないこと、つまり腸内に浣腸液が停滞（1～3分）し、腸を刺激するための時間が必要です。

2. カテーテル挿入の長さ

- 右下図のように肛門の長さ（3～4cm）と直腸の長さ（11～13cm）により6～10cmといわれています。
- それ以上の挿入は、腸管を傷つける可能性があることと浅すぎると先に述べた理由で十分な効果が得られません。

3. 注入速度

- 高圧浣腸の場合は、薬液を100～200mL/分で注入します。
- 圧が高くなると腸内の不消化物やガス、細菌を上行結腸や回盲部へ押しもどすことになります。
- 圧力に関係するのは、イリゲータの高さ（速度と量）です。高さは液面から肛門部まで50cm未満とします。

4. 薬液の温度

- 直腸温（37～38℃）より少し高めの40℃に温めます。
- 熱すぎると腸の粘膜の熱傷を、冷たいと血圧の上昇を招きます。

5. その他

- 患者の緊張により肛門括約筋が収縮するので、挿入に困難をきたすことがあります。
- 緊張や挿入の苦痛（緊張）を和らげるために潤滑油を使用します。
- 空気注入により腸管内の圧力を高めないように気をつけます。

■ 浣腸時の体位（左側臥位）

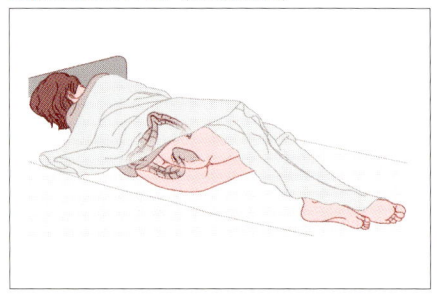

■ 肛門・直腸の長さ

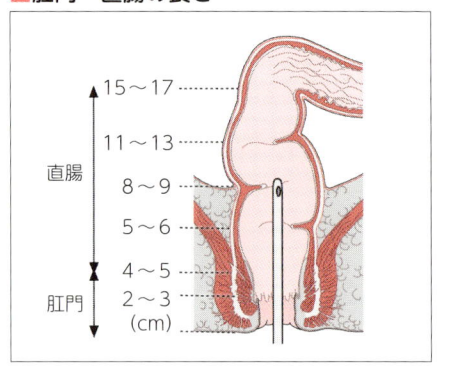

Q ▶ 高圧浣腸をしてはいけないのはどんなとき？

A ●①頭蓋内圧亢進症状、②高血圧、③動脈瘤、④心臓疾患、⑤直腸や結腸の術後は禁忌です。

- 体内に貯留した老廃物（不要物質）を体外に排泄させることは身体機能や精神機能の維持には大切なことですが、日常的に安易に行っている浣腸も次のような状態の患者には禁忌となるので注意する必要があります。

1．頭蓋内圧亢進症状のある場合

- 頭蓋内の占拠性病変や髄液の増加、脳浮腫などにより頭蓋内圧が亢進すると、頭痛や嘔吐、うっ血乳頭などの症状を呈し、ひどくなると脳血流の低下によるクッシング反射（血圧の上昇）や徐脈、脳ヘルニアにより死を招きます。
- 浣腸により老廃物を一気に排泄させると、老廃物が腸壁血管を圧迫していた分、血流の変化（腸の血管床の拡張による変化）が起き、脳への血液流入と流出のアンバランスにより、脳血流量が低下し先のような状態を起こします。
- 頭蓋内圧降下薬（マニトールやグリセロール）、利尿薬（フロセミドなど）、副腎皮質ステロイド薬などを併用している患者の場合は医師への確認が必要となります。

2．高血圧のある場合

- 浣腸の管の挿入や浣腸液を注入する不快感はストレスであり、末梢血管を収縮させます。
- また努責して息（呼吸）を止めると、胸腔内圧を上昇させ、肺内の血液を左心房から左心室に送り血液量を増加させます。これらは血圧をさらに上昇させます。

3．動脈瘤のある場合

- 高血圧と同様に血圧を上昇させるために動脈瘤破裂の危険性があります。

4．心臓疾患

- 高血圧の理由と同様に心臓の仕事量（負担）が増え、心臓機能をさらに悪化させます。

5．直腸や結腸の術後

- 腸の蠕動による創（吻合部）への影響や腸の切断による短縮により、老廃物や細菌、ガスなどを回盲部へ逆流させる危険性があります。

6．その他

- 宿便（直腸壁が拡張している）状態では、浣腸液の注入による圧力で腸を穿孔させる危険性があるので注意が必要です。

Q グリセリン浣腸をしてはいけないのはどんなとき？

A ●比較的簡易に用いられるグリセリン浣腸ですが、以下のような場合に使用すると重篤な状態を招く恐れがあります。

1．禁忌

1）腸管内出血、腹腔内の炎症、腸管穿孔
- 腹腔内に漏出し腹膜炎を誘発します。
- 蠕動の亢進により症状が悪化します。
- グリセリンの吸収により溶血や腎不全を起こす危険性があります。

2）全身衰弱
- 強制的に排便させることで衰弱状態を悪化させ、ショックを起こす危険性があります。

3）下部消化管術後
- 蠕動運動亢進により腸管縫合部が離開する危険性があります。

4）急性腹症
- 嘔吐や腹痛などの症状をさらに悪化させる危険性があります。

2．慎重投与

1）腸管、肛門の炎症、創傷がある場合
- 蠕動による出血の増強、グリセリンの吸収による溶血、腎不全を起こす可能性があります。

2）腸管麻痺、硬便
- 蠕動運動の亢進により腹痛を増強させる可能性があります。

3）心臓疾患
- 腸の蠕動運動の亢進による不快感や腹痛、急激な排泄による腸の血管床の循環血液量の増加（低血圧）を起こして症状を悪化させる可能性があります。

4）高齢者
- 浣腸の効果が必要以上に現れ下痢を起こし体液量が減少して脱水を起こす可能性があります。

5）妊産婦
- 子宮の収縮を誘発し流早産を起こす可能性があります。

お役立ちコラム

グリセリン浣腸の禁忌体位

　グリセリン浣腸を立位で実施し直腸穿孔を発生する医療事故が起きている。また、傷ついた粘膜などからのグリセリン吸収に伴う副作用（溶血、腎障害）などもある。

　グリセリン浣腸実施時の体位に注意を払うだけでなく、実施前・実施中・実施後に効果的な安全対策を行う必要がある。X線透視下で立位での直腸壁とチューブの位置関係は、右図のようにチューブを7cm以上挿入すると粘膜損傷や穿孔を起こす危険性が大きい。立位での実施はとても危険である。

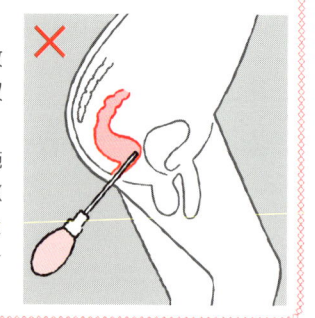

神経・筋・運動に関する「なぜ・何」QA

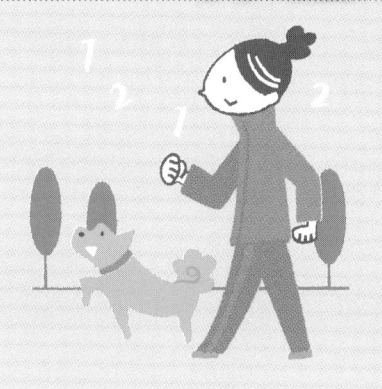

解剖・生理と病態

中枢神経の働き 210／脳神経の働き 212／自律神経の働き 213／脳幹反射 214／錐体路、錐体外路 216／病的反射 218／意識障害の原因 220／意識障害の観察 222／舌・口蓋垂の偏位 224／言語障害 225／嚥下障害 226／聴力障害 227／不眠 228／昼夜逆転 229／筋肉疲労 230／腰痛 230／長期臥床による筋力低下 232／骨の形成 233／大腿骨頸部骨折 234／関節液貯留 235

症状・疾患と観察

くも膜下出血：頭蓋内圧亢進症状 236／くも膜下出血：再出血予防 237／脳出血：瞳孔 238／脳出血：眼底鏡 238／脳梗塞 239／パーキンソン病 240／筋萎縮性側索硬化症 241／筋力測定 242／腰椎椎間板ヘルニア 243／大腿骨頸部骨折 244／変形性股関節症 245／関節リウマチ 246

治療・処置とケア

脳循環・代謝改善薬 247／抗認知症薬 248／頭蓋内圧降下薬 249／痛風治療薬 250／抗パーキンソン薬 251／筋弛緩薬 252／抗てんかん薬 253／睡眠薬 254／頭蓋内圧亢進の防止 256／脳ドレーン 257／硬膜外ブロック 258／腰椎穿刺 259／穿頭洗浄術 260／安静 261／良肢位 262／リハビリの実施と中止 263／筋力維持運動 264／ROMエクササイズ 266／麻痺患者の体位変換・移動 270／骨折：治療期間 271／骨折：牽引 272／牽引中の観察 273／CHS固定 274／人工骨頭置換術：骨セメント 275／人工骨頭置換術：脱臼 276／人工膝関節置換術 278／骨手術：感染 279／腰椎前方固定術 280

Q ▶ 中枢神経ってどんな働きをするの？

A ●中枢神経は、大脳半球、間脳、中脳、小脳、橋、延髄、脊髄に分類され、以下のような働きをもっています（脊髄神経は除く）。

■中枢神経の働き

分類	働き
大脳半球	・大脳は大脳半球裂により左右の脳半球に分けられるが、脳梁を通る交連線維により左右の脳は連絡しあっている ・前頭葉と側頭葉はシルビウス溝によりに分けられ、また前頭葉と頭頂葉は中心（ローランド）溝によりに分けられる ・前頭葉：前中心（ローランド）回には身体各部の運動に関する第1ニューロン（ベッツ巨大細胞）がある。頭頂から側方へ下肢、上肢、顔面、舌、言語（ブローカ中枢）がある。知能や性格、行動に関連した精神機能の中枢がある ・頭頂葉：後中心（ローランド）回には身体各部の感覚（下肢、上肢、顔面、舌、喉頭、咽頭、咀嚼など）に関する中枢がある ・側頭葉：聴覚、味覚、嗅覚と一部視覚に関する中枢がある。上回に感覚性言語中枢（ウェルニッケ中枢）がある。記憶、記銘、感情、摂食、性行動に関する大脳辺縁系がある ・後頭葉：視覚刺激を認識する中枢がある
間脳	・第3脳室を囲む位置にあり視床と視床下部に分けられ外側に内包がある ・視床：知覚神経の最終的な中継を行い、ここから知覚神経の中枢に向かう。意識水準を維持する脳幹網様体の中継路がある ・視床下部：自律神経の調節中枢（体温、水－電解質、糖質の代謝、睡眠、意識、食欲）が密集している ・大脳基底核：小脳とともに、随意運動の発現と制御に重要な役割を担う高次中枢。線条体、淡蒼球、黒質、視床下核からなる。線条体が大脳基底核の入力部に相当し、淡蒼球内節と黒質網様部が出力部に相当する
中脳	・間脳と橋にはさまれた部分である ・四丘体：上丘は視覚（瞳孔反射）、下丘は聴覚に関係する ・内側毛帯：触覚や深部知覚の伝導路がある ・脊髄視床路：温度、痛覚の伝導路がある ・赤核、黒質：錐体外路の核がある ・脳幹網様体がある ・第Ⅲ、Ⅳ脳神経の核がある
橋	・触覚や深部知覚、温度覚、痛覚の伝導路、脳幹網様体、第Ⅴ、Ⅵ、Ⅶ、Ⅷ脳神経の核がある ・小脳への連絡路がある
延髄	・血管運動中枢や呼吸中枢がある ・触覚、深部知覚の伝導路（内側毛帯）や温度覚、痛覚の伝導路（脊髄視床路）がある ・脳幹網様体がある ・第Ⅷ、Ⅸ、Ⅹ、ⅩⅠ、ⅩⅡ脳神経の核がある ・脊髄や小脳への連絡路（索状体）がある ・錐体路が交差している ・三叉神経脊髄下行路がある
小脳	・左右の小脳半球と虫部よりなり、3対の神経の束（上脚、中脚、下脚）により大脳半球、橋、延髄と連絡している ・平衡機能の重要な中枢で筋の緊張や弛緩を調整し複雑な運動を行わせ、運動のバランスを調整する

■脳の矢状断

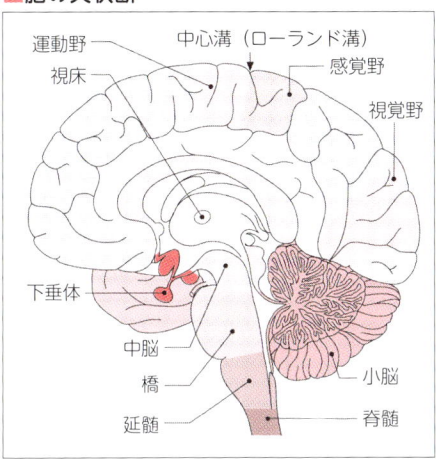

- 運動野
- 中心溝（ローランド溝）
- 視床
- 感覚野
- 視覚野
- 下垂体
- 中脳
- 橋
- 延髄
- 小脳
- 脊髄

■脳の前頭断

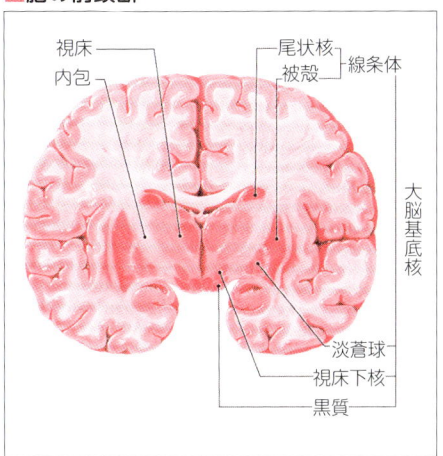

- 視床
- 内包
- 尾状核
- 被殻
- 線条体
- 大脳基底核
- 淡蒼球
- 視床下核
- 黒質

■左大脳半球側面（機能分布）

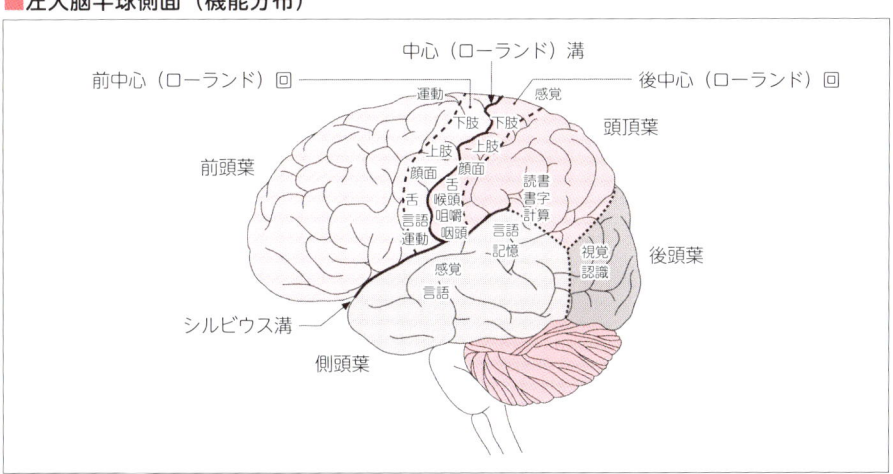

- 前中心（ローランド）回
- 中心（ローランド）溝
- 後中心（ローランド）回
- 運動
- 感覚
- 下肢／下肢
- 上肢
- 頭頂葉
- 前頭葉
- 顔面／顔面
- 舌
- 舌／喉頭／咀嚼／咽頭
- 読書／書字／計算
- 言語／言語運動
- 言語／記憶
- 視覚認識
- 後頭葉
- 感覚言語
- シルビウス溝
- 側頭葉

お役立ちコラム

脳のブドウ糖消費

脳が使える唯一の栄養素はブドウ糖で、脳は1分間に約100mgのブドウ糖を絶え間なく消費している。1日に換算すると144gになる。144gをカロリーに換算するとブドウ糖（炭水化物）は1gあたり4kcalなので、およそ600kcalを1日に脳が消費することになる。1日の必要カロリーの1/2～1/3は脳で消費している。

■脳代謝量

酸素消費量	45～50mL/分	・全身消費量の20%	・脳への血流途絶で酸素とグルコースの供給がなくなると、脳の働きはわずかの間に停止する
グルコース消費量	100mg/分	・全身消費量の20%	・脳循環の10秒間停止で意識消失、数分以内に脳細胞の非可逆的損傷が起こる

Q ▶ 脳神経ってどんな働きをするの？

A ●脳神経（末梢神経）は、脳神経と脊髄神経に分類され、さまざまな刺激を末梢（求心性：知覚神経）から中枢へ、また中枢から末梢（遠心性：運動神経）へ伝達する伝導路で以下のような働きをしています。

■脳神経の働き

神経の名称	働き
嗅神経（Ⅰ）	・鼻粘膜の嗅細胞から、神経線維は篩骨板を通り前頭葉下面の嗅球に至る ・におい（嗅覚）を伝える知覚神経（求心性）
視神経（Ⅱ）	・眼球の網膜視細胞の刺激は線維束を通り視束交叉で合流した後、内側半分は交叉し、外側はそのまま左右に分かれ、中脳、側頭葉を経て後頭葉の視中枢に至る ・視覚を伝える知覚神経（求心性）
動眼神経（Ⅲ）	・外眼筋（内直筋：内転、上直筋：上転、下直筋：下転、下斜筋：斜め外・上方への回転運動）や上眼瞼挙上筋、瞳孔括約筋（瞳孔縮小）の運動を行う神経 ・動眼神経麻痺では上眼瞼下垂、瞳孔散大が起きる
滑車神経（Ⅳ）	・外眼筋（上斜筋：眼球の斜め外、下方への回転運動）の運動を行う神経
三叉神経（Ⅴ）	・顔面の知覚（第1枝：眼の周囲、額、頭皮前方の知覚、第2枝：眼と口の間の部分の知覚、第3枝：口より下の知覚）と咬筋（咀嚼）運動を行う神経 ・眼、眼球結膜、鼻粘膜、口腔粘膜、舌、耳、歯の温度覚、痛覚、触覚、圧覚、深部知覚を伝える
外転神経（Ⅵ）	・外眼筋（外直筋：眼球を側方へ動かす）の運動を行う神経
顔面神経（Ⅶ）	・顔面筋（眼輪筋、口輪筋、表情筋など）や前頸部の一部を支配する運動神経 ・舌の前2/3の味覚を伝達する知覚神経、涙の分泌や唾液分泌を促進する副交感神経を刺激する ・末梢性顔面神経麻痺は、額のしわの消失、眼裂の拡大、鼻唇溝が消失する。健側に偏位する
聴神経（Ⅷ）	・内耳に分布する聴覚と平衡覚を伝える知覚神経（求心性） ・聴神経の障害で難聴や耳鳴が起き、平衡神経障害でめまい、運動失調、眼振、悪心、嘔吐が出現する
舌咽神経（Ⅸ）	・舌の後ろ1/3と喉頭の味覚、咽頭の運動、耳下腺の分泌を行う神経
迷走神経（Ⅹ）	・嚥下運動、心臓（徐脈）や気管支（平滑筋収縮、粘液の増加）、消化管（腺の分泌と蠕動亢進）に作用する神経
副神経（Ⅺ）	・延髄根で迷走神経と同様の運動、脊髄根で胸鎖乳突筋（顔を反対に向ける）、僧帽筋（肩の挙上）に作用する神経 ・麻痺では斜頸や肩上げができなくなる
舌下神経（Ⅻ）	・舌の運動を行う神経 ・麻痺では、会話（構音）や嚥下が障害される

■脳神経図

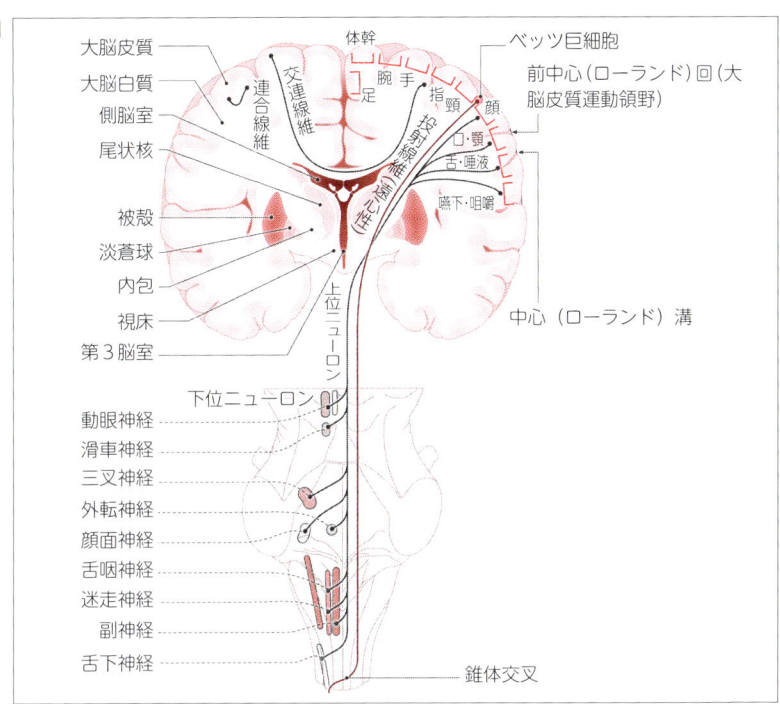

（脳神経図：大脳皮質、大脳白質、側脳室、尾状核、被殻、淡蒼球、内包、視床、第3脳室、動眼神経、滑車神経、三叉神経、外転神経、顔面神経、舌咽神経、迷走神経、副神経、舌下神経、連合線維、交連線維、上位ニューロン、下位ニューロン、錐体交叉、体幹、腕、手、指、頸、顔、口・顎、舌・唾液、嚥下・咀嚼、足、ベッツ巨細胞、前中心（ローランド）回（大脳皮質運動領野）、中心（ローランド）溝）

Q ▶ 自律神経って何？

A ●自律神経（末梢神経）は、交感神経と副交感神経に分類され、求心路、中枢、遠心路で反射弓をつくりさまざまな器官に分布して、それぞれが不随意的に、また拮抗的に器官を調整して内部環境を整えています。
●神経の興奮伝達は、交感神経の知覚、副交感神経の知覚と運動に作用するアセチルコリンと交感神経の運動に作用するノルアドレナリンで行われています。

■自律神経の働き

交感神経（昼）	臓器	副交感神経（夜）
心拍増加、筋力増大	心臓	心拍減少、筋力減弱
収縮	血管	拡張
散大	瞳孔	縮小
弛緩	毛様体筋	分泌促進
	涙腺	分泌促進
	唾液腺	分泌促進
分泌	汗腺	
運動抑制、分泌抑制	消化管	運動促進、分泌促進
弛緩	胆嚢	収縮
弛緩	膀胱	収縮

Q ▶ 脳幹反射って何？

A
- 脳幹は、中脳、橋、延髄を総称していいます。
- 脳幹は、人が生きていくために大切な脳で、外的刺激により反射弓を介してその局在に特有な反射を起こします。もし反射がない場合は、反射弓の経路に障害があることになります。

1. 中脳

- 間脳尾部から延髄まで、上行性と下行性の脳幹網様体があります。
- 上行性網様体は、手足や目、耳、舌などの感覚情報を整理、統合し、視床、大脳皮質、視床下部、大脳辺縁系に刺激を送り、意識水準を覚醒状態に保ちます。したがって脳幹網様体が障害を受けると、脳幹反射が消失します。
- 中脳の上丘は、視覚（瞳孔反射）を、下丘は聴覚を司っています。
① 対光反射は、中脳上丘までの経路に異常がないかを確認していることになります。
② 呼名反応は、中脳下丘までの経路に異常がないかを確認していることになります。
③ 中脳の被蓋部にある内側毛帯には触覚や深部知覚の伝導路があり、脊髄視床路には温、痛覚の伝導路があります。知覚刺激（痛覚反応など）は、その経路に異常がないかを確認していることになります。
- 下行性網様体は、錐体外路系に関係し姿勢の保持や平衡機能の維持（筋の調整）をしています。

2. 橋

- 伝導路や神経核（第Ⅴ、Ⅵ、Ⅶ、Ⅷ）、小脳との連絡経路があります。

3. 延髄の網様体

- 血管運動・呼吸中枢など生命に不可欠な機能を営む中枢があります。

■脳幹反射の検査

反射名	検査方法	中枢	正常	異常	反射経路
対光反射	・光を瞳孔に当てる	中脳レベル	縮瞳する	縮瞳しない	視細胞→視神経→視神経交叉→視索→外側膝状体→視放線→鳥距溝、中脳上丘、動眼神経核、輻輳中枢核
角膜反射	・角膜を綿などで刺激する	橋レベル	閉眼する	閉眼しない	三叉神経→橋→顔面神経
眼球頭位反射	・頭を真ん中から側方へ回転する	橋レベル	眼球が顔と反対側を向く	眼球は顔と同じほうを向く	前庭神経→橋→動眼神経
催吐反射	・吸引や舌圧子で刺激する	延髄レベル	嘔気を催す	嘔気が起きない	舌咽神経→延髄→迷走神経
網様体脊髄反射	・首の皮膚に痛み刺激を与える	脳幹、視床下部レベル	刺激を与えた側の瞳孔が散大する	瞳孔反射が起きない	痛み刺激→脳幹→視床下部→交感神経核→脳幹→頸部交感神経幹→瞳孔散大筋

■脳幹部の解剖

●脳幹を側方から見た図（運動性神経のみ）

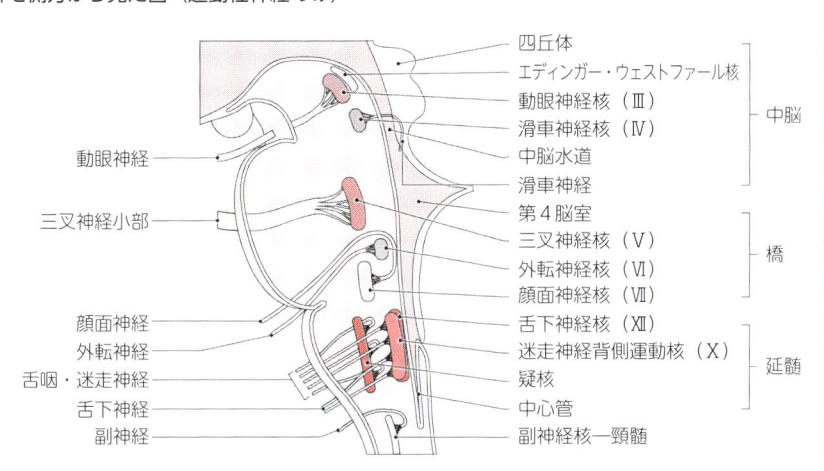

中脳：四丘体／エディンガー・ウェストファール核／動眼神経核（Ⅲ）／滑車神経核（Ⅳ）／中脳水道

橋：滑車神経／第4脳室／三叉神経核（Ⅴ）／外転神経核（Ⅵ）／顔面神経核（Ⅶ）

延髄：舌下神経核（Ⅻ）／迷走神経背側運動核（Ⅹ）／疑核／中心管／副神経核—頸髄

左側ラベル：動眼神経／三叉神経小部／顔面神経／外転神経／舌咽・迷走神経／舌下神経／副神経

●脳幹を背側から見た図（小脳は削除）

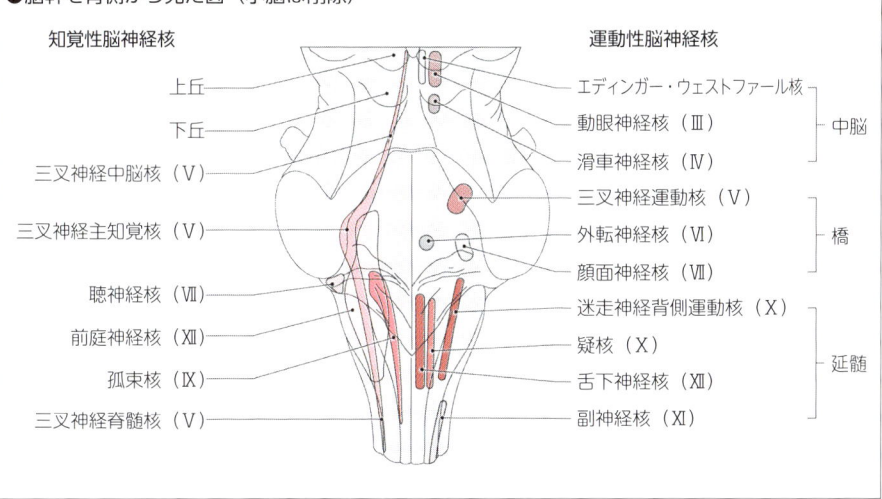

知覚性脳神経核
- 上丘
- 下丘
- 三叉神経中脳核（Ⅴ）
- 三叉神経主知覚核（Ⅴ）
- 聴神経核（Ⅶ）
- 前庭神経核（Ⅻ）
- 孤束核（Ⅸ）
- 三叉神経脊髄核（Ⅴ）

運動性脳神経核
- 中脳：エディンガー・ウェストファール核／動眼神経核（Ⅲ）／滑車神経核（Ⅳ）
- 橋：三叉神経運動核（Ⅴ）／外転神経核（Ⅵ）／顔面神経核（Ⅶ）
- 延髄：迷走神経背側運動核（Ⅹ）／疑核（Ⅹ）／舌下神経核（Ⅻ）／副神経核（Ⅺ）

N 看護の必要性

●脳幹反射の障害がどのようなADLに影響しているかを把握し、援助内容や援助の程度を決定します。

①対光反射の障害：まぶしくて物がはっきりと見えない。目が開けられない。
②角膜反射の障害：閉眼しないので角膜の乾燥や感染、異物が入る危険性がある。
③眼球頭位反射の障害：正面で物を見ることができない。
④催吐反射の障害：誤嚥しても反射が起きない。
⑤網様体脊髄反射の障害：遠近感がとれない。

略語 ADL：activities of daily living（アクティヴィティズ オブ デイリー リヴィング）日常生活動作

Q ▶ 錐体路、錐体外路って何？

A ●錐体路、錐体外路はともに随意運動（意識的な運動）の指令を伝える経路で、これらが障害されると正確な運動ができなくなります。

● 錐体路（皮質脊髄路、皮質延髄路）は、随意運動の指令を末梢（顔面、咽頭、手足など）に伝える神経線維の経路で、大脳皮質の前、後中心運動野や頭頂連合野に始まり延髄錐体を通り脊髄に至り下行します。これが障害されると運動が起こりません。

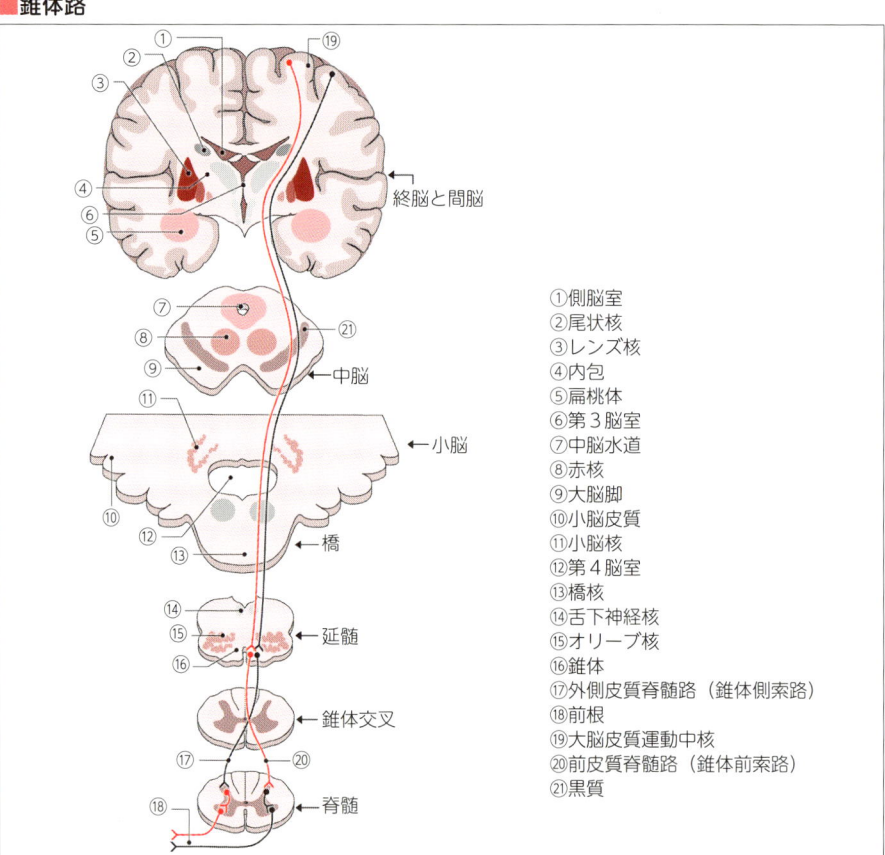

■錐体路

①側脳室
②尾状核
③レンズ核
④内包
⑤扁桃体
⑥第3脳室
⑦中脳水道
⑧赤核
⑨大脳脚
⑩小脳皮質
⑪小脳核
⑫第4脳室
⑬橋核
⑭舌下神経核
⑮オリーブ核
⑯錐体
⑰外側皮質脊髄路（錐体側索路）
⑱前根
⑲大脳皮質運動中核
⑳前皮質脊髄路（錐体前索路）
㉑黒質

■錐体路障害

筋萎縮を伴わない痙性麻痺
深部腱反射の亢進
病的反射の出現：バビンスキー反射など（218頁参照）
手・指・足クローヌスの出現

● 錐体外路は錐体路以外の脊髄を下行する神経で、大脳皮質から大脳基底核（尾状核、淡蒼球、黒質など）へ向かいさらに大脳基底核から中脳（赤核、網様体、前庭神経核など）につながります。その後、脊髄を下行し、下位運動ニューロンの反射や運動が過剰にならないように抑制する働き（巧みな運動）を行って随意運動が正確で滑らかにできるようにします。これが障害されると筋緊張の異常と不随意運動が起こります。

■錐体外路

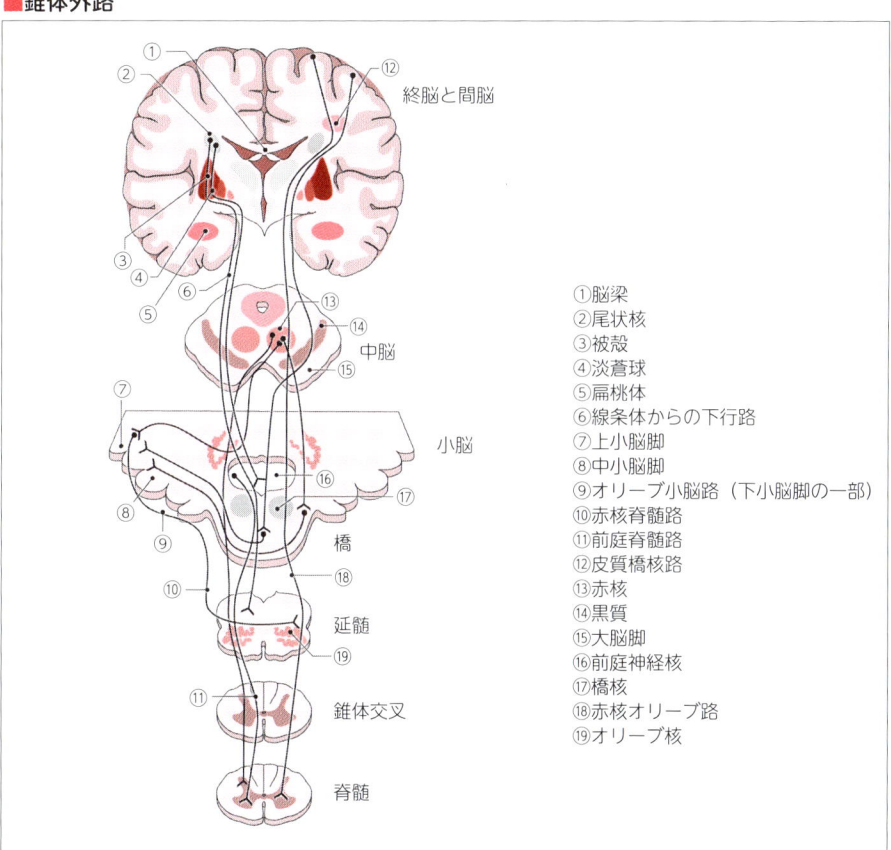

①脳梁
②尾状核
③被殻
④淡蒼球
⑤扁桃体
⑥線条体からの下行路
⑦上小脳脚
⑧中小脳脚
⑨オリーブ小脳路（下小脳脚の一部）
⑩赤核脊髄路
⑪前庭脊髄路
⑫皮質橋核路
⑬赤核
⑭黒質
⑮大脳脚
⑯前庭神経核
⑰橋核
⑱赤核オリーブ路
⑲オリーブ核

終脳と間脳
中脳
小脳
橋
延髄
錐体交叉
脊髄

■錐体外路障害

振戦
ミオクローヌスなどの不随意運動
筋強剛（固縮）
パーキンソニズム
ジストニア
アカシジア

Q ▶ 病的反射で何がわかるの？

A
- 病的反射（pathologic reflexes）は、錐体路障害があるときに現れる反射で健康なときには見られません。
- 深部反射の亢進は、錐体路（中枢性）障害を意味します。つまり反射中枢より上（上位ニューロン）に障害がある場合です。
- 深部反射の消失は、脊髄から出た末梢神経（下位ニューロン）の障害を意味します。つまり反射弓に障害がある場合です。

■病的反射の検査方法、正常、異常

検査名	検査方法	正常	異常
ホフマン反射	・患者の中指を検者の示指と母指ではさみ、母指で患者の中指の爪を強く弾く	反射なし	母指が内転
バビンスキー反射	・足底を踵から上のほうにゆっくり外縁に沿ってこする	母趾は足底側に屈曲する	母趾は足背側に屈曲
チャドック反射	・足の外果の下方を後ろから前へこする	バビンスキー反射に同じ	バビンスキー反射に同じ
ロッソリモ反射	・足底面の足指（2〜5指付近）の根をハンマーで叩く	反射なし	趾が足底面へ屈曲
オッペンハイム反射	・脛骨の内縁を上から下へこする	反射なし	母趾が背屈
ゴードン反射	・ふくらはぎを指で強くつまむ	反射なし	母趾が背屈
シェファー反射	・アキレス腱を強くつかむ	反射なし	母趾が背屈

お役立ちコラム

体の反射の役割

通常の反応経路（感覚器官→感覚神経→脊髄→大脳→脊髄→運動神経→運動器官）で信号がたどっていたのでは時間がかかりすぎて危険なときのために、生まれつき体に備わっている反応の仕組みを反射といい、無意識に筋肉を動かして体を守る。

反射経路（反射弓）は、感覚器官→感覚神経→脊髄→運動神経→運動器官となり、脊髄反射という。

■反射の例
【危険から守る反射】
1. 熱いものに手がふれたとき、無意識に手をひっこめる。
2. 目に向かって虫が飛んできたとき、無意識に目を閉じる。

【体の状態を調節する反射】
3. 食べ物を口に入れると唾液が出始める。
4. 明るい所から暗い所に入ると瞳が大きくなる（逆に暗い所から明るい所に出ると瞳が小さくなる）。
5. 体温が一定の温度に保たれる。
6. ひざの下にある膝蓋腱をたたくと、ひざから下の足が跳ね上がる。

■病的反射の検査方法

ホフマン反射

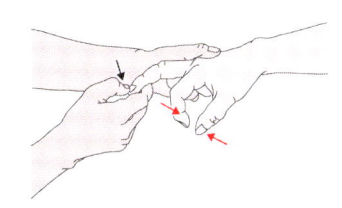

バビンスキー反射

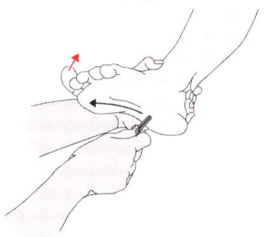

チャドック反射

ロッソリモ反射

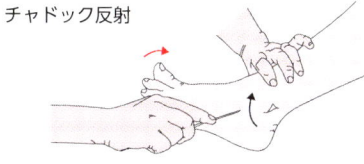

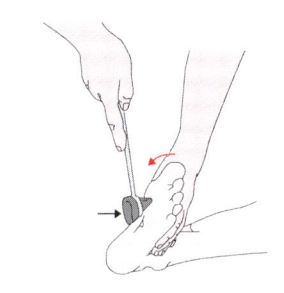

オッペンハイム反射

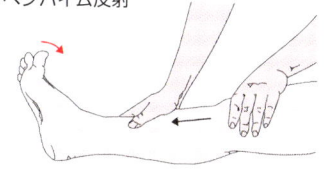

●深部反射の記録法

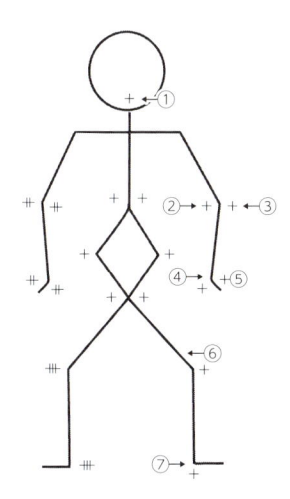

ゴードン反射

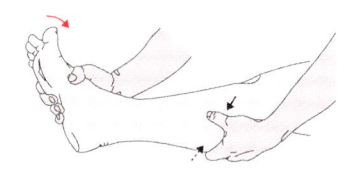

シェファー反射

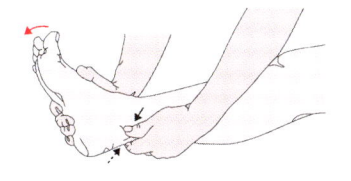

（＋）：正常
（＃）：やや亢進
（＃＃）：亢進

①下顎
②上腕二頭筋
③上腕三頭筋
④橈骨
⑤尺骨
⑥膝
⑦アキレス腱

Q ▶ 意識障害はどんなときに起きるの？

A ●意識障害はさまざまな原因（発生機序が異なる）によって起きますが、結果として現れる状態は脳の機能低下です。

■意識障害の原因

分類	発症原因	その意味
ショック	1）心原性ショック 2）出血性ショック 3）細菌性ショック 4）神経原性ショック 5）アナフィラキシー性ショック	54頁参照
代謝異常	1）腎臓性：尿毒症など 2）肝臓性：アンモニア 3）糖尿病性：低血糖 4）ナトリウム：高ナトリウム血症、低ナトリウム血症 5）カリウム：高カリウム血症、低カリウム血症	電解質の異常や体内毒素の過剰、脳への糖の不足により起きる
中毒	1）薬物過剰 2）鎮静薬 3）睡眠薬 4）アルコール 5）ガス	用法や用量の過剰により中毒量となり起きる
痙攣	1）てんかん 2）ヒステリー 3）熱性痙攣 4）妊娠中毒症	過剰な興奮、発熱物質、体内毒素が脳の刺激伝達物質（発電物質）を蓄積させ起きる
感染	1）髄膜炎 2）脳膿瘍 3）脳炎	頭蓋内圧亢進により脳実質が圧迫されて起きる
呼吸不全	1）気道の閉塞 2）気胸 3）肺炎 4）肺癌	低酸素症や高二酸化炭素血症により脳に酸素が十分に供給されずに起きる
脳内病変	1）脳出血 2）硬膜下血腫 3）頭部外傷 4）硬膜外血腫 5）脳腫瘍	占拠病変が脳を圧迫して起きる
脳血管障害	1）脳出血 2）脳梗塞 3）くも膜下血腫 4）一過性脳虚血発作	十分な血液が脳に運搬されず不足して起きる

→222頁■意識障害の原因把握（AIUEO TIPS）参照

■ **覚醒の感覚インパルス経路**

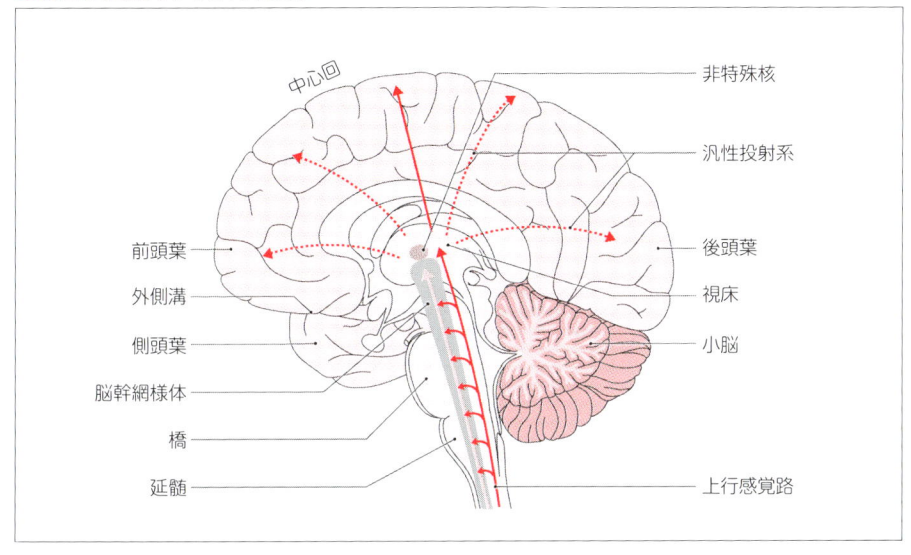

図中ラベル：中心回、非特殊核、汎性投射系、前頭葉、後頭葉、外側溝、視床、側頭葉、小脳、脳幹網様体、橋、延髄、上行感覚路

● 上行感覚路→脳幹網様体刺激→視床（非特殊核）→大脳皮質へのインパルス信号により大脳皮質全体が一定の興奮で保たれて意識清明となるので、その経路が健在でなければ意識に変化が出ます。

■ **意識程度の分類**

昏睡	・自発運動がなく筋肉は弛緩し尿便失禁。皮膚をつねっても反応がない ・角膜や腱反射が消失することもある
半昏睡	・皮膚への痛み刺激により逃避運動を起こす
昏迷	・自発運動がある。外的刺激に反応する
傾眠	・いろいろな刺激で目を覚まし質問に答えるが刺激がないと再び眠る

■ **意識内容の分類**

アメンチア	・軽い意識混濁に支離滅裂な思考が伴い自分でもある程度外界や自己に対する認識障害、思考障害に困惑しているような状態をいう ・しばしば幻覚を伴う
せん妄	・軽度から中等度の意識混濁に精神的な興奮が加わり幻覚、妄想、錯覚が現れ、身体的な興奮（走り回るなど）が見られる ・夜間に起こることが多い（夜間せん妄） ・後になっても覚えていない
もうろう状態	・明らかな意識混濁はないが軽度の意識混濁があり、突然無目的な行動をとる ・行動は一見まとまっているが夢幻的で後になってほとんど記憶していない

Q ▶ 意識障害の観察はどのようにするの？

A
- 意識状態の観察には、聴覚神経刺激と知覚神経刺激の2つの方法があります。
- ジャパンコーマスケール（JCS）、グラスゴーコーマスケール（GCS）などを用いて、意識レベルをチェックします。

- 意識障害の原因はさまざまで、直接的に脳実質に障害を受ける場合と間接的に障害を受ける場合があります。
- 脳の損傷や電解質バランスの崩れ、ホルモンバランスの崩れ、てんかん、ガス交換の異常、精神障害、薬物によるもの、失血によるもの、心臓や呼吸障害、肝臓機能障害など意識障害の発生にはさまざまな原因があります。
- 意識状態を観察することは、脳の活動性を把握することですが、大きく2つの方法を用いて行っています。

① 聴覚神経を刺激（声かけ）して確認。
② 知覚神経を刺激（揺すったり、痛み刺激を与えるなど）して確認。
- 以上の刺激に正しい反応があるかどうかで意識レベルを判断します。
- 意識レベルのチェックには、ジャパンコーマスケール（JCS、3-3-9度方式）、グラスゴーコーマスケール（GCS）などのスケールが用いられます。

■意識障害の原因把握（AIUEO TIPS）

A	alcoholism（アルコール）	アルコール中毒、ビタミンB_1欠乏
I	insulin（糖尿病性昏睡）	高血糖（糖尿病性ケトアシドーシス、高浸透圧高血糖症候群）、低血糖
U	uremia（尿症）	尿毒症、内分泌異常、低酸素血症
E	encephalopathy（脳症）	高血圧性脳症、肝性脳症、ウェルニッケ脳症
	electrolyte（電解質異常）	高カルシウム血症、低ナトリウム血症
	electorocardiogram（不整脈）	不整脈（アダムス・ストークス症候群）
O	oxygen（呼吸障害・呼吸不全）	低酸素血症、CO_2ナルコーシス、過換気症候群
T	trauma（外傷）	頭部外傷
	temperature（高／低体温）	偶発性低体温症、熱中症、悪性症候群
I	infection（感染症）	髄膜炎、脳炎
	intoxication（中毒）	向精神薬、麻薬、鎮静薬
P	psychogeneic（精神疾患）	ヒステリー性、せん妄
S	stroke（脳血管障害）	脳梗塞、くも膜下出血、脳内出血
	shock（ショック）	循環血液量減少、心拍出量低下
	seizure（けいれん）	てんかん

■グラスゴーコーマスケール（GCS）

開眼（E） eye opening	自発的に開眼する	4
	呼びかけにより開眼する	3
	痛み刺激により開眼する	2
	全く開眼しない	1
最良言語反応（V） best verbal response	正確な応答	5
	混乱した会話	4
	混乱した言葉	3
	理解不明の音声	2
	全く言葉を発しない	1
最良運動反応（M） best motor response	命令に従う	6
	痛み刺激に対する払いのけ動作	5
	痛み刺激に対し逃避する	4
	痛み刺激に対する四肢の異常屈曲	3
	痛み刺激に対する四肢の伸展	2
	全く運動がない	1

- 最重症：3点、最軽症：15点
- 記録記載例　　　E3VTM4：計7+T
  気管内挿管、気管切開の場合（tube）：T
  失語症の場合（aphasia）　　　：A　を付記する
  眼瞼浮腫の場合（edeme）　　　：E

■ジャパンコーマスケール（JCS：3-3-9度方式）

覚醒の有無	刺激に対する反応	意識レベル
覚醒している	だいたい清明だが今一つはっきりしない	1またはI-1
	時、場所、人がわからない（見当識障害がある）	2またはI-2
	自分の名前、生年月日がいえない	3またはI-3
刺激を加えると覚醒する （刺激をやめると眠り込む）	普通の呼びかけで容易に開眼する 合目的運動が行え言葉も出るが間違える	10またはII-1
	大きな声、または体を揺すると開眼する 簡単な命令に応じる	20またはII-2
	痛み刺激を加えつつ呼びかけを繰り返すとかろうじて開眼する	30またはII-3
刺激を加えても開眼しない	痛み刺激に払いのける動作をする	100またはIII-1
	痛み刺激に少し手足を動かしたり顔をしかめる	200またはIII-2
	痛み刺激に全く反応しない	300またはIII-3

- 必要があれば、患者の状態を付加する
  R：restlessness（不穏）
  I：incontinence（失禁）
  A：apallic state（失外套状態）／akinetic mutism（無動性無言症）
- 評価例：
  ・痛み刺激で、払いのける動作があり、尿失禁がある：100-I（またはIII-1-I）
  ・大きな声で呼ぶと、開眼するが、不穏状態である：20-R（またはII-2-R）

略語
GCS：Glasgow coma scale（グラスゴー コーマ スケイル）グラスゴーコーマスケール
JCS：Japan Coma Scale（ジャパン コーマ スケイル）ジャパンコーマスケール

Q ▶ 舌の偏位や口蓋垂の偏位はどうして起きるの？

A ●舌の偏位は舌筋の麻痺、口蓋垂の偏位は喉頭筋の麻痺から起こります。

1. 舌の偏位

- 舌は、話をする（構音）、食物の撹拌や嚥下を行う、味を感じる、咀嚼をするというような大切な働きをもっています。
- 舌が偏位をするときは、舌筋が麻痺していることを意味します（舌の運動は舌下神経：脳の末梢Ⅸ神経が支配）。
- 中枢性（神経核より上）麻痺では、舌を出させると病巣と反対側に偏ります。
- 末梢性の麻痺では、右図のように麻痺したほうは筋の収縮が起きないので（力が入らないので）、病巣側に偏位してしまいます。つまり、舌が偏位したほうが障害を受けていることになります。ただし、両側に障害を起こす（球麻痺：延髄疾患）こともあります。

2. 口蓋垂の偏位

- 口蓋垂や軟口蓋は、迷走神経（脳の末梢Ⅹ神経：運動や知覚、自律神経機能に関与している）に支配されています。
- 口蓋垂が偏るときは、咽頭筋の麻痺が生じたことを意味するので、嚥下障害や咽頭の知覚障害（嘔吐反射の消失）、無味覚（舌の後1/3）となります。
- 口を開け、声を出させるようにすると咽頭筋の麻痺により口蓋垂は健側に引っ張られるように筋力がかかるので、偏位している側と反対側が麻痺していることになります。

3. 嗄声

- 嗄声は、反回神経（迷走神経の枝の1つ）の麻痺により起きます。
- これは喉頭筋（声帯）が麻痺していることを示唆しています。

■舌の偏位

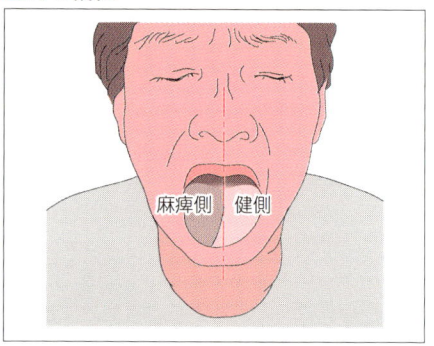

■口蓋垂の偏位

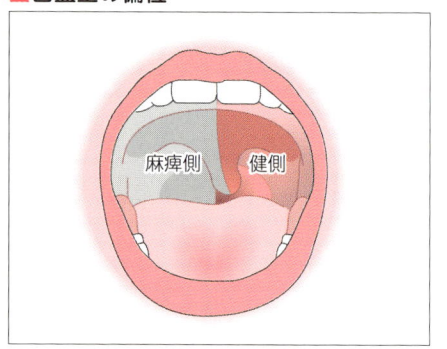

N 看護の必要性

- 舌や咽頭が役割を果たせなくなると、食事摂取不能や会話不能、誤嚥による二次的な肺炎、精神的な不安定などをきたします。
- 早くから訓練を進め、機能の改善を目指す必要があります。

Q ▶ 言語障害はどうして起きるの?

A
- 言語は、喜怒哀楽の感情や意志、欲求などを表現し、聞く、読む、理解するためのコミュニケーションの一手段です。
- 言語の発声や理解は、以下の図のような働きにより行われていますが、中枢や伝達経路、筋群などが障害を受けると言語障害になります。

■発声のメカニズム

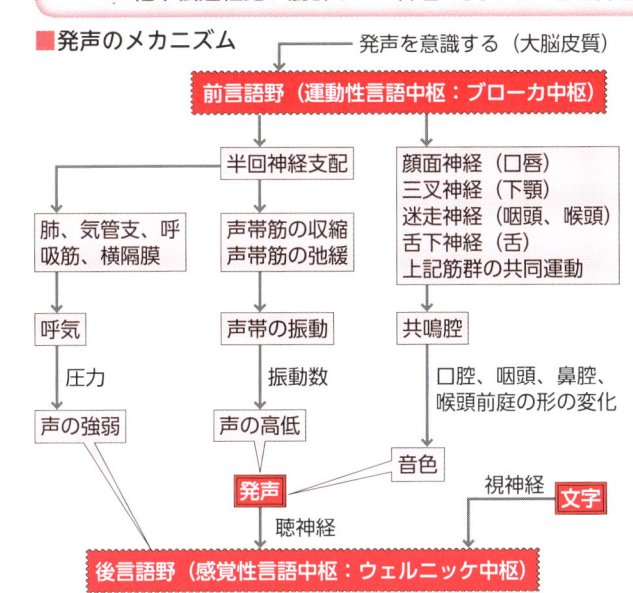

発声を意識する(大脳皮質)
→ 前言語野(運動性言語中枢:ブローカ中枢)

- 肺、気管支、呼吸筋、横隔膜 → 呼気 → 圧力 → 声の強弱
- 半回神経支配 → 声帯筋の収縮/声帯筋の弛緩 → 声帯の振動 → 振動数 → 声の高低
- 顔面神経(口唇)/三叉神経(下顎)/迷走神経(咽頭、喉頭)/舌下神経(舌)/上記筋群の共同運動 → 共鳴腔 → 口腔、咽頭、鼻腔、喉頭前庭の形の変化 → 音色

→ 発声 → 聴神経 → 後言語野(感覚性言語中枢:ウェルニッケ中枢)
文字 → 視神経 → 後言語野

◀ 言語障害の種類 ▶

1. 前言語野(運動性言語中枢:ブローカ中枢)では、言語運動の中枢に障害を受け発声障害が生じる。
2. 後言語野(感覚性言語中枢:ウェルニッケ中枢)では言語の意味や認知、読字などの中枢に障害を受け言語理解が障害される。

音声障害	構音障害	失語症
・発声に関する筋群、声帯、支配神経が障害され発声ができない ・呼吸筋の麻痺、声門の開閉障害(錐体外路障害)、呼吸困難による	・発声に関する筋群の協調運動が障害され、正しい発音ができない ・脳神経、錐体外路、線状体、小脳などにより構音筋群が障害を受ける	・大脳の言語中枢が障害され、言語の理解も表出も障害された場合をいう ・運動性失語、感覚性失語、伝導性失語、全失語がある

■ウェルニッケ中枢、ブローカ中枢

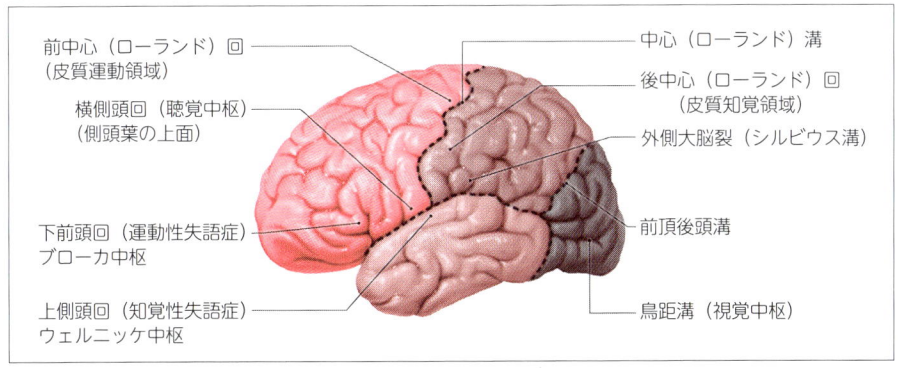

- 前中心(ローランド)回(皮質運動領域)
- 横側頭回(聴覚中枢)(側頭葉の上面)
- 下前頭回(運動性失語症)ブローカ中枢
- 上側頭回(知覚性失語症)ウェルニッケ中枢
- 中心(ローランド)溝
- 後中心(ローランド)回(皮質知覚領域)
- 外側大脳裂(シルビウス溝)
- 前頂後頭溝
- 鳥距溝(視覚中枢)

Q ▶ 嚥下障害はどうして起きるの？

A
- 嚥下は、栄養のもとになる飲食物や唾液、腺からの分泌物（咽頭、喉頭の洗浄）を食道から胃へ送る一連の動作をいいます。
- 嚥下障害は以下のような原因で起きます。

■嚥下のメカニズムと障害の原因

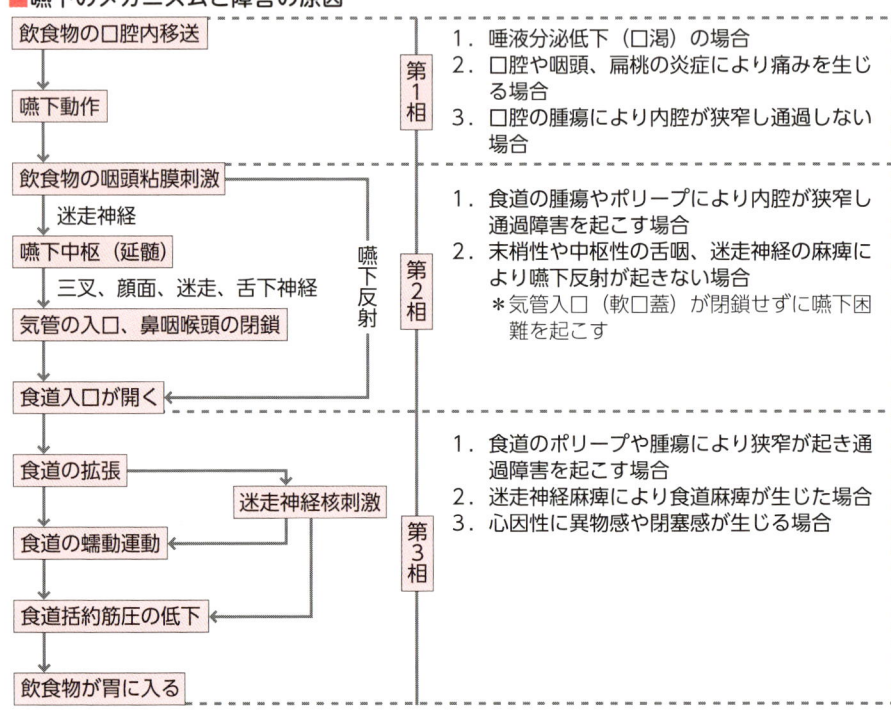

```
飲食物の口腔内移送
      ↓
   嚥下動作
      ↓
飲食物の咽頭粘膜刺激
   ↓ 迷走神経
嚥下中枢（延髄）
   ↓ 三叉、顔面、迷走、舌下神経
気管の入口、鼻咽喉頭の閉鎖
      ↓
食道入口が開く
      ↓
  食道の拡張
      ↓         ← 迷走神経核刺激
食道の蠕動運動
      ↓
食道括約筋圧の低下
      ↓
飲食物が胃に入る
```

第1相
1. 唾液分泌低下（口渇）の場合
2. 口腔や咽頭、扁桃の炎症により痛みを生じる場合
3. 口腔の腫瘍により内腔が狭窄し通過しない場合

第2相（嚥下反射）
1. 食道の腫瘍やポリープにより内腔が狭窄し通過障害を起こす場合
2. 末梢性や中枢性の舌咽、迷走神経の麻痺により嚥下反射が起きない場合
 ＊気管入口（軟口蓋）が閉鎖せずに嚥下困難を起こす

第3相
1. 食道のポリープや腫瘍により狭窄が起き通過障害を起こす場合
2. 迷走神経麻痺により食道麻痺が生じた場合
3. 心因性に異物感や閉塞感が生じる場合

■嚥下のメカニズム（Barclay）

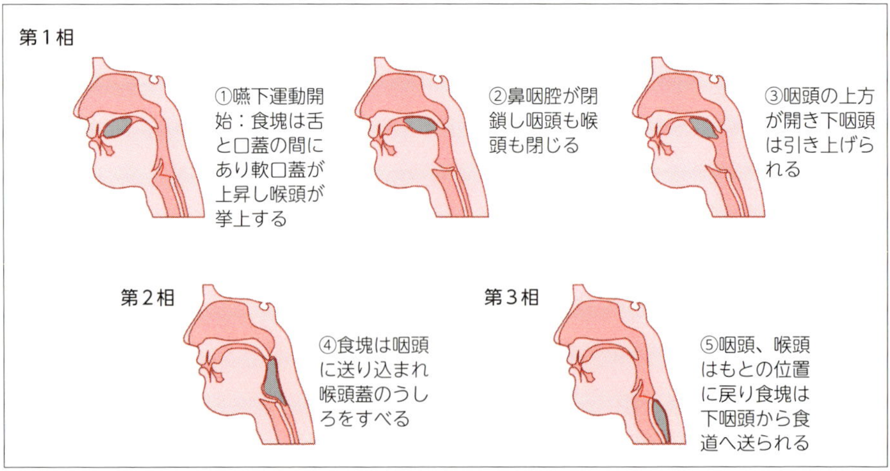

第1相
① 嚥下運動開始：食塊は舌と口蓋の間にあり軟口蓋が上昇し喉頭が挙上する
② 鼻咽腔が閉鎖し咽頭も喉頭も閉じる
③ 咽頭の上方が開き下咽頭は引き上げられる

第2相
④ 食塊は咽頭に送り込まれ喉頭蓋のうしろをすべる

第3相
⑤ 咽頭、喉頭はもとの位置に戻り食塊は下咽頭から食道へ送られる

Q ▶ 聴力障害はどうして起きるの？

A
- 音は、求心性の刺激として大脳皮質聴覚領に伝わる情報刺激です。私たちはその音を聴取して音の正体や意味を判断し、その性質によって感情（快や不快）が発動され適切な運動を起こします。またコミュニケーションの手段としての重要な役割を果たしています。
- 聴力障害は以下の経路のいずれかの障害により起きます。

■音伝導のメカニズムと障害の原因

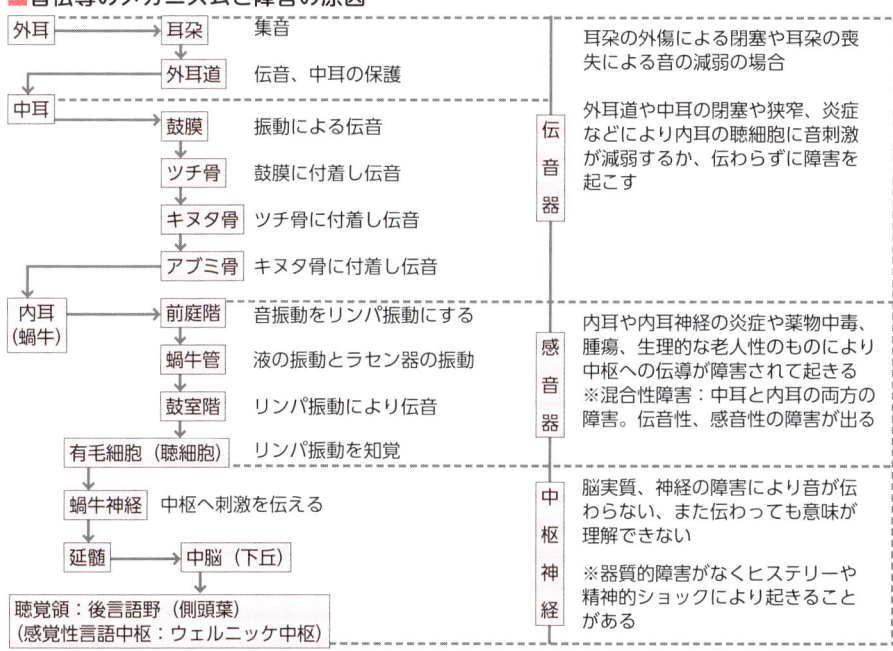

経路		機能	区分	障害の原因
外耳	→ 耳朶	集音	伝音器	耳朶の外傷による閉塞や耳朶の喪失による音の減弱の場合
	→ 外耳道	伝音、中耳の保護		
中耳	→ 鼓膜	振動による伝音		外耳道や中耳の閉塞や狭窄、炎症などにより内耳の聴細胞に音刺激が減弱するか、伝わらずに障害を起こす
	→ ツチ骨	鼓膜に付着し伝音		
	→ キヌタ骨	ツチ骨に付着し伝音		
	→ アブミ骨	キヌタ骨に付着し伝音		
内耳（蝸牛）	→ 前庭階	音振動をリンパ振動にする	感音器	内耳や内耳神経の炎症や薬物中毒、腫瘍、生理的な老人性のものにより中枢への伝導が障害されて起きる ※混合性障害：中耳と内耳の両方の障害。伝音性、感音性の障害が出る
	→ 蝸牛管	液の振動とラセン器の振動		
	→ 鼓室階	リンパ振動により伝音		
	有毛細胞（聴細胞）	リンパ振動を知覚		
	↓ 蝸牛神経	中枢へ刺激を伝える	中枢神経	脳実質、神経の障害により音が伝わらない、また伝わっても意味が理解できない ※器質的障害がなくヒステリーや精神的ショックにより起きることがある
	↓ 延髄 → 中脳（下丘）			
聴覚領：後言語野（側頭葉）（感覚性言語中枢：ウェルニッケ中枢）				

■聴覚の伝達

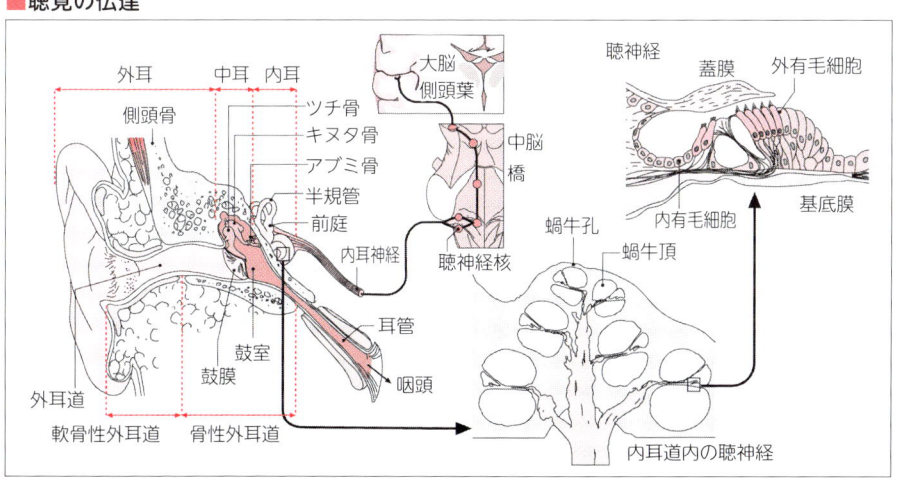

（図：外耳・中耳・内耳の構造、側頭骨、ツチ骨、キヌタ骨、アブミ骨、半規管、前庭、内耳神経、耳管、鼓室、鼓膜、外耳道、軟骨性外耳道、骨性外耳道、大脳、側頭葉、中脳、橋、聴神経核、蝸牛孔、蝸牛頂、内耳道内の聴神経、聴神経、蓋膜、外有毛細胞、内有毛細胞、基底膜）

Q ▶ 不眠はなぜ起きるの？

A ●ストレスによって脳幹網様体が刺激され、大脳皮質が覚醒状態になって不眠となります。

- ストレスがあると、刺激が脳幹網様体（網を折り畳んで棒のようにしたもので、延髄から視床まであり刺激を視床に伝える）や視床下部から大脳皮質に伝わり覚醒状態にし、不眠になります。
- ストレスはアドレナリンなどの分泌を促進し、脳幹網様体や視床下部の調節機構に作用して大脳皮質を覚醒状態にし、不眠になります。
- 大脳皮質が覚醒状態にあり、それをストレスと感じれば脳幹網様体を覚醒状態にし、またアドレナリンの分泌を促進し、しいては大脳皮質を覚醒状態にするという悪循環を起こし、不眠になります。

■ 不眠のメカニズム

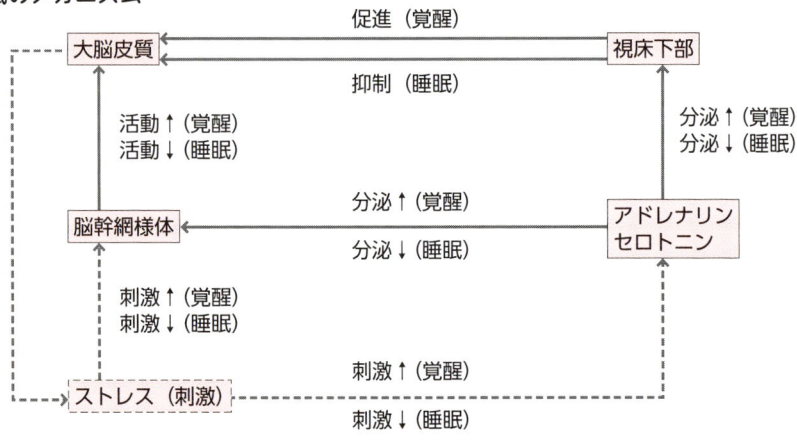

```
                    促進（覚醒）
  ┌─── 大脳皮質 ←──────────────── 視床下部
  │         │         抑制（睡眠）          ↑
  │     活動↑（覚醒）                   分泌↑（覚醒）
  │     活動↓（睡眠）                   分泌↓（睡眠）
  │         ↓                              │
  │                 分泌↑（覚醒）          │
  │      脳幹網様体 ←──────────── アドレナリン
  │         │       分泌↓（睡眠）    セロトニン
  │     刺激↑（覚醒）                       ↑
  │     刺激↓（睡眠）                       │
  │         ↓         刺激↑（覚醒）         │
  └── ストレス（刺激）──────────────────────┘
                      刺激↓（睡眠）
```

N 看護の必要性

- 心地よい睡眠のためには心身のストレスを取り除くことが重要な要素となります。したがって心身にストレスを起こす不眠の原因を明確にして、適切なかかわりで不眠による心身への影響を最小限にするようにします。
- 例えば、発熱で不眠であるならば、睡眠薬の投与や話を聞いていてもその解決にはなりません。クーリングや外気温の調節、水分の補給や解熱薬の投与などを行い体の環境を整えていきます。そうすることで余分なエネルギーの消耗と心身の安楽による睡眠の確保によって翌日のその人の生活パターンを維持できるようになります。

略語 ACTH：adrenocorticotropic hormone（アドレノコーティコトロピック ホルモン）副腎皮質刺激ホルモン

Q ▶ 昼夜逆転はなぜ起きるの？ なぜいけないの？

A ●昼間に睡眠をとると眠気を起こすピークがずれ、夜間眠れなくなります。
昼夜逆転は人の体内時計を狂わせ、さまざまな影響を与えます。

- 人の体内時計は、1日（睡眠と覚醒）を25時間周期で繰り返していますが、朝起きて「明るさを感ずる、食事をする、社会生活に参加する」などの活動により24時間に調整をして生活しています。
- 昼間の睡眠（午睡）は、30分～1時間程度なら睡眠物質にさほどの影響はありません。しかし、1時間以上も寝てしまうと増加した睡眠物質が減少して、覚醒した時点から睡眠物質が増え始めるので眠気を起こすピークがずれていきます。ピークがずれればいつもの入眠時間に眠気が起きない、なかなか寝付けない（入眠障害）、朝起きられないという状況が生じます。
- これらは昼間の生活活動に支障をきたすことはもちろん、体内時計の働きと逆行することになります。血圧や脈拍、呼吸、体温などは活動に備えた状態ですが、眠くて頭がさえない、という具合です。このような状態では、集中力は欠如し、また体がだるく、イライラしたり、ミスや事故を起こしやすくなります。
- 逆に、血圧や脈拍、呼吸、体温が静穏を保とうとするときに活動しなければならない状態では、思うような成果は上がりません。

夜間の体の日周リズム

1. 副交感神経が優位となる。
2. 血圧の変動は少なく安定している。
3. 成長ホルモン、プロラクチン、黄体ホルモンは夜間に分泌が増加する。
4. 副腎皮質ホルモン（ACTH）やコルチゾール（血圧の維持や生体活動に不可欠な働きをする）の濃度は夜間に低く早朝に高くなる。昼夜逆転では日周リズムがずれて脱力感や時差ボケを起こす原因物質となる。
5. 胃酸の分泌量は夜間に多い。
6. 生体を防御する好中球やマクロファージ、リンパ球は夜間（睡眠中）は低活動である。

■日周期リズムと生体リズム

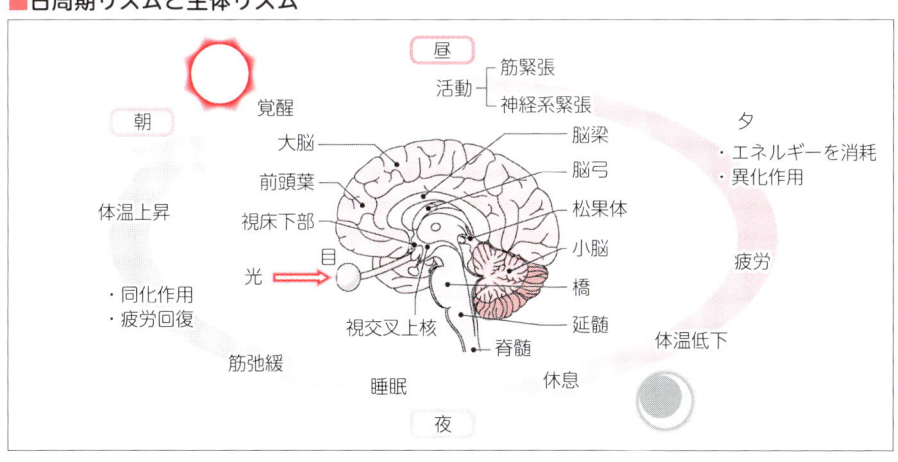

朝：覚醒、大脳、前頭葉、視床下部、光→目、視交叉上核、筋弛緩、体温上昇、・同化作用、・疲労回復、睡眠

昼：筋緊張、活動、神経系緊張、脳梁、脳弓、松果体、小脳、橋、延髄、脊髄、休息

夕：エネルギーを消耗、異化作用、疲労、体温低下

夜

Q 筋肉の疲労はどうして起きるの？

A
- 筋肉の中に乳酸が蓄積して起こります。
- 疲労を取り除くためには十分な酸素の供給と血液の循環をよくすることが必要となります。ぬるめの温度の入浴や温罨法により疲労を回復させることができます。

- 食物に含まれる炭水化物（でんぷんや糖）は消化管で消化されブドウ糖に変わり、小腸で吸収されて血液に溶け込み心臓から全身の筋肉に送られます。
- 筋肉ではブドウ糖が酸素と反応してエネルギー、水、二酸化炭素を作り出します。こうしたエネルギーによって筋肉が収縮し運動をしています。
- 運動を長時間行うとブドウ糖の消費によりブドウ糖が不足してきます。ブドウ糖が不足すると肝臓や筋肉に蓄えてあるグリコーゲンをブドウ糖に変換して補給します。
- グリコーゲンをブドウ糖に変換するときに乳酸という物質が作られ血液に混じって筋肉に運ばれます。乳酸が筋肉の疲労物質です。
- 乳酸が筋肉にたくさんたまると筋肉の疲労を起こし、運動を持続することができなくなります。
- 蓄積された乳酸は休息を取ると、酸素により水と二酸化炭素に分解され、代謝され、疲労はなくなります。

■ブドウ糖の貯蓄量

血液中	血漿量（体重[g]×0.05）の0.1%
肝臓	肝臓の重さ（約1200g）の5%
筋肉	筋肉の重さ（体重[g]の40%）の1%

*体重60kgの人の場合
60000×0.05×0.001 = 3g
1200×0.05 = 60g
24000×0.01 = 240g

*ブドウ糖の貯蓄量は、筋肉＞肝臓＞血液中となる
*運動により血液中のブドウ糖はすぐに消費されるので、貯蔵されたグリコーゲンを使用する。当然、乳酸（疲労物質）が多くなる

Q 腰痛はなぜ起きるの？

A
- 腰は立位や座位では上体の重さを受け支持し、活動には欠かせません。しかし、骨膜、後縦靱帯、硬膜、椎間関節、支持組織、靱帯（黄色・棘間・棘上・横突起間）、筋肉や筋膜、脊髄神経根、内臓などに障害を受けると腰痛を発症し活動に著しい障害を及ぼします。

腰痛時の姿勢

- 基本的には決まった姿勢（体位）はありません。本人が一番楽な姿勢（痛みがない）で安静が保たれればよいわけですが、一般的には以下のような方法がとられます。

1）マットなどを敷かず固めの布団に静臥する
- マットを敷くと体が沈み、脊柱が変形して神経を圧迫し痛みを増強させるので、硬めの布団に静臥します。
- 椎間板ヘルニアなどの腰痛に効果的です。

2）膝を曲げて静臥する
- 膝を曲げると坐骨神経の伸展（牽引）をゆるめることができます。
- 椎間板ヘルニアなどの場合、下肢を伸ばすと神経が圧迫されている（髄核が脱出

し神経を圧迫している）ところから下位が引っ張られる形となり痛みが増強します＊（下肢伸展挙上テスト参照）。したがって膝を曲げ坐骨神経が牽引されないようにします。

3）背骨をまるめて静臥する
● 脊椎間を広げることにより神経の圧迫を減らす目的で行います。

4）ぎっくり腰の場合
● ぎっくり腰は、靱帯（靱帯は痛みを感じやすい）のねじれ（捻挫）により発症します。
● 急性期（発赤、熱感があるとき）は冷却法により炎症を抑える方法をとり、急性期を脱したら温罨法により温め、血液の循環と代謝を高めます。

■腰痛の原因疾患と発症のメカニズム

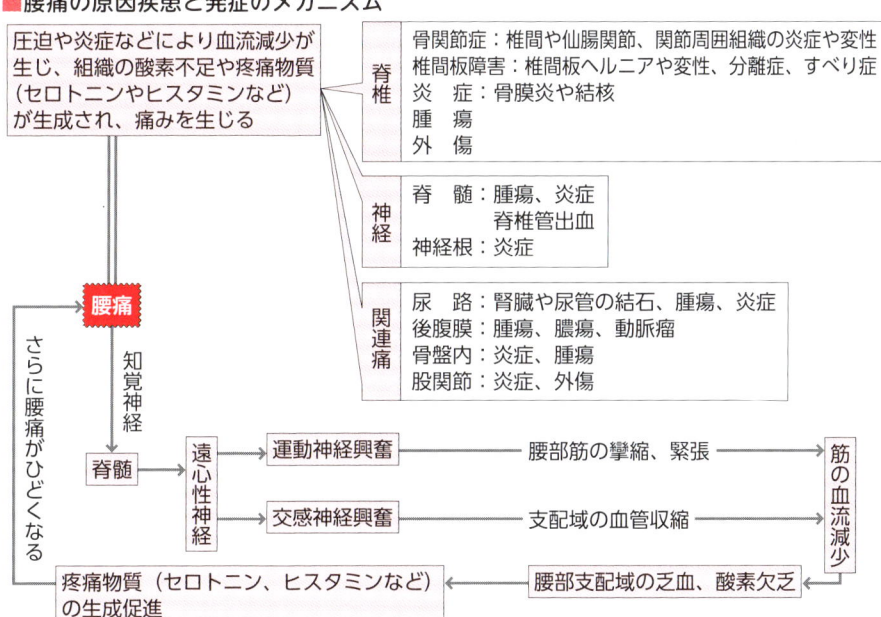

圧迫や炎症などにより血流減少が生じ、組織の酸素不足や疼痛物質（セロトニンやヒスタミンなど）が生成され、痛みを生じる

脊椎
- 骨関節症：椎間や仙腸関節、関節周囲組織の炎症や変性
- 椎間板障害：椎間板ヘルニアや変性、分離症、すべり症
- 炎　症：骨膜炎や結核
- 腫　瘍
- 外　傷

神経
- 脊　髄：腫瘍、炎症　脊椎管出血
- 神経根：炎症

関連痛
- 尿　路：腎臓や尿管の結石、腫瘍、炎症
- 後腹膜：腫瘍、膿瘍、動脈瘤
- 骨盤内：炎症、腫瘍
- 股関節：炎症、外傷

腰痛 → 知覚神経 → 脊髄 → 遠心性神経 → 運動神経興奮 → 腰部筋の攣縮、緊張 → 筋の血流減少
　　　　　　　　　　　　　　　　 → 交感神経興奮 → 支配域の血管収縮 →

→ 腰部支配域の乏血、酸素欠乏 → 疼痛物質（セロトニン、ヒスタミンなど）の生成促進 → さらに腰痛がひどくなる

◆ 下肢伸展挙上テスト ◆

● 椎間板ヘルニアか否かを判断するために行われる下肢伸展挙上テスト（SLR：仰臥位で下肢を伸展したまま挙上していく）は、この原理（＊）を活用して行われる。
● 椎間板ヘルニアがある場合は坐骨神経や下肢の神経が引っ張られ痛みを生じ、足を伸ばしていられない。

■椎間板ヘルニアの好発部位と特徴的な症状

好発部位	下肢（神経支配領域）の特徴的な症状
第4〜5腰椎間	圧迫痛、しびれ、筋力低下（踵で立てない）
第5腰椎〜第1仙椎間	しびれ、アキレス腱反射低下、筋力低下（つま先立ができない）

略語 SLR：straight leg raising test（ストレイト レッグ レイジング テスト）下肢伸展挙上テスト

Q ▶ 長期臥床ではなぜ筋力が低下するの？

A ●生体の機能を維持、発達させるためにはその機能を日常的に使うことが重要です。使用しない機能は低下します。

- 日常生活で必要な筋力を維持するためには、最大筋収縮の20～30％を使用する活動（日常生活程度）が必要といわれています。
- 臥床という状態は全身を支える筋の緊張も下肢にかかる体重負荷もありません。筋収縮の機会が少なく、筋力が低下しやすくなり、1週間の安静で10～15％の筋力が低下します。
- 筋を使わないことだけでなく、長期臥床では筋肉を構成する物質である窒素、硫黄、カリウムなどが尿中に増加（排泄）し、筋萎縮はさらに進行します。

■臥床により筋力が低下しやすい筋肉と働き

名称	位置	働き
脊椎起立筋	腸肋筋、最長筋、棘筋で脊柱の両側に並ぶ筋	・一側が働けば脊柱を横に曲げる ・両側で脊柱を後ろに反らせる
大殿筋	仙骨、尾骨、腸骨稜後部から腸脛靱帯に連なる	・腸腰筋と拮抗して働き、股関節を伸ばす ・階段昇降や椅子から立ち上がるとき、立位、歩行時などに使用する
腸腰筋	腰椎から起こる大腰筋と、腸骨翼から起こる腸骨筋からなる 鼠径靱帯の筋裂孔を通り小転子に付く	・股関節を曲げ、大腿を前に出す
中殿筋、小殿筋	骨盤の外側にあり、腸骨翼の外面から起こり、大転子に付く	・大腿を外転する ・骨盤を固定する
大腿四頭筋	腸骨前部からの大腿直筋、大腿骨からの外側広筋、内側広筋、中間広筋は脛骨上部に付く	・屈曲した膝関節を伸ばす ・歩行時に重要な筋肉である
大腿屈筋群	大腿後面外側にある大腿二頭筋、大腿後面内側にある半腱様筋、半膜様筋	・膝を曲げる働きをする
下腿三頭筋	大腿骨下端からの腓腹筋と脛骨、腓骨から起こるヒラメ筋はアキレス腱となり踵骨に付く	・足を底屈する ・歩くときに踵を上げ、爪先で体を支える
前脛骨筋	脛骨の外側から楔状骨に付く	・足を背屈する ・足底を内側に向ける

お役立ちコラム

廃用症候群とは

安静状態に置かれることによって心身を使わないために二次的に起こる機能低下状態を廃用症候群という。

廃用により、関節拘縮、褥瘡、筋萎縮、骨萎縮、静脈血栓、心肺機能低下、起立性低血圧、食欲不振、便秘、うつ傾向、知的活動低下などが起こる。

略語
- **WHO**：World Health Organization（ワールド ヘルス オーガニゼイション）世界保健機関
- **SSRI**：serotonin selective reuptake inhibitor（セロトニン セレクティヴ リアップテイク インヒビター）選択的セロトニン再取り込み阻害薬
- **CKD**：chronic kidney disease（クロニック キドニー ディジーズ）慢性腎臓病

Q ▶ 骨はどのように作られるの？

A ●関節面以外の骨は骨膜で覆われています。骨膜には血管や神経が巡らされていて、その中の骨質の外側は緻密骨、内側は海綿骨でできています。骨質はコラーゲン（タンパク質の繊維）にリン酸と結合したカルシウムが付着した化合物でできています。骨は新陳代謝を行っており、古くなった骨を破骨細胞（血液中のカルシウム濃度を一定に保っている）が溶かして、骨芽細胞が新しい骨を作ります。そのメカニズムは以下の通りです。

■骨を作る仕組み

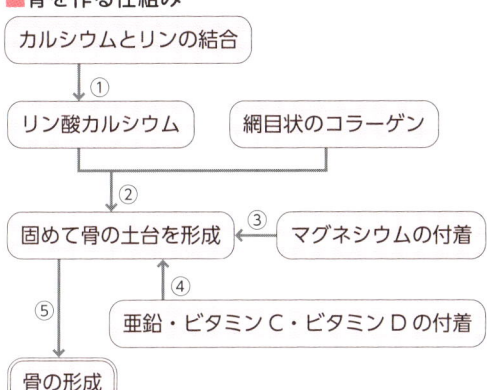

```
カルシウムとリンの結合
        │①
        ▼
リン酸カルシウム    網目状のコラーゲン
        │              │
        │②            │
        ▼              ▼
   固めて骨の土台を形成 ◀──③── マグネシウムの付着
        │▲
        │ ④
        │  亜鉛・ビタミンC・ビタミンDの付着
        │⑤
        ▼
    骨の形成
```

骨形成に必要な材料

1. カルシウム
2. コラーゲン
3. リン
4. マグネシウム
5. 亜鉛
6. クエン酸（柑橘類・梅干し・キウイ・桃・イチゴ・メロン等に含有）
7. ビタミンD（まぐろ・すじこ・さけ・かつお・さば・しいたけ等に含有）
8. ビタミンC（ゴーヤ・カリフラワー・じゃがいも・ほうれん草等に含有）

お役立ちコラム

骨粗鬆症とは

骨粗鬆症とは、低骨量と骨組織の微細構造の異常を特徴とし、骨の脆弱性が増大し、骨折の危険性が増大する疾患と定義されている（WHO）。

骨は生涯を通じて何度もつくり換えられ、骨吸収（骨溶解）と骨形成の両方が進行しており、再構築（リモデリング）が盛んな臓器であり、成人の場合、常に全骨格の3〜5％が活発にリモデリングされている。骨量減少は、骨リモデリングのアンカップリング、つまり骨吸収が骨形成を上回るためと考えられている。

骨強度の低下は、骨リモデリングの亢進、骨コラーゲンの劣化が関与する。コラーゲンの劣化は、骨芽細胞機能の低下、基質蛋白を取り巻く酸化ストレスや糖化の影響を受けると考えられている。

骨粗鬆症が起こると、脊椎圧迫骨折、大腿骨頸部骨折、橈骨遠位部骨折、コレス骨折（橈骨手根部）、上腕骨近位部骨折などが生じやすい。

■続発性骨粗鬆症の原因

内分泌性	副甲状腺機能亢進症、クッシング症候群、甲状腺機能亢進症、性腺機能不全など
栄養性	胃切除後、神経性食欲不振症、吸収不良症候群、ビタミンC欠乏症、ビタミンAまたはD過剰
薬物	ステロイド薬、抗痙攣薬、ワーファリン、性ホルモン低下療法治療薬、SSRI（選択的セロトニン再取り込み阻害薬）、メトトレキサート、ヘパリンなど
不動性	全身性（臥床安静、対麻痺、廃用症候群、宇宙旅行）、局所性（骨折後など）
先天性	骨形成不全症、マルファン症候群
その他	糖尿病、関節リウマチ、アルコール多飲（依存症）、慢性腎臓病（CKD）、肺疾患など

Q 老人にはなぜ大腿骨頸部骨折が多いの？

A ●大腿骨頸部は特殊な骨梁構造で強度を保っていますが、加齢による機能低下で骨梁構造が弱くなり、また運動機能の低下で転びやすくなり、骨折の機会が増えます。

- 自立した日常生活を送るためには必ず移動動作を伴います。「歩く」ためには、片足で足を運び、もう片方で体を支えて進めなければなりません。
- 足を運ぶのは筋力、体を支えるのは骨ですが、骨で最も負担がかかるのが大腿骨頸部です。したがって右図のように大腿骨頸部は特殊な骨梁構造で強度を保っています。
- 加齢による機能低下により骨量を維持しているホルモンや骨への刺激も減少し、造骨より破骨が進み骨粗鬆症（骨の密度の低下）となります。
- 骨形成のバランスが崩れると骨梁構造も弱く脆くなります。そのうえワードの三角部はもともと骨梁が少ない部分で、こうした構造上の問題と、視力（遠近感覚）の衰えや判断ミスにより歩行の障害になる物（例えば石ころや布団、着物の裾など）を回避できずにつまずいたり滑ったりして転びやすい状態が生じます。
- 転ぶときに体を防御する柔軟性や敏捷性なども衰えているので、大腿骨頸部への外力が直接加わり、骨折しやすくなります。
- 大腿骨頸部骨折：関節内の骨折で、骨折部に骨膜がなく血液循環が障害されるため骨癒合の遅延や偽関節を起こし、骨頭壊死を起こすことがある。
- 大腿骨転子部骨折：骨膜があるため血液循環もよく骨癒合がよい。

■ 大腿骨の骨梁構造

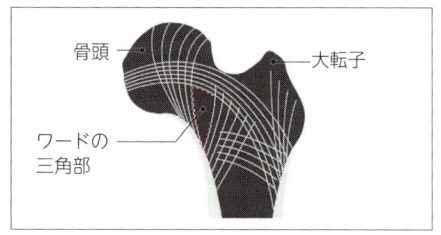

■ 大腿骨頸部／転子部骨折の部位

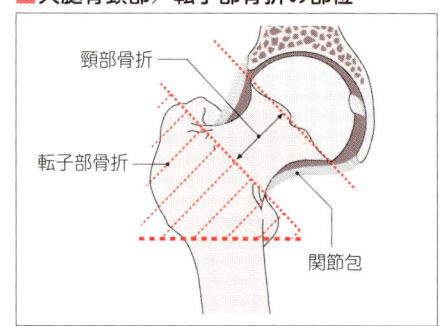

■ 大腿骨頸部骨折の分類：ガーデン分類

Stage I	不完全骨折。内側で骨性連続が残存
Stage II	完全骨折、嵌合あり。軟部組織の連続性が残存。骨折部は嵌合
Stage III	完全骨折、骨頭回転転位。頸部被膜（Weitbrecht支帯）の連続性が残存
Stage IV	完全骨折、骨頭回転転位なし。すべての軟部組織の連続性が断たれている

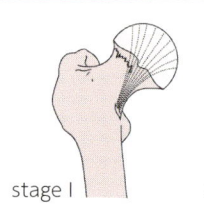

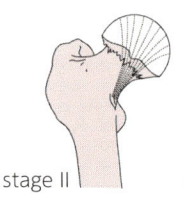

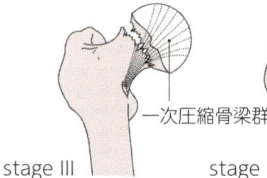

stage I　stage II　stage III　stage IV

一次圧縮骨梁群

Q ▶ 関節に水がたまるとなぜ痛いの？

A ●関節は、凸型の関節頭と凹型の関節窩が向き合い、そのまわりを関節包という丈夫な膜が包んでいます。関節包の内側には滑膜があり、そこから滑液（透明の1 mLの液体）が絶えず分泌され、骨が摩耗しないように潤滑油の働きをしています。老化や関節の炎症により滑液の分泌量が増えると関節包が引き伸ばされて痛みを生じます。

●関節軟骨には神経が通っていないので、関節自体は直接痛みません。関節の周囲の組織にはたくさんの神経が通っていて、少しの異常でも敏感に痛みとして感じます。

■関節の痛みのメカニズム

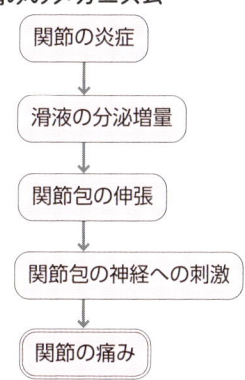

関節の炎症
↓
滑液の分泌増量
↓
関節包の伸張
↓
関節包の神経への刺激
↓
関節の痛み

関節の痛みを生じるケース
1. 関節軟骨がすり減ったり消失し、骨どうしがこすれ合う。
2. 軟骨のすぐ下にある骨で異常が起こる。
3. 関節包が引っ張られる。
4. 滑膜が炎症を起こして腫れる。
5. 靱帯が引き伸ばされて切れる。

■関節の構造

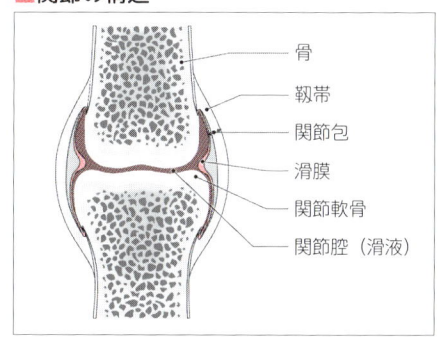

骨
靱帯
関節包
滑膜
関節軟骨
関節腔（滑液）

お役立ちコラム

変形性膝関節症とは

　変形性膝関節症は、厚生労働省の国民生活基盤調査で患者数が約700万人と推定されている。膝関節軟骨が損傷されて、膝関節を構成する部位が変性劣化し、関節のクッション機能を失ったときの症状である。骨の神経を刺激し歩くと激しい痛みが発生する。

　保存的治療は、日常生活指導として、正座、長時間歩行、階段昇降等痛みを生じる動作は控える、杖などを使用して膝にかかる負担を軽くする、減量する。

　薬物療法には、消炎鎮痛薬、外用薬、関節内注射（ヒアルロン酸の注入）がある。

　理学療法には、温熱療法、大腿骨四頭筋の強化・屈曲拘縮の改善などの運動療法、足底装具や支柱入りサポーターを用いた装具療法がある。

　外科的治療は、関節鏡視下手術、骨切り術、人工関節置換術が症状、年齢に応じて選択される。

Q ► くも膜下出血では何を観察すればいいの?

A ●くも膜下出血では、髄膜刺激症状、頭蓋内圧亢進症状、脳幹障害を観察します。

■病態関連図と観察のポイント

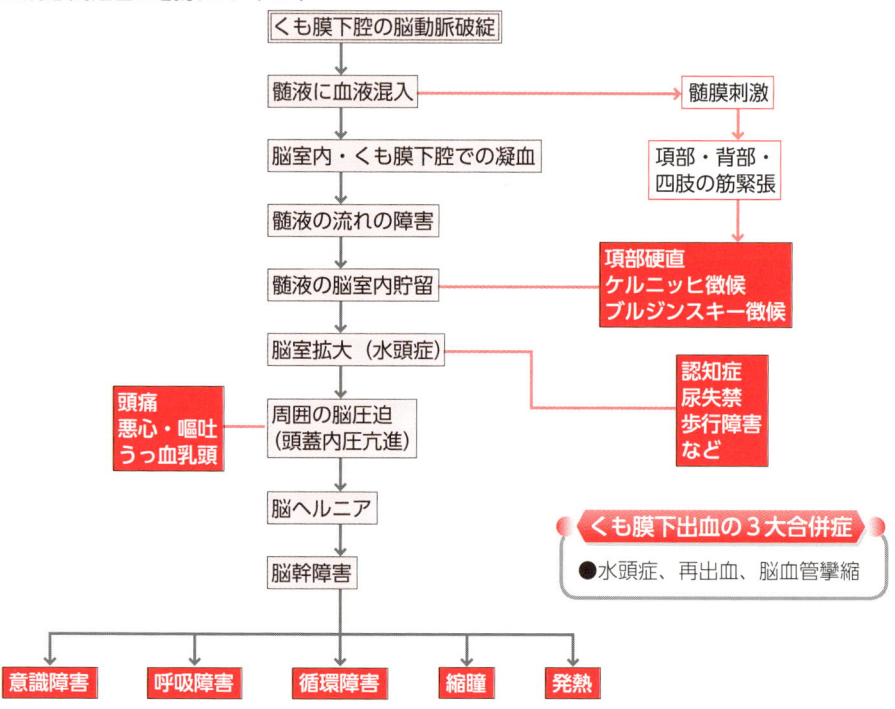

```
くも膜下腔の脳動脈破綻
        ↓
   髄液に血液混入 ──────────→ 髄膜刺激
        ↓                           ↓
脳室内・くも膜下腔での凝血         項部・背部・
        ↓                       四肢の筋緊張
   髄液の流れの障害                   ↓
        ↓                      【項部硬直
   髄液の脳室内貯留               ケルニッヒ徴候
        ↓                       ブルジンスキー徴候】
   脳室拡大(水頭症)
        ↓ ──────────────→ 【認知症/尿失禁/歩行障害など】
【頭痛/悪心・嘔吐/うっ血乳頭】
        ↓
   周囲の脳圧迫
   (頭蓋内圧亢進)
        ↓
    脳ヘルニア
        ↓
    脳幹障害
   ↓   ↓   ↓   ↓   ↓
意識障害 呼吸障害 循環障害 縮瞳 発熱
```

くも膜下出血の3大合併症
●水頭症、再出血、脳血管攣縮

ブルジンスキー徴候って何?
●患者を仰臥位にし患者の頭の下と胸の上に手を置き、体が浮かないようにして頭を前屈すると伸展した下肢が屈曲する現象をいう。

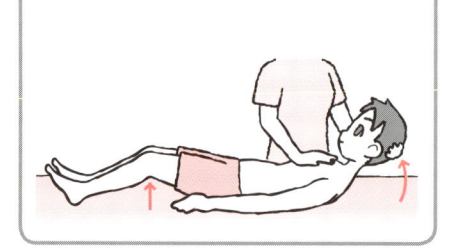

ケルニッヒ徴候って何?
●髄膜刺激症状の1つで、患者さんを仰臥位にし、片側の股関節を直角に曲げた状態で膝をおさえて下肢を伸ばしていくと抵抗を示し、下肢が十分に伸展しない状態(一般に膝の角度が135度以下)をいう。

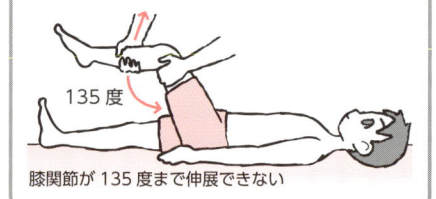

135度
膝関節が135度まで伸展できない

Q くも膜下出血の再出血予防のためには何を観察すればいいの？

A
- 血圧の上昇で血管の破綻を起こさないように、血圧の急激な変動に注意し、頭蓋内圧が上昇しないようにします。
- 血圧を上昇させる状況（外的刺激、排泄、体位、活動）を観察します。

■血圧を上昇させる要因と予防策

要因	予防策	根拠
外的刺激	・ストレスがかからないように面会を制限する ・遮光（灯り）、窓をしめる（音の遮断）等で静謐を保つ	・静穏を保つことでストレスによる末梢血管の収縮（血圧上昇）を避けることができ、血圧の安定が図れる
排泄	・努責を避ける ・浣腸の禁止 ・膀胱留置カテーテルの挿入	・排便のための努責や膀胱充満は腹腔内圧を高め、末梢血管の圧迫、緊張による血管収縮をきたし血圧を上昇させる ・浣腸による腸管の刺激は腹腔内圧を上昇させ、血圧を上昇させる
体位（姿勢）	・10～15度のセミファーラー位で頭部を挙上	・重力により頭部の血液や髄液のうっ滞を予防し、頭蓋内圧の上昇を予防できる
活動	・安静	・活動による筋の収縮、酸素の消費増加は、末梢血管抵抗を高め、循環を促進させる（血圧上昇）ので、安静により血圧の上昇を予防する

お役立ちコラム

くも膜下出血の好発部位

くも膜下出血の原因となる脳動脈瘤は、動脈の分岐部に好発する。脳底部にはウィリス動脈輪という輪を形成する分岐部があり、動脈瘤の約9割は、ウィリス動脈輪に発生する。

前大脳動脈－前交通動脈分岐部が40～45％、内頚動脈－後交通動脈分岐部が15～20％、中大脳動脈分岐部が15～20％、脳底動脈分岐部が3～5％といわれる。

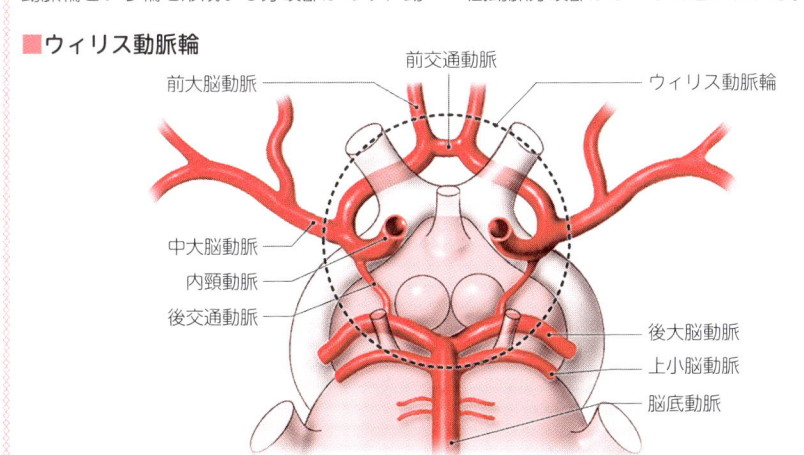

■ウィリス動脈輪

（前大脳動脈、前交通動脈、ウィリス動脈輪、中大脳動脈、内頚動脈、後交通動脈、後大脳動脈、上小脳動脈、脳底動脈）

Q ▶ 脳出血ではなぜ瞳孔の状態を観察するの？

A
- 脳出血により頭蓋内圧が上昇し脳幹部（動眼神経）が圧迫されると瞳孔不同や瞳孔散大、対光反射の消失などの瞳孔異常が出現します。
- 頭蓋内圧の状態を瞳孔の大きさや位置、対光反射で観察し異常の早期発見のために観察します。

■病態関連図と観察のポイント

脳出血 → 脳の血流量減少 → 脳の酸素・栄養不足 → 低酸素症 → CO_2蓄積 → アシドーシス → 心機能低下 → 高K血症 → 不整脈・期外収縮・心室細動

血管拡張 → 血管透過性亢進 → 脳浮腫 → 頭蓋内圧亢進 → 脳ヘルニア → 脳幹圧迫 → 動眼神経圧迫 → 瞳孔異常 → **瞳孔不同／瞳孔散大・縮小／偏視／対光反射消失**

■脳の障害部位と瞳孔と姿勢の異常

障害部位	瞳孔	対光反射	姿勢	障害部位	瞳孔	対光反射	
間脳	縮瞳傾向 左右同じ	（＋）（＋）	除皮質硬直	橋	縮瞳 眼球は中央に固定	（－）（－）	除脳硬直
中脳	瞳孔不同	（＋）（－）	除脳硬直	延髄	散大	（－）（－）	弛緩

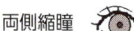

●瞳孔異常
- 両側散大
- 両側縮瞳
- 左右不同

●瞳孔径
- 正常：3〜4mm
- 縮瞳：2mm以下
- 散瞳：5mm以上

除脳硬直と除皮質硬直
- 除脳硬直：痛み刺激に対して四肢の硬直（上肢の回内、下肢伸展）や体幹の反り返る姿勢をとる。脳幹障害で出現する。
- 除皮質硬直：痛み刺激に対して上肢の屈曲位、下肢の伸展位をとる。

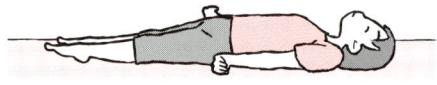

Q ▶ 脳出血のとき、眼底鏡を用いて何を観察しているの？

A
- 頭蓋内圧が亢進して網膜静脈が圧迫され閉塞すると静脈圧が上昇し静脈が破綻して網膜出血を起こし失明を起こします。
- 眼底鏡で網膜の状態を観察して、頭蓋内圧亢進の程度を診ています。

■脳出血による失明のプロセス

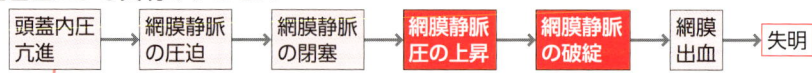

頭蓋内圧亢進 → 網膜静脈の圧迫 → 網膜静脈の閉塞 → **網膜静脈圧の上昇** → **網膜静脈の破綻** → 網膜出血 → 失明

- 頭蓋内圧亢進症状の観察
- 頭痛
- 嘔気・嘔吐
- 視力障害（うっ血乳頭）
- 意識の障害

■脳血栓と脳塞栓の特徴

脳血栓	・動脈硬化により血管壁に血栓ができ、徐々に大きくなって血管を詰まらせる ・症状は数時間から数日にわたって段階的に現れる
脳塞栓	・心臓や頸の血管にできた血栓や脂肪の塊が血流により脳に流れ、脳の血管を塞ぐ ・前兆がなく、いきなり意識を失ったり、手足が動かなくなったりする

Q ▶ 脳梗塞では何を観察すればいいの？

A ●脳梗塞の発生部位で症状や程度は異なりますが、中枢神経障害、言語中枢障害、運動中枢障害の状態を観察します。

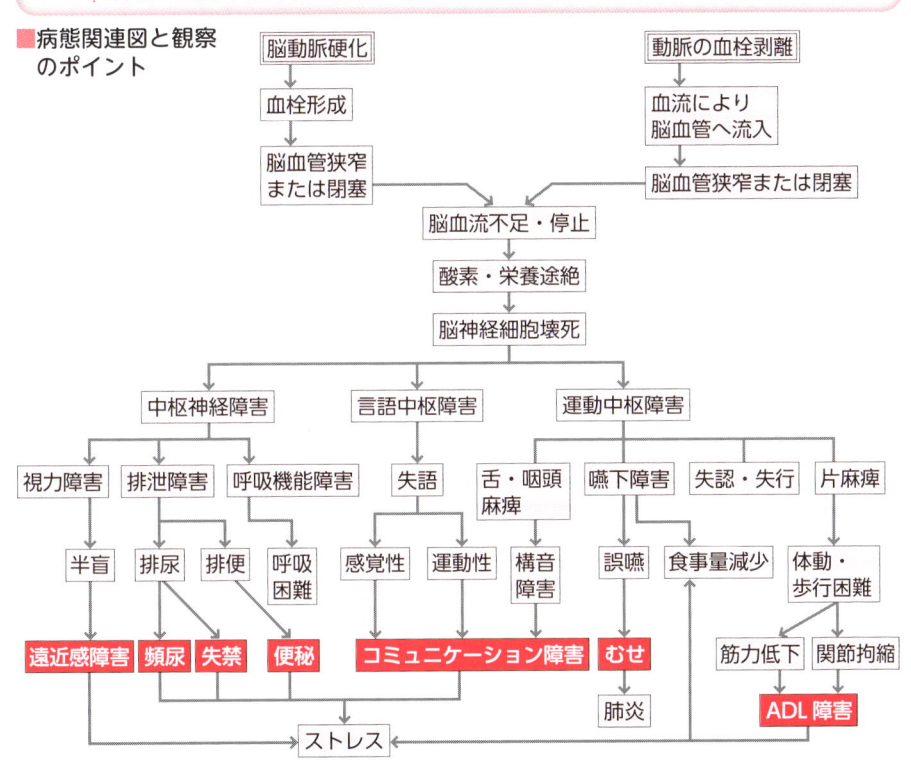

■病態関連図と観察のポイント

```
脳動脈硬化                          動脈の血栓剥離
   ↓                                   ↓
血栓形成                           血流により
   ↓                              脳血管へ流入
脳血管狭窄                              ↓
または閉塞 ─────→ 脳血管狭窄または閉塞
              ↓
        脳血流不足・停止
              ↓
        酸素・栄養途絶
              ↓
        脳神経細胞壊死
   ┌──────────┼──────────┐
中枢神経障害  言語中枢障害   運動中枢障害
```

中枢神経障害：視力障害／排泄障害／呼吸機能障害 → 半盲／排尿・排便／呼吸困難 → **遠近感障害**／**頻尿**／**失禁**／**便秘**

言語中枢障害：失語／舌・咽頭麻痺 → 感覚性・運動性／構音障害 → **コミュニケーション障害**

運動中枢障害：嚥下障害／失認・失行／片麻痺 → 誤嚥／食事量減少／体動・歩行困難 → **むせ**／筋力低下／関節拘縮 → 肺炎／**ADL障害**

→ ストレス

■感覚性失語と運動性失語の違い

感覚性失語	ウェルニッケ中枢が障害され、話はできるが意味がわからない状態
運動性失語	ブローカ中枢が障害され、意味はわかるが言葉にして話すことができない状態

お役立ちコラム

頭蓋内圧の変化

頭蓋内圧は一定に保たれ、成人（臥位）で60〜120mmH$_2$Oである。脳実質・脳脊髄液・血管のいずれかの容積が増えれば圧が上昇し、いずれかの容積が減れば圧が低下する。

・頭蓋内圧の亢進：脳出血・頭部外傷・脳腫瘍・髄膜炎・神経毒の中毒症。
・頭蓋内圧の低下：原発性低髄圧症・頭部外傷・脊髄損傷・医原性（腰椎穿刺、脊髄麻酔後の髄液漏出、ドレナージの管理ミス）

Q ▶ パーキンソン病では何を観察すればいいの？

A
- パーキンソン病は中脳黒質のドパミン（神経伝達物質）を産生する細胞が減少し、ドパミンが減少することによって大脳基底核の働き（錐体路系・小脳系との協働により円滑な運動を行う）が衰退していく病気です。
- 錐体外路障害に起因する多彩な症状を観察します。

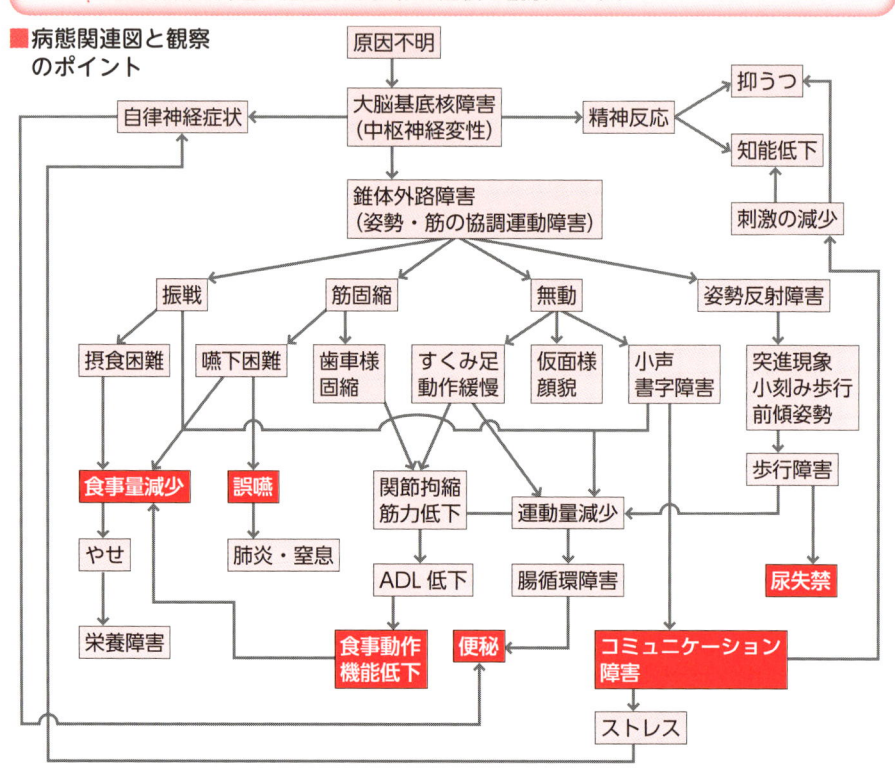

■病態関連図と観察のポイント

```
原因不明
  ↓
大脳基底核障害（中枢神経変性） → 精神反応 → 抑うつ／知能低下
  ↓                                ↑
自律神経症状                    刺激の減少
  ↓
錐体外路障害（姿勢・筋の協調運動障害）
  ↓
振戦／筋固縮／無動／姿勢反射障害
```

- 振戦 → 摂食困難／嚥下困難
- 筋固縮 → 歯車様固縮
- 無動 → すくみ足 動作緩慢／仮面様顔貌／小声 書字障害
- 姿勢反射障害 → 突進現象 小刻み歩行 前傾姿勢 → 歩行障害

- 摂食困難 → **食事量減少** → やせ → 栄養障害
- 嚥下困難 → **誤嚥** → 肺炎・窒息
- 関節拘縮 筋力低下 → ADL低下
- 運動量減少 → 腸循環障害 → **便秘**
- **食事動作機能低下**
- **コミュニケーション障害** → ストレス
- 歩行障害 → **尿失禁**

■自律神経症状
① 排尿障害（尿失禁・頻尿）
② 起立性低血圧（めまい・ふらつき・意識障害）

N パーキンソン病の看護のポイント
① ADLで自立していないものを援助し、心身の苦痛を取り除く。
② オン・オフ現象（251頁参照）による不慮の事故を防ぐ。
・食事中の嚥下障害（窒息）
・歩行中の転倒（外傷、骨折、脳出血など）
③ 内服薬の確実な投与と症状の変化を観察する。

■ホーエン・ヤーンの重症度分類

Ⅰ度	・身体の片側だけの振戦・筋強剛を示す
Ⅱ度	・振戦・筋強剛などが両側にあるため日常生活がやや不便
Ⅲ度	・明らかな歩行障害、方向変換時の不安定さなど立ち直り反射障害がある ・生活は自立している
Ⅳ度	・起立や歩行など日常生活動作の低下が著しく、日常生活で介助が必要 ・労働能力はない
Ⅴ度	・自立生活が困難 ・車椅子による移動、または寝たきり ・全面的な介助を要する

略語 ADL：activities of daily living（アクティヴィティズ オブ デイリー リヴィング）日常生活動作

Q ▶ 筋萎縮性側索硬化症（ALS）では何を観察すればいいの？

A ●筋萎縮性側索硬化症（ALS）は、前角神経細胞や脳神経細胞が変性・脱落するため以下の症状が発生します。その症状により、二次的に起きてくる状態を観察します。

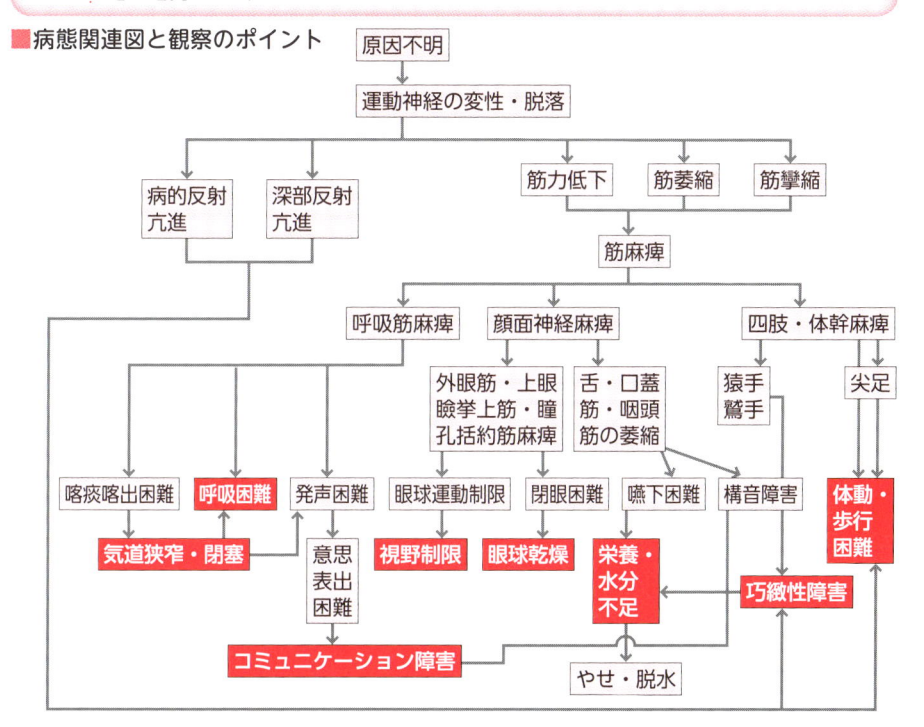

■病態関連図と観察のポイント

```
                    原因不明
                       ↓
                運動神経の変性・脱落
        ┌──────┬──────┬──────┬──────┬──────┐
     病的反射  深部反射  筋力低下  筋萎縮  筋攣縮
      亢進    亢進
                        └──→ 筋麻痺 ←──┘
              ┌──────────┼──────────┐
           呼吸筋麻痺   顔面神経麻痺   四肢・体幹麻痺
                    ┌────┬────┐    ┌────┬────┐
              外眼筋・上眼  舌・口蓋   猿手   尖足
              瞼挙上筋・瞳  筋・咽頭   鷲手
              孔括約筋麻痺  筋の萎縮
    ┌──────┬──────┬──────┬──────┬──────┬──────┬──────┐
 喀痰喀出困難 呼吸困難 発声困難 眼球運動制限 閉眼困難 嚥下困難 構音障害 体動・歩行困難
         気道狭窄・閉塞  意思表出困難 視野制限 眼球乾燥 栄養・水分不足  巧緻性障害
                    コミュニケーション障害         やせ・脱水
```

■筋萎縮性側索硬化症（ALS）の診断基準

(1) 主要項目	(1) 以下の①〜④のすべてを満たすものを、筋萎縮性側索硬化症と診断する。	
	①成人発症である。	
	②経過は進行性である。	
	③神経所見・検査所見で、右記の1か2のいずれかを満たす。	1. 1つ以上の領域に上位運動ニューロン徴候を認め、かつ2つ以上の領域に下位運動ニューロン症候がある。 2. SOD1遺伝子変異など既知の家族性筋萎縮性側索硬化症に関与する遺伝子異常があり、身体の1領域以上に上位および下位運動ニューロン徴候がある。
	④ (3) 鑑別診断で挙げられた疾患のいずれでもない。	
(2) 針筋電図所見	①進行性脱神経所見：線維性収縮電位、陽性鋭波など。	
	②慢性脱神経所見：長持続時間、多相性電位、高振幅の大運動単位電位など。	
(3) 鑑別診断	①脳幹・脊髄疾患：腫瘍、多発性硬化症、頸椎症、後縦靱帯骨化症など。②末梢神経疾患：多巣性運動ニューロパチー、遺伝性ニューロパチーなど。③筋疾患：筋ジストロフィー、多発筋炎など。④下位運動ニューロン障害のみを示す変性疾患：脊髄性進行性筋萎縮症など。⑤上位運動ニューロン障害のみを示す変性疾患：原発性側索硬化症など。	

略語 ALS：amyotrophic lateral sclerosis（アマイオトロフィック ラテラル スクレロシス）筋萎縮性側索硬化症

Q ▶ 筋力を判断する方法は？

A
- ●四肢に抵抗を加えたり、重力を利用して運動を行わせて判断します。
- ●筋力判定には、①徒手筋力テスト、②ブルンストロムの筋力判定テストなどがあります。

■徒手筋力テスト：MMT

段　階	判　定	筋の状態
正常（N：normal）	5	健常筋と同じ筋力
優（G：good）	4	正常より弱いが抵抗・重力に抗して運動ができる
良（F：fair）	3	重力に抗して運動ができる
可（P：poor）	2	重力を除くと運動ができる
不可（T：trace）	1	筋収縮だけで運動はできない
ゼロ（0：zero）	0	筋収縮を見ない

＊「良」が基準となる。

■主な筋力の評価法

上腕三頭筋	上腕二頭筋	股関節外転筋
肘伸展位	上腕は体幹に密着させる	骨盤を固定する

股関節内転筋	大腿四頭筋	下腿三頭筋
上方の足を支えて下方の足を持ち上げてもらう	膝の下に腕をくぐらせ、膝関節を伸展位に固定する	片足つま先立ちしてもらう

腸腰筋	内外側ハムストリング
座位で45度以上、挙上しない／臥床患者に行う場合	腹臥位で股関節を固定し、内側と外側をそれぞれ検査する

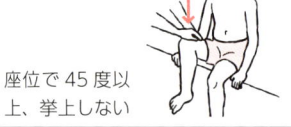

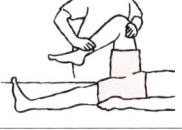

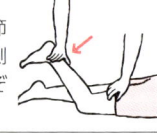

➡徒手的に抵抗を加える方向

■ブルンストロムの筋力判定（中枢神経麻痺の場合）

段階・判定	筋の状態
Stage 1	まったく随意運動がない。対側連合運動でも反応しない
Stage 2	随意運動はないが、痛み刺激で反応がある
Stage 3	わずかながら随意運動がある
Stage 4	協同運動パターンが崩れ、動作が少しずつ可能である
Stage 5	Stage 4より個々の運動が可能である
Stage 6	動作の速さ、巧みさが正常に近い

＊Stage 3が基準となる。

Q ▶ 腰椎椎間板ヘルニアでは何を観察すればいいの？

A ●髄核の脱出によって脊髄神経が圧迫されることにより痛みやしびれ、筋力低下などの症状が出現します。圧迫される部位によって症状の出現する部位は違ってきます。

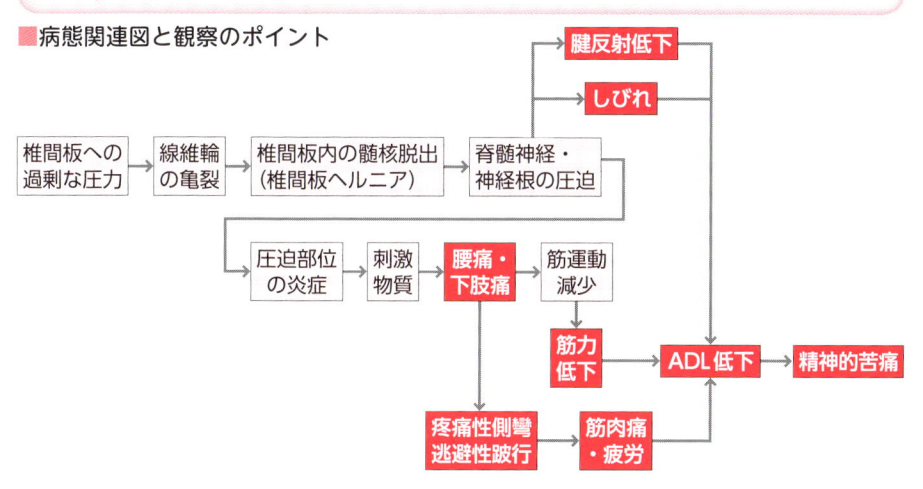

■病態関連図と観察のポイント

椎間板への過剰な圧力 → 線維輪の亀裂 → 椎間板内の髄核脱出（椎間板ヘルニア） → 脊髄神経・神経根の圧迫 → 腱反射低下／しびれ

圧迫部位の炎症 → 刺激物質 → 腰痛・下肢痛 → 筋運動減少 → 筋力低下 → ADL低下 → 精神的苦痛

疼痛性側彎 逃避性跛行／筋肉痛・疲労

■ヘルニアの部位と症状出現部位

ヘルニア部位	知覚低下	筋力低下	腱反射低下
L2-L3	大腿前面　下腿内側	大腿四頭筋　足内反力	膝蓋腱
L4-L5	足背　下腿前外側	足関節　足指の背屈力	正常
L5-S1	下腿外側　足部外側	腓腹筋　足外反力	アキレス腱

坐骨神経痛はどのような症状？
①脚の後の突っ張る痛み
②脚の上から下へ走るような痛み
③脚の上から下へ走るようなしびれ

その他の神経症状
●膀胱障害（尿が出にくい）、直腸障害（便秘）、勃起不全（ED）などが現れることがある。

安静はなぜ必要なの？
●安静（腰椎に圧迫を加えない）は、①髄核の突出を戻す、②神経根の炎症を治すために必要である。
●牽引やコルセットなども同様に、腰椎への負担を軽減する目的で行われます。

腰への負担(荷重)(Nachemson. A, 1965)
●仰臥位で25kg、直立姿勢で100kg、前傾姿勢で150kgの重さが腰にかかるといわれている。
●腰への負担を軽減するために姿勢に気をつけたり、脊柱を支えている背筋や腹筋、大腰筋を強化するために痛みのないときには腰痛体操を行う必要がある。

略語
MMT：manual muscle test（マニュアル マッスル テスト）徒手筋力テスト
ED：erectile dysfunction（イレクタイル ディスファンクション）勃起障害

Q ▶ 大腿骨頸部骨折では何を観察すればいいの？

A ●加齢による機能の低下、造骨に必要な材料の不足、骨への刺激不足、ホルモン代謝バランスの崩れなどにより骨が弱くなっているところに外力やねじれが起きると、最も骨梁の少ない大腿骨頸部（ワードの三角部）（234頁参照）に損傷を受け、以下のような症状が出現します。

■病態関連図と観察のポイント

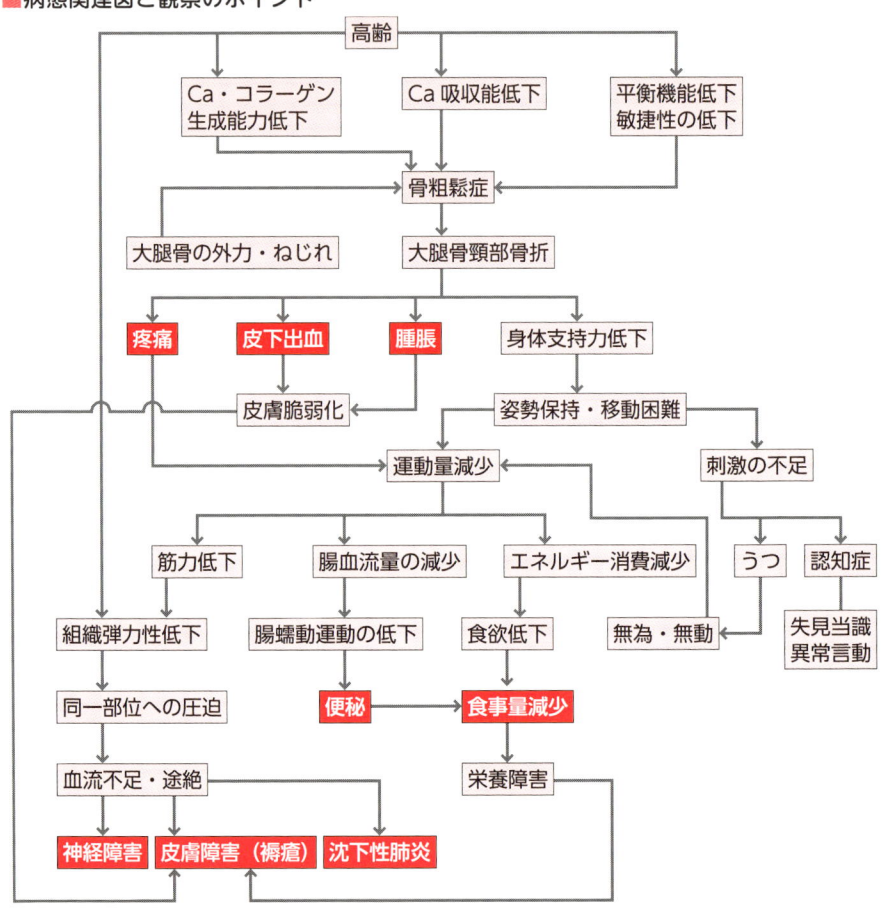

```
                            高齢
            ┌────────────────┼────────────────┐
    Ca・コラーゲン       Ca 吸収能低下        平衡機能低下
    生成能力低下                              敏捷性の低下
            └────────────────┼────────────────┘
                          骨粗鬆症
                ┌────────────┴────────────┐
        大腿骨の外力・ねじれ          大腿骨頸部骨折
                    ┌──────┬──────┬──────┴──────┐
                  疼痛  皮下出血  腫脹      身体支持力低下
                          │                    │
                       皮膚脆弱化 ←── 姿勢保持・移動困難
                                        │
                                      運動量減少 ──── 刺激の不足
        ┌──────────┬──────────┬──────────┬─────┴─────┐
      筋力低下  腸血流量の減少  エネルギー消費減少  うつ  認知症
        │          │              │          │      │
    組織弾力性低下  腸蠕動運動の低下  食欲低下   無為・無動  失見当識
        │          │              │                  異常言動
    同一部位への圧迫  便秘 ────→ 食事量減少
        │                          │
    血流不足・途絶                栄養障害
        │
   ┌────┼────┐
  神経障害 皮膚障害（褥瘡） 沈下性肺炎
```

■大腿骨頸部骨折の危険因子

骨密度の低下	喫煙
脆弱性骨折の既往	向精神薬の使用
加齢	多量のカフェイン摂取
低体重	未産

Q ▶ 変形性股関節症では何を観察すればいいの？

A ●股関節脱臼や臼蓋骨折、骨頭壊死などにより股関節が構造的に破綻し、それが進行した状態を変形性股関節症といい、以下の症状を呈します。

■病態関連図と観察のポイント

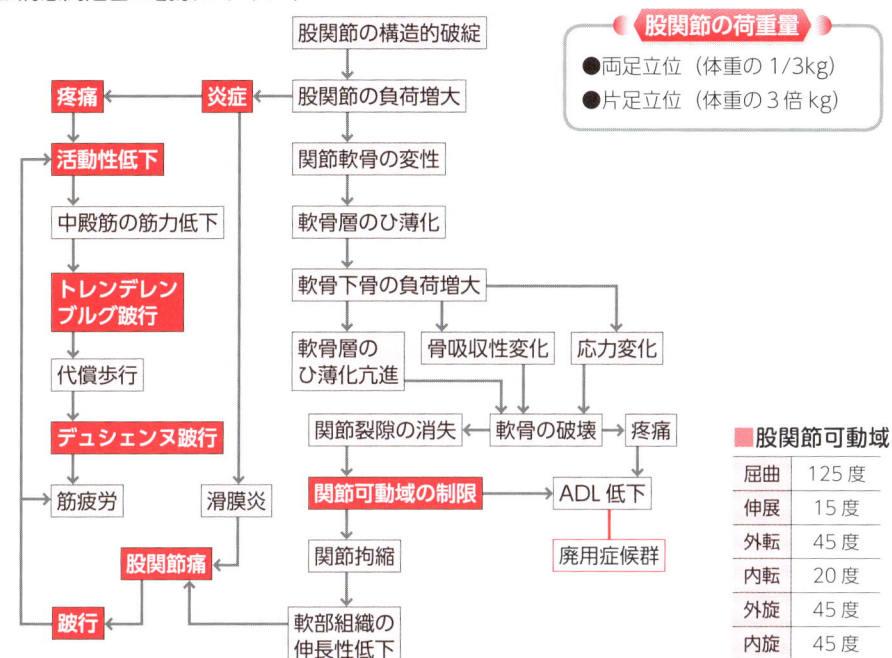

```
                    股関節の構造的破綻
                           ↓
  疼痛 ← 炎症 →       股関節の負荷増大
   ↓                       ↓
 活動性低下            関節軟骨の変性
   ↓                       ↓
 中殿筋の筋力低下      軟骨層のひ薄化
   ↓                       ↓
 トレンデレン          軟骨下骨の負荷増大
 ブルグ跛行          ↓      ↓      ↓
   ↓              軟骨層の 骨吸収性変化 応力変化
 代償歩行          ひ薄化亢進
   ↓                ↓      ↓      ↓
 デュシェンヌ跛行    関節裂隙の消失 → 軟骨の破壊 → 疼痛
   ↓                       ↓
 筋疲労  滑膜炎        関節可動域の制限 → ADL低下
      ↓                    ↓           ↓
   股関節痛              関節拘縮      廃用症候群
      ↓                    ↓
    跛行               軟部組織の
                      伸長性低下
```

■股関節の荷重量
●両足立位（体重の1/3kg）
●片足立位（体重の3倍kg）

■股関節可動域

屈曲	125度
伸展	15度
外転	45度
内転	20度
外旋	45度
内旋	45度

■トレンデレンブルグ跛行
●外転筋の筋力低下によって、患側で片脚起立をすると反対側の骨盤が下がる現象をいう

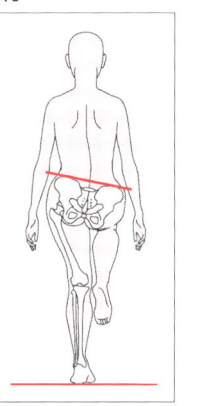

■デュシェンヌ跛行
●トレンデレンブルグ歩行で骨盤が下がるときに、その代償（バランスを保とうとする）として患側で立つときに上体を傾斜させ、上体を左右に振る歩行をいう

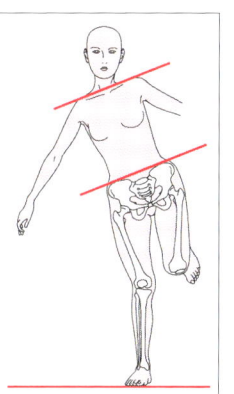

■安静・保温の腎への効果

安静	①循環血液量の増大→アルドステロンの分泌抑制→尿量増加→浮腫軽減
	②エネルギー代謝量の減少→老廃物の産生減少→腎臓の負担軽減
保温	寒冷→腎血流量の減少（保温→腎血流量増加＝腎機能低下を防ぐ）

Q ▶ 関節リウマチでは何を観察すればいいの？

A
- 関節リウマチは自己免疫疾患で、自己の身体を守るべき物質が自分の身体を攻撃し局所・全身症状を呈する原因不明の疾患です。
- 関節の炎症症状（疼痛、発赤、腫脹、熱感）とADLが観察のポイントです。
- ADLでは、何がどれぐらいできるのか、できないのかを観察し援助します。

■病態関連図と観察のポイント

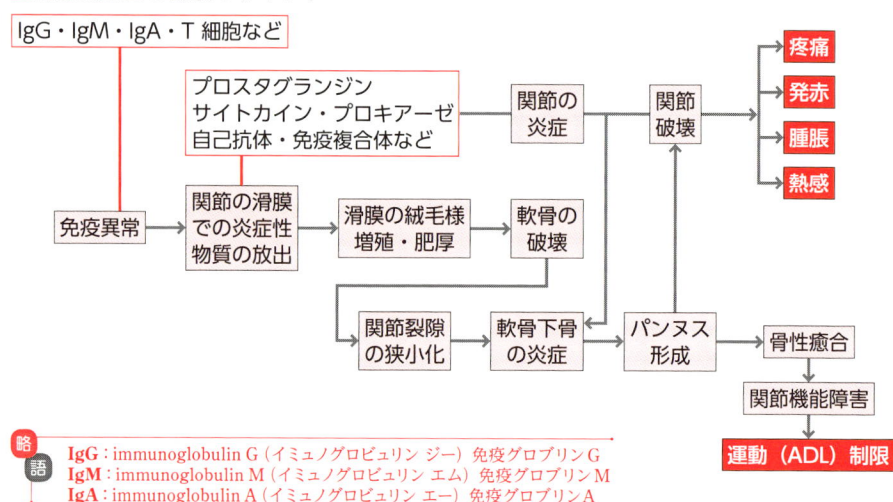

IgG・IgM・IgA・T細胞など

プロスタグランジン
サイトカイン・プロキアーゼ
自己抗体・免疫複合体など → 関節の炎症 → 関節破壊 → 疼痛／発赤／腫脹／熱感

免疫異常 → 関節の滑膜での炎症性物質の放出 → 滑膜の絨毛様増殖・肥厚 → 軟骨の破壊

関節裂隙の狭小化 → 軟骨下骨の炎症 → パンヌス形成 → 骨性癒合 → 関節機能障害 → 運動（ADL）制限

略語
- **IgG**：immunoglobulin G（イミュノグロビュリン ジー）免疫グロブリンG
- **IgM**：immunoglobulin M（イミュノグロビュリン エム）免疫グロブリンM
- **IgA**：immunoglobulin A（イミュノグロビュリン エー）免疫グロブリンA

■関節リウマチ関節炎の進展

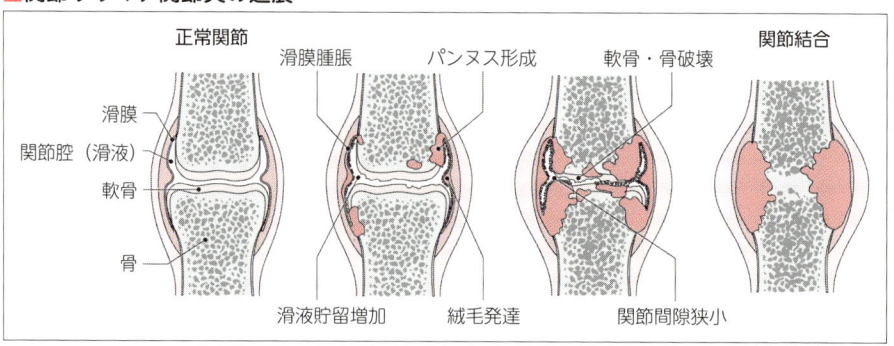

正常関節／滑膜腫脹／パンヌス形成／軟骨・骨破壊／関節結合

滑膜／関節腔（滑液）／軟骨／骨

滑液貯留増加　絨毛発達　関節間隙狭小

■関節リウマチによる関節変形

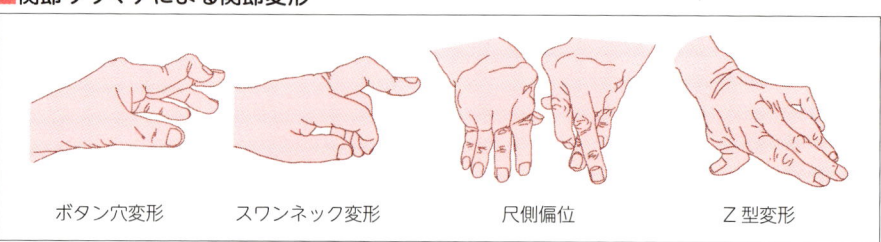

ボタン穴変形　スワンネック変形　尺側偏位　Z型変形

Q ▶ 脳循環・代謝改善薬はどのように効くの？

A ●脳血管の拡張により脳の血流を改善する作用や脳細胞を活性化する作用があります。

■脳循環・代謝改善薬の作用と副作用

一般名	商品名	作用	目的・適応	副作用
ATP製剤	アデホスコーワ アデタイド ATP トリノシン	・体内エネルギーを蓄積したり、活性化し、脳・筋肉・心臓・胃腸・目などの血管拡張作用により各種臓器の血行障害を賦活・改善する	脳血流増加	ショック、頭痛、食欲不振、耳鳴
イフェンプロジル酒石酸塩	アポノール イブロノール セリミック セロクラール	・血管を拡張し、脳の機能を回復させたり、血圧を下げる	脳血流増加	口渇、悪心・嘔吐、食欲不振、頭痛、めまい、発疹など
γ-アミノ酪酸（GABA）	ガンマロン ソルコセリル	・脳のミトコンドリアの呼吸を促進させることによる代謝の改善	脳血流増加 脳酸素供給増加	便秘、下痢、食欲不振、悪心、感情失禁
イブジラスト	ケタス	・脳の血管拡張作用、血小板の凝集抑制作用による脳内血流の改善	脳梗塞・脳出血の後のめまいの改善	発疹、頭痛、食欲不振、嘔気、AST・ALT・ALP・γ-GTP上昇など
ジヒドロエルゴトキシンメシル酸塩	エポス エルメサット バソラックス ヒデルギン	・神経細胞酵素活性の促進 ➡ α受容体抑制（血管拡張）作用	頭部外傷後遺症の随伴症状の改善	後腹膜線維化、血圧低下、発疹、頭痛、めまい、不眠、悪心・嘔吐など
CDPコリン	シチコリン ニコリン	・コリン性ニューロンの機能を賦活するレシチンの合成促進 ➡ 脳幹網様体賦活、錐体外路の抑制	意識障害 片麻痺	ショック、一過性血圧変動、過敏症、不眠、悪心、肝障害など
アマンタジン塩酸塩	シンメトレル	・ドパミン放出の促進	パーキンソニズム 意欲・自発性低下の改善	悪性症候群、皮膚粘膜眼症候群、中毒性表皮壊死融解症、心不全、肝不全、精神症状など
ニセルゴリン	ウインクルN サアミオン サルモシン セルファミン サワチオン	・脳の血流とエネルギー代謝を改善し、意欲低下を改善する	脳梗塞後遺症に伴う意欲低下	アレルギー症状、食欲不振、下痢、便秘、肝障害など、めまいなど
メクロフェノキサート塩酸塩	ルシドリール	・脳幹網様体賦活、脳内ブドウ糖の取り込みの促進	頭部外傷後遺症のめまい、意識障害	過敏症、不眠、肝機能異常、血圧変動

略語
ATP：adenosine triphosphate（アデノシン トライフォスフェイト）アデノシン三リン酸
GABA：gamma-aminobutyric acid（ガンマアミノブティリック アシッド）γ-アミノ酪酸
CDP：cytidine diphosphate（サイティジン ダイフォスフェイト）シチジン二リン酸

Q ▶ 抗認知症薬はどのように効くの？

A ●記憶物質の増強作用あるいは記憶機能の改善により、認知症の進行を抑えます。

■抗認知症薬の作用と副作用

一般名	商品名	作用	適応	副作用
ドネペジル塩酸塩	アリセプト	アセチルコリンエステラーゼ阻害作用	アルツハイマー型認知症の認知症症状進行抑制	失神、徐脈、心ブロック、胃・十二指腸潰瘍、肝障害、ふるえ、悪性症候群
ガランタミン臭化水素酸塩	レミニール	アセチルコリンエステラーゼ阻害作用、アセチルコリン受容体の増強作用	軽度・中等度のアルツハイマー型認知症の認知症症状進行抑制	失神、徐脈、心ブロック、QT延長、食欲不振、不眠症、頭痛、悪心・嘔吐、下痢、倦怠感など
リバスチグミン経皮吸収型製剤	リバスタッチパッチ、イクセロンパッチ	コリンエステラーゼ阻害作用、アセチルコリン増加作用	軽度・中等度のアルツハイマー型認知症の認知症症状進行抑制	狭心症、心筋梗塞、徐脈、心ブロック、洞不全症候群、痙攣発作など
メマンチン塩酸塩（NMDA受容体アンタゴニスト）	メマリー	グルタミン酸神経系の機能異常の抑制	中等度・高度アルツハイマー型認知症の認知症症状進行抑制	痙攣、激越、攻撃性、妄想、めまい、頭痛、肝機能異常、便秘、食欲不振など

■認知症の症状

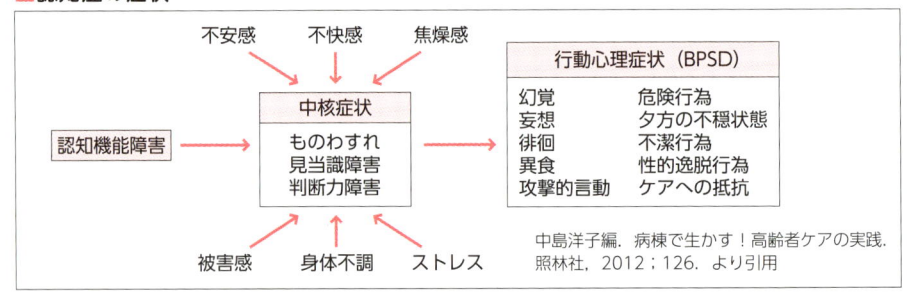

認知機能障害 → 中核症状（ものわすれ、見当識障害、判断力障害）← 不安感、不快感、焦燥感、被害感、身体不調、ストレス

中核症状 → 行動心理症状（BPSD）
- 幻覚
- 妄想
- 徘徊
- 異食
- 攻撃的言動
- 危険行為
- 夕方の不穏状態
- 不潔行為
- 性的逸脱行為
- ケアへの抵抗

中島洋子編．病棟で生かす！高齢者ケアの実践．照林社，2012；126．より引用

■認知症の病期と対応

第Ⅰ期（軽症期）	記憶障害が進行するが、それ以外の認知機能については障害が軽度で、問題行動もほとんど出ない	・在宅介護は可能だが、症状の特徴と対処法について、介護者によく説明し教育する
第Ⅱ期（中等度障害期）	高度の記憶障害に加え、見当識障害（時間、場所）、状況把握不能、徘徊、物盗られ妄想、健忘失語（物の名前が出ない）、人物認知の障害、着衣失行（衣服の着脱が正確にできない）、反抗的態度、落ち着きなさなど、行動面での障害が目立ってくる	・常時、介護者が付き添って観察下に置く必要がある ・在宅介護が困難になるので、ホームヘルプ、デイケア、ショートステイなどの公的サービスを積極的に利用し、場合によっては施設入所を積極的に検討する
第Ⅲ期（無動無言期）	精神活動と運動機能が不活発となり、精神荒廃、感情鈍化、神経症状（発話減少、嚥下障害、動作緩慢、歩行困難、筋強剛）が進行し、最終的には無動・無言状態になる	・寝たきり状態と基本的には同様で、栄養、排泄、清潔の管理、褥瘡や拘縮、感染症などの合併症の予防が主となる

葛原茂樹．認知症．福地義之助編．高齢者ケアマニュアル．照林社，2004；1867．より一部改変して引用

Q ▶ 頭蓋内圧降下薬はどのように効くの？

A ●血液脳関門と脳組織内との浸透圧差で頭蓋内圧を低下させる薬剤と、脳浮腫を改善するステロイド剤があります。

- 頭蓋内圧が亢進する急性期の脳卒中、脳腫瘍、脳膿瘍、頭蓋内血腫などや脳炎、髄膜炎、低酸素血症、中毒などでは脳の循環代謝が障害され、脳浮腫（脳内の異常な水分の貯留）が増強すると脳死に至ります。
- 頭蓋内出血には、硬膜外血腫、硬膜下血腫、くも膜下出血、脳内出血があります。
- 脳出血は発症直後より血腫により頭蓋内圧亢進が起き、血管障害性浮腫を生じます。脳梗塞による虚血では代謝が障害され脳細胞障害性の浮腫を生じます。
- 脳卒中による脳浮腫は発症後3〜5日がピークで、2〜3週間で消退するといわれています。頭蓋内圧降下薬はその間の脳の循環代謝を改善し脳浮腫による障害を極力軽減させる目的で使用されます。
- 頭蓋内圧亢進症状は、頭痛、嘔気、嘔吐、うっ血乳頭などです。

■頭蓋内圧降下薬の作用と副作用

分類	作用	薬品名	副作用
浸透圧利尿薬	・大量の高張性輸液を急速に静脈注射することにより血液脳関門と脳組織内での浸透圧差を生じさせる ➡脳組織内から浸透圧差により水分を血管内に移動させて脳浮腫を改善する	マンニトール グリセロール	・反跳現象：薬物血中濃度が低下すると脳組織内の浸透圧のほうが高くなり、血液内の水分を引きもどし、再度脳浮腫を起こす。グリセロールはリン酸化されエネルギー源として利用されるので反跳現象が少ない ・電解質異常
ステロイド剤	・脳血管障害以外の脳浮腫に使用される ＊作用、商品名、副作用は副腎皮質ステロイド薬の（307頁）を参照 ・大量に使用されるので消化管出血や易感染性への観察に注意が必要となる		

■頭蓋内圧亢進症状のアセスメント

頭蓋内圧と臨床症状	15mmHg以下	正常
	15〜40mmHg	自覚症状は乏しい
	40〜60mmHg	頭痛、嘔吐、意識障害
	60mmHg以上	脳ヘルニア
急性期症状	・意識障害、呼吸障害、片麻痺 ・瞳孔不同 ・除脳硬直、さらに進行して昏睡に至る ・血圧上昇、脈圧増大、圧脈、徐脈（クッシング現象） 脳ヘルニア（頭蓋内圧亢進症の極期）は、急速に意識障害、チェーンストークス呼吸や失調性呼吸などの呼吸異常、徐脈、一過性の血圧上昇などをきたし、短時間で死に至る	
慢性期の3徴候	・頭痛 ・嘔吐 ・眼底のうっ血乳頭	

略語
QT：QT interval（キューティー インターヴァル）QT間隔
NMDA：N-methyl-D-aspartate acid（N-メチル-D-アスパーテイト アシッド）メチルアスパラギン酸
BPSD：behavioral and psychological symptoms of dementia（ビヘイヴィラル アンド サイコロジカル シンプトンズ オブ ディメンシア）行動心理症状

Q 痛風治療薬はどのように効くの？

A ●尿酸の生合成亢進や体内からの排泄が低下すると尿酸が体内に蓄積し、高尿酸血症（痛風）を起こし関節炎や腎障害、動脈硬化を惹起します。高尿酸血症を改善する薬物を以下に示します。

■高尿酸血症改善薬の作用と副作用

分類	作用	一般名	商品名	副作用
尿酸排泄性薬	・腎臓で濾過された尿酸が尿細管で再吸収されるのを抑制し、尿中への排泄を増加させることで体内の尿酸を減少させる	ベンズブロマロン	ユリノーム ベンズマロン ナーカリシン	蕁麻疹、痒み、腹痛、下痢、浮腫、胃部不快感、貧血、発熱、皮膚炎、痒み、頭痛、嘔吐、頻尿
		プロベネシド	ベネシッド	
尿酸合成阻害薬	・尿酸を合成するキサンチンオキシダーゼ（酵素）の働きを抑制し、尿酸の生合成を減少させる	アロプリノール	ザイロリック アロシトール サロベール	発熱、悪寒、頻脈、皮疹、貧血、無顆粒球症、白血球減少、血小板減少、肝障害、皮膚粘膜眼症候群など
		フェブキソスタット	フェブリク	
尿pH補正薬	・代謝産物の重炭酸塩（HCO_3^-）が体内で塩基として作用することでアルカリ化しアシドーシスや酸性尿を改善する	クエン酸カリウム、クエン酸ナトリウム	ウラリット	高カリウム血症、AST・ALTの上昇、消化器症状、頻尿、眠気、残尿感など

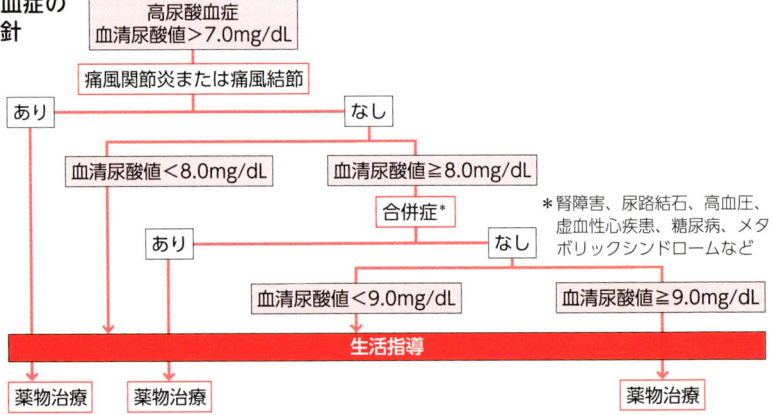

■高尿酸血症の治療指針

高尿酸血症 血清尿酸値＞7.0mg/dL
↓
痛風関節炎または痛風結節
- あり → 血清尿酸値＜8.0mg/dL
  - 合併症* あり → 薬物治療
  - なし → 血清尿酸値＜9.0mg/dL → 生活指導 → 薬物治療
- なし → 血清尿酸値≧8.0mg/dL
  - 血清尿酸値≧9.0mg/dL → 薬物治療

*腎障害、尿路結石、高血圧、虚血性心疾患、糖尿病、メタボリックシンドロームなど

N 看護の必要性

- 尿量を2L程度に保つように水分を多めにとり血液の酸性化を防ぎます。
- 酸性食品（肉や魚、卵など）やアルコール、脂肪の過食（ケトン体産生）を控え酸の産生を防ぎます。
- 激しい運動は筋肉でプリン体が分解され尿酸を合成するので控えます。
- 標準体重を維持し肥満（脂肪の蓄積）を防ぎます。

■高尿酸血症・痛風の生活指導

食事療法	・適正なエネルギー摂取 ・プリン体・果糖の過剰摂取制限。プリン体1日摂取量＜400mg
飲酒制限	・1日、日本酒1合、ビール500mL、ウィスキー60mL程度
運動の推奨	・週3回程度の軽い運動 ・有酸素運動

Q ▶ 抗パーキンソン薬はどのように効くの？

A
- パーキンソン病は、中脳の大脳基底核（黒質や淡蒼球は髄意運動に必要な筋の緊張の度合いをコントロールしている）が変性し、黒質神経細胞で作られる神経伝達物質（ドパミン）が欠乏して発症します。
- ドパミンが欠乏するとコリン作動性神経活動が増加して錐体外路障害（振戦、筋固縮、寡動など）が起こります。

■抗パーキンソン薬の作用と副作用

分類	作用	商品名	副作用
レボドパ（L-ドーパ）製剤	・レボドパはドパミンの前駆体で腸管のドパ脱炭素酵素によりドパミンとなり、神経終末で放出されて低下していたドパミンを補充する	ドパゾール ドパストン イーシー・ドパール ネオドパゾール マドパー ネオドパストン メネシット	ウェアリングオフ現象、オン・オフ現象*、効果減弱、すくみ足現象、幻覚、妄想、興奮、抑うつ、見当識障害、ジスキネジア（中毒症状）、悪性症候群、起立性低血圧など
抗コリン薬	・アセチルコリンの働きが高まった神経終末のコリン受容体に結合し、アセチルコリンの作用を遮断する	アーテン コリンホール トリモール パーキン ペントナ アキネトン タスモリン	口渇、視力障害、めまい、幻覚、妄想、不安、嗜眠、精神錯乱、肝機能障害、食欲不振、嘔気、嘔吐、便秘、イレウス、排尿困難、尿閉など
ドパミン分泌刺激薬	・ドパミン作動神経の終末に作用し、ドパミンの分泌を促進する	シンメトレル	悪性症候群、視力低下、びまん性角膜炎、角膜上皮浮腫、睡眠障害、幻覚、妄想、食欲不振
ノルアドレナリン前駆体	・脱炭素酵素により体内でノルアドレナリンに変換され、さらにアドレナリン、ドパミンに変換させる ・ドパミン生成の前駆物質が増えることでパーキンソン症状を改善する	ドプス	幻覚、妄想、不随意運動、神経過敏、不安、抑うつ、感情失禁、嘔吐など
ドパミン受容体刺激薬	・ドパミン受容体に直接結合し、ドパミンと同様の働きをする	パーロデル ペルマックス カバサール ドミン	食欲不振、嘔気、幻覚、妄想、不眠、視力障害、動悸、浮腫、貧血、頭痛、肝障害、ショック
ドパミン分解抑制薬	・モノアミン酸化酵素B型を阻害してドパミンの分解を抑制する	エフピー	悪心・嘔吐、食欲不振、不随意運動、幻覚、めまい

*同量のレボドパを使用しても薬効時間が短くなることをウェアリングオフ現象（wearing-off）、同量のレボドパを使用しても突然効果がなくなることをオン・オフ現象（on-off）という。

略語
AST：aspartate aminotransferase（アスパーテイト アミノトランスフェレイス）アスパラギン酸アミノトランスフェラーゼ
ALT：alanine aminotransferase（アラニン アミノトランスフェレイス）アラニンアミノトランスフェラーゼ

Q ▶ 筋弛緩薬はどのように効くの？

A
- 筋弛緩薬は、錐体路障害による痙縮（筋の固縮：中枢性筋緊張）や局所性筋緊張（筋緊張性頭痛など）を改善します。
- 錐体路は、脳皮質の運動野（ベッツの巨細胞）から内包、延髄、脊髄前角に至りますが、筋弛緩薬はこれらの経路に作用し、ADLを改善します。
- 錐体路障害は、脳血管障害や脳性麻痺、変形性頚椎症、筋萎縮性側索硬化症、多発性硬化症などで起こります。

■筋弛緩薬の作用と副作用

分類	作用	一般名	商品名	副作用
中枢性筋弛緩薬	・筋肉を作動させようとするときに脊髄を下降する多・単シナプス反射の促進を抑制（神経伝達の遮断）し、筋の緊張を減らす ・脳や脊髄のα、γ運動系のバランスを整え筋の緊張を減らす	クロルゾキサゾン	スラックシン	眠気、めまい、ふらつき、脱力感、肝機能障害、蛋白尿、貧血、悪心、嘔吐、食欲不振、腹痛、排尿困難、尿失禁、頻尿、浮腫、味覚異常、胸部圧迫感
		ジアゼパム	ホリゾン セルシン	
		トリペリゾン塩酸塩	ムスカルム	
		クロルフェネシンカルバミン酸塩	リンラキサーカルソント	
		バクロフェン	ギャバロン リオレサール	
		エペリゾン塩酸塩	ミオナール	
		チザニジン塩酸塩	テルネリン	
		ブリジノールメシル酸塩	ロキシーン	
		アクロクアロン	アロフト	
末梢性筋弛緩薬	・神経と筋の接合部に作用し、脱分極や非脱分極により筋を弛緩させる	スキサメトニウム塩化物	スキサメトニウム レラキシン	
	・筋収縮は筋小胞体からカルシウムイオンが遊離しトロンポニンに結合して行われる ・筋小胞体に作用しカルシウムイオンを減少させ筋の興奮、収縮を減らす	ダントロレンナトリウム	ダントリウム	

お役立ちコラム

髄腔内バクロフェン療法とは

髄腔内バクロフェン療法（ITB）は、重度の痙性麻痺に対して、中枢性筋弛緩薬であるバクロフェンを、腹部皮下に埋入したポンプから、脊髄の周囲（髄腔）に持続的に投与し、痙縮を改善する治療法である。重度の痙性麻痺で、既存治療では効果不十分な場合に適応となる。

重篤な有害事象には離脱症状と過量投与がある。バクロフェン投与の中断あるいは過量投与によって重篤な症状を呈する。いずれもポンプシステムのプログラミングミス、機器の不具合や手技に起因して発現することが多い。

略語
ITB：intrathecal baclofen therapy（イントラシーカル バクロフェン セラピー）髄腔内バクロフェン療法
TDM：therapeutic drug monitoring（セラピューティック ドラッグ モニタリング）治療薬物濃度モニタリング

Q ▶ 抗てんかん薬はどのように効くの？

A ●抗てんかん薬の作用機序は明確ではありませんが、神経細胞や軸索の膜の安定化や神経伝達の安定に関与し、脳内での発作性放電により起きるてんかん発作（硬直性、間代性痙攣）を抑制します。

■抗てんかん薬の作用と副作用

分類	商品名	血中半減時間	副作用
フェニトイン	アレビアチン ヒダントール	24〜48時間	発熱、発疹、歯肉増殖、多毛、筋肉痛、貧血、腎障害、頭痛、めまい、運動失調、眼振
カルバマゼピン	テグレトール カルバマゼピン レキシン	12〜15時間	眼痛、頭痛、異常出血、出血斑、口内炎、咽頭炎症、発熱、発疹、めまい、運動失調、水中毒、歯肉増殖、くる病など
フェノバルビタール	フェノバール ルピアール	24〜48時間	くる病、葉酸欠乏、貧血、多発性神経炎、過敏症、眠気、食欲不振など
プリミドン	プリミドン	24〜48時間	腎障害、くる病、骨軟化症、眠気、注意力低下、眼振、貧血、過敏症状など
バルプロ酸ナトリウム	デパケン ハイセレニン エピレナート	5〜8時間	めまい、頭痛、不安、嘔気、嘔吐、食欲不振、便秘、口内炎、倦怠感、視覚異常、浮腫
エトスクシミド	ザロンチン エピレオプチマル	20〜36時間	頭痛、めまい、嘔吐、便秘、食欲不振、口内炎、倦怠感、浮腫、運動失調、発熱、ふらつき、排尿困難、呼吸困難など
クロナゼパム	リボトリール ランドセン	16〜40時間	眠気、運動失調、発熱、不眠、脱力感、めまい、もうろう状態、呼吸困難、食欲不振、嘔気、嘔吐、便秘、下痢、口渇、吃逆、排尿困難、倦怠感など
ジアゼパム	セルシン ホリゾン ダイアップ坐剤	30〜56時間	眠気、ふらつき、めまい、歩行失調、頭痛、光線過敏症、脱力感、浮腫、血圧下降、口渇、呼吸抑制、顆粒球減少など
ゾニサミド	エクセグラン	50〜63時間	眠気、食欲不振、無気力、運動失調、吐き気、嘔吐、倦怠、発疹
スルチアム	オスポロット	6〜8時間	腎不全、発疹、白血球減少、眠気、めまい、食欲不振、嘔吐、下痢
エトトイン	アクセノン	8時間	発疹、口内炎、発熱、倦怠、黄疸、食欲不振、吐き気、ふるえ、ふらつき
ガバペンチン	ガバペン	10〜12時間	眠気、めまい、ふらつき、ふるえ、複視、食欲亢進、倦怠感

お役立ちコラム

薬物血中モニタリング（TDM）とは

薬物が望ましい有効治療濃度を維持する用量・用法を決めるために、個々の患者の血中薬物濃度を測定することをいう。抗てんかん薬は、薬物の体内動態に個人差が大きいため、血中濃度を測定し、その効果を判定して投与量を決める。また、一定濃度を超えると急激に血中濃度が上昇するため、服薬中もモニタリングを継続する必要がある。TDMが必要な薬物には、ジギタリス製剤、テオフィリン製剤、プロカインアミド・リドカインなどの抗不整脈薬、アミノグリコシド系抗生物質、免疫抑制薬などがある。

Q ▶ 睡眠薬（催眠薬）はどのように効くの？

A ●睡眠薬は、不眠による精神的苦痛と生活リズムを確保するため投与されます。睡眠薬の作用機序等を以下に示します。

■睡眠薬の作用

分類	一般名	商品名	半減期(Tmax)	作用
超短時間型	トリアゾラム	ハルシオン	2.9時間（1.2時間）	・大脳辺縁系や視床下部に作用し、情動障害を除き、覚醒賦活系の刺激伝達を遮断する
	ゾピクロン	アモバン	4.4時間（0.8時間）	・GABA系の抑制機構を増強する
	ゾルピデム	マイスリー	2時間（0.8時間）	・ベンゾジアゼピン受容体との結合を介し大脳辺縁系や視床下部GABA作動系ニューロンを増強する
短時間型	ブロチゾラム	レンドルミン	7時間（1.5時間）	・GABAを介し情動を司る視床下部や大脳辺縁系を抑制し、刺激の遮断、催眠、鎮静、抗不安作用を発揮する
	ロルメタゼパム	ロラメットエバミール	10時間（1～2時間）	・ベンゾジアゼピン受容体との結合を介し大脳辺縁系や視床下部GABA作動系ニューロンを増強する
	リルマザホン塩酸塩	リスミー	10.5時間（3時間）	・後部視床下部を抑制し、大脳辺縁系の活動低下により鎮静－催眠作用を発揮する
中間型	フルニトラゼパム	サイレースロヒプノール	7時間（0.5～1時間）	・抑制性のGABAニューロンのシナプス後膜に存在するベンゾジアゼピン受容体にアゴニストとして結合し、GABAニューロンの作用を特異的に増強する
	エスタゾラム	ユーロジン	24時間（5時間）	・トリアゾラムと同様
	ニトラゼパム	ベンザリンネルボン	26時間（2時間）	・トリアゾラムと同様
長時間型	クアゼパム	ドラール	36.6時間（3.5時間）	・ロルメタゼパムと同様
	フルラゼパム塩酸塩	ダルメートベノジール	23.6時間（1.8時間）	・フルニトラゼパムと同様
	ハロキサゾラム	ソメリン	85時間（2～8時間）	・フルニトラゼパムと同様

＊GABA（γ-アミノ酪酸）：脳においてブドウ糖の分解を促進したり、アセチルコリンの生成を増加させ脳の機能を活発にする。
＊（ ）内はTmax（最高血中濃度到達時間）で、その時間の早いものが入眠障害に有効である。
＊作用発現時間：15分～1時間以内で、代謝は肝臓で行われる。

■睡眠薬の副作用

依存性、せん妄、眠気、痙攣、めまい、頭痛、集中力低下、ふらつき、頭重感、歩行失調、不快感、構音障害、発揚状態、AST・ALTの上昇（肝機能障害）、BUNの上昇（腎機能障害）、呼吸抑制、貧血、血圧低下、CO_2ナルコーシス、発疹、白血球減少、浮腫、動悸、悪心、口渇、口内苦味感、倦怠感、脱力感　　　　　＊麻酔の前投薬として使用した場合に麻酔からの覚醒が遅延する

■不眠症の治療アルゴリズム

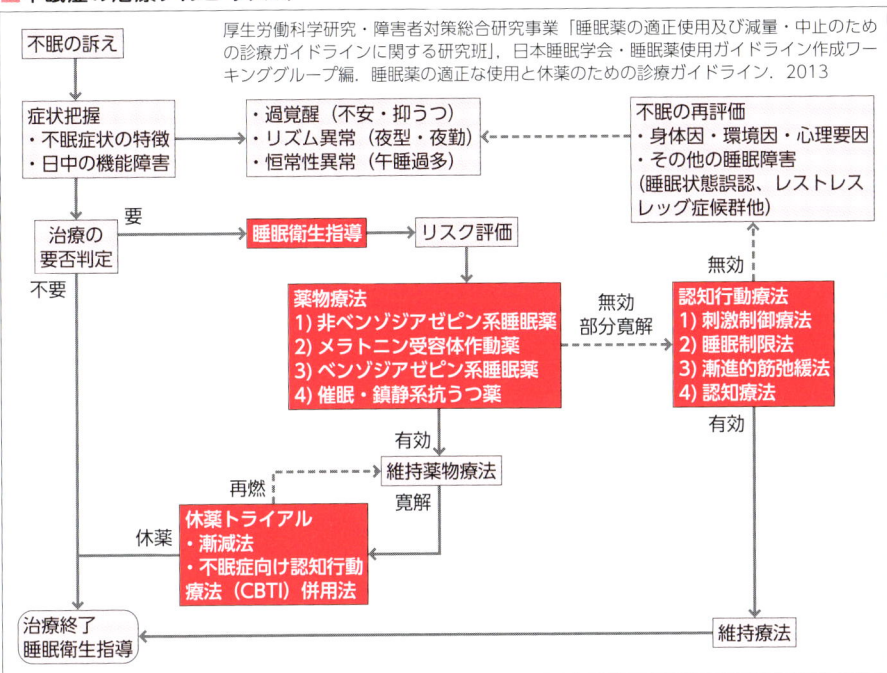

厚生労働科学研究・障害者対策総合研究事業「睡眠薬の適正使用及び減量・中止のための診療ガイドラインに関する研究班」，日本睡眠学会・睡眠薬使用ガイドライン作成ワーキンググループ編．睡眠薬の適正な使用と休薬のための診療ガイドライン．2013

```
不眠の訴え
   ↓
症状把握 ──→ ・過覚醒（不安・抑うつ）         不眠の再評価
・不眠症状の特徴   ・リズム異常（夜型・夜勤）        ・身体因・環境因・心理要因
・日中の機能障害   ・恒常性異常（午睡過多）         ・その他の睡眠障害
   ↓                                  （睡眠状態誤認，レストレス
治療の   要                                  レッグ症候群他）
要否判定 ──→ 睡眠衛生指導 → リスク評価
   │                ↓              無効
  不要           薬物療法         ─────→ 認知行動療法
                1) 非ベンゾジアゼピン系睡眠薬    1) 刺激制御療法
                2) メラトニン受容体作動薬       2) 睡眠制限法
                3) ベンゾジアゼピン系睡眠薬     3) 漸進的筋弛緩法
                4) 催眠・鎮静系抗うつ薬        4) 認知療法
                   ↓ 有効            ↓ 有効
                維持薬物療法
                   ↓ 寛解
                休薬トライアル
                ・漸減法
                ・不眠症向け認知行動
                  療法（CBTI）併用法
   ↓ 休薬                           ↓
治療終了 ←─────────────────────── 維持療法
睡眠衛生指導
```

睡眠薬の効くメカニズム

1) 覚醒の状態
● 意識中枢（大脳皮質全体）に一定の興奮（刺激）が保たれている状態をいい、次のような刺激伝達が営まれている。

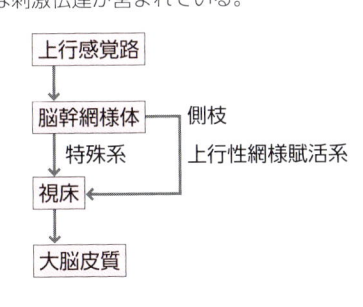

```
上行感覚路
   ↓
脳幹網様体 ──側枝
   ↓特殊系  上行性網様賦活系
  視床
   ↓
 大脳皮質
```

2) 睡眠薬の作用
● 細胞レベルで、大脳辺縁系や視床下部を抑制して大脳皮質への刺激の伝達を抑制する。
● その働きは、中枢神経抑制伝達物質（GABA）の作用を増加させている。

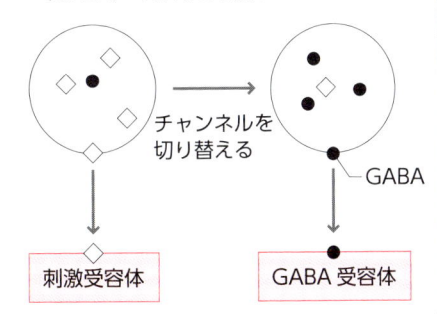

チャンネルを切り替える → GABA
刺激受容体　　GABA受容体

略語
GABA：gamma-aminobutyric acid（ガンマアミノブティリック アシッド）γ-アミノ酪酸
Tmax：time of maximum concentration（タイム オヴ マキシマム コンセントレイション）最高血中濃度到達時間
AST：aspartate aminotransferase（アスパーテイト アミノトランスフェレイス）アスパラギン酸アミノトランスフェラーゼ
ALT：alanine aminotransferase（アラニン アミノトランスフェレイス）アラニンアミノトランスフェラーゼ
BUN：blood urea nitrogen（ブラッド ユリア ナイトロジェン）血液尿素窒素
CBTI：cognitive behavioral therapy for insomnia（コグニティヴ ビヘイヴィラル セラピー フォア インソムニア）不眠症向け認知行動療法

Q 頭蓋内圧亢進を防ぐための治療とは？

A ●頭蓋内圧亢進は、脳腫瘍や脳内出血、頭蓋内出血などの頭蓋内を占拠する病変により脳に圧力がかかり、内圧が高まった状態です。頭蓋内圧亢進の除去には手術療法と保存療法があります。

●頭蓋内圧が亢進すると、脳が押されて脳ヘルニアを起こし重篤な状態（植物状態など）や死への転帰をとることになります。そのような結果にならないように以下のような治療が行われます。

1）手術療法
- ●減圧開頭術：頭蓋骨を一部除去し頭蓋内圧を解除することにより脳幹への影響を防ぎます。
- ●血腫除去術：頭蓋内圧を亢進させる元になる血腫を除去し頭蓋内圧を低下させます。
- ●ドレナージ術：髄液や血液を排除し頭蓋内圧を低下させます。
- ●腫瘍摘出術：頭蓋内圧を亢進させる元になる腫瘍を除去し頭蓋内圧を低下させます。

2）保存療法
- ●頭位挙上：脳の静脈還流を促進することで頭蓋内圧を改善します。
- ●高浸透圧利尿薬：血液の浸透圧を上げ、脳組織の水分を血液に引き込んで浮腫を改善することで頭蓋内圧の低下を図ります（107頁参照）。
- ●副腎皮質ステロイド薬：脳毛細管の透過性の亢進や血管の修復、髄液産生の抑制により脳浮腫を改善します。
- ●バルビツレート：脳血管の収縮により脳血流を減少させ、脳代謝や脳酸素消費を低下させることで頭蓋内圧を低下させます。
- ●低体温療法：体温を32～34℃に下げ、脳代謝の低下から脳血液量を減少させ、頭蓋内圧を低下させます。
- ●過換気療法：二酸化炭素は血圧の上昇や脳血管拡張を助長し、脳内血液量を増加させ頭蓋内圧を亢進させるので、過換気によって脳血管を収縮させ頭蓋内圧を低下させます。

■頭蓋内圧亢進の除去

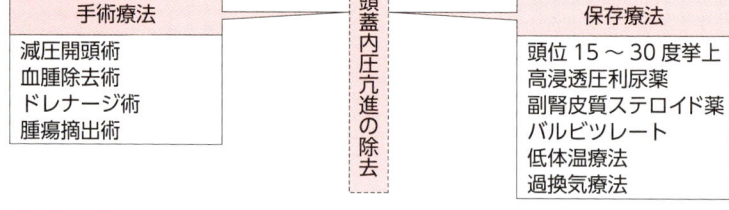

手術療法	頭蓋内圧亢進の除去	保存療法
減圧開頭術 血腫除去術 ドレナージ術 腫瘍摘出術		頭位15～30度挙上 高浸透圧利尿薬 副腎皮質ステロイド薬 バルビツレート 低体温療法 過換気療法

■合併症予防と看護

頭蓋内圧を亢進させる因子の除去	・体位変換、気管吸引によるストレスなどの因子を除去する ・便秘傾向の患者には、下剤を使用しスムーズな排便ができるよう援助する ・咳やくしゃみに対して適宜鎮咳薬の使用、頭痛に対して鎮痛薬を使用する
呼吸管理	・脳に十分な酸素を供給する
脳の静脈還流の促進	・頭部を15～30度挙上させ頭部の圧迫・屈曲を避ける
頭蓋内圧亢進症状の早期発見	・頭痛、嘔気・嘔吐、ものが見えにくい、2重に見えるなどが現れたら、すぐに知らせるよう指導する

Q ▶ 脳へのドレーン挿入時はどのようなことに気をつければいいの？

A ●脳のドレナージは、脳内の余分な血液や髄液を排泄させ脳の圧迫を除去するために行いますが、硬膜外ドレーン、硬膜下ドレーン、脳室ドレーンなどその挿入部位や目的は異なります。ドレナージの目的をよく理解し、排液の性状（色、粘度など）や量を観察し報告します。

■脳室持続排液

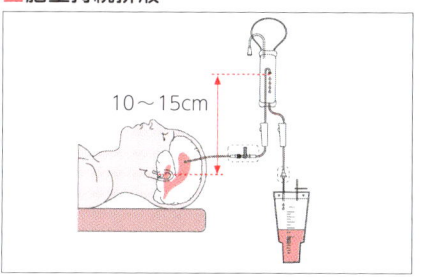

■ドレーンの種類と目的・看護のポイント

種類	挿入部位（適応）	目的	看護のポイント
硬膜外ドレーン	硬膜と頭蓋骨の間 （硬膜外血腫）	血液・髄液の排出 （通常 50〜100mL）	・硬膜の外なので陰圧をかけてよいが、多量の出血や髄液が流出する場合はバッグをベッド上に置き医師へ連絡する ・24時間で抜去される
硬膜下ドレーン	硬膜下腔内 （慢性硬膜下血腫）	硬膜下腔内の排液 古い血液や洗浄の生理食塩液の排出	・バッグは耳の高さにし、陰圧をかけない（脳実質を傷つけ出血する危険がある） ・2〜3日で抜去される
脳室ドレーン	脳室内 （水頭症、脳室内出血、くも膜下出血、髄膜炎）	頭蓋内圧亢進の除去 くも膜下出血や脳内出血の血性髄液の排除	・水平仰臥位とする ・外耳孔の高さ（0点）から 10〜15cm 上に置く ・液面の拍動を確認する ・体位変換時はドレーンをクランプする ・無菌操作を徹底する ・1〜2週間くらい挿入する

＊血腫内ドレナージは血腫内にドレーンが留置され、血腫（少量 10〜20mL）の排出目的に3〜4日留置される。また血腫溶解剤が注入される。

■頭蓋内ドレーンの留置部位

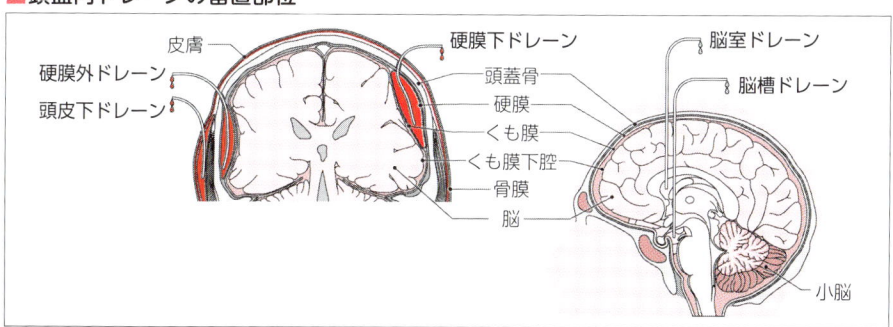

Q ► 硬膜外ブロック施行後には何を観察すればいいの？

A ●疼痛やしびれの程度、症状の軽減時間を確認することが大切です。

●硬膜外ブロックは、神経根の刺激症状があるときに、硬膜外腔に副腎皮質ステロイド薬や局所麻酔薬を注入し、神経根の炎症（腫脹）を軽くし、症状を改善させるために行われます。
●硬膜外ブロック施行後は以下の状態を観察します。

■関連図と観察のポイント

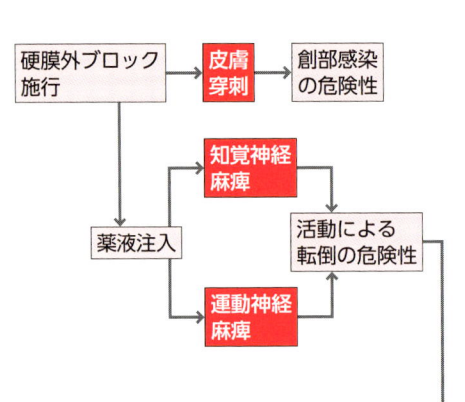

硬膜外ブロック施行 → 皮膚穿刺 → 創部感染の危険性

薬液注入 → 知覚神経麻痺／運動神経麻痺 → 活動による転倒の危険性

安静 → 時間：30分〜1時間／姿勢：疼痛側を下にする、仰臥位 → 症状（疼痛やしびれ）の観察 → 症状の軽減時間の確認／疼痛やしびれの程度の確認

■硬膜外ブロックの薬の吸収と排泄

●硬膜外腔に注入された薬液の一部は後根動脈に吸収され脊髄に達し、残りは脳脊髄液の吸収ルートであるくも膜顆粒を通ってくも膜下腔の脳脊髄液に吸収され脊髄に達する

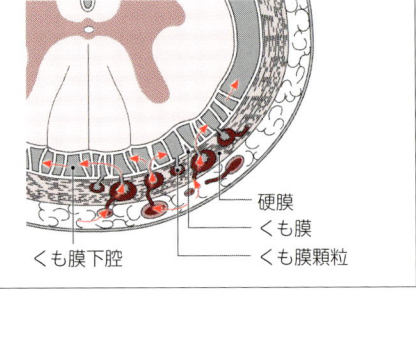

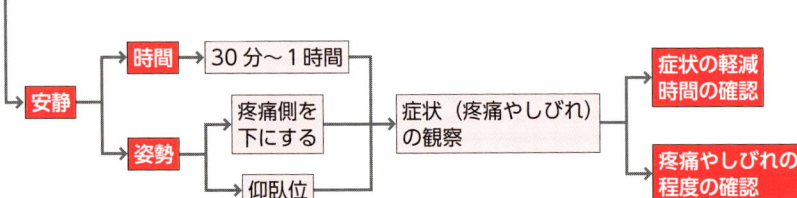

（図：硬膜、くも膜、くも膜下腔、くも膜顆粒）

N 看護のポイント

- ●カテーテル挿入部の観察（薬液の漏れや抜管）。
- ●ルートの観察（カテーテルの外れ、開閉コックの確認）。
- ●バルーンの減量の確認
- ●除痛効果の確認：モルヒネ、ブプレノルフィン（レペタン）が多く使用されます。
- ●副作用（合併症）の観察：
①呼吸抑制。
②嘔気・嘔吐（迷走神経が遮断されないために起きる）。
③尿閉（血圧低下、高二酸化炭素血症や低酸素血症により腎血流が減少する）。
④掻痒感。
⑤血圧低下。
⑥中毒症状（穿刺時の血管損傷で起きる：不快感、胸内苦悶、呼吸困難、痙攣、血圧低下）。

Q ▶ 腰椎穿刺（髄液採取）後はどうして水平位なの？

A
- 脳脊髄液（脊髄液）を採取して髄液圧が低下した状態で頭部を高くしていると、重力により血管や神経、脳は下方向に引っ張られ、牽引性の頭痛や嘔気、嘔吐を起こすことがあるので、それを防ぐためです。
- 脳脊髄液の採取量が多い場合には脳ヘルニアを起こす危険性があるので、それを予防する意味もあります。

- 脳脊髄液は一定の性状と量で脳脊髄腔を循環していますが、脳脊髄膜炎やくも膜下出血、脳腫瘍、脳血栓などでは髄液圧や性状に異常をきたします。したがって、脊髄液の検査（脊髄液の採取）が行われます。

- 脊髄液を採取すると採取した分の圧力（正常初圧：50～180mmH$_2$O）が低下します。つまり終圧でどれぐらい低下したかがわかります。

*脳脊髄液の産生を高めるために、水分摂取や点滴をすることもあります。

看護の必要性

- バイタルサインを測定し、髄液圧の低下による頭痛、嘔気・嘔吐、めまいがないか観察します。
- 神経根の圧迫による下肢の痺れや痛みがないか観察します。
- 枕をはずし、水平位とし、医師から安静時間を確認し、安静を保つように説明します。
- 髄膜炎による激しい頭痛や発熱、血圧変動がないか観察します。
- 患者の体位を介助するときは、患者の首と膝を支える。その際、圧の動揺を防ぐため力んだりせず、静かに呼吸するように説明します（咳をしたり、腹部に力を入れると髄液圧が高くなるため）。

脳脊髄液の循環

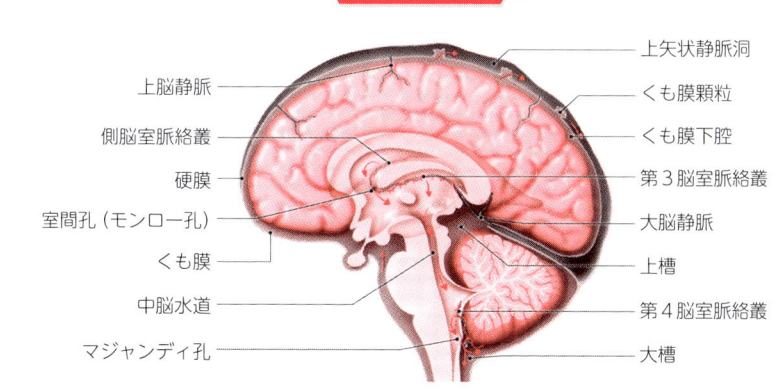

上脳静脈 / 側脳室脈絡叢 / 硬膜 / 室間孔（モンロー孔） / くも膜 / 中脳水道 / マジャンディ孔

上矢状静脈洞 / くも膜顆粒 / くも膜下腔 / 第3脳室脈絡叢 / 大脳静脈 / 上槽 / 第4脳室脈絡叢 / 大槽

- 脳脊髄液は、側脳室、第3脳室、第4脳室の脈絡叢で血液を濾過して産生されている。その量は成人で150mLぐらいあり、1日に3～4回入れかわって（代謝）、常に一定の量や圧力、性状で脳脊髄腔を満たしている。排泄は、くも膜顆粒（パキオニー顆粒）から上矢状静脈洞へ流れて行われる。現在のところその働きは解明されていないが、脳脊髄のクッションや脊髄の栄養にかかわっていると考えられている。

Q ▶ 穿頭洗浄術ってどんな手術なの？

A ●慢性硬膜下血腫（3週間以上を経て、硬膜下でくも膜の上に血液が貯留する）に行われる手術で、局所麻酔で頭蓋骨の1～2か所に円形の穴を開け、血腫内容物を洗浄し血腫腔にドレーンを挿入します。

1）慢性硬膜下血腫の症状
●頭蓋内圧亢進症状（頭痛、嘔気嘔吐、悪心、うっ血乳頭）、意識障害、記憶障害、失禁、片麻痺等が出現します。

2）硬膜下血腫の原因
●飲酒や加齢などの原因により脳が萎縮すると、架橋静脈が直線化し、外傷により硬膜に付着した静脈部分が破綻して出血が起きます。

■ 穿頭術

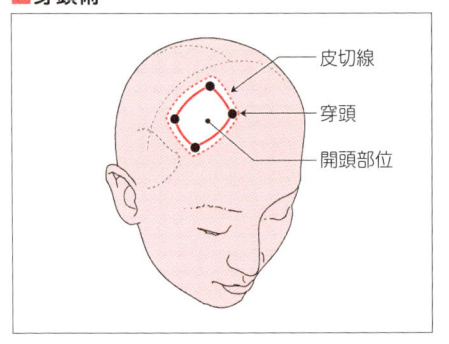

（図：皮切線、穿頭、開頭部位）

■ 硬膜下血腫の除去

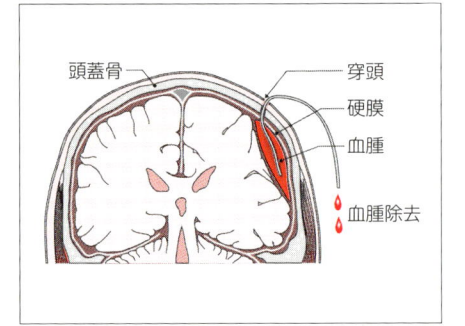

（図：頭蓋骨、穿頭、硬膜、血腫、血腫除去）

N 術後の看護のポイント

術後の看護では以下の項目に注意します。
- バイタルサイン、意識レベル、四肢の運動、瞳孔の大きさ・左右差、対光反射の有無などの改善状態を観察します。
- 水平仰臥位でドレーンバッグはベッド上（外耳孔の高さ）とします。
- 食事などで体を起こす場合は必ずコッヘル等でドレーンをクランプしてから行います。
- ドレーン挿入部や包帯が汚染され感染を起こさないようにします。

お役立ちコラム

洗浄術とは

洗浄術は、慢性硬膜下血腫、高血圧性脳内出血（術後の残存血腫）、脳室内出血、くも膜下出血などによる血腫を洗浄・除去する場合と、感染に対する洗浄術がある。

血腫に対する洗浄では、35～37℃に温めた人工髄液（アートセレブ）やウロキナーゼを用い、感染に対する洗浄では持続灌流を行うこともある。

人工髄液（アートセレブ）は、ダブルバッグ方式であり、バッグを外袋より取り出したら、すぐに下室を両手で押して隔壁を開通させる。開通と同時に開通確認カバーが開くので、開いた開通確認カバーを外し、上室と下室を交互に押して、よく混合して用いる。

術後は、感染、血圧低下や痙攣に注意する。注入量と排出量を記録することが重要である。

Q ▶ 安静は体にどのような影響があるの？

A ●安静は筋肉に負荷がかからない状態をいい、新陳代謝を最小限にすることができます。安静時には次のような体の変化が現れます。

1. 安静臥床時の呼吸

- 臥床により横隔膜は2cm上昇（空気500mLの差）します。肺活量は4〜7％減少します。
- 安静時の酸素消費量は200〜250mL/分と少なくなり肺の仕事量が減ります。

＊呼吸障害がある場合は臥床できず起座呼吸となります。

2. 安静臥床時の血圧

- 体内の血圧が一定となり、末梢の血管は拡張し、皮膚や筋肉の血流量は2倍に増えます。
- 立位で下肢にたまった血液の2/3は心臓と肺に戻ります。このため一時心臓に負担がかかり心不全のある人は息苦しくなり心臓喘息（呼吸がゼーゼーする）となりますが、心臓の仕事量を減らすことができます。

3. 安静時の皮膚温

- 臥床により皮膚の血液量が増加して皮膚血管が拡張することにより皮膚温（皮膚の血流量を反映する）は上昇します。
- 皮膚血管の拡張は熱の放散を増加させます。

4. 安静時の心拍数

- 心拍数は立位より10〜15回/分減少しますが、心拍出量は増加します。

5. 安静時の尿量

- 腎臓の血流量が増えるので尿量は増えます。

運動禁忌の（安静が必要な）疾患

うっ血性心不全、重症不整脈、心筋炎、不安定高血圧、甲状腺機能低下症、重症糖尿病、呼吸不全、肺塞栓、急性炎症性疾患、全身消耗疾患、出血性疾患など

安静のメリット

- 安静により痛みを鎮静できる。
- 傷の安静が保たれるので治癒が早い。
- 重力の影響（足のうっ血や浮腫により傷や化膿創の回復を妨げる）を防ぐ。血流をよくしうっ滞をとる。
- 全身衰弱がある場合にエネルギーの消費を減らすことができる。
- 臥床により筋肉は弛緩し、骨や関節は重力に対抗して体を支える仕事から離られ骨や筋肉を休めることができる。
- 血液循環をよくする。

安静のデメリット

- 安静臥床が長期間続くと、関節拘縮、廃用性筋萎縮・筋力低下、廃用性骨萎縮、皮膚萎縮、褥瘡、静脈血栓などの局所的な問題だけでなく、全身にも影響が生じる。
- 全身への影響は、心肺機能低下、起立性低血圧、食欲不振・便秘などの消化器機能低下、尿量の増加などがある。
- 身体機能だけでなく、うつ状態、知的活動低下、周囲への無関心、自律神経不安定、姿勢・運動調節機能低下などの精神・神経系への影響もある。

N 看護の必要性

- なぜ、安静が必要なのかを患者に十分に説明して、安静という規制によるADL面への援助と心理的な面への看護を提供し、代謝が亢進しないようにします。

Q ▶ どうして良肢位は必要なの？

A
- 良肢位は、脳障害（脳腫瘍や脳血管障害など）や脊髄障害、骨折、筋肉障害などにより将来にわたりその後遺症が残り活動に影響する可能性がある場合に、関節の拘縮が起きてもその機能障害により活動への影響が最少限にできるような姿勢をいいます。
- 良肢位へのかかわりがどの程度できたかにより患者のリハビリや退院後の生活に影響をします。

■良肢位の取り方

1. 障害部位をアセスメントする
2. 障害部位の予後を医師に確認するか、判定する
3. 障害を受けた関節部位の良肢位を保持する

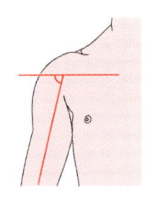

①肩関節
腋窩部の空間は腕を水平に上げていく方向で70度に保持する

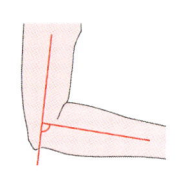

②肘関節
90度の屈曲位に保持する

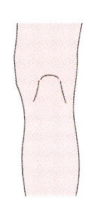

③前腕の肢位
回内と回外の中間位とする

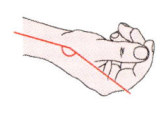

④手関節
軽度の背屈位とする

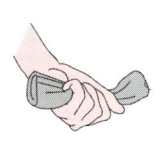

⑤手指関節
母指がほかの指と対立する形で、軽度屈曲の状態にする。丸めたタオルなどを保持する

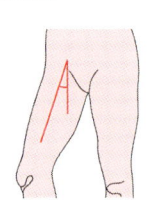

⑥股関節
基本肢位（0度）より内外旋中間位で15度の角度に保持する

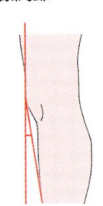

⑦膝関節
大腿部外縁の延長との角度を20度に保持する

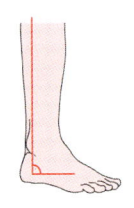

⑧足関節
足底板を用い0度（基本肢位）か15度の底屈位とする

Q ▶ リハビリを行うか中止するかはどのように決めるの？

A ●脈拍、血圧、呼吸の変化を見て決めますが、Anderson 基準の土肥変法の基準（心不全評点）を用いて判定するのが客観的です。

1）訓練を行わないほうがよい場合（訓練前の観察ポイント）
- 安静時に脈拍が 120 回／分以上のとき。
- 拡張期血圧が 120mmHg 以上のとき。
- 収縮期血圧が 200mmHg 以上のとき。
- 動作時に狭心痛を起こすとき。
- 心筋梗塞発作後 1 か月以内のとき。
- 心不全点数 5 点以上のとき。
- 心房細動以外の著しい不整脈があるとき。
- 安静時に動悸や息切れがあるとき。

2）途中で訓練を中止する場合
- 中等度の呼吸困難が出現したとき。
- めまいや嘔気・嘔吐、狭心痛が出現したとき。
- 脈拍が 140 回／分以上になったとき。
- 1 分間に 10 回以上の不整脈が出現したとき。
- 訓練前の収縮期血圧で 40mmHg 以上、拡張期血圧が 20mmHg 以上上昇したとき。

3）訓練を休ませ様子を見たほうがよい場合
- 脈拍が訓練前の 30％以上増加したとき。
- 脈拍が 120 回／分を超えたとき。
- 1 分間 10 回以上の不整脈が出現したとき。
- 軽い息切れ、動悸が出現したとき。

■心不全評点法

食欲不振、嘔気、嘔吐	0.5
運動時動悸	0.5
不明の体重増加	0.5
夜間多尿	0.5
疲　　労	1
尿量減少	1
浮　　腫	1
運動時呼吸困難	1
発作性夜間呼吸困難	2
起座呼吸	4

5 点以上：心不全。訓練中止
4 〜 3 点：心不全疑い。訓練制限

お役立ちコラム

看護師によるリハビリ

　リハビリは、人が持つ機能を維持、もしくは回復するために行う。

　リハビリセンターでは理学療法士による関節可動域や筋力の増強、移動や移乗訓練が行われ、病棟では訓練を受けた筋力や関節を実際の生活場面に即して使用したり、方法を確認しながら、看護師によるリハビリが継続される。患者の心理的な支援や生活場面で何ができて何ができないのかの情報を得ることは重要である。

　患者さんに、リハビリに関して以下の内容を十分の説明し理解してもらい進める。

1. リハビリ以前の機能回復（100％）とならないことを告げ、過度の期待を持たせない。
2. リハビリの到達目標を明示する。
3. リハビリ後の疲労回復を図る。
4. リハビリで頑張っている様子を褒め、存在感を実感してもらう。
5. リハビリで機能回復が少しでも進んでいることを実感させる。
6. 理学療法士と連携を取り、リハビリの内容を日常生活に取り入れる。

Q ▶ 筋力を維持したり増強するときはどんな運動をすればいいの？

A ●不完全麻痺や安静臥床などによって、筋力の低下が見られたり予測される場合は将来の生活動作を確保するために（筋力の維持と増強）、次のような運動を行い運動機能の維持、回復を図ります。

■運動の種類

筋収縮による分類		等張性運動	・筋の張力が一定で関節運動を伴う筋肉収縮運動 ・運動時には関節に一定の負荷をかけ、関節運動に関与する筋力を増強する
		等尺性運動	・関節の運動を伴わず、筋の長さを一定にしたまま筋の収縮をする運動
運動法による分類	自動運動	自動介助運動	・筋力低下のある部位を懸垂や徒手で介助しながら行う自動運動
		自動運動	・介助や抵抗なしに自身の力で行う運動
		抵抗自動運動	・徒手や重錘などの器具で負荷をかけ、それに対抗して行う運動
	他動運動	他動運動	・自力での運動ができない場合や拘縮がある場合に他者や器具を用いて行う運動
		自己他動運動	・麻痺などで自動運動ができない場合に、患者自身の健常部位で自分の患部を動かす運動

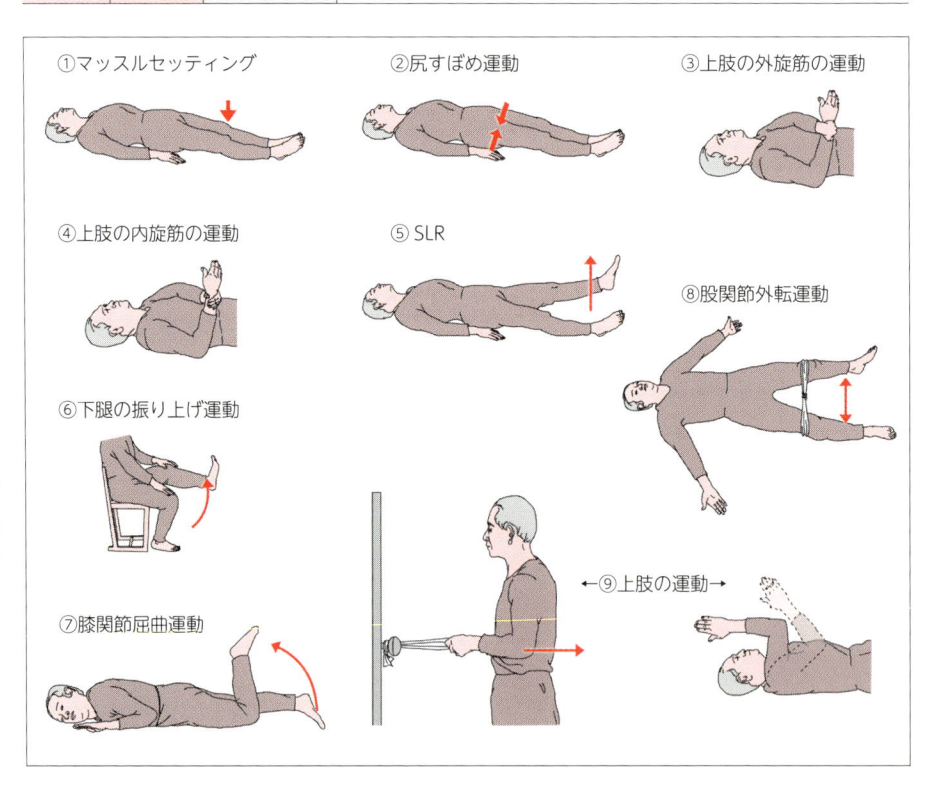

①マッスルセッティング　②尻すぼめ運動　③上肢の外旋筋の運動

④上肢の内旋筋の運動　⑤SLR　⑧股関節外転運動

⑥下腿の振り上げ運動

⑦膝関節屈曲運動　←⑨上肢の運動→

■筋力トレーニングの実際（①〜⑨は264頁の図中番号）

種類	運動名	収縮筋	方法
等尺性運動・自動運動・等張性運動	①マッスルセッティング	大腿四頭筋	・仰臥位で膝をベッドに押し付け3〜5秒静止する ・10回を1セットとする
		大腿四頭筋 前脛骨筋	・マッスルセッティングを足背を背屈した状態で行う ・時間、回数は上に同じ
	②尻すぼめ運動	大殿筋	・肛門または殿部に力を入れ、お尻をすぼめるようにし静止する ・時間、回数は上に同じ
	③上肢の外旋筋の運動		・仰臥位で肘を90度屈曲し健側の手で患側の手関節の背側を押さえ患側を外側に倒そうとする ・立位で壁などを利用して行うこともできる
	④上肢の内旋筋の運動		・仰臥位で肘を90度屈曲し健側の手で患側の手関節掌側を押さえて患側を内側に倒そうとする ・立位で壁などを利用して行うこともできる
等張性運動・重力抵抗運動	⑤SLR	腸腰筋 大腿四頭筋 前脛骨筋	・仰臥位で膝関節を伸ばし足背を背屈した状態で片方の下肢を10〜15度挙上し、5秒ほど静止する ・1セット10〜20回とし、筋力に応じて重錘バンドや砂嚢（1kg）で負荷する
	⑥下腿の振り上げ運動	大腿四頭筋	・端座位で膝を伸展させ5秒間静止し元に戻す ・1セット10回で行う ・筋力に応じて重錘バンドや砂嚢（1kg）で負荷する
	⑦膝関節屈曲運動	大腿屈筋群	・腹臥位になりゆっくり膝関節を屈曲させる。次にゆっくり伸展させ下肢を戻す ・筋力に応じて90度屈曲で2〜5秒静止する
	⑧股関節外転運動	中殿筋	・仰臥位になり、足首か大腿部にゴムを巻き、ゆっくり股関節を開脚し元に戻す ・側臥位になれる場合は外転と内転を繰り返す ・筋力に応じて開脚や外転のまま2〜5秒静止する
	⑨上肢の運動	三角筋前部	・仰臥位で肘を曲げ前に上げる。いろいろな角度で5秒ほど止めて下げる ・できるようになったら肘関節を伸展して行うか、座位で行う
		三角筋後部	・ドアのノブなどにゴムバンドを取り付け、後ろに引っ張って5秒間とめておき、ゆっくり元に戻す運動を繰り返す ・立位で行う

お役立ちコラム

筋肉の種類

筋肉は、筋組織の違いから平滑筋と横紋筋に大別される。平滑筋は内臓に、横紋筋は、骨格筋（運動・活動）と心筋（血液の拍出）に分類される。

筋線維の違いからみると、赤筋と白筋がある。赤筋は遅筋とも呼ばれ、収縮は遅いが、繰り返し収縮しても疲労しにくい特性がある（持久性）。白筋は速筋とも呼ばれ、速く収縮し張力が大きいという特性がある（瞬発性）。筋肉の色の違いは、色素蛋白のミオグロビンの量の違いによる。

加齢に伴う筋肉の萎縮は白筋に強く現れる。不活動に伴う筋肉の萎縮は赤筋に強く現れる。

略語 SLR：straight leg raising test（ストレイト レッグ レイジング テスト）下肢伸展挙上テスト

Q ▶ なぜROMエクササイズが必要なの？

A ● ROM（関節可動域）エクササイズは、関節拘縮予防、浮腫の予防、静脈血栓予防のために行われます。また、関節を動かすことによって、筋肉や腱の拘縮が予防でき、脳障害等による麻痺では、ROMエクササイズ（自他動運動）をゆっくり行うことで異常緊張を伸ばし、緩めることができます。

筋の異常緊張の発生と障害

- 脳の障害等により、脳の運動中枢から運動器までの伝達経路に障害が起こると異常緊張が生ずる。
- 異常緊張が高まると、緊張の高い収縮筋の方向に拘縮が生じたり、筋力が十分あっても緊張の高い収縮筋と拮抗する筋の収縮運動が阻害される。また屈筋・伸筋が同時に収縮し動きのコントロールができなくなる。

N 看護のポイント

- 異常な肢位は、関節の拘縮や筋肉・腱の拘縮、筋緊張異常から生じ、このままでは人は正常に動くことはできません。したがってリハビリはまずこれらをできるだけ正常に戻すことから始められます。
- 看護では、これらの障害が生じないように、またこれらの障害を毎日の運動で改善するように早期からかかわる必要があります。
① 可能な限り早期から、ROMエクササイズを開始し、毎日継続する。
② 運動中の抵抗、患者の反応（顔をしかめる、痛がる）に注意し、無理に動かさない。無理な運動は、異所性骨化、慢性の関節痛につながり、痛みの記憶が異常収縮を増強する。
③ 抵抗の強い関節には、温熱療法を併用する。痛みの閾値の低下、軟部組織の弛緩につながる。
④ ゆっくり動かす。早い運動は、筋の緊張を高める。
⑤ 筋の緊張の強い関節は、反対方向の運動を中心に行う（この場合特に②〜④の項目に留意する）。
⑥ 運動方向、角度と運動評価は、関節可動域測定法の表を参照する。

お役立ちコラム

過用症候群とは

過度の筋使用による、筋肉損傷、筋力低下などの筋障害を過用症候群という。過度なリハビリテーション訓練などでも生じる。ROMエクササイズは、痛みをおして行うものではない。痛みをおして行うと過用症候群を起こす危険性がある。

略語 ROM：range of motion（レインジ オブ モーション）関節可動域

■ ROMエクササイズの実際

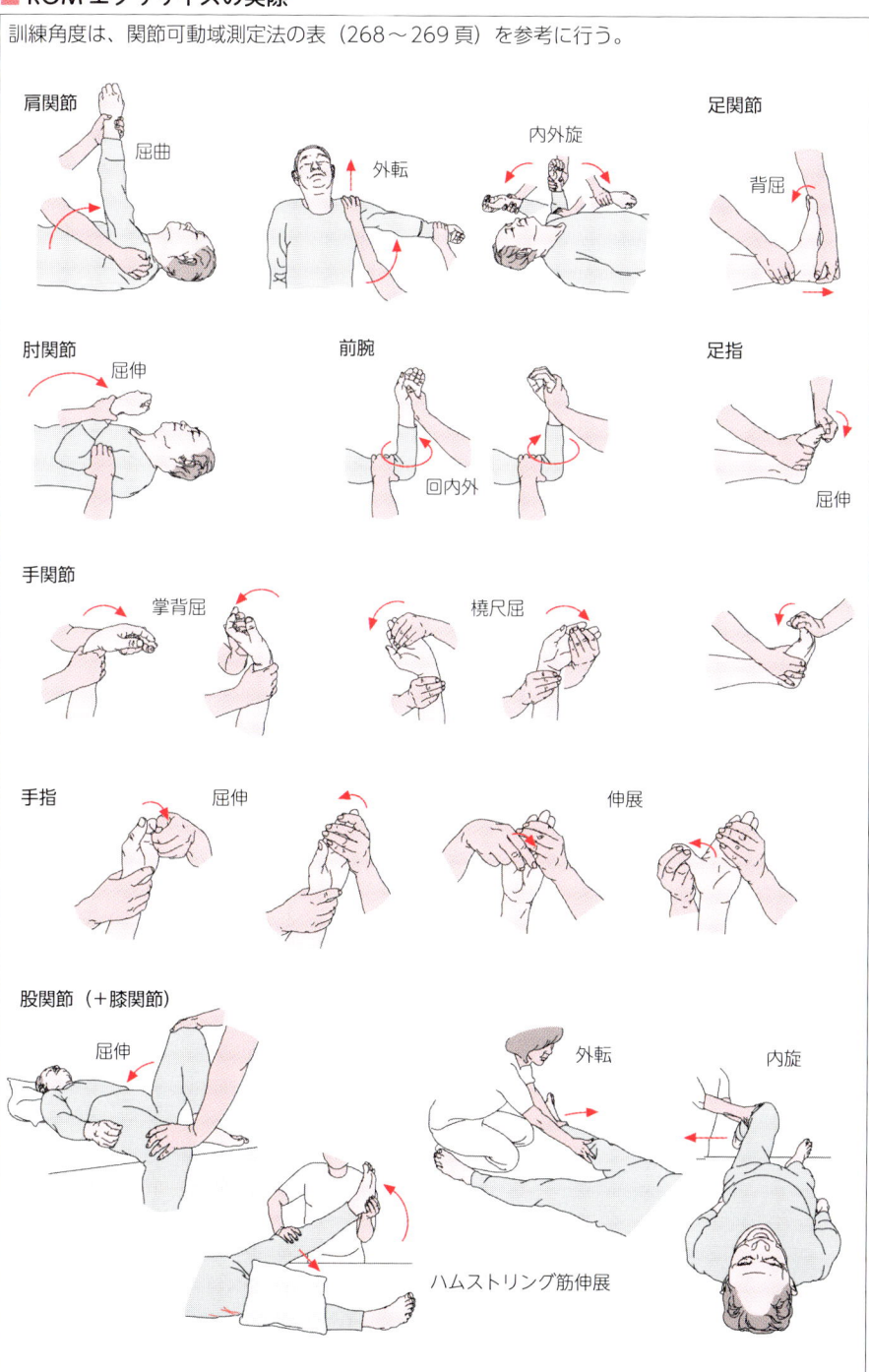

訓練角度は、関節可動域測定法の表（268〜269頁）を参考に行う。

肩関節 屈曲 / 外転 / 内外旋　　**足関節** 背屈

肘関節 屈伸　　**前腕** 回内外　　**足指** 屈伸

手関節 掌背屈 / 橈尺屈

手指 屈伸 / 伸展

股関節（＋膝関節） 屈伸 / 外転 / 内旋

ハムストリング筋伸展

▼次ページへ続く

■関節可動域表示および測定法（日本整形外科学会・日本リハビリテーション医学会、1994）

部位名	運動方向	参考可動域角度	基本軸	移動軸	測定肢位および注意点	参考図
肩（肩甲帯の動きを含む）	屈曲	180	肩峰を通る床への垂直線（立位または座位）	上腕骨	前腕は中間位とする　体幹が動かないように固定する　脊柱が前後屈しないように注意する	
	伸展	50				
	外転	180	肩峰を通る床への垂直線（立位または座位）	上腕骨	体幹の側屈が起こらないように90度以上になったら前腕を回外することを原則とする	
	内転	0				
	外旋	60	肘を通る前額面への垂直線	尺骨	上腕を体幹に接して、肘関節を前方90度に屈曲した肢位で行う　前腕は中間位とする	
	内旋	80				
肘	屈曲	145	上腕骨	橈骨	前腕は回外位とする	
	伸展	5				
前腕	回内	90	上腕骨	手指を伸展した手掌面	肩の回旋が入らないように肘を90度に屈曲する	
	回外	90				
手	屈曲（掌屈）	90	橈骨	第2中手骨	前腕は中間位とする	
	伸展（背屈）	70				
	橈屈	25	前腕の中央線	第3中手骨	前腕は回内位で行う	
	尺屈	55				

部位名	運動方向	参考可動域角度	基本軸	移動軸	測定肢位および注意点	参考図
母指	橈側外転	60	示指（橈骨の延長上）	母指	運動は手掌面とする以下の手指の運動は、原則として手指の背側に角度計を当てる	
	尺側内転	0				
	掌側外転	90			運動は手掌面に直角な面とする	
	掌側内転	0				
指	屈曲（PIP）	100	第2～5基節骨	第2～5中節骨		
	伸展（PIP）	0				
股	屈曲	125	体幹と平行な線	大腿骨（大転子と大腿骨外顆の中心を結ぶ線）	骨盤と脊柱を十分に固定する屈曲は背臥位、膝屈曲位で行う伸展は腹臥位、膝伸展位で行う	
	伸展	15				
	外転	45	両側の上前腸骨棘を結ぶ線への垂直線	大腿骨中央線（上前腸骨棘より膝蓋骨中心を結ぶ線）	背臥位で骨盤を固定する下肢は外旋しないようにする内転の場合は、反対側の下肢を屈曲挙上してその下を通して内転させる	
	内転	20				
膝	屈曲	130	大腿骨	腓骨（腓骨頭と外顆を結ぶ線）	股関節を屈曲位で行う	
	伸展	0				
足	屈曲（底屈）	45	腓骨への垂直線	第5中足骨	膝関節を屈曲位で行う	
	伸展（背屈）	20				
足指	屈曲（PIP）	35	第2～5基節骨	第2～5中節骨		
	伸展（PIP）	0				

略語 PIP：proximal interphalangeal joint（プロクシマル インターファランジアル ジョイント）近位指節間関節

Q ▶ 麻痺のある患者の体位変換や移動では何に気をつければいいの？

A ●麻痺側を保護することをいつも心がけます。体位変換の際は、麻痺側を下にしない、移動の際は、健康側で麻痺側を支えることが基本です。

1. 体位変換

- 側臥位にするときに麻痺側を下にしない。
- 麻痺側は、筋肉運動が行われない（筋肉の収縮による静脈血の静水圧が得られない）ために血行不良の状態（うっ血）になり浮腫を呈してきます。こうした状態で麻痺側を下にすると、ますます重力の関係で血液循環は悪化（うっ血）します。
- 正常でも静脈圧は低いので、麻痺側が下になり血管が圧迫されると容易に閉ざされますます循環は悪くなります。
- 知覚麻痺を伴えば当然痛みやしびれなども感じないので、褥瘡ができても感じないことになります。
- 自他動運動やマッサージも必要です。

2. 起居動作

- 麻痺側の上肢を三角布などで固定してから行います。
- 臥床状態から自力でプッシュアップをして起き上がるときは麻痺側の上肢を固定してから動作を開始するように指導します。これは麻痺側の肩関節の脱臼予防と、起き上がりに際してバランスを崩さないようにするために行われています。
- 健康側のベッドサイドまで身体を移動させ、健康な足で麻痺側の下肢を支えながら膝の部分から下がベッドサイドから垂れるようにします。振り子の原理を使ってプッシュアップやベッド柵を利用して起き上がります。

3. 車椅子に乗る場合

- 下図のように健康側に車椅子を準備します。これは体のねじれが起きないための位置関係ということになります。

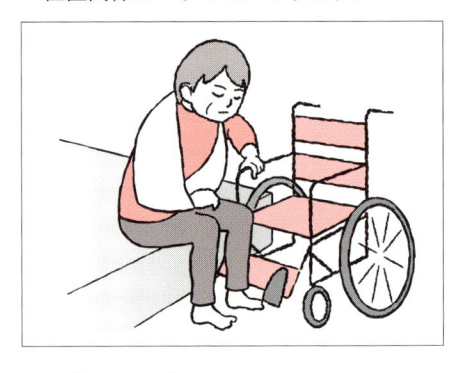

4. 階段の昇降

- 昇るときは健康な足から踏み出し、麻痺側を引き上げて健康な足に添えます。麻痺側の足を支持足として使います。
- 降りるときは麻痺側の足から踏み出します。健康な足を支持足として使います。

＊麻痺側には重心がかかりやすいので介助者は必ず麻痺側に位置します。

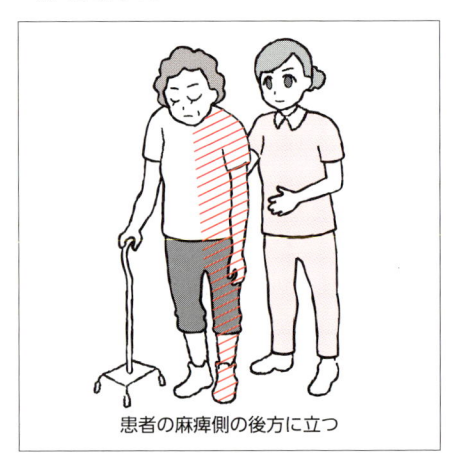

患者の麻痺側の後方に立つ

Q ▶ 骨折はどれぐらいの期間で治るの？

A ●ガールトによると、骨折治癒期間は以下のようにいわれています。①中手骨骨折：2週間、②肋骨骨折：3週間、③鎖骨骨折：4週間、④前腕骨骨折：5週間、⑤上腕骨骨折：6週間、⑥大腿骨骨折：8週間、⑦大腿骨頸部骨折：12週間。

● 折れた骨をつないでおくと血液の栄養や成分（カルシウム、リン、ビタミンDなど）をもとにして骨折面にネバネバした液を分泌し骨折面のすき間を埋め、少しずつ硬くなっていきます。そこに骨膜や骨折部から分泌した造骨細胞が染み込んで硬い骨に変化させて骨折は治癒します。

● 骨代謝障害（破骨と造骨のアンバランス）や栄養（骨形成成分）不足ではなかなか治癒しません。

■骨折の治癒過程（ワインマン）

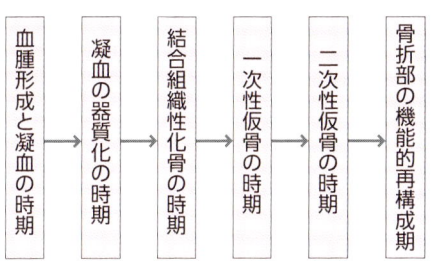

血腫形成と凝血の時期 → 凝血の器質化の時期 → 結合組織性化骨の時期 → 一次性仮骨の時期 → 二次性仮骨の時期 → 骨折部の機能的再構成期

機能的治癒期間（ウォルツ）

機能的治癒期間とは、骨折をした部位の障害がなく生活ができるようになるまでの期間をいい、骨折治癒期間（上記）の2～3倍はかかるといわれている。

これは、固定などによる関節拘縮や筋の萎縮によるもの。

お役立ちコラム

骨の形成過程

骨芽細胞はミネラルとコラーゲンを沈着させて骨を形成し、破骨細胞はミネラルとコラーゲンを吸収して骨組織を壊す働きをして、正常人では骨吸収と骨形成が平衡状態にあり、骨量は一定に維持されている。

骨の形成プロセスは以下のようになる。

ビタミンD
　↓マグネシウム
ビタミンDの活性化（肝臓、腎臓）
　↓
カルシウム結合たんぱく質の産生（小腸）
　↓カルシウム
カルシウムの吸収と移動
　↓リン・マグネシウム
リン酸カルシウム、リン酸水素カルシウム
リン酸マグネシウム様物質
カルシウム
コラーゲン（アミノ酸から形成された）
　↓
骨に沈着

骨折の治癒過程は、骨が形成されるプロセスである。骨吸収と骨形成の平衡が崩れ、骨量が減少すると骨粗鬆症が起こる。

Q ▶ 骨折のときはなぜ牽引をするの？

A ●牽引には、①骨折部の整復位の保持、②筋の牽引による免荷、安静、除圧による疼痛の軽減、③骨折端による軟部組織や血管、神経の損傷を防ぐ、④関節の変形予防、⑤関節拘縮予防、⑥矯正などの目的があります。

●骨折や椎間板障害などの際に行われる牽引には、直達牽引と介達牽引があります。いずれも保存的治療を目的に行われます。

■牽引の種類と目的

分類	種類	適応と目的	利点・欠点
直達牽引	頭蓋直達牽引 （クラッチフィールド牽引）	・頸椎の骨折や脱臼の整復・固定	・大きな牽引力をかけることができる ・感染の可能性がある ・生活行動に制限が加わる
	鋼線牽引 （キルシュナー鋼線牽引）	・上下肢の骨折や脱臼、関節拘縮の整復と固定	
介達牽引	グリソン牽引	・頸椎の安静・鎮痛	・摩擦やずれが生じ牽引力が十分にかけられない ・皮膚の障害を起こすことがある ・簡易的で、必要に応じ取り外せ、日常生活への制限が少ない
	骨盤牽引	・腰椎の安静・鎮痛	
	スピードトラック牽引 ・バック牽引 ・ラッセル牽引 ・ブライアント牽引 ・ダンロップ牽引 絆創膏牽引	・骨折の整復や固定 ・軟部組織・血管・神経の損傷予防 ・術後患肢の安静、良肢位の保持 ・小児の四肢の骨折や脱臼の整復・固定	

■牽引の種類

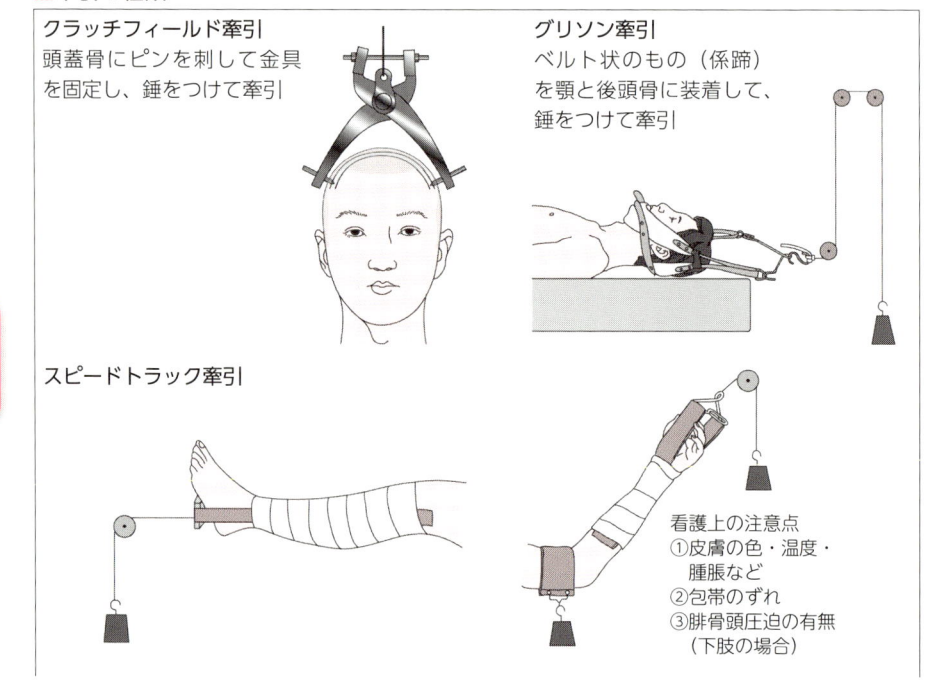

クラッチフィールド牽引
頭蓋骨にピンを刺して金具を固定し、錘をつけて牽引

グリソン牽引
ベルト状のもの（係蹄）を顎と後頭骨に装着して、錘をつけて牽引

スピードトラック牽引

看護上の注意点
①皮膚の色・温度・腫脹など
②包帯のずれ
③腓骨頭圧迫の有無（下肢の場合）

キルシュナー鋼線牽引
- 馬蹄 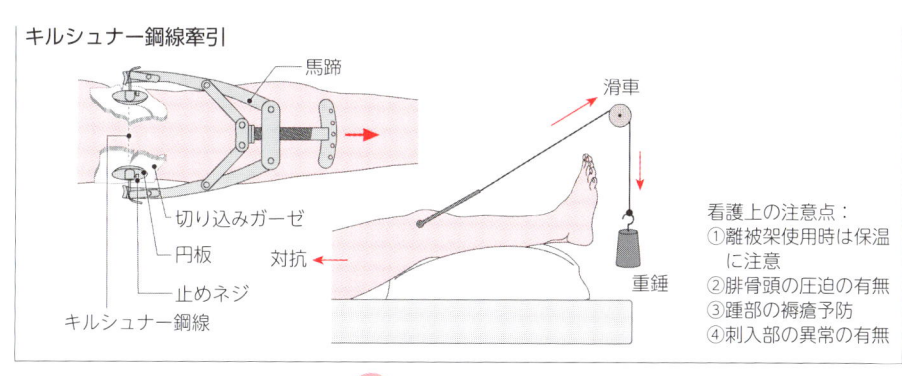
- 滑車
- 切り込みガーゼ
- 円板
- 止めネジ
- キルシュナー鋼線
- 対抗
- 重錘

看護上の注意点：
① 離被架使用時は保温に注意
② 腓骨頭の圧迫の有無
③ 踵部の褥瘡予防
④ 刺入部の異常の有無

看護のポイント

● 牽引の目的をよく理解し、牽引の時間、牽引の荷重量、牽引の方向、牽引の効果や副作用、合併症などを観察します。

Q ▶ 牽引中は何を観察すればいいの？

A ● 牽引力、牽引の方向、圧迫や循環障害、痛みやしびれ、肢位、創感染の観察が重要です。

● 以下の項目を観察して、治療が効果的に行われるようにします。

■牽引中の観察項目とその意味

観察項目	意味
牽引力	・牽引力が働いていなければ治療効果（症状の改善）は期待できない
牽引の方向	・牽引方向によっては効果的な牽引ができず、症状の改善が期待できない
圧迫や循環障害	・牽引帯をきつく締めすぎると圧迫による循環障害が、ゆるすぎるとズレにより摩擦が生じ、皮膚障害を起こす
痛みやしびれなどの症状の変化	・治療効果を確認する ・牽引により症状が悪化する場合は牽引を中止し医師に報告する
肢位	・姿勢がずれているとねじれにより症状が悪化することがある ・牽引に適合する姿勢を保つ
創感染（直達牽引）	・創の感染を起こすと、皮膚のみではなく骨や骨髄への感染も起こしかねない。その状態を観察する

■牽引力の例

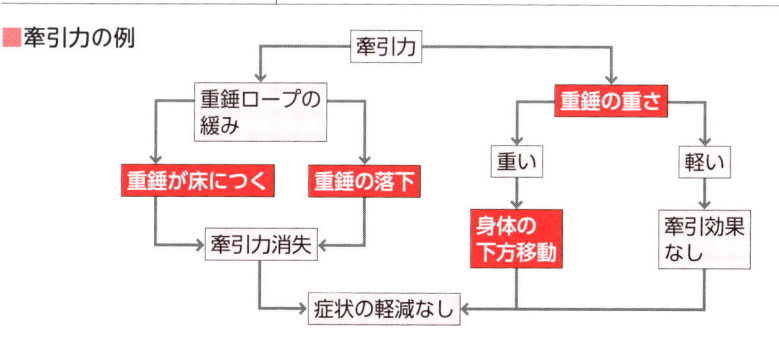

牽引力
- 重錘ロープの緩み
  - 重錘が床につく
  - 重錘の落下
  - 牽引力消失
- 重錘の重さ
  - 重い → 身体の下方移動
  - 軽い → 牽引効果なし
- 症状の軽減なし

Q ▶ CHS 固定はどのように行われるの？

A
- CHS 固定は、大腿骨頸部内側骨折や大腿骨頸部外側骨折、転子下骨折等の場合に、大腿骨頸部から骨頭にスクリューを挿入し、スクリューを大腿骨にプレートで固定する方法です。
- スクリューのネジによって骨頭部と転子部が圧迫され骨折部が強く固定されます。

1. 術前処置・看護

- 手術の際に整復位とするために直達牽引が行われます。安定型の骨折では介達牽引が行われます。牽引の方向、牽引力、鋼線刺入部の感染に注意します。
- 痛みを配慮しながら筋力トレーニングを行います（264～265頁参照）。健側は関節運動を含めた等張性運動を、患側は、等尺性運動を積極的に行います。

2. 術後の看護

- バイタルサインのチェック。
- 出血量の観察。
- 麻酔の覚醒状況の把握。
- 感染予防。
- 栄養や水分の補給：麻酔から覚醒したら水分を摂取して異常がなければ食事を開始します。
- 関節の免荷。
- 腓骨神経麻痺の予防。
- 廃用症候群の予防：①関節拘縮、②筋萎縮、③褥瘡、④起立性低血圧、⑤静脈血栓、⑥尿路結石、⑦骨粗鬆症、⑧便秘、⑨便・尿失禁、⑩心理的荒廃、⑪沈下性肺炎。
- 転倒などによる再骨折の予防。
- ADL への援助。

■大腿骨頸部骨折の手術法

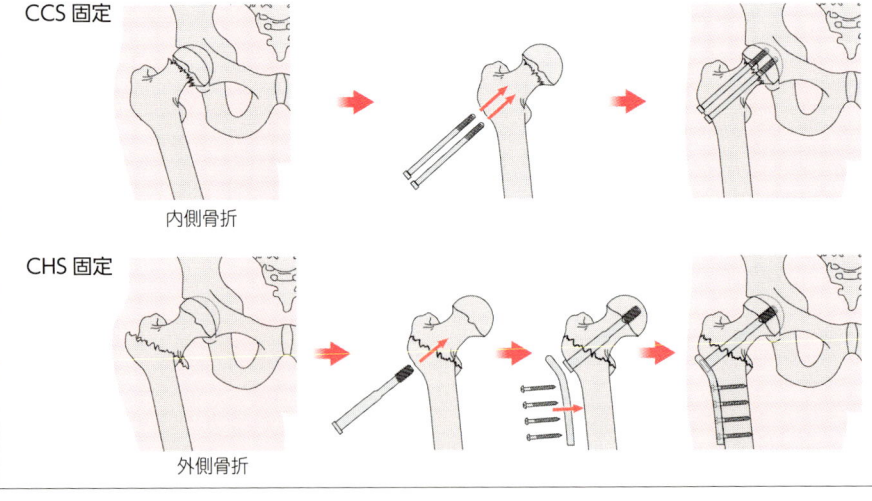

CCS 固定 — 内側骨折

CHS 固定 — 外側骨折

略語
CCS：cannulated cancellous screw（カニュレイテッド キャンセロラス スクリュー）CCS固定法
CHS：compression hip screw（コンプレッション ヒップ スクリュー）CHS固定法

Q ▶ 人工骨頭置換術の際なぜ骨セメントを使用する時としない時があるの？

A ●患者の年齢や状態により、再置換の可能性や安静期間中の廃用症候群（特に痴呆）の可能性を判断し、骨セメントを使用するかセメントレスにするかが判断されます。

●大腿骨頸部内側骨折、関節リウマチ、大腿骨骨頭壊死などで保存療法が困難で、おおむね60歳以上の症例に、人工骨頭置換術が選択されます。

●この手術は、大腿骨と股関節を脱臼した後、大腿骨頸部を切断し、大腿骨骨髄腔に人工骨頭を埋め込むという方法で行われますが、大腿骨と人工骨頭の固定のために、セメントを使用する方法と使用しない方法があり、術後の後療法の時期や手術による出血量が変わります。

人工骨頭置換術の特徴

- 無痛性、支持性、可動性を短期間で確保できる
- 人工骨頭耐久性により、再置換の可能性がある（適応は高齢者）
- 術後感染の可能性が高い（人工物の使用による）
- 手術による出血量が多い

■骨セメント使用とセメントレス（非使用）の長所と短所

	長　所	短　所
骨セメント使用	・早期に固定ができるため後療法が短期間でできる ・セメントレスに比べ、出血量が少ない	・セメントによる副作用（重合熱、残存ノーマの毒性） ・術後の緩みが多い ・再置換が困難である ・金属・骨セメントの微細粉による骨溶解
セメントレス	・術後の緩みが少ない ・再置換が容易である	・後療法に時間がかかる ・出血量が多い

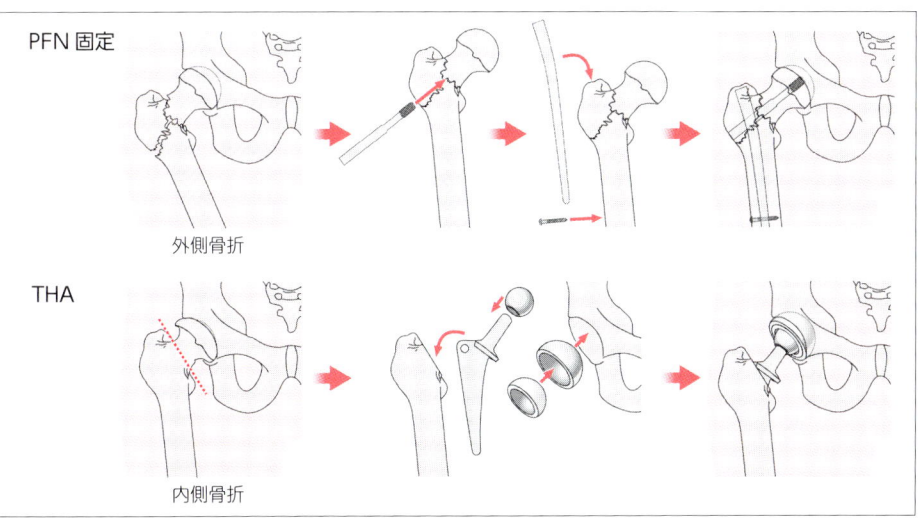

PFN固定

外側骨折

THA

内側骨折

略語
PFN：proximal femoral nail（プロクシマル フェモラル ネイル）髄内固定法
THA：total hip arthroplasty（トータル ヒップ アースロプラスティ）人工股関節置換術

Q ▶ 人工骨頭置換術後はなぜあぐらをかいてはいけないの？

A ●人工骨頭は、後方から下肢を屈曲し内旋した状態で挿入され、その後整復がなされるので、後方の支持組織が不安定になっています。したがって、下肢を屈曲外旋した状態（あぐらをかくような姿勢）では、脱臼をする危険性があるからです。

- 脱臼予防のためには細心の注意が必要です。
- 脱臼を予防するために、術後は股の間に外転枕（三角枕）を入れ、外転外旋伸展位を保持します。
- 背部や殿部の清拭などのために側臥位にする場合は、十分に気をつけて外転位を保持しながら行う必要があります。
- 移動を開始しても同様で、屈曲外旋位は避けるようにします。
- 特に免荷時の車椅子への移乗の際などは屈曲外旋位になりやすいので要注意です。
- 人工骨頭置換術が行われる人は高齢者が多く、理解力が低下し十分な理解を得ることが困難な場合が多々あります。

脱臼時の症状
1. 激痛
2. 下肢の屈曲外旋位
3. 坐骨神経麻痺

■大腿骨頸部骨折の手術に使用される器材

骨折の種類	手術法	器　材
内側骨折（頸部骨折）	内固定	鋼ピン CHSプレート アングルプレートなど
	人工骨頭	モノポーラー型、バイポーラー型
外側骨折（転子部骨折）	内固定	CHS 髄内固定（Ender pin、γ-nail） アングルプレートなど

お役立ちコラム

CPMの実施方法

CPMは、①関節拘縮予防、②関節可動域の獲得、③皮膚や靱帯、軟骨などの創治癒促進、④疼痛や腫脹の軽減を目的に、四肢関節のゆっくりとしたROM往復運動を持続的・反復的に行う器械である。

【実施方法】
1. 訓練前に、疼痛の有無やバイタルサインをチェックし、異常がないかを確認する。
2. 患部の腫脹や熱感、出血等の有無を確認する。
3. CPMの実施目的を患者に説明し、器械をベッド上に設置する。大腿・下腿の長さと、足関節の角度を調整する。
4. 運動の速度と可動域の設定を行う（可動域は主治医の指示による）。
5. 患者自身がスタートボタンを押せるように、手元にコントローラーを設置する。
6. 医師の指示通りの時間で訓練を行い、終了時刻に合わせて訪室し、器械を除去する。
7. 訓練後、患部の疼痛や熱感・腫脹の有無を確認する。

※患者の希望によって、訓練後にクーリングを行うこともある。

【禁忌】
● 化膿性関節炎・腱鞘炎を認める、内固定や人工関節が不安定、術後出血が続く、感染症が疑われるなどの場合、CPMは禁忌となる。

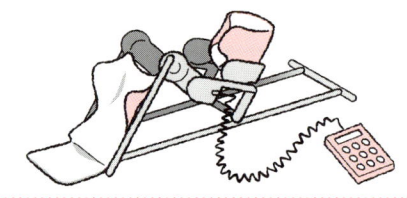

N 人工骨頭置換術後の看護のポイント

●人工物の挿入による感染の危険性、セメント使用の有無による安静期間の違い、長期安静による弊害を考慮して看護を行います。

1) 感染予防
●術前の感染予防：
①感染原因を除去する。
②風邪を予防（外出・外泊の制限、病室の調整、うがい）する。
③褥瘡を作らない（特に術野に近い殿部・腸骨部）。
④尿路感染を予防（バルーンカテーテル使用の制限、十分な飲水）する。
⑤毎日の皮膚の清潔と術前の術野の消毒を徹底する。
●術後の感染予防：
①術前看護の継続。
②上気道感染予防。
③創部の感染予防。
④発熱・感染反応のチェック（創部の発赤、腫脹、血沈反応の亢進、CRP上昇）。
⑤創部からの滲出液のチェック。

2) 脱臼予防
●外転・回旋中間位を保つ：外転枕を使用したり、側臥位をとるときには健側を下にし足の間に外転枕をはさみます。
●屈曲・内転・内旋位をとらないようにします。
①靴下を自分で履かない。
②あぐらをかかない（足をクロスしない）。
③しゃがんで床の物を取るときには健側を曲げる。立ち上がるときには、患側を前に、健側を後ろにする。

■脱臼予防

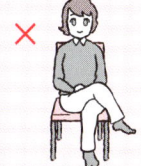

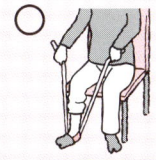

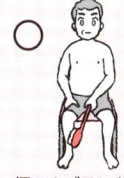

× 足を組む ／ ○ ソックスエイド ／ ○ 柄つきブラシを使う ／ ○ マジックハンドを使う

3) 腓骨神経麻痺の予防
●腓骨頭への圧迫防止：外転枕のバンド・肢位固定枕での圧迫、下肢外旋による布団での圧迫により腓骨頭が圧迫されていないか観察します。

■腓骨頭の圧迫防止

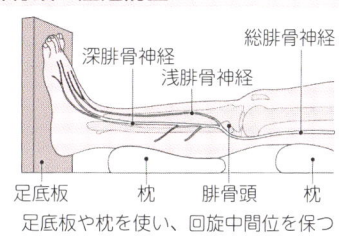

（図：総腓骨神経、深腓骨神経、浅腓骨神経、足底板、枕、腓骨頭、枕）
足底板や枕を使い、回旋中間位を保つ

●腓骨神経麻痺の徴候を観察します。
①第1足指の背屈、足関節の背屈ができないか弱い。
②第1・2足指間の知覚がない。
③下肢外側から足背のしびれや疼痛がある。

4) 静脈血栓の予防
●可能な限り筋肉を動かす（足指・足関節の自動運動、等尺運動を行う）。
●可能な限り下肢の筋肉への圧迫を避けます。
●静脈血栓症の徴候（疼痛、発赤、腫脹、圧痛、足背の他動的背屈での激痛；ホーマンズ徴候）を観察します。

5) 廃用症候群の予防
●股関節の手術後は患部の安静のため、股関節、膝関節の2関節を長期間にわたり動かさないこととなります。また皮膚や筋組織に比べ骨の癒合には時間を要するため、運動器疾患は安静期間が長くなります。したがって、筋力低下は免れないので等尺性運動を計画的に行います。

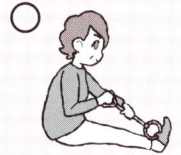

略語
CHS：compression hip screw（コンプレッション ヒップ スクルー） CHS固定法
CPM：continuous passive motion apparatus（コンティニュアス パッシヴ モーション アパレイタス）持続的他動運動装置
ROM：range of motion（レインジ オブ モーション）関節可動域

Q 人工膝関節置換術後ではなぜ早期に膝の屈曲運動を行うの？

A ●術前から膝屈筋群や軟部組織の屈曲拘縮が生じていることや、手術による大腿四頭筋の屈曲制限（伸展拘縮につながる）などがあり、術後早期に可動域訓練を行わないと可動域の獲得が困難になるからです。

- 人工膝関節置換術は、変形性膝関節症、関節リウマチ、骨腫瘍等の患者の、除痛、支持性・可動性の確保を目的に行われます。人工関節の術後除痛の効果は良好です。
- 手術は、大腿骨と脛骨にコンポーネントを埋め込み、人工膝関節を作ります。

■人工膝関節置換術

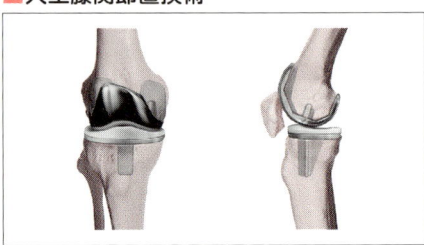

■後療法の例（セメント使用）

1日目	大腿四頭筋マッスルセッティング開始
2日目	患肢屈曲運動開始（CPM使用）
4日目	立位荷重（ニーブレスの使用）
5日目	2本松葉杖による部分荷重開始
3～4週	完全荷重（1本杖）

＊セメントレスの場合には、荷重が1～2週遅れる

■ADLに必要な膝の屈曲角度

①正常歩行	約70度
②階段の上り	約80度
③階段の下り	約90度
④いすに座る	約95度
⑤あぐら	約120度
⑥正座	約160度

＊40度以下は跛行となる。

N 術前・術後の看護のポイント

- 術前・術後の看護は人工骨頭置換術の看護に準じて行いますが、特に人工膝関節の手術では、術直後、出血が多く見られるので、出血量の観察とクーリングによる膝の腫脹予防を行います。
- 術前看護は、人工骨頭置換術に準じます。
- 術後看護：
① バイタルサインをチェックする。特に感染徴候、出血によるショック症状に気をつける。
② 出血量を観察する。吸引ドレナージからの排液量を確認する。
③ 創部の腫脹軽減を図る。創部のクーリング（術直後から）を行うが、創部を濡らし汚染しないように気をつける。
④ 足先から大腿までの弾性包帯による圧迫を行う。
⑤ 感染を予防する。
⑥ 腓骨神経麻痺を予防する。
⑦ 循環障害を予防する。
⑧ 筋力増強トレーニングを行う。特に大腿四頭筋を中心に行う。
⑨ 廃用症候群を予防する。
⑩ 転倒などによる再骨折を予防する。
⑪ ADLの援助を行う。

Q ▶ 骨の手術ではなぜ感染に神経質になるの？

A ●骨組織は、発育期に骨幹端部でループ状の血管網を形成しています。この血管網は、細いループ状の形成と動脈から静脈に移行する所で急に血流が緩慢になることから、感染による血流不全を起こしやすく、細菌栓塞を生じやすくなっているからです。

●骨組織に感染を起こすと、次の事態が生じて、感染をコントロールすることは難しくなります。
①血流不全により腐骨を生じ細菌の温床になる。
②関節は、関節腔が無リンパ・無血管の組織であり生体防御反応が及びにくい。
③人工骨頭、人工股関節は血流を持たない異物であり、異物に付着した細菌には生体防御反応が及びにくい。
④骨への抗生物質への移行は、10％前後と低く、さらに抗生物質の有効性は血流が保たれている場合に限られている。
●以上のことから、骨・関節の手術の際には、特に感染に注意し、感染を起こさない看護を徹底する必要があります。

N 術前の看護のポイント

●感染原因の除去：
①風邪の防止：外出・外泊の制限、病室の制限、含嗽。
②褥瘡を作らない：特に術野に近い部位（大腿骨頸部なら殿部・腸骨部）。
③尿路感染の予防：バルーンカテーテル使用の制限、十分な飲水。
④皮膚の清潔。
⑤術前の術野の徹底した消毒。

N 術後の看護のポイント

●術前看護の継続。
●上気道感染の予防：適切な肺ケア、夕食後の口腔ケアの徹底。
●創部の感染予防：無菌操作、創部の汚染予防。
●感染反応のチェック：発熱、創部の発赤・腫脹・疼痛、血沈反応の亢進、CRP・白血球の増加、創部からの滲出液。

略語
CPM：continuous passive motion apparatus（コンティニュアス パッシヴ モーション アパレイタス）持続的他動運動装置
CRP：C-reactive protein（シーリアクティヴ プロテイン）C反応性蛋白

Q ▶ 腰椎前方固定術の術後にはなぜ血栓性静脈炎に気をつけるの？

A ●手術を行うと、生体防御反応として、術後下肢に血栓性静脈炎が生じやすくなり、また、血管の解剖学的理由も加わって左下肢に血栓性静脈炎が生じやすいからです。

- 手術という外からの刺激に対して、生体防御反応として、①血管内の凝固機転が亢進し静脈内腔に血栓が発生する、②手術操作で長時間総腸骨静脈を牽引し内膜の損傷を招く、③術後移植骨のずれを防ぐため股関節の運動が制限されるなどにより、術後下肢に血栓性静脈炎を生じやすくなります。
- 左総腸骨静脈は腹大動脈に圧迫されているという血管の解剖学的理由から、特に左下肢に血栓性静脈炎が生じやすくなります。
- 腰椎前方固定術は、腰椎に不安定性を生じた疾患に適応され、椎間板を切除し、腸骨を移植することによって脊髄や神経根への圧迫を除去し、椎体を修復・固定することを目的に行われる手術です。

術後安静度例

移植骨の骨癒合を見るまでは、2〜3か月を要す。その間、患部の安静を図るため体幹の動きが制限される。

術直後〜1週	床上安静（下肢屈曲制限）
術後1週〜1か月	体幹ギプスまたは硬性コルセットでの歩行
1〜3か月	骨癒合の状況により軟性コルセットへ変更

N 術前・術後の看護のポイント

1）血栓性静脈炎の予防
- 弾性包帯、弾性ストッキングなどを使用し、下肢全体を圧迫して静脈還流をよくします。
- 枕などで下肢を局所的に圧迫しないようにします。
- 早期から下肢の自動運動（等尺性運動、足指の伸展、足関節の底背屈）を行い静脈還流をよくします。
- 異常の早期発見：下肢の腫脹、暗紫色の変化、疼痛。

2）排便コントロール
- 便秘傾向があるときには術前から緩下剤でコントロールしておきます。
- 通常術前処置として前日に緩下剤を内服し、当日浣腸を行います。
- 腸の蠕動運動を促進するために、体位変換、メンタシップ、腹部の温罨法を行います。腹部膨満が強いときには、浣腸・カテーテルによる排気を行います。

3）腰椎の屈曲をさける
- 股関節の屈曲制限：膝立をしないようにします。
- 介助による体位変換と歪みのない側臥位の保持：バスタオルや、背部から腰部まで支えられる大きな枕を使用します。

4）廃用症候群の予防
- 277頁参照。

感覚・皮膚に関する「なぜ・何」Q&A

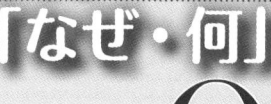

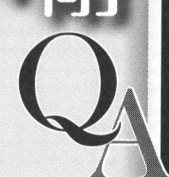

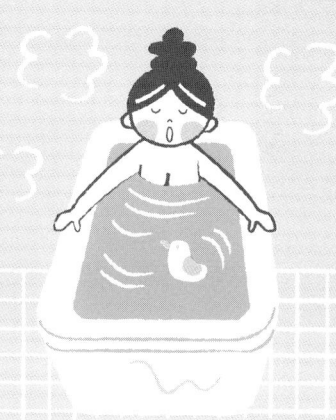

早引き目次

解剖・生理と病態
皮膚の清潔 282／知覚障害 282／痛み 284／めまい 285／メニエール病 286／耳の閉塞感 286

症状・疾患と観察
皮膚の観察 287／掻痒感 288／アトピー性皮膚炎 288／熱傷 289／褥瘡予防：発生因子 290／褥瘡予防：座位 292／褥瘡予防：体位変換 292／褥瘡予防：側臥位 293／疼痛 294

治療・処置とケア
NSAIDs 295／麻薬性、非麻薬性鎮痛薬 296／眼科麻酔 297／白内障 298／緑内障：視野欠損 300／緑内障：手術 300／網膜剥離 302／鼓室形成術 304／慢性副鼻腔炎 305／鼻中隔彎曲症 306／副腎皮質ステロイド薬 307／抗ヒスタミン薬 308

Q ▶ 皮膚はなぜ清潔でなければならないの？

A ●皮膚は酸性膜（pH 5〜6）で覆われています。汗（不感蒸泄：pH3.8〜5.6）をかき、放置すると、汗が分解されアンモニア（NH_3）が生成されます。アンモニア（アルカリ性）は酸性膜を破壊しバリア機能を低下させます。

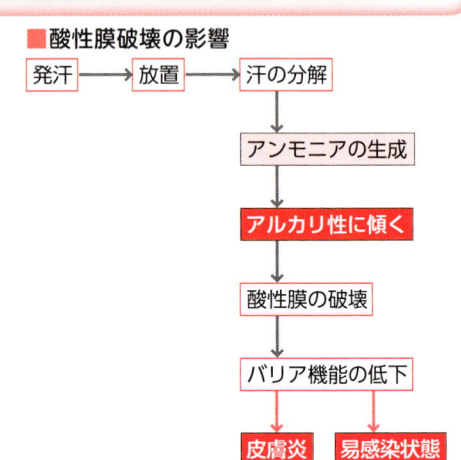

■ 皮膚を清潔に保つ理由

発汗（不感蒸泄）
↓
汗の分解
↓
アンモニアの生成
↓
酸性膜の破壊
↓
バリア機能の低下
↓
皮膚炎　易感染状態

■ 酸性膜破壊の影響

発汗 → 放置 → 汗の分解
↓
アンモニアの生成
↓
アルカリ性に傾く
↓
酸性膜の破壊
↓
バリア機能の低下
↓
皮膚炎　易感染状態

Q ▶ 知覚障害はどうして起きるの？

A ●知覚障害には、①神経（感覚受容器を含む）の圧迫や壊死、炎症、変性、切断によるもの、②神経細胞への血液供給不足（阻血）によるものがあります。

■ 知覚障害の原因

知覚障害の原因：
- 神経の圧迫
- 神経の壊死
- 神経の炎症
- 神経の変性
- 神経の切断
- 神経細胞へ阻血

●知覚には、皮膚の表在知覚、深部知覚、複合知覚があります。
① 表在知覚：触覚、痛覚、温度覚など皮膚の表面の刺激を感じる。
② 深部知覚：運動覚、位置覚、振動覚、痛覚など筋肉や腱、関節の刺激を感じる。
③ 複合知覚：重量覚や立体覚、大きさや硬さ、材質などを認知する。

●知覚は、末梢神経、脊髄神経（後根：知覚神経伝導路）、視床（伝導路の中継点）、大脳皮質の知覚領域へと求心性に刺激が伝わり、痛みや痒み、熱さ、冷たさ、しびれなどとして感じます。

●皮膚から大脳皮質に至る知覚経路に異常が起きると知覚障害（知覚過敏、鈍麻、異常知覚）となります。

■ 皮膚の神経分布図

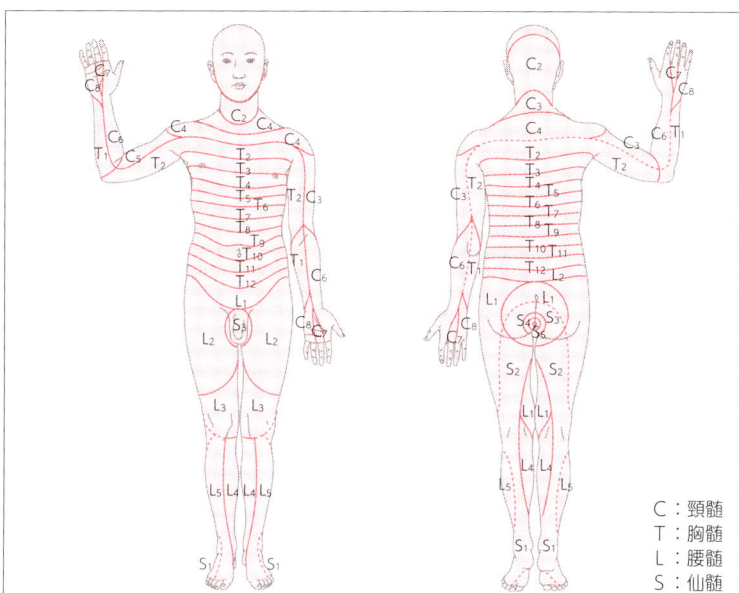

C：頸髄
T：胸髄
L：腰髄
S：仙髄

■ 知覚の伝導

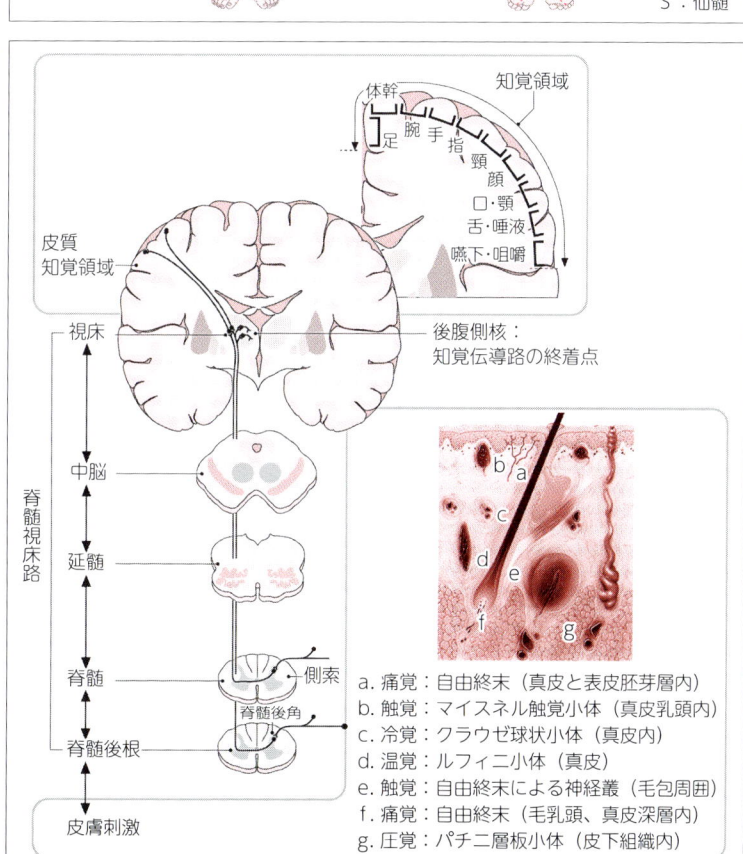

皮質知覚領域
知覚領域
体幹／腕／手／指／頸／顔／口・顎／舌・唾液／嚥下・咀嚼

後腹側核：知覚伝導路の終着点

視床
中脳
延髄
脊髄
脊髄後角
脊髄後根
皮膚刺激

脊髄視床路
側索

a. 痛覚：自由終末（真皮と表皮胚芽層内）
b. 触覚：マイスネル触覚小体（真皮乳頭内）
c. 冷覚：クラウゼ球状小体（真皮内）
d. 温覚：ルフィニ小体（真皮）
e. 触覚：自由終末による神経叢（毛包周囲）
f. 痛覚：自由終末（毛乳頭、真皮深層内）
g. 圧覚：パチニ層板小体（皮下組織内）

Q ▶ 痛みは体にどのような影響を及ぼすの？

A ●痛みは、体を防衛するためには必要な知覚ですが、その程度や持続時間によっては心身に大きな影響を及ぼすので痛み刺激を可能な限り最小限にするようにします。

1. 循環器系への影響

●疼痛により交感神経の作働が亢進し、血管や筋肉を収縮させるために血圧の上昇や頻脈を起こします。

2. 呼吸器系への影響

●上腹部の手術の場合、腹式呼吸の抑制、分泌物の喀出困難（無気肺や肺炎）、機能的残気量の低下を起こします。

3. 精神面への影響

●不眠や苦痛、不安などのストレスにより交感神経を作動させ、また痛みの苦痛を回避するために ADL を低下させ精神・身体面への影響（廃用症候群など）を併発させます。

■交感神経作動の体の変化

1) 心拍数の増加、筋力の増大
2) 血管の収縮
3) 瞳孔散大
4) 汗の分泌
5) 消化管の運動抑制、消化液の分泌抑制
6) 胆嚢弛緩
7) 膀胱弛緩

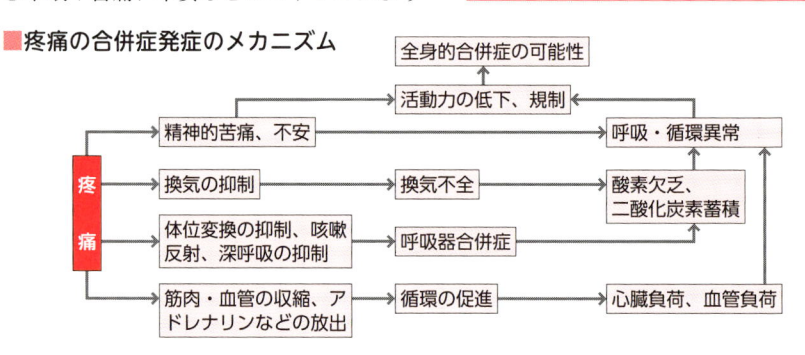

■疼痛の合併症発症のメカニズム

疼痛 →
- 精神的苦痛、不安 → 活動力の低下、規制 → 全身的合併症の可能性
- 換気の抑制 → 換気不全 → 酸素欠乏、二酸化炭素蓄積
- 体位変換の抑制、咳嗽反射、深呼吸の抑制 → 呼吸器合併症
- 筋肉・血管の収縮、アドレナリンなどの放出 → 循環の促進 → 心臓負荷、血管負荷

→ 呼吸・循環異常

お役立ちコラム

トータル・ペイン

緩和ケアでは、患者さんが抱いている全人的苦痛に対する理解と支援が必要である。トータル・ペインとは、患者さんの身体的・社会的・精神的・霊的（スピリチュアル）な苦痛である。身体的な痛みだけではないスピリチュアルペインの理解、人生を安心・安寧に完了できるための支援が含まれる。

身体的苦痛：痛み／他の身体症状／日常生活動作の支障

精神的苦痛：不安・いらだち／孤独感・恐れ／うつ状態・怒り

社会的苦痛：仕事上の問題／経済上の問題／家庭内の問題／人間関係・遺産相続

霊的苦痛：人生の意味への問い／価値体系の変化／苦しみの意味／罪の意識／死の恐怖／神の存在への追求／死生観に対する悩み

→ 全人的苦痛（total pain）

Q ▶ めまいはどうして起きるの？

A
- めまいには回転性のめまいと非回転性のめまいがあります。
- 内耳の中にある三半規管は回転性のバランスをとっており、耳石器は非回転性のバランスをとっています。

■めまいの起こるメカニズム

- 内耳の中にある三半規管（外側半規管、前半規管、後半規管）は平衡感覚受容器ともいわれ、頭の正面、左右、上下方向から直角に交わる半円状の管である
- 三半規管の中にはリンパ液がつまっており頭の回転運動によりリンパ液が回転し始めその動きを有毛細胞の毛が感知する

- 内耳の中にある耳石器（卵形嚢、球形嚢）は、その中に有毛細胞をもち平衡砂を乗せている
- 頭が傾くと平衡砂が地球の引力の方向に動き有毛細胞がその動きを感知する

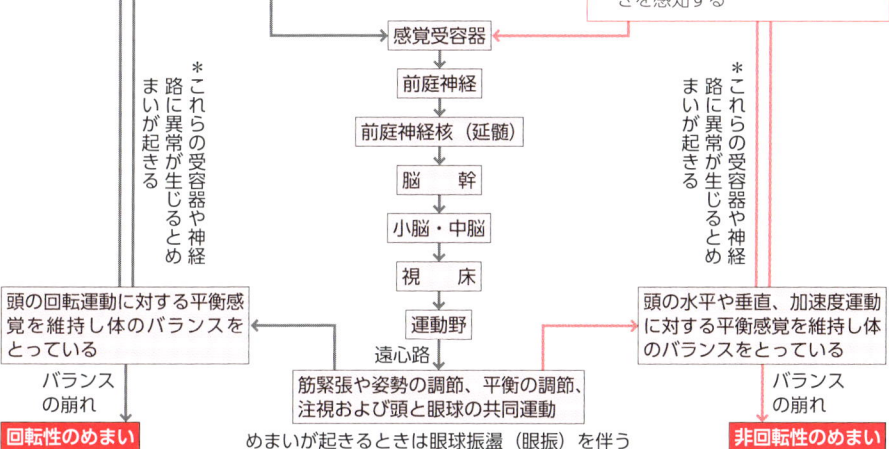

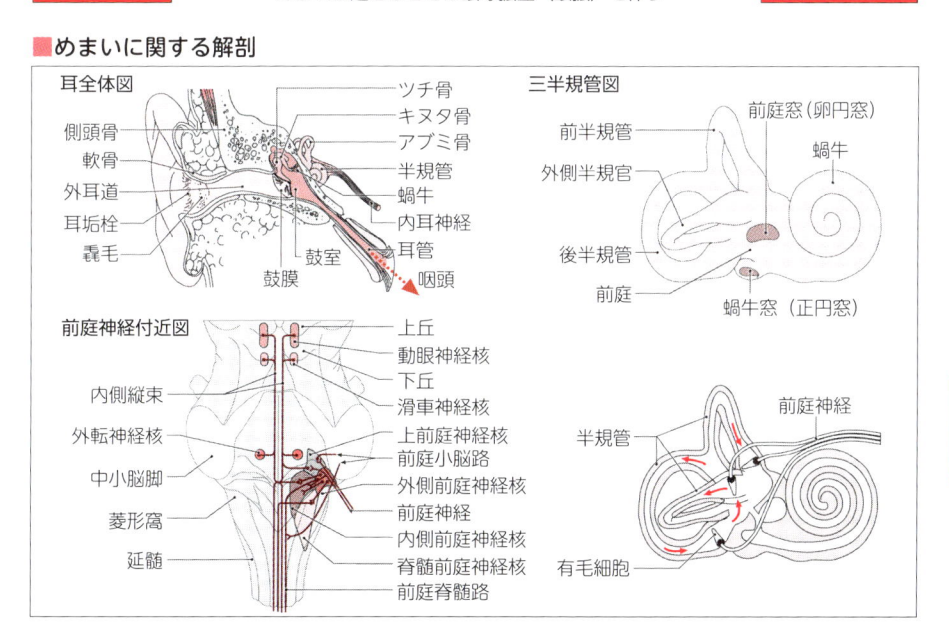

```
　　　　　　　　→ 感覚受容器 ←
　　　　　　　　　　↓
　　　　　　　　　前庭神経
　　　　　　　　　　↓
　　　　　　　前庭神経核（延髄）
　　　　　　　　　　↓
　　　　　　　　　脳　幹
　　　　　　　　　　↓
　　　　　　　　　小脳・中脳
　　　　　　　　　　↓
　　　　　　　　　視　床
　　　　　　　　　　↓
　　　　　　　　　運動野
　　　　　　　　　　↓
　　　　　　　　　遠心路
　　　　筋緊張や姿勢の調節、平衡の調節、
　　　　注視および頭と眼球の共同運動
　　　めまいが起きるときは眼球振盪（眼振）を伴う
```

*これらの受容器や神経路に異常が生じるとめまいが起きる

頭の回転運動に対する平衡感覚を維持し体のバランスをとっている

バランスの崩れ
→ **回転性のめまい**

*これらの受容器や神経路に異常が生じるとめまいが起きる

頭の水平や垂直、加速度運動に対する平衡感覚を維持し体のバランスをとっている

バランスの崩れ
→ **非回転性のめまい**

■めまいに関する解剖

耳全体図
- 側頭骨
- 軟骨
- 外耳道
- 耳垢栓
- 毳毛
- ツチ骨
- キヌタ骨
- アブミ骨
- 半規管
- 蝸牛
- 内耳神経
- 耳管
- 鼓室
- 鼓膜
- 咽頭

三半規管図
- 前半規管
- 外側半規官
- 後半規管
- 前庭
- 前庭窓（卵円窓）
- 蝸牛
- 蝸牛窓（正円窓）

前庭神経付近図
- 内側縦束
- 外転神経核
- 中小脳脚
- 菱形窩
- 延髄
- 上丘
- 動眼神経核
- 下丘
- 滑車神経核
- 上前庭神経核
- 前庭小脳路
- 外側前庭神経核
- 前庭神経
- 内側前庭神経核
- 脊髄前庭神経核
- 前庭脊髄路

- 半規管
- 前庭神経
- 有毛細胞

Q ▶ メニエール病ではなぜめまいが起きるの？

A ●メニエール病は、何らかの原因で内リンパ液が過剰になり内リンパ水腫を起こす病気です。以下のような変化でめまいが起きています。

■めまい発生のメカニズム

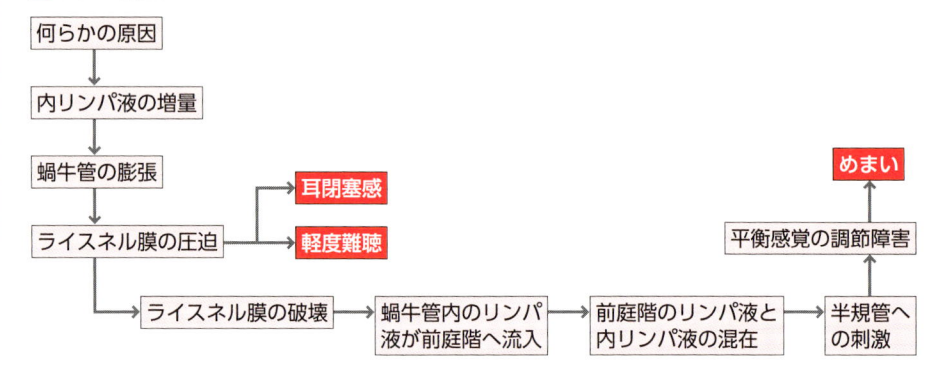

何らかの原因 → 内リンパ液の増量 → 蝸牛管の膨張 → ライスネル膜の圧迫 → **耳閉塞感** / **軽度難聴**

ライスネル膜の圧迫 → ライスネル膜の破壊 → 蝸牛管内のリンパ液が前庭階へ流入 → 前庭階のリンパ液と内リンパ液の混在 → 半規管への刺激 → 平衡感覚の調節障害 → **めまい**

■メニエール病の発生機序

何らかの原因で内リンパ液が過剰になり内リンパ水腫になると、蝸牛管が腫れてライスネル膜が押され、耳が詰まる、軽い難聴などの症状が出現する

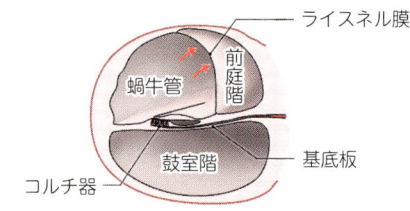

内リンパ水腫が悪化しライスネル膜が破れると、蝸牛管の内リンパ液が前庭階へ流入し、成分の異なるリンパ液が混合して、その刺激で難聴やめまいが起こる

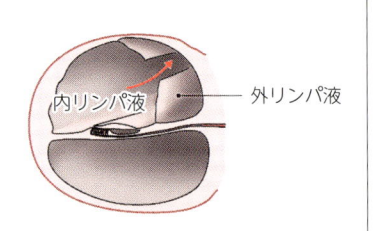

（図：蝸牛管、前庭階、鼓室階、コルチ器、基底板、ライスネル膜／内リンパ液、外リンパ液）

Q ▶ 耳の閉塞感はどうして起きるの？

A ●急性中耳炎や滲出性中耳炎、メニエール病、鼓膜穿孔などでは耳が詰まった感じの症状を訴えます。これは中耳の内圧の変化により鼓膜が引っ張られて、音がこもった感じになります。

■耳閉感発生のメカニズム

鼻閉 → 耳管閉塞 → 中耳への空気流入途絶 → 中耳の内圧低下 → 鼓膜の中耳方向への牽引 → **音がこもって聞こえる**

Q ▶ 皮膚の観察はなぜ必要なの？

A ●皮膚には多くの役割・機能があるので、皮膚機能が果たせる状態かどうかを観察します。

- 体全体を覆う皮膚は、畳約1畳分ほどの面積があり、重さにして約3kgあるといわれています。
- 皮膚には、以下のような役割・機能があります。
① 表皮（角質層）は、外界の有害物質（熱、細菌、ウイルスなど）が侵入するのを防いでいます。基底層は紫外線の侵入を遮断し皮膚を守るメラニン色素を作っています。
② 皮下脂肪には、体に加わる力を和らげるクッション、断熱効果やエネルギー備蓄の役割があります。
③ 感覚（熱い、冷たい、重い、軽い、痛い、かゆい、触れる等）を皮膚の知覚神経を介して感知します。
④ 表在の静脈温を外界の環境温度により冷却する体温調節作用があります。発汗の気化熱を利用して体温を放散します。高熱・平熱・低体温を皮膚を通して主観的に知ることができます。
⑤ 皮膚に分布するプロビタミンDを日光（紫外線）でビタミンDにし、腸でのカルシウムやリン（骨の材料）の吸収を促進します。
⑥ 皮膚呼吸を行っています。
⑦ アレルギー反応を起こします。

■ 皮膚機能を低下させる原因

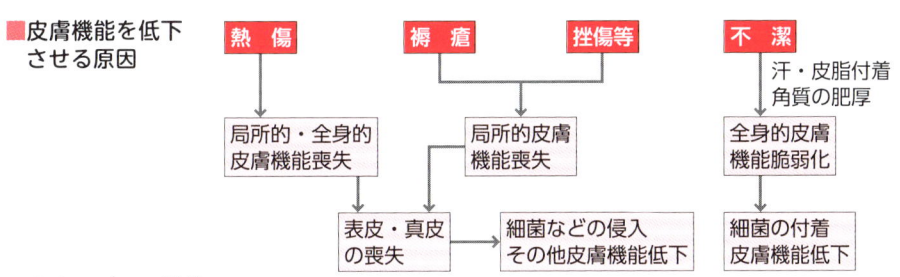

熱傷 → 局所的・全身的皮膚機能喪失 → 表皮・真皮の喪失
褥瘡・挫傷等 → 局所皮膚機能喪失 → 表皮・真皮の喪失 → 細菌などの侵入 その他皮膚機能低下
不潔 → 汗・皮脂付着 角質の肥厚 → 全身的皮膚機能脆弱化 → 細菌の付着 皮膚機能低下

■ 皮膚のバリア機構

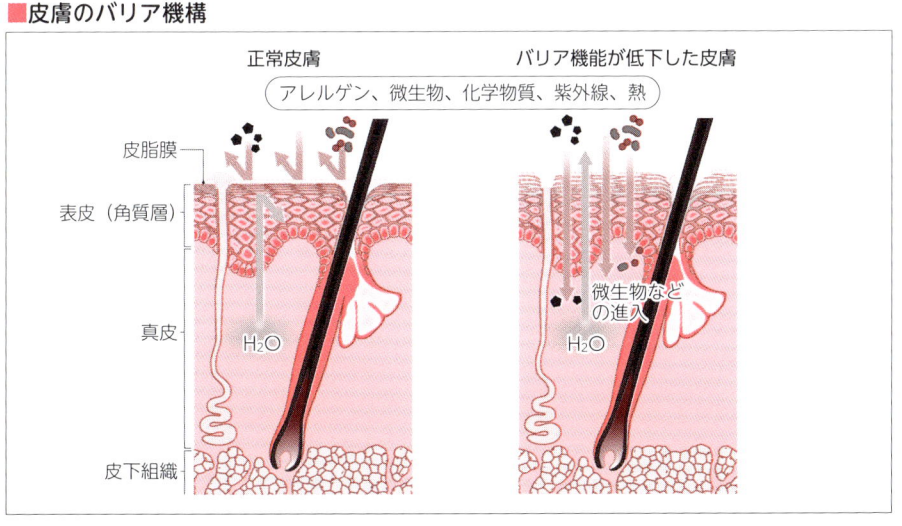

正常皮膚 / バリア機能が低下した皮膚

アレルゲン、微生物、化学物質、紫外線、熱

皮脂膜
表皮（角質層）
真皮
皮下組織

H_2O
微生物などの進入

Q ▶ 掻痒感があるときは何を観察すればいいの？

A
- 痒みは、ヒスタミン、アミノ酸・ペプチド、蛋白分解酵素、胆汁酸などの起痒物質の刺激を表皮の知覚神経が感知し大脳皮質で痒みとして認知されます。
- 掻痒時の症状として以下の項目を観察します。

■ 病態関連図と観察のポイント

起痒物質（刺激） → 表皮内自由神経終末（痛点）の興奮 → 脊髄後根 → 脊髄後根外側 → 脊髄後角部 → 脊髄視床路（腹側） → 視床 → 大脳皮質（痒みの自覚）

大脳皮質 → 引っかき反射 → 皮膚の状態：表皮剥離／びらん／瘢痕

痒みの訴え
- 部位・範囲
- 性質
- 生活への影響
- 不眠
- イライラ
- 集中力欠如など
- 安静の障害

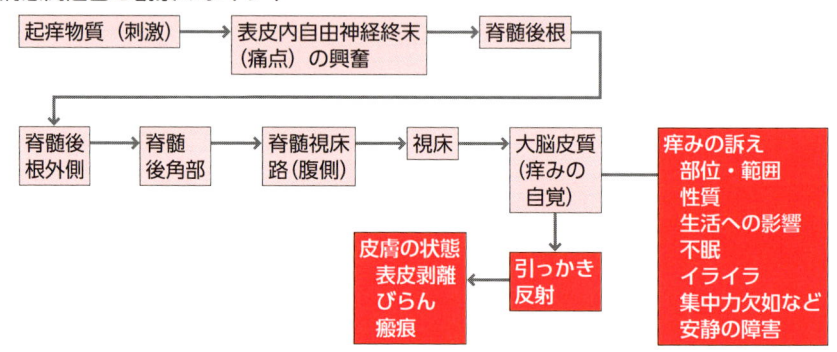

Q ▶ アトピー性皮膚炎では何を観察すればいいの？

A
- アトピー性皮膚炎では、以下のメカニズムで皮膚の痒みが発生します。そのために皮膚を引っかく行動を起こします。
- 引っかく行為により皮膚のバリア機能は破壊され、ますますアレルゲンが侵入しやすくなり悪化します。

■ 病態関連図と観察のポイント

皮膚表面（角層）のバリア機能低下 → アレルゲンの体内侵入 → 肥満細胞の反応 → ヒスタミンの産生 → 知覚神経への刺激 → 大脳への刺激伝達 → 痒み → 引っかく → （皮膚表面のバリア機能低下へ）

アレルゲンの体内侵入 → 皮膚の乾燥

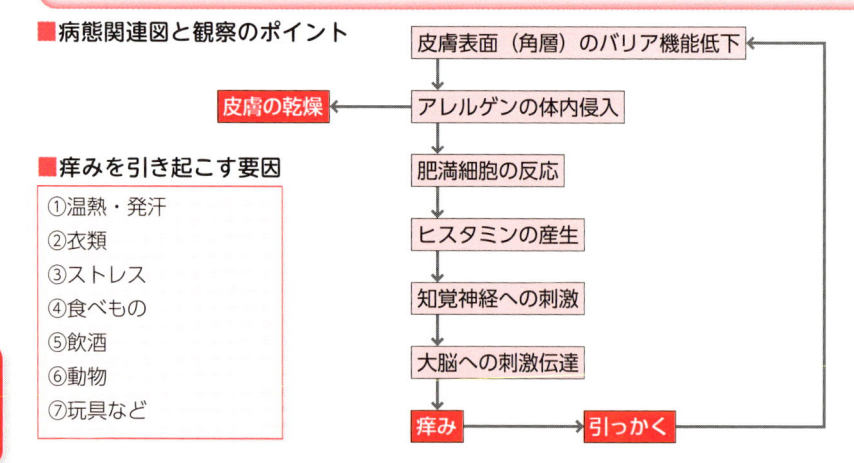

■ 痒みを引き起こす要因
① 温熱・発汗
② 衣類
③ ストレス
④ 食べもの
⑤ 飲酒
⑥ 動物
⑦ 玩具など

◀ アトピー性皮膚炎ではなぜ皮膚が乾燥するの？ ▶

- 角質層は何層も重なって異物の侵入を防いでいる。細胞の間には「セラミド（油成分）」があり水分の蒸発を防いでいるが、それが少ないので乾燥する。

Q ▶ 熱傷では何を観察すればいいの？

A
- 熱湯や油、高熱、蒸気、化学物質などにより皮膚を物理的に損傷した場合を熱傷といいます。
- 皮膚機能を喪失することで、さまざまな症状を呈するので、それらを観察します。

■病態関連図と観察のポイント

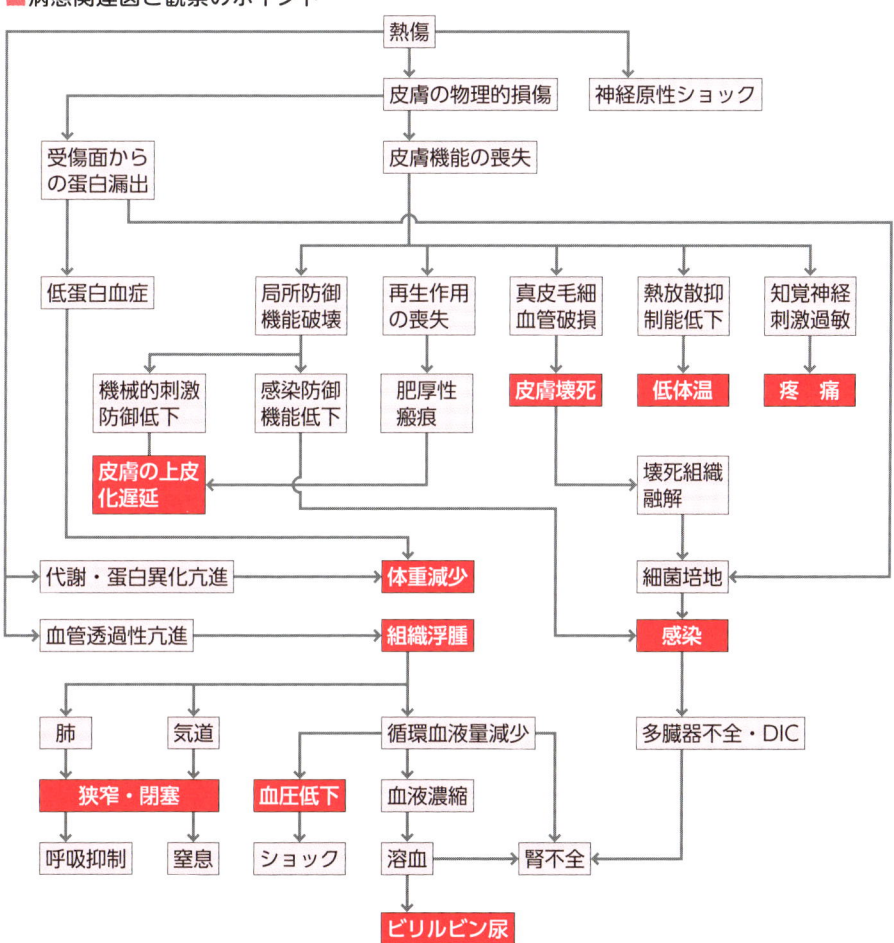

```
熱傷
├─ 皮膚の物理的損傷
│   ├─ 受傷面からの蛋白漏出 → 低蛋白血症
│   └─ 皮膚機能の喪失
│        ├─ 局所防御機能破壊
│        │    ├─ 機械的刺激防御低下 → 皮膚の上皮化遅延
│        │    └─ 感染防御機能低下
│        ├─ 再生作用の喪失 → 肥厚性瘢痕
│        ├─ 真皮毛細血管破損 → 皮膚壊死 → 壊死組織融解 → 細菌培地 → 感染 → 多臓器不全・DIC
│        ├─ 熱放散抑制能低下 → 低体温
│        └─ 知覚神経刺激過敏 → 疼痛
├─ 代謝・蛋白異化亢進 → 体重減少
├─ 血管透過性亢進 → 組織浮腫
│                    ├─ 肺・気道 → 狭窄・閉塞 → 呼吸抑制/窒息
│                    └─ 循環血液量減少 → 血圧低下 → ショック
│                                      └─ 血液濃縮 → 溶血 → ビリルビン尿
│                                                   └─ 腎不全
└─ 神経原性ショック
```

■熱傷深度の判断

分類	傷害組織	症候	治癒期間
Ⅰ度	表皮	発赤・疼痛・熱感・知覚過敏	数日
Ⅱ度（浅達）	真皮（表層）	水疱・強い疼痛・灼熱感	1〜2週間
Ⅱ度（深達）	真皮（深層）	水疱・知覚鈍麻・ピンク〜白色	3〜4週間
Ⅲ度	真皮全層 皮下組織	壊死（白〜黒褐色）・無痛・羊皮紙様	1か月以上 自然治癒しない

Q ▶ 褥瘡の発生予防では何を観察すればいいの？

A
- 褥瘡は、長時間（期間）の臥床により同一局所の圧力が継続し、阻血によって皮膚や皮下組織に壊死が生じる疾患です。
- 下記のような褥瘡の発生因子を観察し、特徴を理解して予防します。

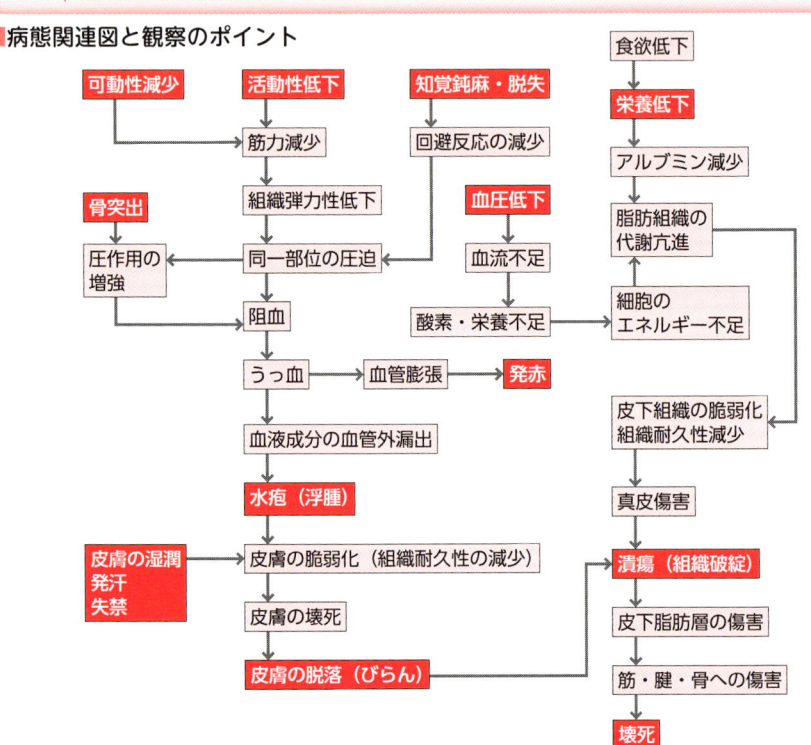

■病態関連図と観察のポイント

```
可動性減少 → 筋力減少
活動性低下 → 筋力減少 → 組織弾力性低下 → 同一部位の圧迫 → 阻血 → うっ血 → 血管膨張 → 発赤
知覚鈍麻・脱失 → 回避反応の減少 → 同一部位の圧迫
骨突出 → 圧作用の増強 → 同一部位の圧迫
血圧低下 → 血流不足 → 酸素・栄養不足
食欲低下 → 栄養低下 → アルブミン減少 → 脂肪組織の代謝亢進 → 細胞のエネルギー不足 → 皮下組織の脆弱化・組織耐久性減少 → 真皮傷害 → 潰瘍（組織破綻）→ 皮下脂肪層の傷害 → 筋・腱・骨への傷害 → 壊死
うっ血 → 血液成分の血管外漏出 → 水疱（浮腫）→ 皮膚の脆弱化（組織耐久性の減少）→ 皮膚の壊死 → 皮膚の脱落（びらん）→ 潰瘍（組織破綻）
皮膚の湿潤・発汗・失禁 → 皮膚の脆弱化（組織耐久性の減少）
```

■褥瘡予防の観察項目

観察項目	観察内容
運動障害の程度	・自力で体位変換ができない・しない状態で同一部位に圧力が加わると、皮膚や皮下組織の阻血により細胞が壊死し褥瘡が発生する ・関節に拘縮があると骨と皮膚の間（皮下組織）が薄く、骨の圧力の作用点が限局化されるため褥瘡ができやすくなる
知覚障害の程度	・麻痺があるとしびれや痛みを感じないので、異常を回避できなくなる ・麻痺の程度や範囲を観察する ・異常を感じても自力で体位変換ができなければ褥瘡を発生する危険がある
コミュニケーション手段	・痛みなどを看護師に伝える手段を確認する
栄養状態	・体型がやせている（皮下組織が薄い）とクッションがないので、褥瘡ができやすくなる ・体格や体型の特徴を観察する ・栄養に関連する検査データや食事摂取状況（量や咀嚼など）を観察し、確認する
皮膚の状態	・皮膚の湿潤や浮腫は皮膚の脆弱化のあらわれなので、湿潤や浮腫の有無を観察する ・発赤や表皮剥離などの有無を観察する
骨の突起	・骨が突出していると圧力の加わり方が大きくなる
寝具類	・シーツのしわや柔軟性、掛け布団の重さを観察する ・マットの硬さを観察する

■褥瘡発生の要因（Bradenら）

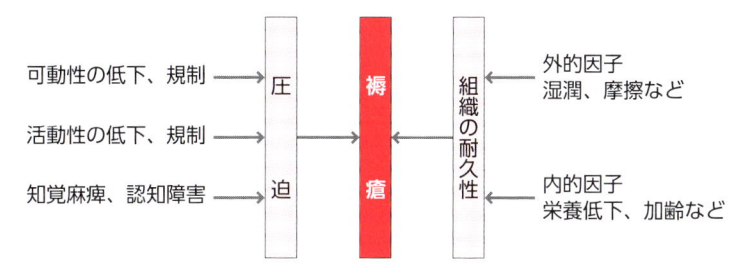

可動性の低下、規制 ──→ 圧迫 ──→ 褥瘡 ←── 組織の耐久性 ←── 外的因子　湿潤、摩擦など
活動性の低下、規制 ──→
知覚麻痺、認知障害 ──→
　　　　　　　　　　　　　　　　　　　　　　　　　　　　　　　　　内的因子　栄養低下、加齢など

■褥瘡の NPUAP 分類

DTI 疑い	圧力および/またはせん断力によって生じる皮下軟部組織の損傷に起因する、限局性の紫または栗色の皮膚変色、または血疱
ステージⅠ	通常骨突出部位に限局する消退しない発赤を伴う、損傷のない皮膚。暗色部位の明白な消退は起こらず、その色は周囲の皮膚と異なることがある
ステージⅡ	スラフを伴わない、赤色または薄赤色の創底をもつ、浅い開放潰瘍として現れる真皮の部分欠損。破れていないまたは開放した/破裂した血清で満たされた水疱として現れることがある
ステージⅢ	全層組織欠損。皮下脂肪は確認できるが、骨、腱、筋肉は露出していないことがある。スラフが存在することがあるが、組織欠損の深度が分からなくなるほどではない。ポケットや瘻孔が存在することがある
ステージⅣ	骨、腱、筋肉の露出を伴う全層組織欠損。黄色または黒色壊死が創底に存在することがある。ポケットや瘻孔を伴うことが多い
判定不能	創底で、潰瘍の底面がスラフ（黄色、黄褐色、灰色または茶色）および/またはエスカー（黄褐色、茶色、または黒色）で覆われている全層組織欠損

阻血以外の褥瘡の発生要因

1. 皮膚の湿潤
● 尿や便の失禁、多汗により皮膚の弾力性は低下し、また感染しやすくなる。
2. 低栄養
● 低アルブミン血症により細胞に栄養や酸素が十分に運搬されないと浮腫ができる。浮腫のある皮膚は弱い状態になる。そこにさらに圧迫が加わるとますます細胞の血流が阻害され細胞は死滅してしまう。したがって褥瘡のできるのが早くなる。
3. 皮下組織の弾力性の低下、萎縮
● 骨などの突出部が多いと圧迫の影響を強く受け褥瘡ができやすくなる。
4. 麻痺、術後など
● 自力で体動ができない。
5. 皮膚の摩擦やずれ
● 皮膚に挫傷をつくり圧迫を受けやすくし、また滲出液により摩擦や密着性を増加させ組織のずれ（引っ張る）が起き褥瘡ができやすくなる。

略語
NPUAP：National Pressure Ulcer Advisory Panel（ナショナル プレッシャー アルサー アドヴァイザリー パネル）米国褥瘡諮問委員会
DTI：deep tissue injury（ディープ ティシュー インジャリー）深部組織損傷

Q ▶ 褥瘡予防のために座位のときは何を観察すればいいの？

A ●褥瘡予防のために、座位では①床面と足底、②膝の角度、③座面と上体が90度になっているかどうかを観察します。

- 90度の姿勢は、殿部と大腿後面、足底部の底面積が最大限に広い状態なので、作用と反作用の力を分散でき、最大に除圧（圧力を分散する）ができます。
- 体がずれると底面積が狭くなるだけではなく、皮膚のよじれができて体圧により阻血が生じます。
- 90度の姿勢により、褥瘡の危険因子を取り除く姿勢を保つことができます。

■ 90度ルールの姿勢

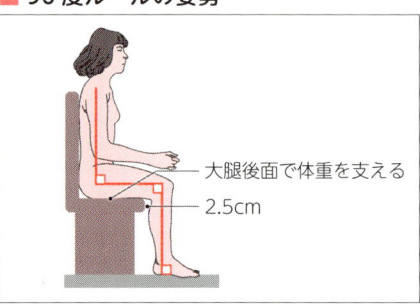

大腿後面で体重を支える
2.5cm

褥瘡予防の看護

①長時間の同一部位の圧迫を防ぐため、長くても2時間以内に体位変換を行う。
②皮膚の清潔を維持し皮膚の脆弱化を防ぐ。おむつなどで蒸れないようにし、汚染したらすぐに清拭し、取り替える。
③シーツのしわや点滴ライン・カテーテルなどが体の下にならないようにする。
④ベッドアップ（頭側挙上）は、30度までとし、仙骨部位への圧力が少なくてすむように調整する。
⑤栄養を確実に摂取してもらう。食事内容・食事量・咀嚼状況・食事摂取時間などを観察する。
⑥摩擦やズレなどにより皮膚を傷つけない。

Q ▶ 体位変換はなぜ必要なの？

A ●一般的に70mmHgの圧力が2時間以上加わると皮膚の虚血性変化が起きるといわれています。体位変換を2時間ごとに行って一定部位の阻血を予防して合併症を防いでいるわけです。

- 私たちは、睡眠中でも200回以上の体動をしているといわれています。それがなぜかはわかりませんが、少なくとも同一体位でいることは苦痛ですし、自分の体の重さ（体圧）は、重力により下側にかかります。
- 体と物体との接点部では重力と反作用による圧力がかかります。こうした状態で一定時間、同一部位に圧力がかかると阻血を起こします。
- 阻血は、血流によって細胞の活性に必要な栄養や酸素が供給されないことを意味します。したがって当然細胞は死滅していきます。
- これが褥瘡や沈下性肺炎、気管内チューブのカフ内圧（30mmHgで乏血が起きる）による粘膜壊死など、さまざまな圧迫による細胞の壊死です。
- 褥瘡の場合は、皮膚の毛細血管の圧力（32mmHg）以上の圧迫が長時間加わると、皮膚の虚血性変化（発赤、腫脹）が現れます。これを放置するとびらん、潰瘍、壊死へと進行します。

Q ▶ 褥瘡予防のために側臥位のときは何を観察すればいいの？

A
- 側臥位をとってもよいかどうか（症状が悪化しないか）という視点と、側臥位による皮膚障害（褥瘡発生）に気をつけます。
- 側臥位は床面（ベッド）に対して90度になるような完全側臥位は行わず、側臥位30度で行うと褥瘡好発部位（仙骨）の除圧効果が得られます。

■ 側臥位が可能か否かの判断が必要な事例

左側臥位が可能か	心臓疾患	体圧を心臓にかけて心臓の仕事量が増え悪化しないか
	脳室ドレナージ中	設定圧が変化しないか
	左半身麻痺	静水圧がないため左下側に浮腫が増強しないか
	呼吸器疾患	換気面積、胸郭の動きに影響し呼吸困難が増強しないか
	頸椎・腰椎疾患	肢位が保てるか 頸椎・腰椎にねじれが起きないか
	牽引中	牽引効果があるか、悪化する体位にならないか
右側臥位が可能か	脳室ドレナージ中	設定圧が変化しないか
	右半身麻痺	静水圧がないため右下側に浮腫が増強しないか
	呼吸器疾患	換気面積、胸郭の動きに影響し呼吸困難が増強しないか
	頸椎・腰椎疾患	肢位が保てるか 頸椎・腰椎にねじれが起きないか
	牽引中	牽引効果があるか、悪化する体位にならないか

■ 30度側臥位

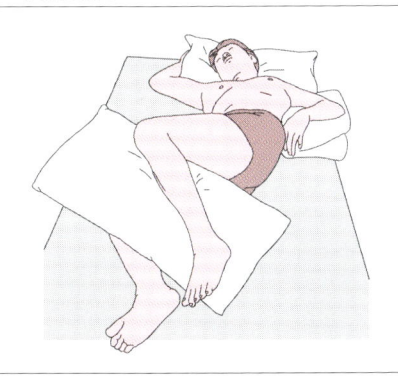

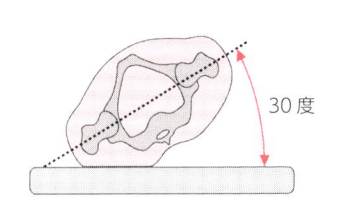

お役立ちコラム

褥瘡の評価：DESIGN

DESIGNは、褥瘡の治癒過程を評価するためのツールで、① depth（深さ）、② exudate（滲出液）、③ size（大きさ）、④ inflammation/infection（炎症／感染）⑤ granulation tissue（肉芽組織）、⑥ necrotic tissue（壊死組織）⑦ pocket（ポケット）の状態を診査し評価する。

Q ▶ 疼痛のあるときは何を観察すればいいの？

A
- 痛みの程度と部位を観察します。
- 客観的に痛みの程度を把握することは不可能なので、苦痛表情や痛みに伴う苦悶動作、切迫した痛みの訴え（語調）などをありのままに観察します。

- 痛みは、あらゆる疾患に発生する症状です。
- 知覚神経の圧迫や神経・血管・組織へ癌組織が浸潤することで痛みを生じます。管腔臓器は腹腔神経叢が存在するため実質臓器より痛みが強くなります。

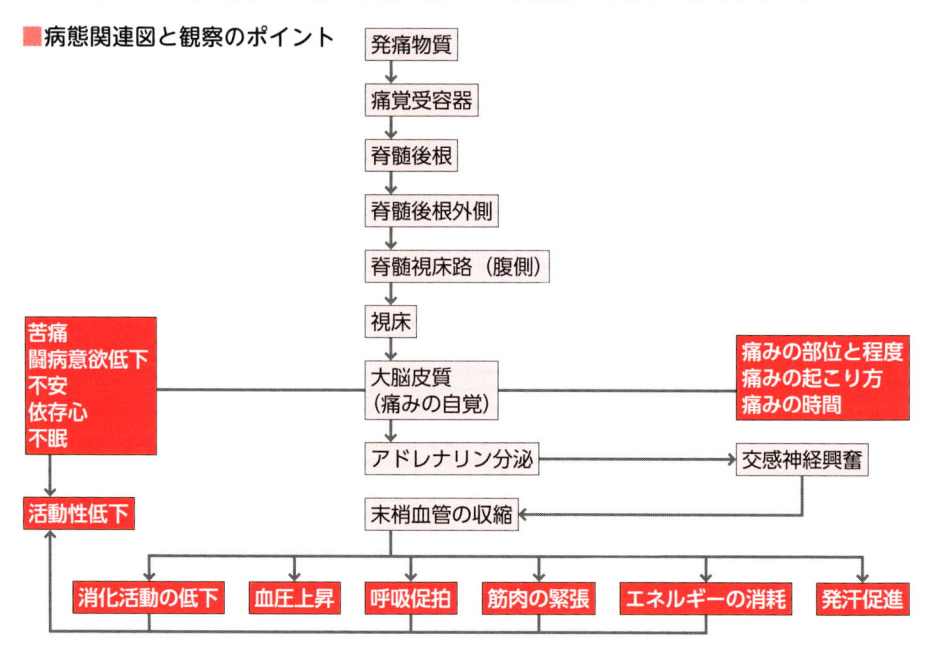

■病態関連図と観察のポイント

発痛物質 → 痛覚受容器 → 脊髄後根 → 脊髄後根外側 → 脊髄視床路（腹側）→ 視床 → 大脳皮質（痛みの自覚）→ アドレナリン分泌 → 交感神経興奮 → 末梢血管の収縮

大脳皮質（痛みの自覚）より：
- 苦痛／闘病意欲低下／不安／依存心／不眠
- 痛みの部位と程度／痛みの起こり方／痛みの時間

末梢血管の収縮より：
- 消化活動の低下 → 活動性低下
- 血圧上昇
- 呼吸促拍
- 筋肉の緊張
- エネルギーの消耗
- 発汗促進

■痛みの評価スケール

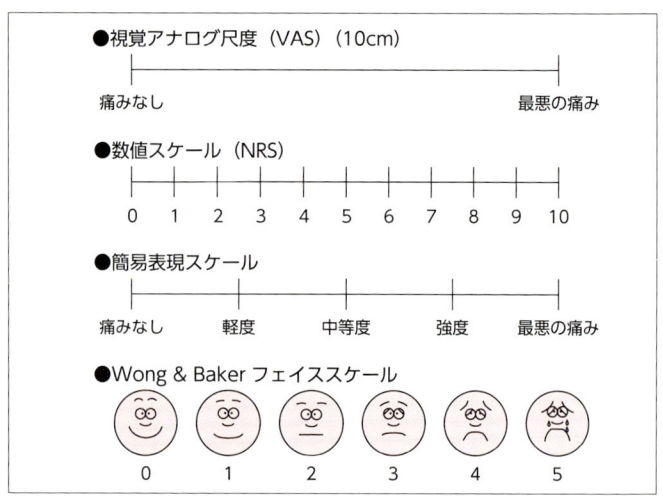

- 視覚アナログ尺度（VAS）（10cm）
  痛みなし ――――――― 最悪の痛み

- 数値スケール（NRS）
  0 1 2 3 4 5 6 7 8 9 10

- 簡易表現スケール
  痛みなし　軽度　中等度　強度　最悪の痛み

- Wong & Baker フェイススケール
  0　1　2　3　4　5

Q ▶ 非ステロイド性抗炎症薬（NSAIDs）はどのように効くの？

A ●発熱、発痛物質の産生抑制、痛覚刺激の伝導抑制、熱の放散、疼痛閾値の上昇により発熱や疼痛、腫脹、発赤などの炎症徴候を改善します。

■非ステロイド性抗炎症薬（NSAIDs）の作用と副作用

分類	一般名	商品名	作用	副作用
サリチル酸系	アスピリン	アスピリン サリチゾン バファリン	・プロスタグランジンやロイコトリエン（発熱、発痛物質）の産生を抑制し鎮痛、抗炎症作用を発揮する	消化性潰瘍、耳鳴、出血傾向、肝障害、浮腫、腎障害、発赤疹、喘息、難聴、痙攣、めまい、頭痛、髄膜刺激症状、溶血性貧血、再生不良性貧血、顆粒球減少
	サリチル酸ナトリウム	サルソニン カシワドール		
アントラニル酸系	メフェナム酸	ポンタール		
	フルフェナム酸	オパイリン		
アニリン系	アセトアミノフェン	ピリナジン	・痛覚刺激によるインパルス発生を抑制し、鎮痛作用を発揮する	
	フルフェナム酸アルミニウム	オパイリン		
ピラゾール系	スルピリン	メチロン		
プロピオン酸系	イブプロフェン	ブルフェン	・体温調節中枢に作用し末梢血管の血流量を増加させ熱の放散を大きくし解熱させる	
	ナプロキセン	ナイキサン		
	オキサプロジン	アルボ		
	チアプロフェン	スルガム		
	ロキソプロフェンナトリウム	ロキソニン		
	フルルビプロフェン	フロベン		
	ザルトプロフェン	ソレトン		
	プラノプロフェン	ニフラン		
アリール酢酸系	インドメサシン	インダシン インテバン	・肥満細胞からヒスタミンの遊離を抑制し抗炎症作用を発揮する	
	ジクロフェナクナトリウム	ボルタレン		
	スリンダク	クリノリル	・疼痛閾値を上昇させ痛みを感じる感覚を低下させ鎮痛作用を発揮する	
	アセメタシン	ランツジール		
	インドメタシンファルネシル	インフリー		
	アンフェナクナトリウム	フェナゾックス		
オキシカム系	ピロキシカム	フェルデン		
	アンピロキシカム	フルカム		
	ピロキシカム	フェルデン		
	メロキシカム	モービック		
	ロルノキシカム	ロルカム		
	メロキシカム	モービック		
フェナム系	メフェナム酸	ポンタール		
	フルフェナム酸アルミニウム	オパイリン		

略語
- **VAS**：visual analog scale（ヴィジュアル アナログ スケイル）視覚アナログ尺度
- **NRS**：numeric rating scale（ニュメリック レイティング スケイル）数字評定尺度
- **NSAIDs**：non-steroidal anti-inflammatory drugs（ノンステロイダル アンタイインフラマトリー ドラッグス）非ステロイド性抗炎症薬

Q ▶ 麻薬性、非麻薬性鎮痛薬はどのように効くの？

A ●鎮痛薬は、手術、処置、検査等の鎮静（不安や疼痛の緩和）のために用いられます。鎮痛薬は、中枢の知覚神経路の遮断や疼痛閾値の上昇、発痛物質の産生を抑制する作用があります。鎮痛薬の目的は、精神的苦痛や生活力の低下、身体への影響（循環や呼吸など）を改善し、その人らしく生活できるように整えることです。

■鎮痛薬の作用と副作用

分類	薬品名	商品名	経路	最大効果発現時間	有効時間	作用	副作用
麻薬性鎮痛薬	モルヒネ	モルヒネ塩酸塩、オプソ	経口	0.5〜1時間	3〜5時間	・中枢神経の麻薬受容体（μ、δ、κ）のいずれか、もしくは複数の受容体に作用して脊髄に疼痛情報が入らないように遮断しまた脳幹部に作用して脊髄への下行性抑制の経路を活性する ・大脳辺縁系に作用して痛みの感受性を低下させる ＊作用発現順 大脳皮質＞延髄＞脊髄	呼吸抑制、依存性、視力障害、胆道痙攣、気管支収縮、頻脈、不整脈、血圧変動、頭蓋内圧亢進、口渇、便秘、嘔吐、めまい、排尿障害、不安、幻覚、発疹
		パシーフカプセル		40〜60分	24時間		
		モルペス細粒		2〜4時間	8〜12時間		
		ピーガード錠		4〜6時間	24時間		
		MSコンチン錠		2〜4時間	8〜14時間		
		カディアンカプセル		7〜8時間	24時間		
		アンペック坐剤	直腸内	1〜2時間	6〜10時間		
		モルヒネ塩酸塩注、アンペック注	静注	10分以上	持続注射		
			皮下注	10〜20分以上			
	コデインリン酸塩	リン酸コデイン散	経口	1〜2時間	4〜6時間		
	フェンタニル	デュロテップMTパッチ	貼付	24〜48時間	24〜72時間		
	オキシコドン塩酸塩	オキシコンチン錠	経口	2〜3時間	12時間		
		オキノーム散		100〜120分	4〜6時間		
	ペチジン塩酸塩	オピスタン	皮下・筋注	0.5〜1時間	4〜5時間		
			経口	1〜2時間	4〜6時間		
	アヘンアルカロイド配合	オピスコオピアト	皮下・筋注	0.5〜1.0時間	4〜6時間		
非麻薬性鎮痛薬	ブプレノルフィン塩酸塩	レペタン坐剤	直腸内	1時間以内	8〜12時間	・炎症や疼痛に関与するプロスタグランジンやロイコトリエンなどの発痛物質の合成を抑制する ・中枢神経の痛覚伝導を抑制する	呼吸抑制、血圧低下、錯乱、幻覚、便秘、不整脈、悪心、嘔吐
		レペタン注	筋注	1時間以内	4〜10時間		
	塩酸ペンタゾシン	ソセゴン、ペンタジン、ペルタゾン	経口	1〜1.5時間	3時間		
		ソセゴン、ペンタジン	皮下・筋注	0.5〜1時間	2〜3時間		

Q ▶ 眼科で使われる麻酔の特徴は何？

A ●眼科手術のほとんどは局所麻酔で行われます。点眼麻酔、瞬目麻酔、球後麻酔、浸潤麻酔があり、目的や特徴は以下の通りです。

■眼科麻酔の種類と特徴

種類	目的	適応	方法	特徴
点眼	角膜と結膜表面の知覚神経末端部を麻酔する	翼状片、角膜輪郭近くの結膜腫瘍摘出術、白内障	2〜3分間隔でしみなくなるまで麻酔薬を点眼する	・手技が容易で吸収が早い ・洗眼時の開眼が容易である ・持続時間が短い（血管収縮薬を併用すると長くなる）
球後	眼球運動と眼球知覚の両方を麻酔する	白内障、緑内障、網膜剥離の強膜内陥術、外眼筋手術	麻酔薬を眼球の後方にある眼窩に注射する	・眼球と外眼筋の無痛が図れる ・効きが悪いと眼球運動が見られ手術が困難となる ・球後出血、眼球穿孔などの危険
瞬目	術中の眼球圧迫を少なくし、強く閉眼できなくする	白内障、角膜移植等	顔面神経、眼輪筋を麻痺させ閉瞼できないようにする	・眼内圧を低下させるので前房を保つことができ手術しやすい ・アナフィラキシーショック、中毒
浸潤	結膜下や局所を麻酔する	結膜・眼瞼・涙器の手術	皮下注射する	・アナフィラキシーショック（冷汗、悪寒、血圧低下、頻脈、呼吸困難、嘔吐など）

■麻酔薬の種類と特徴

一般名	リドカイン	ブピバカイン	オキシブプロカイン
商品名	キシロカイン	マーカイン	ベノキシール
作用発現	早い（1〜2分）	遅い（2〜5分）	15秒
作用時間	短い（1時間）	長い（数時間）	15分程度

■術前与薬

散瞳薬	・手術時に最大の散瞳を達成するために、トロピカミド（ミドリン）やフェニレフリン（ネオシネジン）を術前1〜2時間前より30分ごとに点眼する
縮瞳予防薬	・手術中の縮瞳を防ぐために行うもので、ジクロフェナクナトリウム（ジクロード）などを術前1〜2時間前より30分ごとに点眼する
眼圧降下薬	・眼圧を下げることにより硝子体圧を下げ、硝子体圧が下がると水晶体圧が下がり手術操作が容易となり、患者の時間的な負担も少なくなることから行われる ・アセタゾラミド（ダイアモックス等）の内服やマニトール点滴が行われる

Q ▶ 白内障ではどのような手術が行われるの？

A ●白内障は、長年にわたる水晶体の代謝障害により徐々に水晶体が混濁し、悪化すると視力低下をきたします。初期では点眼薬により保存的に治療が行われますが、進行すれば以下のような、視力機能を回復させるための手術が行われます。

1）超音波乳化吸引術

- 超音波チップで水晶体の乳化吸引（超音波で核を壊し皮質とともに吸引する）を行い、混濁した水晶体を除去します。
- 嚢外水晶体摘出術よりも切開創が小さくてすみ、ほとんどが無縫合で行われます。
- 無縫合のもつ意味：手術創を縫合しないことで乱視の変化を少なくし、術後早期に乱視が安定し視力機能を回復させることができます。

2）眼内レンズ挿入術

- 水晶体は凸レンズの働きをしています。白内障ではその水晶体を除去するので水晶体の代替として眼内レンズ（IOL）を挿入します。
- レンズは、挿入する位置により後房レンズか前房レンズのいずれかに分かれます。
- レンズが挿入できない場合は、術後に眼鏡かコンタクトレンズによる矯正が必要になります。

■超音波乳化吸引術

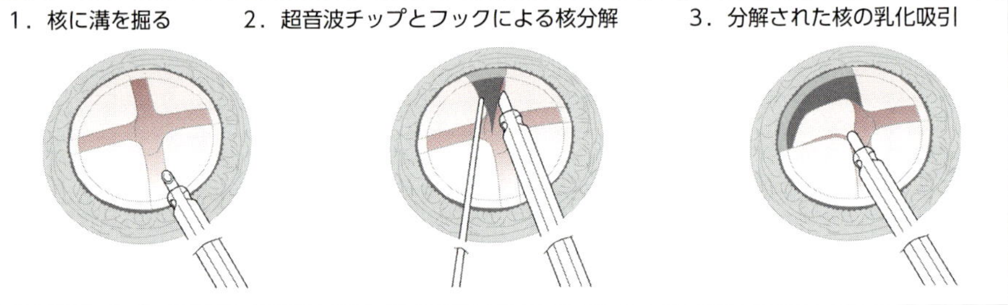

1．核に溝を掘る　　2．超音波チップとフックによる核分解　　3．分解された核の乳化吸引

■白内障手術（超音波乳化吸引）および眼内レンズ（IOL）挿入術

1．先端を曲げた注射針で前嚢を切開し、強膜の切開孔から水晶体核を摘出する
2．水晶体皮質を吸引してできるだけ取り除き、嚢内に眼内レンズを挿入する

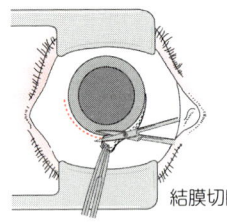

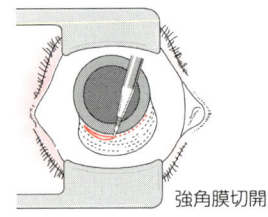

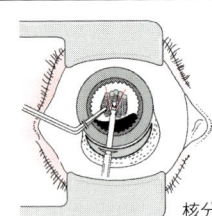

結膜切開　　核分割　　強角膜切開　　水晶体皮質吸引

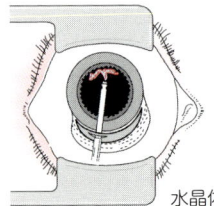

N 手術前後の看護のポイント

1) 術前の看護
- 高齢者が多いため不安や恐怖の軽減を図ります。
- 手術1週間前より抗菌点眼薬（タリビッド、ノフロ、バクシダール等）を1日3～4回点眼し、菌数を減少させるため（術野の無菌化）の予防点眼を確実に行います。
- 眼圧のコントロールを図る薬剤の与薬管理を確実に行います。
- 高齢であるために合併症を有している場合が多く見られるので、その軽減・安定へのかかわりを行います。

2) 術後の看護
- 粘弾性物質の残留により一過性に眼圧が上昇し、眼痛、頭痛を起こすことがあるので我慢させないで、鎮痛薬を投与します。
- 患部の保護：安静時間は4時間程度ですが、患部の圧迫や叩打、力み等が原因で創部の離開、前房出血等を起こしたり、眼内レンズ挿入者では、水晶体の脱臼や偏位、緑内障併発などを起こす原因となることがあります。
- 創部は眼帯により保護され、片目の状態であるので、視野や遠近感に障害が生じ、思わぬ事故につながることがあるので、介助や注意を要します。
- 点眼薬の確実な投与：感染予防目的により抗生物質や消炎剤の点眼を行います。患者の状態により介助をし、確実に点眼できるようにします。

■白内障手術の種類

略語	手術内容
ICCE	水晶体を嚢ごと摘出
ECCE	水晶体前嚢、強角膜を切開し、核、皮質を摘出
PEA	超音波で乳化させ、核、皮質を摘出
IOL	水晶体摘出後に人工レンズを移植

略語
- **IOL**：intraocular lens（イントラアキュラー レンズ）眼内レンズ
- **ICCE**：intracapsular cataract extraction（イントラカプスラー カタラクト エクストラクション）水晶体嚢内摘出術
- **ECCE**：extracapsular cataract extraction（エクストラカプスラー カタラクト エクストラクション）水晶体嚢外摘出術
- **PEA**：phacoemulsification and aspiration（ファコエマルシフィケイション アンド アスピレイション）水晶体乳化吸引術

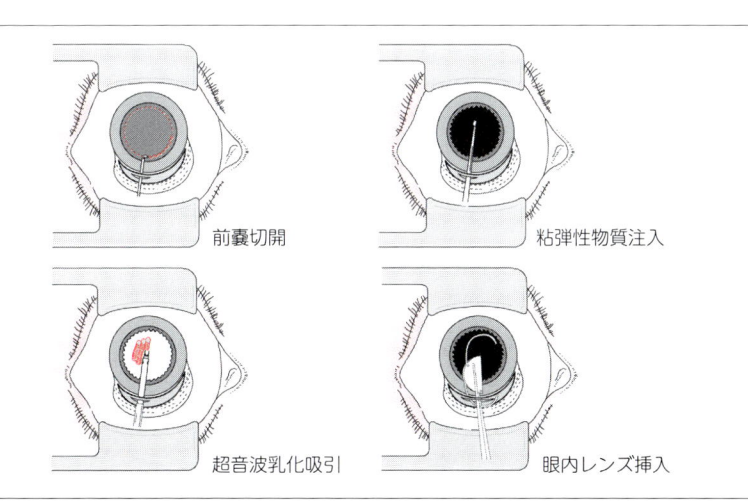

前嚢切開

粘弾性物質注入

超音波乳化吸引

眼内レンズ挿入

Q ▶ 緑内障では何を観察すればいいの？

A ●緑内障は、毛様体で生成される房水（眼圧を保つ、眼に栄養を与える）の流れが障害されて眼圧が上昇し、視野欠損が起きます。放置すると失明を起こします。

■緑内障の症状発生のメカニズム

虹彩・水晶体・角膜の間が狭い → 隅角に房水が流れない → 眼圧上昇（正常：10〜20mmHg） → 視神経乳頭部（視神経の束が眼球から脳へ向かう部分）の障害 → 視野欠損 → 失明

■緑内障の視野欠損

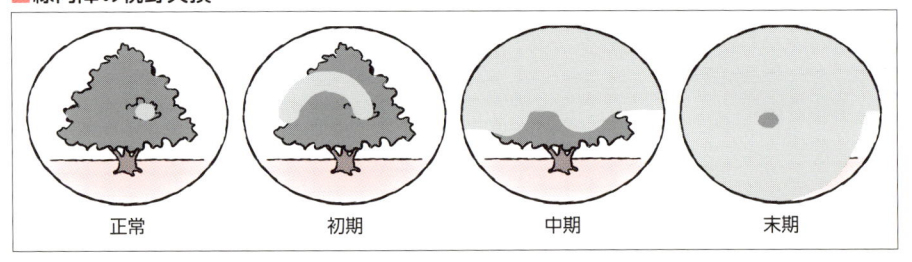

正常　初期　中期　末期

Q ▶ 緑内障ではどのような手術が行われるの？

A ●緑内障は房水の産生と排出のバランスが崩れ、眼内圧が上昇（正常では眼圧10〜20mmHg）して視力障害をもたらす病態をいい、手術は以下の術式で行われます。

1）線維柱帯切除術
- ●トラベクレクトミーとも言い、眼球壁に穴を開けて房水を眼球の外に出すことを目的に行われます。
- ●開放隅角緑内障（隅角は狭くないが機能が悪く房水の流れが悪い）に行われる手術です。

2）線維柱帯切開術
- ●トラベクロトミーとも言い、房水の流出路である隅角を切開して、房水を流出しやすくする目的で行われます。
- ●開放隅角緑内障に行われる手術です。

3）虹彩切除術
- ●イリデクトミーとも言い、虹彩を切除して、前房からの房水の流れをよくするために行われます。
- ●閉塞隅角緑内障（虹彩の根元が前に出て隅角が狭くなり、房水の流出が障害される）に行われる手術です。

■房水の流れ

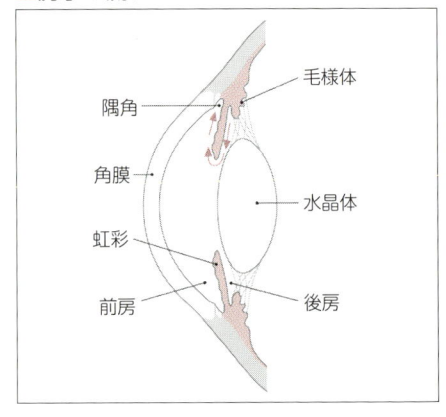

毛様体、隅角、角膜、水晶体、虹彩、前房、後房

■緑内障の種類

原発閉塞隅角緑内障

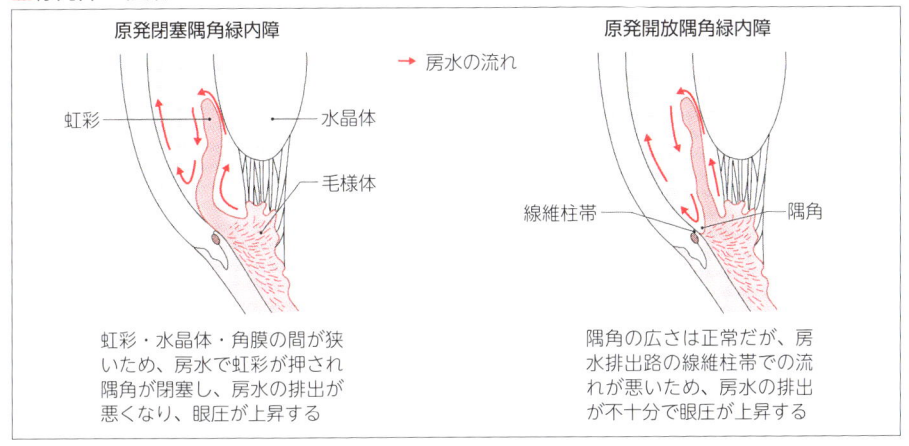

→ 房水の流れ

虹彩・水晶体・角膜の間が狭いため、房水で虹彩が押され隅角が閉塞し、房水の排出が悪くなり、眼圧が上昇する

（虹彩、水晶体、毛様体）

原発開放隅角緑内障

隅角の広さは正常だが、房水排出路の線維柱帯での流れが悪いため、房水の排出が不十分で眼圧が上昇する

（線維柱帯、隅角）

■トラベクレクトミー　　■トラベクロトミー 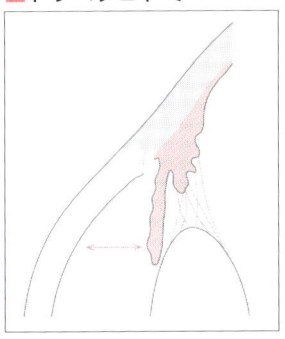　　■イリデクトミー

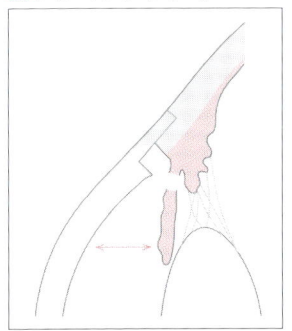

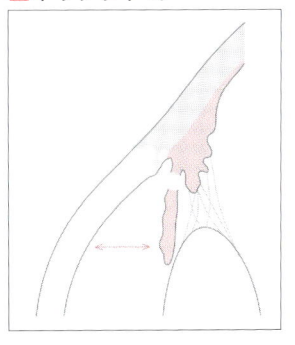

🅝 手術前後の看護のポイント

1）術前の看護

- 縮瞳薬の投与を確実に行い眼圧を下げます。1〜2％ピロカルピンの点眼により瞳孔を縮瞳させると、虹彩が中央に引き寄せられ、隅角が広くなることで房水の流出を促進させます。それによって眼圧を下げることができます。術前数時間前に2〜3回点眼します。
- 炭酸脱水素酵素阻害薬を投与し眼圧を下げます。アセタゾラミド（ダイアモックス等）やジクロルフェナミド（ダラナイド等）を投与することにより、房水の産生を抑制することができ、眼圧の上昇を防ぐことができます。
- β遮断薬や交感神経刺激薬の点眼を行います。開放隅角緑内障の場合に行い、瞳孔の縮瞳による房水の流出促進と末梢血管を収縮させ、房水の産生を抑制して眼圧の上昇を防ぐことができます。

2）術後の看護

- 安静度や一般的経過は白内障術後に準じます。
- トラベクロトミー術後は、1〜2％ピロカルピン点眼を朝夕2回程度行います。

＊虹彩を縮瞳することによりトラベクロトミー部位への嵌頓を予防することができます。
＊トラベクレクトミーの場合は使用しません。

- 失明の不安や恐怖に対する精神的ケアを行います。

Q ▶ 網膜剥離の手術後はなぜ体位が規制されるの？

A ●網膜剥離の手術後は、タンポナーデ効果をあげるために、裂孔部位が上になるような体位にします。

1. 術後の体位

- 網膜剥離では、網膜が神経網膜と網膜色素上皮層の間で剥離しています。その網膜にできた裂孔を閉鎖し、剥離した網膜を元の位置に戻す（復位）のために手術が行われます。またタンポナーデ物質を眼内に注入します。
- タンポナーデ物質が注入された場合、タンポナーデ物質は水より軽いので、上の部位をタンポナーデすることになります。したがって術後の体位は裂孔部位が上（タンポナーデ効果をあげるために）になるようにします。裂孔部位により体位は以下のようになります。

　　黄斑部→腹臥位
　　上方の裂孔→座位
　　右目の耳側→右上側臥位
　　右目の鼻側→左側臥位
　　毛様体扁平付近の限局→仰臥位

2. 術式と目的・効果

1）網膜復位術

- 網膜に裂孔が生じると、液化硝子体が裂孔を通って網膜の下に入り込み剥離を起こします。したがって硝子体と剥離網膜下との交通を遮断すれば裂孔は閉鎖します。

■網膜剥離の種類

裂孔原性網膜剥離	網膜裂孔から液化した硝子体が網膜下に入り込み剥離が生じる	網膜剥離の発生／裂孔に流れ込む硝子体液
非裂孔原性網膜剥離	牽引性網膜剥離：糖尿病網膜症により新生血管が生じて増殖網膜症を引き起こし、網膜を牽引し剥離が生じる	水晶体／硝子体／網膜／網膜剥離／新生血管
	滲出性網膜剥離：脈絡膜や網膜の血管の病変により浸透圧の亢進や滲出性変化が生じ網膜を剥離する	硝子体／網膜剥離／脈絡膜の腫瘍

- 網膜剥離下にある網膜色素上皮層は、水分を眼球外へ出す力があるので、裂孔を閉鎖すれば網膜が復位できます。
- 網膜下液が多い場合はガスを入れることがあります。

2）硝子体手術

- 硝子体腔内に出血などの混濁物がある場合や増殖性病変により網膜牽引や裂孔形成がある場合に、混濁物や増殖膜による牽引を開放する目的で切除が行われます。
- 硝子体を切除することにより硝子体ゲルによるタンポナーデ効果が失われるので、網膜剥離の復位のために一定圧（20〜55mmHg）の空気を眼内に注入します。
- 網膜剥離の瘢痕癒着が完成するには2週間ほどを要します。
- その間、網膜伸展の補助としてシリコンオイルやガスを注入する必要があります。

■ 網膜剥離手術

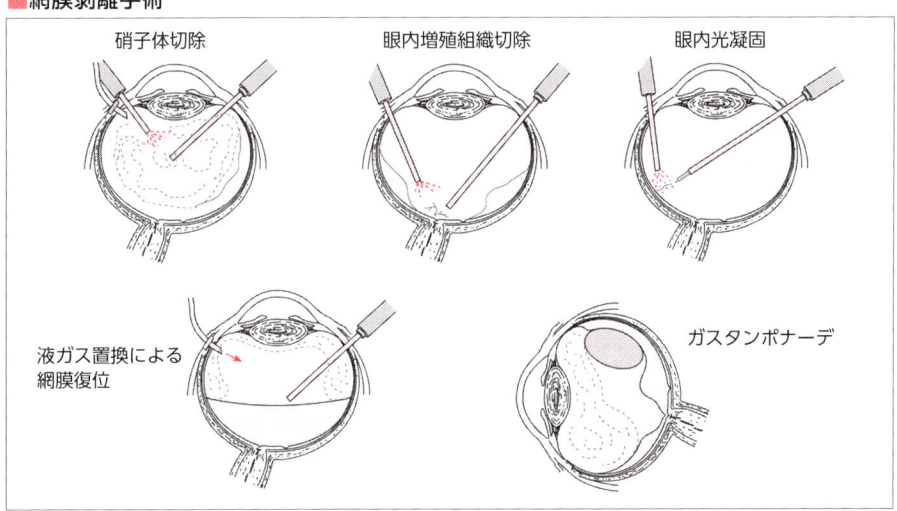

硝子体切除　　　眼内増殖組織切除　　　眼内光凝固

液ガス置換による網膜復位　　　ガスタンポナーデ

N 術後の看護のポイント

- 術後1時間ぐらいはベッド上安静とします。トイレ歩行は可能です。
- 網膜の復位、再剥離、合併症の予防のために、術後数病日は同一体位となるので、クッションなどにより姿勢の安楽を工夫します。
- 痛みは我慢させず鎮痛薬などで対応します。
- 術後の体位や著しい視力回復が望めないこと、長期の入院、再手術などから精神的ケアが必要です。
- 感染予防の点眼を忘れないように確認することと、また点眼の介助をします。
- 以下の合併症に気をつけます。
① 感染：術側の清潔の保持、点眼を行います。
② 眼圧上昇：頭痛や眼痛、嘔気・嘔吐を訴えた場合は、医師へ連絡します。原因として、術中の粘弾性物質の残存、房水循環障害、前房形成不全による隅角閉塞、膨張ガス（原因として最も多く、気体の膨張は注入後6〜8時間がピークである）などがあり、ガスタンポナーデによる場合はガスを抜くことがあります。
③ ガス白内障：硝子体手術で硝子体腔が完全にガスに置換された場合、腹臥位が十分になされていない場合は、水晶体がガスにさらされ後嚢混濁を起こします。
④ 脈絡膜剥離：渦静脈の圧迫、網膜下液の排液後の低眼圧により起きます。

Q ▶ 鼓室形成術ってどんな手術？

A ●慢性中耳炎が悪性化して合併症が起こらないようにするための手術で、中耳炎の病巣の除去、聴力障害の改善の目的で行われます。

● 鼓膜の穿孔、耳漏、難聴を3主徴とする慢性中耳炎（中耳炎発症後3か月を経過したものをいう）は、放置すると真珠腫性中耳炎の骨破壊により髄膜炎や硬膜外膿瘍、脳膿瘍などの重篤な耳性頭蓋内合併症を起こします。

● 合併症の予防のために、また中耳炎の病巣除去や耳小骨の破壊および鼓膜穿孔によって起きた聴力（伝音）障害を改善する目的で行われる手術を鼓室形成術といい、障害の程度によりウルシュタインの5分類（下記表）により行われます。

■鼓室形成術の適応と術式

手術型	中耳炎の程度	手術の内容
Ⅰ	鼓膜穿孔のみで中耳内の病変がない	鼓膜穿孔部に移植片を移植し穿孔を閉鎖する。鼓膜形成術
Ⅱ	鼓膜穿孔、ツチ骨、キヌタ骨の部分欠損がある。耳小骨連鎖が不完全	移植片をツチ骨、キヌタ骨の残存部分に当て穿孔部を閉じて鼓室を形成する
Ⅲ	鼓膜と耳小骨の連鎖は破壊されているがアブミ骨の可動性は保っている	ツチ骨、アブミ骨を摘出しアブミ骨の上に鼓膜となる移植片を当てる
Ⅳ	アブミ骨の底部以外は破壊されているが、底部の可動性は残されている	移植片で耳管口、鼓室、蝸牛窓を含む小鼓室をつくり、アブミ骨底の前庭窓を露出しておく
Ⅴ	アブミ骨底の可動性も失われている	外側半規管に開窓し移植片を開窓部から正円窓を含め移植する

＊聴力伝導の詳細は、227頁を参照

N 術後の看護のポイント

● 術後の看護は以下の観察と処置を行います。
① 移植片がずれないように2〜3日は頭部を砂嚢などで固定します。
② 患側耳部を上にして安静臥床（術後3〜4日）とします。
③ 包帯上の滲出液や出血の状態を観察します。
④ 耳痛、耳鳴、めまい、眼振、嘔気・嘔吐の有無を観察します。手術の影響による場合は次第に軽快し、持続する場合は感染を疑います。
⑤ 聴こえの程度を術前と比較します。
⑥ 顔面麻痺（顔面の左右対称や眼球の上方偏位）がないか確認します。
⑦ 感染の徴候（激しい頭痛や嘔吐、発熱、耳痛など）がないか確認します。
⑧ プログラムに沿って歩行（術1日後）や歯磨き（5日後）、洗髪・入浴（3週間後）、食事（翌日の流動食より開始）、会話を行います。

Q ▶ 慢性副鼻腔炎に行われる手術ってどんな手術？

A
- 慢性副鼻腔炎で、薬物療法の効果がなく、鼻茸ができ、炎症が進行している場合は手術の適応となります。
- 手術は内視鏡で鼻腔内をモニターしながら副鼻腔の孔を塞いでいる粘膜を切除する方法で行われます。

- 鼻には多くの空洞があり、鼻の孔から気道につながる空洞を鼻腔といい、鼻腔の左右に上顎洞、篩骨洞、前頭洞、蝶形骨洞という4対の空洞があり、これらを総称して副鼻腔といいます。副鼻腔はそれぞれ小さな孔（直径2～3mmの自然口）で鼻腔につながっています。
- ウイルスや細菌による感染で炎症が起きると、副鼻腔の薄い粘膜が腫れて鼻腔とつながる孔を塞ぎます。そうすると粘膜から分泌される粘液や白血球の死骸（膿）が副鼻腔にたまり副鼻腔炎となります。
- 急性副鼻腔炎を繰り返していると篩骨洞や上顎洞の粘膜にポリープ状の変化が起き鼻腔に出てきたものを鼻茸といいます。鼻茸ができる状態を慢性副鼻腔炎といいます。
- 薬物療法の効果がない、鼻茸ができている、炎症が進行している場合は手術の適応となります。

■ 鼻腔の空洞

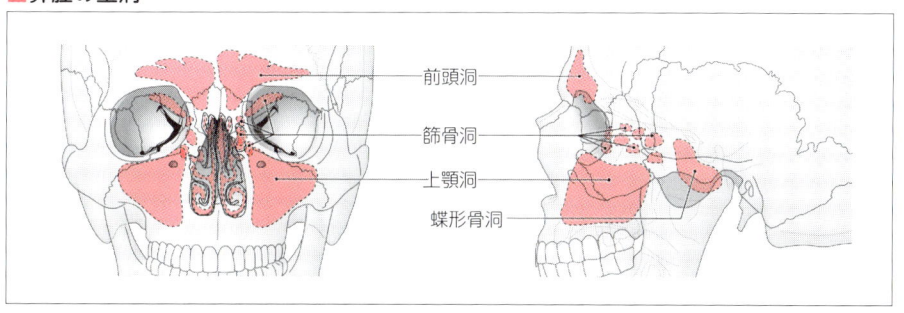

（前頭洞／篩骨洞／上顎洞／蝶形骨洞）

■ 副鼻腔炎手術

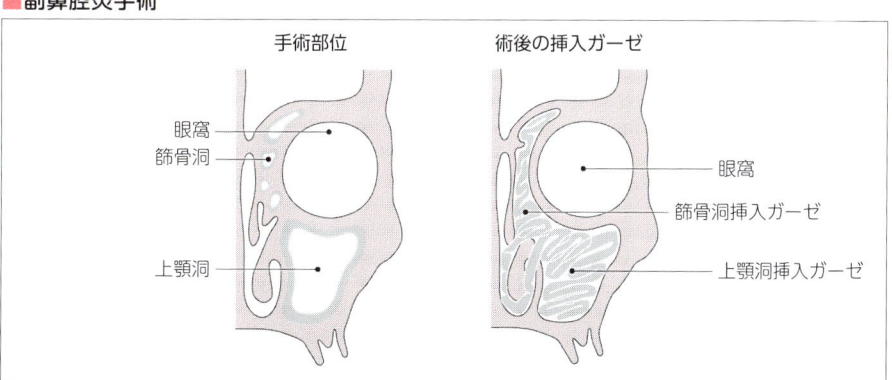

手術部位（眼窩／篩骨洞／上顎洞）　術後の挿入ガーゼ（眼窩／篩骨洞挿入ガーゼ／上顎洞挿入ガーゼ）

Q ▶ 鼻中隔彎曲症に行われる手術ってどんな手術？

A ●鼻中隔が大きく曲がっている場合や対症療法が効果のない場合や、出血が多い場合は手術が行われます。手術は、鼻中隔彎曲矯正術が行われます。

- 鼻中隔彎曲症は鼻孔から鼻腔を左右に仕切っている鼻中隔が曲がっている状態を言います。
- 鼻中隔が大きく曲がっていると左右の鼻腔を通る空気の量が異なり、通気抵抗の大きい鼻腔は粘膜が肥厚し鼻詰まり（細菌が繁殖しやすい）となります。また鼻出血や反射性の片頭痛などの症状も見られます。
- 血管収縮薬を用いて粘膜の肥厚を抑え鼻詰まりを改善したり、レーザーや電気により血液や血管を凝固させ止血することで鼻出血を抑え、頭痛のある人は鎮痛薬の投与など対症療法が行われますが、鼻中隔が大きく曲がっている場合や対症療法が効果のない場合、出血が多い場合は手術が行われます。
- 手術は、鼻中隔彎曲矯正術が行われます。鼻孔の内側を切開し鼻中隔の曲がった部分の軟骨を切除し、真っすぐに矯正して元に戻します。肥厚した粘膜は削ります。
- 3～4日の入院が必要となります。
- 成長過程の子どもには手術は行われません。

■鼻中隔の正常と彎曲

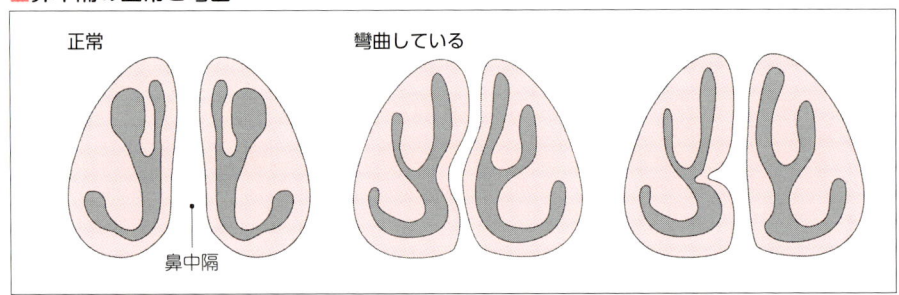

正常　　　彎曲している

鼻中隔

お役立ちコラム

浮腫のある皮膚

浮腫のある皮膚は、循環障害により抵抗力が落ちていることと、皮膚が薄いことにより感染しやすい状態にあり、清潔に保つことが重要である。

■浮腫の皮膚の状態

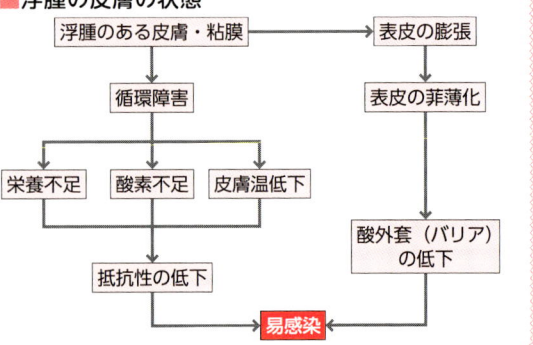

浮腫のある皮膚・粘膜 → 表皮の膨張 → 表皮の菲薄化 → 酸外套（バリア）の低下 → 易感染

循環障害 → 栄養不足／酸素不足／皮膚温低下 → 抵抗性の低下 → 易感染

Q ▶ 副腎皮質ステロイド薬はどのように効くの？

A ●副腎皮質ステロイド薬は抗炎症作用があります。主な薬品、特徴、作用や副作用などを以下の表に示します。

● ステロイドホルモンは、体内でも産生されているアルドステロンやコルチゾール、コルチコステロン、男性ホルモン、女性ホルモンなどステロイド核をもつホルモンの総称ですが、この中で副腎皮質で産生されているホルモンを副腎皮質ホルモンといいます。

● 副腎皮質ホルモンには、鉱質コルチコイド、糖質コルチコイドなどがあり、関節リウマチや関節炎、皮膚疾患、気管支喘息などの炎症性の疾患によく用いられます。

■副腎皮質ステロイド薬の作用と副作用

一般名	商品名	作用時間	効力比	作用	副作用
ヒドロコルチゾン	コートン ソル・コーテフ サクシゾン コートリル	12時間	1	1．抗炎症、アレルギー作用 ・好中球を増加させる ・糖新生を亢進させ血管透過性を抑制する ・尿細管でナトリウムの再吸収やカリウムの排泄を促進し血管透過性を抑制する ・ヒスタミンの生成を防ぎ炎症を抑制する ・白血球の遊走やマクロファージの貪食作用を抑制する 2．免疫抑制作用 ・リンパ球やリンパ組織を障害し抗体産生や細胞性免疫を抑制する	多尿、多毛、出血、脱毛、満月様顔貌、発熱、腫脹、食欲亢進、高血圧、体重増加、浮腫、白内障、緑内障、血栓性静脈炎、消化性潰瘍、不安、興奮、発熱、易感染、骨粗鬆症、糖尿病
プレドニゾロン	プレドニン プレドニゾロン	36時間	4		
メチルプレドニゾロン	ソル・メドロール デポ・メドロール	24時間	5		
デキサメタゾン	デキサメサゾン デカドロン オルガドロン	長い	30		
ベタメタゾン	リンデロン リネストロン	長い	35		
トリアムシノロン	ケナコルト-A レダコート	21日	5		

■ステロイド薬の副作用と対応策

	副作用の発症機序	副作用	対応策
免疫系	胸腺・リンパ組織の縮小	易感染性	抗菌薬、抗真菌薬
糖代謝	肝での糖新生、グリコーゲン合成誘導、末梢組織での糖取り込み抑制	糖尿病（ステロイド糖尿病）	食事療法、運動療法、インスリン
蛋白代謝	末梢組織（筋、皮膚など）での蛋白異化・分解促進	筋力低下（ステロイドミオパチー）	ステロイドの減量あるいは中止
脂質代謝	成長ホルモン、カテコラミンなどの脂肪分解作用の亢進、末梢脂肪組織の分解・脂肪酸産生亢進	脂質異常症	食事療法、脂質異常症治療薬
水・電解質代謝	Na^+ 再吸収、K^+ 排泄促進	高血圧、浮腫	降圧薬
骨・カルシウム代謝	Ca^{++} の腸管吸収抑制・腎排出促進による副甲状腺ホルモンの分泌促進	骨粗鬆症	ビスホスホネート薬

Q ▶ 抗ヒスタミン薬はどのように効くの？

A ●アレルギー反応はヒスタミンという化学物質を作り出します。ヒスタミンは血管の拡張や透過性の亢進によって浮腫や痒みを起こさせます。そうした作用を抑制する薬剤を抗ヒスタミン薬といいます。主な薬品と副作用、作用を以下の表に示します。

■抗ヒスタミン薬の作用と副作用

一般名	商品名	主な副作用	作用
ジフェンヒドラミン	レスタミンコーワ	眠気、口渇、便秘、咳嗽、集中力欠如	・呼吸器や消化管の平滑筋、血管の平滑筋、毛細血管、自律神経、嘔吐中枢に作用し、ヒスタミンを細胞に取り込む受容体（H_1）にヒスタミンが結合できないようにして、血管の拡張や透過性の亢進を減弱させ、浮腫や痒みを抑える
d-マレイン酸クロルフェニラミン	ポララミン	過敏症状、多尿、排尿困難、頭痛、眠気	
プロメタジン	ピレチア ヒベルナ	眠気、めまい、倦怠感、頭痛、耳鳴、嘔吐	
メキタジン	ゼスラン ニポラジン	過敏症、口渇、下痢、便秘、嘔吐	
ジフェニルピラリン	ハイスタミン	過敏症、めまい、排尿困難	
シクロヘプタジン	ペリアクチン	眠気、口渇、便秘、過敏症	
クレマスチン	タベジール	過敏症、眠気、倦怠感、食欲不振、嘔吐	
オキサトミド	セルテクト	過敏症、黄疸、肝障害	
ケトチフェン	ザジテン	同上	
エメダスチン	ダレン レミカット	同上	
フェキソフェナジン	アレグラ	同上	
ロタラジン	クラリチン	ショック、てんかん、肝・腎障害	
セチリジン	ジルテック	ショック、痙攣	

お役立ちコラム

加齢による乾燥肌のメカニズム

加齢により、皮脂の分泌機能が低下し、角質層の水分保持能力も減退することから、水分が蒸発しやすくなり、皮膚の保湿性が低下し、弾力性が低下する。皮膚がカサカサになり、ドライスキンとなる。

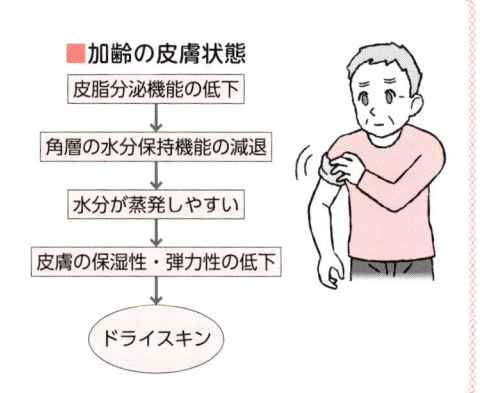

■加齢の皮膚状態

皮脂分泌機能の低下
↓
角層の水分保持機能の減退
↓
水分が蒸発しやすい
↓
皮膚の保湿性・弾力性の低下
↓
ドライスキン

生殖に関する「なぜ・何」QA

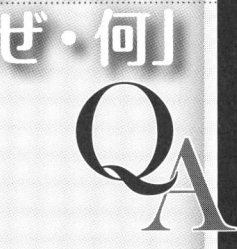

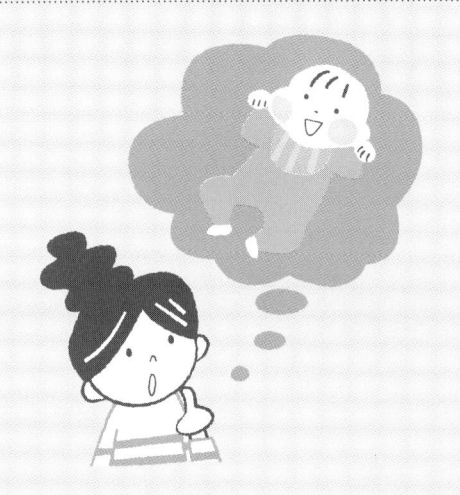

早引き目次

解剖・生理と病態
子宮筋腫：立ちくらみ・倦怠感 310／子宮筋腫：頻尿 311／子宮筋腫：乏尿・無尿 312／子宮筋腫：便秘 313／子宮筋腫：痛み 313／膀胱炎 314

症状・疾患と観察
膀胱癌 315／前立腺肥大症 316／前立腺炎 317／妊娠高血圧症候群 318

治療・処置とケア
前立腺摘出術 319／クルドスコピー・ラパロスコピー 320／子宮脱 321／子宮摘出術 322／卵巣摘出術 324／婦人科手術後の排尿障害 325／乳癌 326

Q ▶ 子宮筋腫ではなぜ立ちくらみや倦怠感が出現するの？

A ●過多月経、不正性器出血による貧血に起因します。

- 子宮の腫瘍細胞が増大し子宮血管が圧迫されると、うっ血（充血）により子宮内膜が肥厚して子宮内膜の拡大により歪みができ、子宮内膜の面積が拡大します。
- 子宮内膜面積の拡大により子宮筋の収縮力が低下し、筋の収縮による血管圧迫力（子宮出血止血機能）が低下することで過多月経が起こり、貧血となります。
- 子宮壁の潰瘍やびらんにより不正性器出血が生じ、貧血となります。
- 上記の機序で生じた貧血によって立ちくらみや倦怠感が出現するので血圧や貧血の状態を観察します。

■病態関連図と観察のポイント

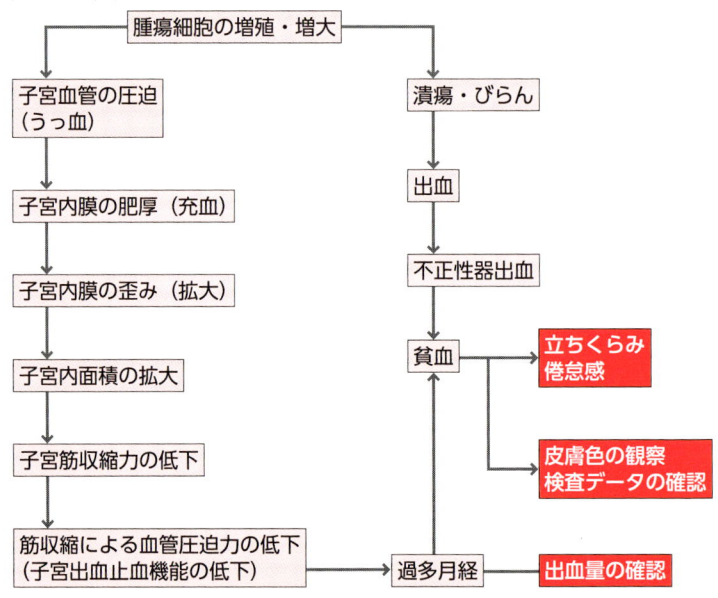

```
腫瘍細胞の増殖・増大
├─ 子宮血管の圧迫（うっ血）          潰瘍・びらん
│   ↓                                ↓
│   子宮内膜の肥厚（充血）            出血
│   ↓                                ↓
│   子宮内膜の歪み（拡大）            不正性器出血
│   ↓                                ↓
│   子宮内面積の拡大                  貧血 → 立ちくらみ・倦怠感
│   ↓                                    → 皮膚色の観察・検査データの確認
│   子宮筋収縮力の低下
│   ↓
└─ 筋収縮による血管圧迫力の低下
    （子宮出血止血機能の低下）→ 過多月経 → 出血量の確認
```

【粘膜下筋腫の特徴】
- 子宮内膜の面積が筋腫により広がり、月経時の内膜剥離が多くなるため出血が多い。

Q ▶ 子宮筋腫ではなぜ頻尿になるの？

A ●腫瘍細胞が周囲組織（骨盤内臓器）を圧迫してさまざまな症状が出現しますが、頻尿は膀胱神経刺激により起こります。

●膀胱の外からの圧迫は膀胱壁を引き伸ばし、膀胱神経は膀胱内圧により引き伸ばされたのと同じ状態になり、膀胱の貯尿量が少なくても尿意を感じるようになります。

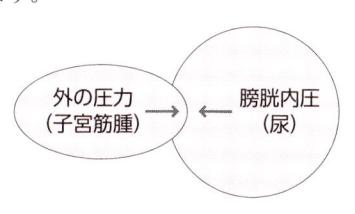

■ 子宮筋腫の種類

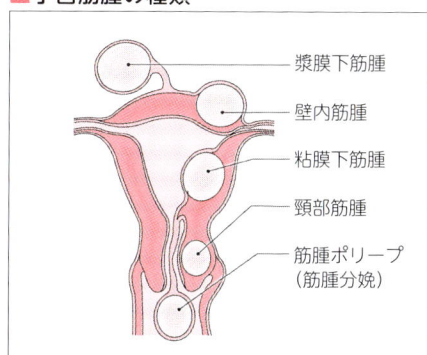

- 漿膜下筋腫
- 壁内筋腫
- 粘膜下筋腫
- 頸部筋腫
- 筋腫ポリープ（筋腫分娩）

外の圧力（子宮筋腫）→ ← 膀胱内圧（尿）

■ 病態関連図と観察のポイント

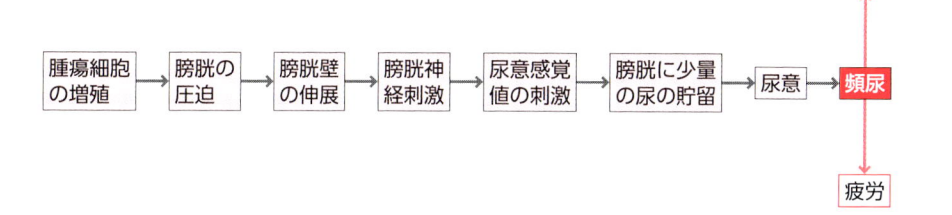

腫瘍細胞の増殖 → 膀胱の圧迫 → 膀胱壁の伸展 → 膀胱神経刺激 → 尿意感覚値の刺激 → 膀胱に少量の尿の貯留 → 尿意 → **頻尿** → 精神・日常生活への影響／疲労

お役立ちコラム

子宮の構造と疾患

子宮の非妊娠時の大きさは上下が6〜8cm程度、幅が4〜5cm程度で、骨盤内に腟の上端とつながっている。子宮の上端部を子宮底、下部を子宮頸（部）と呼び、子宮頸部の下側では外子宮口を介して腟とつながり、子宮底の左右端は卵管とつながっている。

子宮壁の厚さは1〜2cm程度で、子宮壁の内側の空間はつぶれていて狭い。子宮壁の厚さのほとんどは子宮筋層と呼ばれる平滑筋の層で、この筋肉を構成する平滑筋細胞は、妊娠時には盛んに分裂するとともに、1つ1つの細胞が巨大化し（長さ〜0.5mm）、急激な子宮の拡張に備える。

■ 子宮に発生する疾患

- 子宮癌（子宮頸癌、子宮体癌）
- 子宮内膜症
- 子宮肉腫
- 子宮ヘルニア
- 子宮下垂
- 子宮奇形
- 子宮内膜増殖症
- 子宮腺筋症
- 子宮筋腫
- 子宮脱
- 子宮捻転

Q ▶ 子宮筋腫ではなぜ乏尿・無尿になるの？

A
- 腫瘍細胞が増大し尿管を圧迫すると、尿管が狭くなったり閉塞して膀胱への尿の流出が停止し、乏尿や無尿となります。
- 蓄尿をし、尿量を観察します。

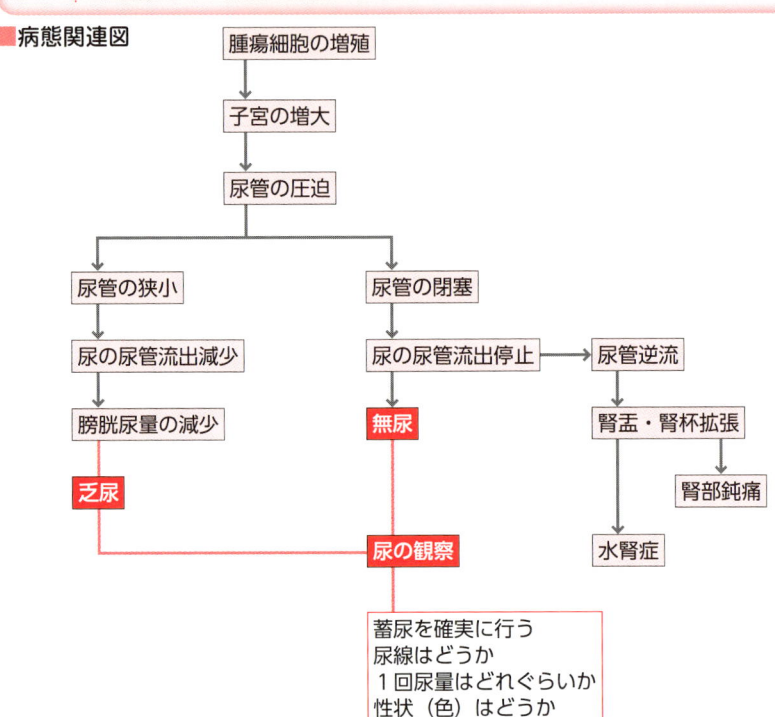

■ 病態関連図

```
腫瘍細胞の増殖
    ↓
子宮の増大
    ↓
尿管の圧迫
    ├──────────────┐
尿管の狭小         尿管の閉塞
    ↓              ↓           → 尿管逆流
尿の尿管流出減少   尿の尿管流出停止      ↓
    ↓              ↓           腎盂・腎杯拡張
膀胱尿量の減少     無尿              ↓      → 腎部鈍痛
    ↓              ↓           水腎症
乏尿            尿の観察
```

尿の観察：
- 蓄尿を確実に行う
- 尿線はどうか
- 1回尿量はどれぐらいか
- 性状（色）はどうか

お役立ちコラム

極端な尿量減少

腎機能の急激な低下をきたした急性腎不全に特有の症状で、①乏尿：1日尿量が500mL 以下の場合、②無尿：1日尿量が100mL 以下になった場合がある。

尿閉との区別では、カテーテルを挿入しても尿が出ないことや膀胱壁の過伸展による下腹部痛がないことが挙げられる。

子宮筋腫の手術の適応

1. 筋腫により子宮が手拳大以上である
2. 筋腫による出血で貧血が重度である
3. 筋腫による圧迫症状がある（下腹部痛、腰痛、頻尿、排尿困難、便秘等）
4. 筋腫による妊娠障害がある
5. 悪性の疑いがある

Q ▶ 子宮筋腫ではなぜ便秘になるの？

A ●筋腫が消化管を圧迫して通過障害を起こし、便秘になります。

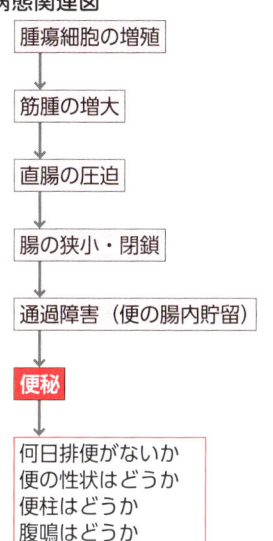

■病態関連図

腫瘍細胞の増殖
↓
筋腫の増大
↓
直腸の圧迫
↓
腸の狭小・閉鎖
↓
通過障害（便の腸内貯留）
↓
便秘

何日排便がないか
便の性状はどうか
便柱はどうか
腹鳴はどうか
腹痛・嘔吐はないか

N 看護のポイント
①出血の有無や出血量を確認する。
②出血により活動の制限や不安の増大、身体機能の低下が起きる。

■子宮筋腫による周辺臓器の圧迫

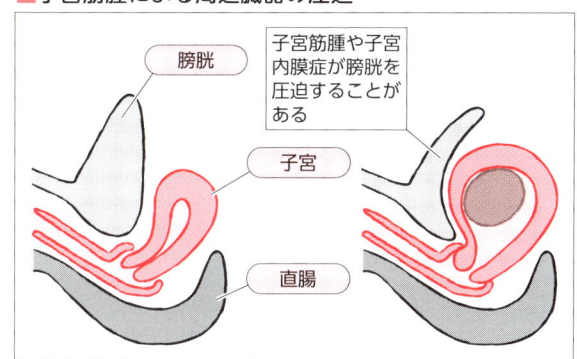

膀胱
子宮
直腸

子宮筋腫や子宮内膜症が膀胱を圧迫することがある

Q ▶ 子宮筋腫ではなぜ痛みが出るの？

A ●腹腔内で腫瘍細胞が増殖し、筋腫が大きくなると骨盤神経叢を圧迫して痛みが発生します。

■病態関連図

腫瘍細胞の増殖
↓
子宮筋腫の増大
↓
骨盤内周囲組織の圧迫
↓
骨盤神経叢の圧迫
↓
腰痛　**下腹部痛**　**坐骨神経痛**

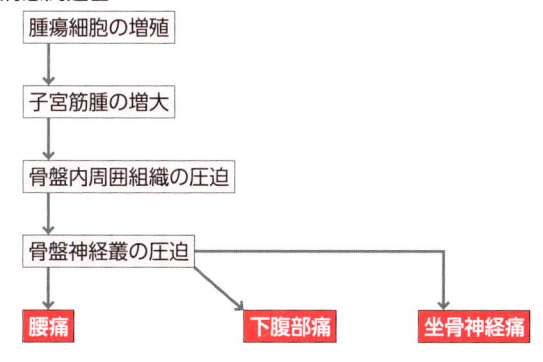

Q ▶ 膀胱炎の三大症状はどうして起きるの？

A
- ●尿道口から逆行性に細菌などが入り込み、膀胱で増殖すると膀胱炎になります。
- ●膀胱炎では排尿時痛、頻尿、尿の混濁などの症状が見られます。

■三大症状とその意味

排尿痛	・排尿後、膀胱が収縮するときに炎症を起こした膀胱粘膜が収縮の刺激を受けて痛みが発生する
頻尿	・炎症を起こしている粘膜の刺激を尿意（膀胱の刺激）と感知して、頻回にトイレに通うことになる
尿の混濁	・細菌の繁殖により尿中に白血球が排出されたり、炎症部分の分泌物や粘膜の剥がれ落ちたものが混じって濁るようになる ・炎症部分の血管が破綻すると血尿になる

■病態関連図と観察のポイント

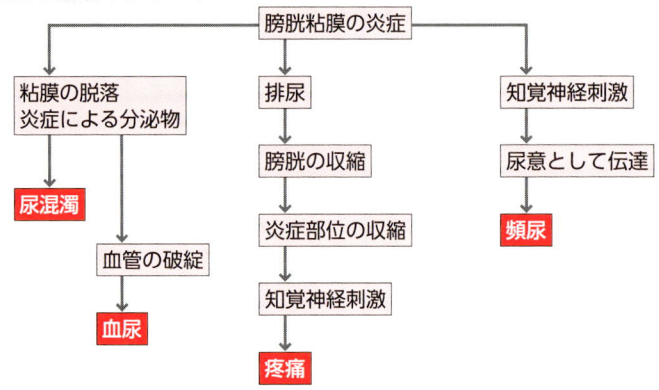

```
                    膀胱粘膜の炎症
         ┌──────────────┼──────────────┐
    粘膜の脱落          排尿          知覚神経刺激
    炎症による分泌物      │              │
         │           膀胱の収縮       尿意として伝達
       尿混濁           │              │
         │          炎症部位の収縮      頻尿
      血管の破綻         │
         │          知覚神経刺激
        血尿            │
                      疼痛
```

お役立ちコラム

膀胱炎

男性の尿道は16～18cm、女性の尿道は3～4cmである。女性は尿道が短い、細菌のいる膣や肛門との距離が近いため、急性膀胱炎を発症しやすい。また女性は、性交時に尿道が傷つき、細菌が膀胱に侵入・繁殖したり、妊娠中に子宮からの圧迫によって排尿の働きが鈍って膀胱炎を発症する場合がある。

膀胱炎の症状は、頻尿・残尿感・排尿時痛・夜間頻尿・尿失禁・混濁尿・血尿で、抗菌薬で治療する。

症状が悪化すると尿管炎や腎盂腎炎を発症することがあり、腎盂腎炎が悪化すると敗血症を起こすことがある。

予防としては、①菌を入れない（外陰部を清潔に保つ。性行為後は排尿をし、尿道や膀胱に入った細菌を排出する）、②菌を増やさない（尿中の細菌による膀胱炎を起こさないように、こまめに排尿する。排尿のために、水分を摂取する）、③抵抗力を落とさない（身体を健康に保ち、抵抗力を落とさないようにする。疲労やストレスをためない、身体を冷やさない）。

急性膀胱炎を繰り返していると慢性膀胱炎となる。

間質性膀胱炎では、上皮と筋肉の間質が慢性的に炎症を起こし、膀胱の筋肉が萎縮してしまうため、正常時の半分以下の尿しかためることができないため、1日の排尿回数が20～50回となり、下腹部痛などがある。

Q ▶ 膀胱癌では排尿の何を観察すればいいの？

A ●膀胱腫瘍の増大や浸潤による下記症状（状態や程度）を観察します。

■病態関連図と観察のポイント

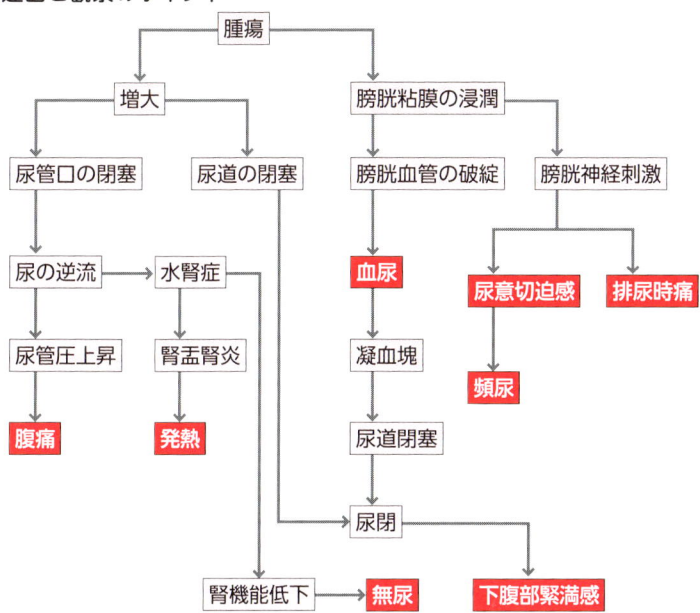

```
                            腫瘍
                   ┌─────────┴─────────┐
                  増大              膀胱粘膜の浸潤
            ┌──────┴──────┐      ┌──────┴──────┐
        尿管口の閉塞   尿道の閉塞  膀胱血管の破綻  膀胱神経刺激
         ┌────┴────┐       │        │        ┌────┴────┐
       尿の逆流→水腎症      │       血尿    尿意切迫感  排尿時痛
         │       │                    │        │
       尿管圧上昇 腎盂腎炎              凝血塊    頻尿
         │       │                    │
        腹痛    発熱                  尿道閉塞
                                      │
                                     尿閉
                            ┌─────────┴─────────┐
                      腎機能低下→無尿        下腹部緊満感
```

用語の意味

- 尿意切迫感：急に排尿がしたくなる。
- 切迫性尿失禁：尿意を感じた途端に反射的に失禁する。
- 残尿感：排尿後もさっぱりせず、尿が残っている感じがする。
- 頻尿：1日の排尿回数が多い。一般的には10回前後以上。

排尿時痛の特徴で何がわかる？

- 尿の出始めの痛み：尿道炎
- 尿の終わりの痛み：膀胱炎

Q ▶ 前立腺肥大症では何を観察すればいいの？

A ●前立腺の肥大によって尿道が圧迫されたり、膀胱が刺激されて以下の症状が出現します。

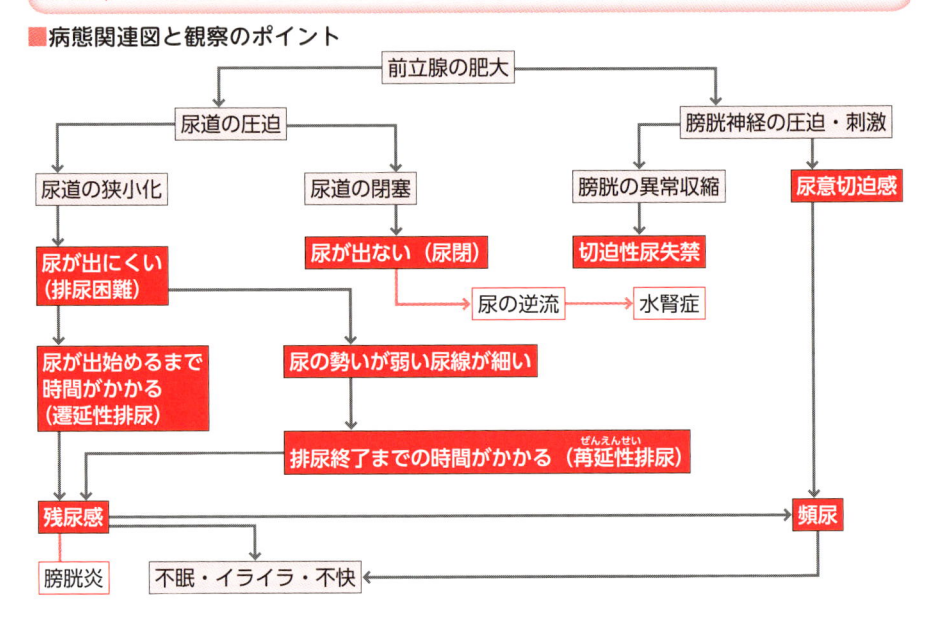

■ 病態関連図と観察のポイント

```
                    前立腺の肥大
            ┌───────────┴───────────┐
        尿道の圧迫              膀胱神経の圧迫・刺激
       ┌────┴────┐              ┌────┴────┐
   尿道の狭小化  尿道の閉塞    膀胱の異常収縮  尿意切迫感
       │          │              │            │
   尿が出にくい  尿が出ない      切迫性尿失禁
   （排尿困難） （尿閉）
       │          └──→ 尿の逆流 ──→ 水腎症
   尿が出始めるまで
   時間がかかる    尿の勢いが弱い尿線が細い
   （遷延性排尿）
       │              │
       └──→ 排尿終了までの時間がかかる（遷延性排尿）
                          │
   残尿感 ←───────────────┘                   頻尿
     │
   膀胱炎   不眠・イライラ・不快
```

■ 国際前立腺症状スコア（IPSS）

最近1か月で、	全くなし	5回に1回未満	2回に1回未満	2回に1回	2回に1回以上	ほとんど常に
1．排尿後に尿がまだに残っている感じがありましたか	0	1	2	3	4	5
2．排尿後2時間以内にもう一度行かねばならないことがありましたか	0	1	2	3	4	5
3．排尿途中に尿がとぎれることがありましたか	0	1	2	3	4	5
4．排尿を我慢するのがつらいことがありましたか	0	1	2	3	4	5
5．尿の勢いが弱いことがありましたか	0	1	2	3	4	5
6．排尿開始時に息む必要がありましたか	0	1	2	3	4	5
7．床に就いてから朝起きるまでにふつう何回排尿に起きますか	0回	1回	2回	3回	4回	5回
	0	1	2	3	4	5

判定：8〜19点：中等症、20〜35点：検査や治療を考える、4点以上があれば要注意

計：＿＿＿＿＿点

Q ▶ 前立腺炎では何を観察すればいいの？

A ●前立腺に炎症を起こすと以下の症状が出現します。それを観察します。

■病態関連図と観察のポイント

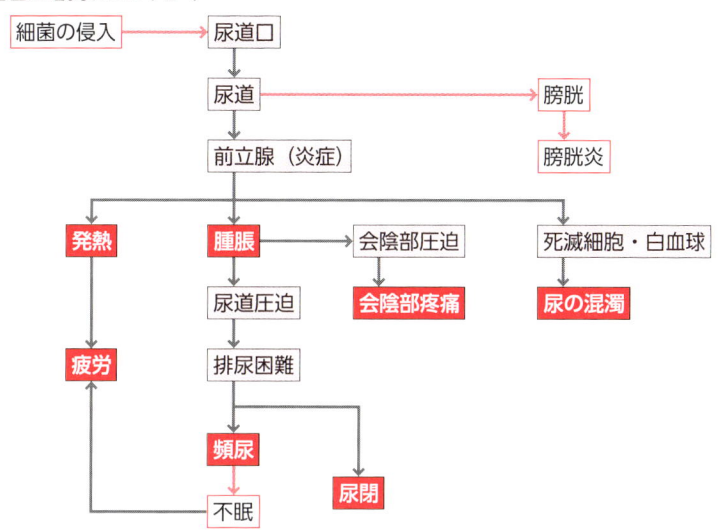

```
細菌の侵入 → 尿道口
              ↓
             尿道 ──────────→ 膀胱
              ↓                ↓
           前立腺（炎症）      膀胱炎
              ↓
    ┌─────┬──────┬────────────┐
   発熱   腫脹   会陰部圧迫   死滅細胞・白血球
    │     ↓         ↓              ↓
    │   尿道圧迫   会陰部疼痛      尿の混濁
    │     ↓
   疲労  排尿困難
    │     ↓
    │    頻尿 ──→ 尿閉
    │     ↓
    └──→ 不眠
```

お役立ちコラム

前立腺肥大症とは

　前立腺は、精嚢が隣接しているクルミ大の大きさの臓器で、重さは数 g。膀胱の真下にあり、尿道を取り囲んでいる。前立腺の主な働きは、精嚢から分泌された精嚢液を精巣で作られた精子と混合し精液を作り、射精における収縮や尿の排泄なども担っている。

　前立腺（内腺）の細胞数が加齢とともに増加し肥大化する疾患が前立腺肥大症で、年齢とともに生殖能力が必要でなくなるために、前立腺は萎縮するか肥大する。

　前立腺が肥大すると、尿道閉塞により膀胱の機能が変化（収縮力の低下）し、①排尿開始遅延（出るまでの息み時間が長い）、②尿線細小（尿線が細く、チョロチョロしか出ない）、③尿線分裂（尿が散るために便器を汚してしまう）、④排尿終末時滴下（尿の最後のほうがポタポタしか出ない）、⑤残尿感（排尿直後にまだ出し足りない感じがする）、⑥尿意頻拍（常に尿意が襲ってくる）、⑦頻尿（頻回にトイレに行きたくなる）、⑧夜間頻尿（就寝してから何度もトイレに足を運ぶ）、⑨尿混濁（黄色透明尿が混濁し汚れる）、⑩尿閉（尿がほとんど出なくなる）などの症状が出る。

略語 IPSS：international prostate symptom score（インターナショナル プロステイト シンプトム スコア）国際前立腺症状スコア

Q ▶ 妊娠高血圧症候群では何を観察すればいいの？

A
- 妊娠高血圧症候群では、子宮胎盤の血行障害により胎盤機能不全（胎児仮死・胎児発育不全）が起きたり、全身の血管が攣縮し子癇が起きたり、子宮胎盤の血管変性によりショックや播種性血管内凝固症候群（DIC）が起きたり、早産が起きたりします。
- 妊娠20週以降に高血圧が現れ、産後12週までに血圧が正常になる場合を妊娠高血圧症候群といいます。

■ 病態関連図と観察のポイント

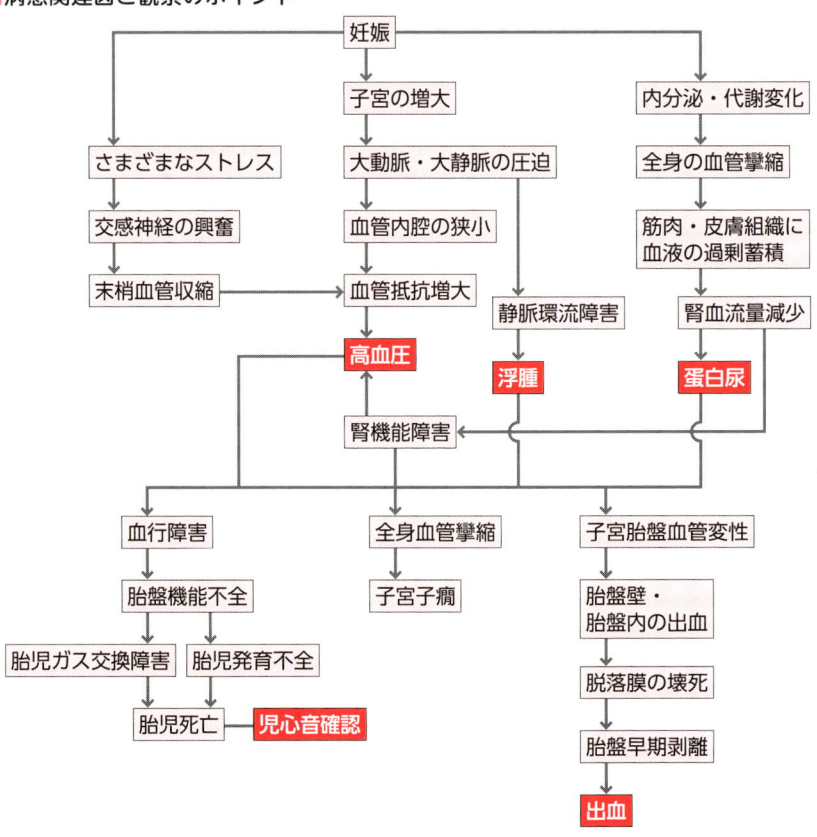

```
妊娠
├─ 子宮の増大 ─ 大動脈・大静脈の圧迫 ─ 血管内腔の狭小 ─ 血管抵抗増大 ─ 高血圧
│                                        静脈環流障害 ─ 浮腫
├─ さまざまなストレス ─ 交感神経の興奮 ─ 末梢血管収縮 ─→ 血管抵抗増大
└─ 内分泌・代謝変化 ─ 全身の血管攣縮 ─ 筋肉・皮膚組織に血液の過剰蓄積
                                  ─ 腎血流量減少 ─ 蛋白尿

高血圧・浮腫・蛋白尿 → 腎機能障害
├─ 血行障害 ─ 胎盤機能不全 ─ 胎児ガス交換障害／胎児発育不全 ─ 胎児死亡　【児心音確認】
├─ 全身血管攣縮 ─ 子宮子癇
└─ 子宮胎盤血管変性 ─ 胎盤壁・胎盤内の出血 ─ 脱落膜の壊死 ─ 胎盤早期剥離 ─ 【出血】
```

妊娠高血圧症候群の重症度は何で判断するの？
- 血　圧：軽症；140mmHg以上/90mmHg以上。
　　　　　重症；160mmHg以上/110mmHg以上。
- 蛋白尿：軽症；1日当たり300mg以上2g未満。
　　　　　重症；1日当たり2g以上。

妊娠高血圧症候群の治療
- 安静。
- 食事療法（低カロリー・減塩・高ビタミン）。
- 水分制限。

Q ▶ 前立腺摘出術はなぜ行われるの？

A ●前立腺肥大症や前立腺癌の場合、内腺（尿道周囲腺および粘膜下腺）が肥大し外腺（前立腺）が圧迫され萎縮すると、尿道を圧迫して尿閉を起こすので切除や摘出が行われます。前立腺摘出では、以下の看護を行います。

- 前立腺全摘出術は、前立腺肥大でTUR-Pができない場合や前立腺癌で前立腺の中に癌が限局されている場合に適応となります。
- 全身麻酔下で、外科的被膜と精嚢、前立腺を全部摘出します。
- 前立腺被膜を切除すると神経筋が損傷され、尿失禁や性機能障害（勃起不能）を起こしやすい欠点があります。

■前立腺の解剖と前立腺肥大（右）

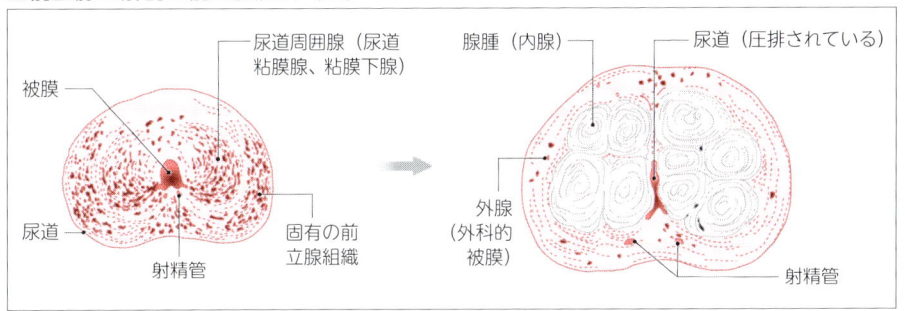

（図：被膜、尿道、射精管、尿道周囲腺（尿道粘膜腺、粘膜下腺）、固有の前立腺組織／腺腫（内腺）、尿道（圧排されている）、外腺（外科的被膜）、射精管）

▶カテーテル挿入の目的（出血量の観察と止血、創部の保護）◀

- 前立腺を切除する量により出血量は異なるが、3way（スリーウェイ）のバルーンカテーテルを挿入し、圧迫固定（バルーン内に注射用蒸留水30mLを入れる）による止血と生理食塩液による持続的な膀胱内の灌流により、タンポナーデを予防する
- 膀胱開口部と尿道膜様部の吻合部の保護のために砂嚢等で牽引する

お役立ちコラム

経尿道的前立腺切除術（TUR-P）とは

TUR-Pは、腰椎麻酔下で、尿道から切除鏡を挿入し前立腺腫を切除する方法である。比較的前立腺が大きい場合（ただし、1回の手術で1時間以内、一般的に50g以下の前立腺肥大）が適応となる。

■経尿道的前立腺切除術

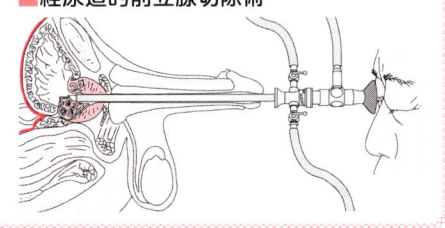

略語
DIC：disseminated intravascular coagulation（ディセミネイティッド イントラヴァスキュラー コアギュレイション）播種性血管内凝固症候群
TUR-P：transurethral resection of prostate（トランスユレスラル リセクション オブ プロステイト）経尿道的前立腺切除術

Q クルドスコピーやラパロスコピーって何？

A ●腹腔鏡を用いて検査や処置、小手術を行うことをいいます。

■婦人科の腹腔鏡検査

	クルドスコピー ダグラス窩腹腔鏡診	ラパロスコピー 腹腔鏡診
目的	後腟円蓋から腹腔鏡を挿入して、 ①不妊症の原因検索、 ②卵管周囲の癒着、 ③子宮外妊娠の診断、 ④子宮・卵管・卵巣腫瘍の診断、 ⑤不妊手術（卵巣楔状切開術：卵巣被膜が肥厚し排卵が障害される場合に、卵巣を楔状に部分的に切除することで排卵が容易となる）などを行う	臍付近から腹腔鏡を挿入して、 ①骨盤内臓器の観察、 ②組織生検や穿刺、 ③腹水採取、 ④不妊手術（高周波凝固やレーザーメス、クリップを用いて行う）などを行う
方法	・全身麻酔か硬膜外麻酔を行い、胸膝位（骨盤腔が空虚となる）で行う ・腟鏡で腟を展開し柄付きメスでダグラス窩にメスの幅の切開を行う ・腹膜を切開すると自然に気腹される ・トロカール付きの外套管を挿入し、トロカールを抜いて腹腔鏡を挿入する ・終了後は外套管を残し、腹部を圧迫して排気を行いながら仰臥位に戻し両大腿を挙上させ、腹部の圧迫をしながら外套管を外す	・全身麻酔か硬膜外麻酔をかけ、臍下部を皮膚切開し、切開部に気腹針を刺し、注射器を取り付ける ・抵抗や血液の逆流がないことを確認して、二酸化炭素か笑気ガスを3～4L注入し気腹させ、臍部を半月状に皮膚切開する ・筋膜に達したら、トロカール付き外套管を骨盤方向に挿入しトロカールを抜いて腹腔鏡を外套管より挿入する
注意	・ダグラス窩が癒着していたり、心肺機能の低下者は行わない。直腸を切開、穿孔させる危険がある	・慎重に行わないと大血管や腸管を穿孔する危険がある

■クルドスコピー

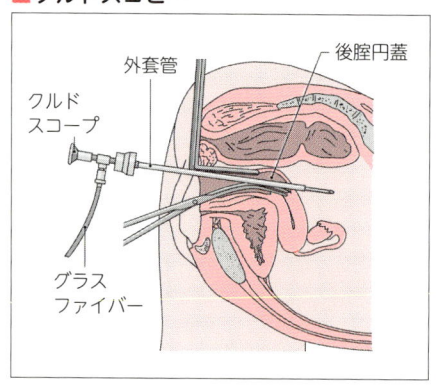

■ラパロスコピー

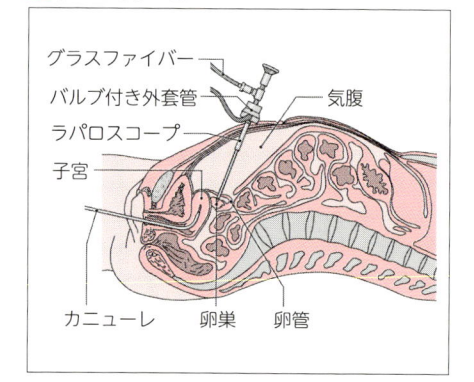

Q ▶ 子宮脱ではどのような手術が行われるの？

A ●子宮脱の手術では、腟式子宮全摘出術、マンチェスター手術（腟式に子宮を懸垂している両側の基靱帯の切断と子宮頸部前面の縫合固定を行う）、腟会陰整形術、最終的手段として腟閉鎖術（ルフォール手術）が行われます。

- 産科的な外傷や筋・筋膜支持組織の過伸展、立位やいきみ、咳、重い物の挙上などの因子が加わり、骨盤底を越えて子宮が下方に偏位してヘルニアを起こした状態を子宮脱といいます。
- 腟内に突出した場合を子宮下垂といい、腟入口から外へ出た場合を子宮脱出といいます。

■子宮脱の分類

1度	努責や牽引せずに子宮頸部が腟入り口部にある（腟を開くと子宮が見える）
2度	子宮頸部が会陰部に現れる
3度	子宮全体もしくはそのほとんどが脱出する

■2度子宮脱

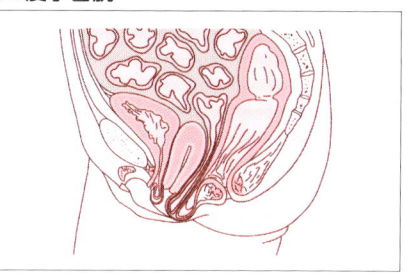

■3度子宮脱

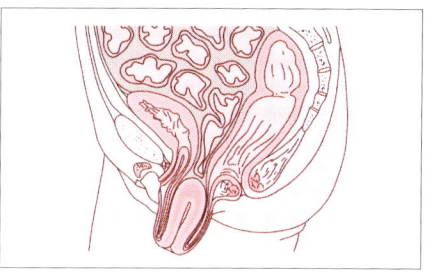

お役立ちコラム

切迫流産とは

切迫流産とは「流産になりかけている」という意味で、実際は流産が起こりうる妊娠22週未満の時期に子宮出血がある場合や妊娠12週以前の胎芽（たいが：胎児になる前の状態）の心拍が確認されている場合、心拍が確認される以前で出血がある場合でも妊娠で出血を伴う場合、流産になる可能性が高くない場合でも出血があれば切迫流産という。

重要なのは出血の有無より、胎芽が順調に発育していくかどうかにある。

妊娠初期の胎嚢（たいのう：胎芽が入る袋）のまわりの妊娠組織が子宮内の粘膜を壊しながら入り込んでいくため、そこでは常に微少な出血が起こり同時に吸収されている。妊娠初期の出血の多くは、この出血が時に吸収されずに子宮内にたまったり、外に流れてくるものと考えられている。切迫流産の原因には、冷えや過労などの母体そのものへの負担や、着床のときに胎盤と子宮の間に血液がたまってしまう胎盤後血腫、子宮の出口の炎症、頸管無力症、子宮筋腫、子宮頸部円錐切除後などがある。特にこれといった原因がなくても、妊娠初期には出血が起きることもある。

切迫流産では、少量の子宮出血が断続的に見られるというのが大半で、出血量が多いほうが流産の可能性が大きく、下腹部痛を伴うこともある。

超音波検査で胎芽の心拍が確認されていれば、よほど出血量が多量でないかぎり、多くの場合はいずれ出血が止まり、妊娠が継続する。

切迫流産の特別な治療法はなく、出血がある間は安静にし、止血薬が処方されることもあるが、直接に流産を予防する効果は確認されていない。子宮収縮が強く痛みを伴う場合は、対症的に子宮収縮抑制薬を使うこともある。

Q ▶ 子宮の摘出術にはどのような手術があるの？

A ●術式は筋腫や癌の大きさや範囲により異なりますが、腟式単純子宮全摘出術、腹式単純子宮全摘出術、子宮筋腫核出術、腹式広汎性子宮全摘出術、併せてリンパ郭清術や付属器（卵巣・卵管等）摘出術が行われます。

- 子宮は骨盤内で膀胱と直腸の間にある長さ7cm、幅4cm、厚さ3cmで扁平なナス形の器官です。妊娠中は長さ30cm、幅25cmぐらいになります。
- 子宮の上から2/3を子宮体部、残り1/3を子宮頸部に区別し、子宮壁は子宮内膜（粘膜）、子宮筋層（筋層）、子宮外膜（漿膜）からなります。こうした組織に筋腫や癌が発生するとその大きさや範囲によって手術の適応となります。

■子宮の解剖

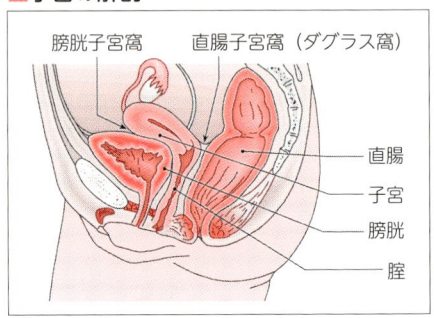

(膀胱子宮窩、直腸子宮窩（ダグラス窩）、直腸、子宮、膀胱、腟)

■子宮癌の種類

	子宮頸癌	子宮体癌
頻度	子宮癌の約60%	子宮癌の約30%
発生部位	子宮頸部の扁平・円柱上皮接合部（SCJ）	子宮内膜の円柱上皮
年齢	30歳代から増加、50歳代でピーク	40歳代から増加
危険因子	ヒトパピローマウイルス（HPV）、多妊・多産、初交年齢が若い人、性交相手の多い人、喫煙	未妊・未産、肥満、糖尿病、高血圧、閉経後
組織型	ほとんど扁平上皮癌（約90%）	腺癌、わずかに扁平上皮癌
症状	不正出血、帯下、悪臭 進行すると疼痛、尿路閉塞、腎不全	不正出血、血性帯下、下腹部痛
検査	内診、細胞診、腫瘍マーカー（SCC）、コルポスコピー、組織診	細胞診、子宮内膜組織診、子宮鏡、腫瘍マーカー、画像診断（エコー・MRI）

■子宮癌の程度と術式

進行程度	子宮頸癌	子宮体癌
きわめて初期	円錐切除術（次頁図の1）	
上皮内癌	腟式・腹式単純子宮全摘出術（図の2） （子宮頸部以上の摘出）	
微少浸潤癌	腹式準広範囲子宮全摘出術（図の3） （腟腔も大きく切除）	腹式単純子宮全摘出術（図の2）
浸潤癌	腹式広範囲子宮全摘出術＋リンパ節郭清術（図の4）	同左

略語
SCJ：squamocolumnar junction（スクアモコルムナー ジャンクション）扁平円柱上皮接合部
HPV：human Papilloma virus（ヒューマン パピローマ ヴァイラス）ヒトパピローマウイルス
SCC：squamous cell carcinoma-related antigen（スクアマス セル カーシノーマ リレイテッド アンティジェン）扁平上皮癌関連抗原
MRI：magnetic resonance imaging（マグネティック レゾナンス イミッジング）磁気共鳴撮影

■子宮頸癌の分類

0期	上皮内癌（癌が子宮頸部の上皮内にとどまっている）
Ⅰ期	癌が子宮頸部に限られている
Ⅰa期	浸潤の深さが5mm以内で、縦軸方向の広がりが7mmを超えない
Ⅰb期	Ⅰa期以外のⅠ期癌
Ⅱ期	癌が子宮頸部を越えて広がっているが、腟壁下1/3または骨盤壁には達していない
Ⅱa期	腟壁浸潤が認められるが、子宮傍組織には浸潤していない
Ⅱb期	子宮傍組織に浸潤している
Ⅲ期	癌が腟壁下1/3または骨盤壁に達している
Ⅲa期	子宮傍組織への浸潤は骨盤壁まで達していないが腟壁下1/3まで浸潤している
Ⅲb期	子宮傍組織への浸潤が骨盤壁まで達している
Ⅳ期	癌が膀胱、直腸に浸潤するか、小骨盤腔を越えて広がっている
Ⅳa期	膀胱、直腸の粘膜に浸潤している
Ⅳb期	小骨盤腔を越えて広がっている

■子宮体癌の分類

0期	子宮内膜異型増殖症、上皮内癌
Ⅰ期	癌が子宮体部に限られている
Ⅱ期	癌が子宮体部および頸部に及ぶ
Ⅲ期	癌が子宮外に広がるが、小骨盤腔は越えない、または所属リンパ節に転移がある
Ⅳ期	癌が膀胱、直腸に浸潤するか、小骨盤腔を越えて広がる
Ⅳa期	膀胱、直腸、S状結腸、小腸などの隣接臓器に浸潤する
Ⅳb期	遠隔転移がある

子宮摘出術

1. 円錐切除術（0期）

子宮頸部を円錐切除し、創面は腸線と縫合し覆う

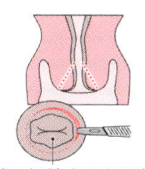

円錐状に切除された頸部

2. 腹式・腟式単純子宮全摘出術（0期）

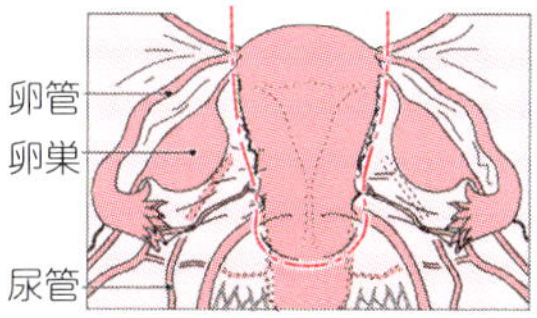

卵管
卵巣
尿管

3. 腹式準広範子宮全摘出術（Ⅰa期）

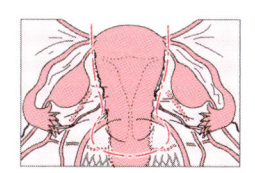

4. 広範子宮全摘出術（Ⅱb、Ⅲa期）

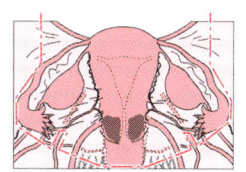

子宮、子宮傍結合組織、基靱帯、骨盤内リンパ節などを広範に摘出する。膀胱・直腸麻痺が現れる

5. 骨盤神経温存広範子宮全摘出術（Ⅰb、Ⅱa期）

膀胱・直腸障害が起きないように配慮した広範子宮全摘出術

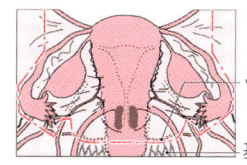

骨盤神経
基靱帯

Q ▶ 卵巣摘出術はどのような手術なの？

A ●卵巣は、女性の骨盤腔にある母指頭大の楕円形をした器官で、月1回卵子を生産し卵管内に送り出す生殖器官です。卵管に腫瘍ができた場合には比較的速やかに卵巣摘出術が行われます。腫瘍の範囲により下図のように摘出範囲が異なります。

■卵巣腫瘍の摘出範囲

①卵巣囊腫摘出術
②卵巣摘出術
③付属器摘出術

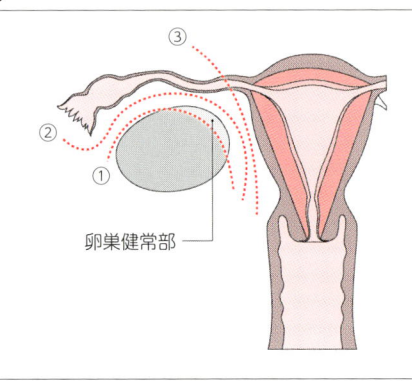

卵巣健常部

■女性生殖器の解剖

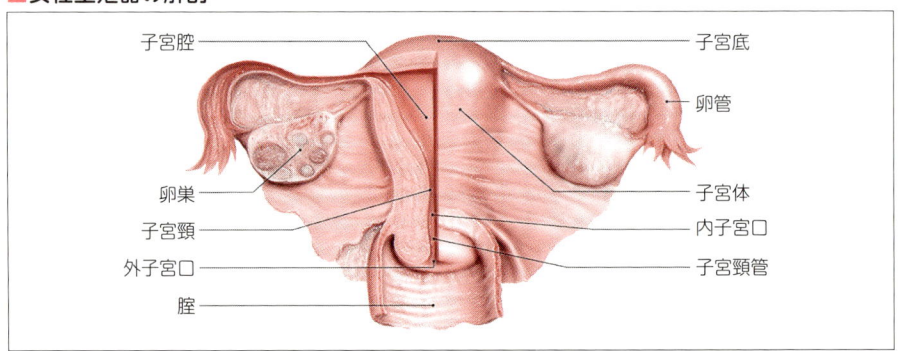

子宮腔 / 子宮底 / 卵管 / 卵巣 / 子宮体 / 子宮頸 / 内子宮口 / 外子宮口 / 子宮頸管 / 腟

お役立ちコラム

卵巣の働き

卵巣は、卵子をつくり出す（卵細胞を維持・成熟させ放出する）生殖器官であるとともに、エストロゲン（卵胞ホルモン：女性の生殖器の発達を促す、細菌から守る、妊娠しやすくする、排卵を促す、コレステロールの調節、骨の吸収を抑え骨の形成ホルモンの分泌を促進するなど）やプロゲステロン（黄体ホルモン：排卵された卵が受精した場合、子宮に着床しやすくなるように、子宮の内膜を変化させ、妊娠を維持する働きをもつ）を分泌する内分泌器官である。

卵巣を全摘出するとこれらの機能が失われることになる。

Q ▶ 婦人科の手術後にはなぜ排尿障害が起きやすいの？

A ●腹会陰式直腸切断術や子宮全摘出術などの下腹部臓器の手術で骨盤腔のリンパ郭清術が行われた場合に、骨盤神経叢や陰部神経を損傷し、膀胱括約筋や外尿道括約筋の機能障害を招き、ブラッドレイ（Bradley）の4つの神経支配（ループⅠ～Ⅳ）のループⅢ、Ⅳの障害によって、術後の排尿障害を起こすことになります。

■ Bradleyの神経支配のループ

分類	神経の支配範囲	働き
ループⅠ	大脳神経の排尿運動野から脳橋、中脳、網様体まで	・意思により排尿反射を統制する ・膀胱が充満する間、排尿筋の収縮をを抑える
ループⅡ	脳幹の排尿中枢から脊髄円錐の排尿運動ニューロンまで	・排尿の間、膀胱が十分空になるまで排尿反射が持続できるようにする
ループⅢ	外陰部神経と骨盤神経核、介在ニューロンからなる	・外尿道括約筋と排尿筋の調整をしている ・排尿筋が収縮する排尿時は陰部神経の興奮を抑え、外側の横紋筋を弛緩させ尿道の抵抗がないようにする ・膀胱に尿が充満するまでは括約筋が活動し骨盤神経の運動神経が抑制される
ループⅣ	知覚運動皮質から尿道周囲の横紋筋までをいう	・膀胱が充満しているときや排尿の際に外括約筋を意図的に制御し尿を排出させたり止めたりする

■ 排尿中枢と膀胱の神経支配

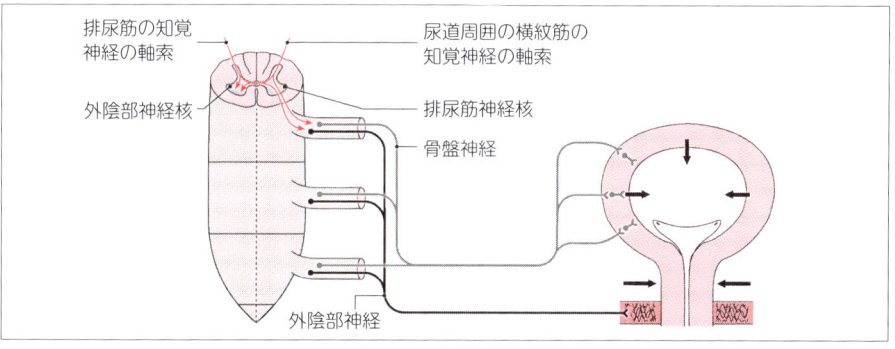

■ 女性の尿道・括約筋

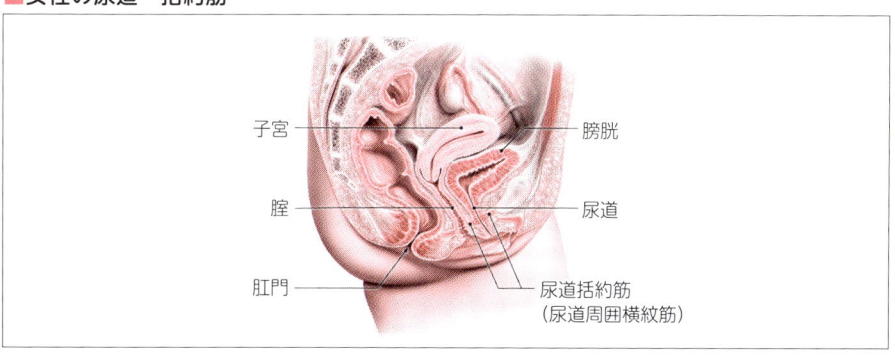

Q ▶ 乳癌ではどのような手術が行われるの？

A ●乳癌では以下のような乳房切断術が行われますが、放射線療法に手術を加えた乳房温存療法も行われます。

■乳房切除術の適応と手術範囲

術式	適応	手術範囲
拡大乳房切断術	乳房周囲のリンパ節まで広範囲に癌の転移が見られる場合	乳房と大小胸筋の切除、腋窩・鎖骨下のリンパ節郭清、胸骨傍リンパ節や鎖骨上リンパ節の郭清を行う
定型的乳房切断術	乳房周囲のリンパ節に転移がないか、あっても軽度の場合	乳房と大小胸筋の切除、腋窩・鎖骨下のリンパ節郭清を行う
非定型的乳房切断術	腫瘍が小さく、リンパ節転移がない場合	大小胸筋のいずれか片方、または両方を温存し、乳房のみ切除し、十分にリンパ郭清を行う

■拡大乳房切断術
小胸筋切除
大胸筋切除

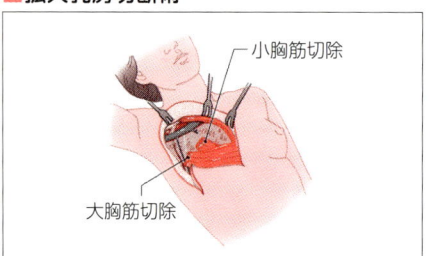

■定型的乳房切断術
小胸筋切断
大胸筋切断

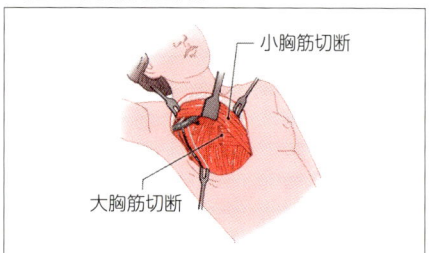

■非定型的乳房切断術

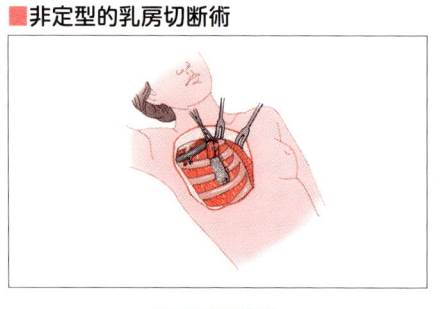

術前の処置
●患側上肢の挙上範囲の計測と患側上肢上腕周囲を測定しておく

乳癌の発生
●乳癌の発生増殖には下垂体前葉から分泌されるプロラクチン（乳腺を刺激し乳汁分泌を促進するホルモン）が不可欠で、未婚者、初婚年齢が高い者、流早産の反復、母乳・授乳期限、高齢者出産などに多い

■乳癌の発生部位

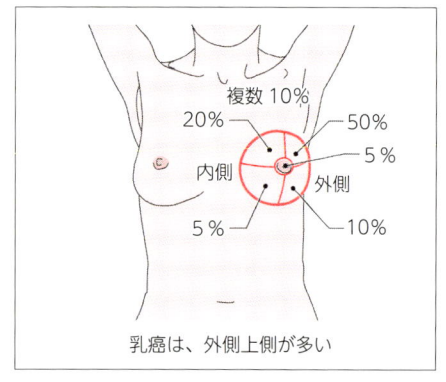

複数 10％
20％
50％
内側　5％
外側
5％　10％

乳癌は、外側上側が多い

乳癌の症状

1) 腫瘤の触知
- 乳房の外側に多い

2) 皮膚の変化
- 皮膚の陥没：癌浸潤が乳腺外の皮下脂肪におよび皮膚が牽引されて起きる
- えくぼ症状：腫瘤部を大きくつまみ上げたり持ち上げると起きる
- 豚の皮症状：皮下リンパ管に浸潤し、皮膚の限局性に浮腫や肥厚を生じる
- 橙皮状：皮膚の浮腫に発赤を伴いミカンの皮のように見える

3) 乳頭より血性または褐色の分泌物

■ 乳房の観察

乳房の触知	・腫瘤（しこり）の有無を観察する ・乳癌初期では腫瘤は移動性であるが、進行すると皮膚や大胸筋に癒着し、移動性が消失する
乳房の視診	・乳房の皮膚の変化を観察する ・腫瘤が皮下脂肪や皮膚と癒着すると皮膚が陥没する ・腫瘤のできた位置が乳頭に近いと乳頭陥没や乳頭屈曲（乳頭が腫瘍側に屈曲する）が見られる ・リンパ管が閉塞すると限局性に浮腫が現れ、オレンジの皮様（豚の皮様）の変化を起こす

SBバックの取り扱い

- SBバックは術後3〜5日ころに出血や滲出液が30mL以下/日になったら抜去される
- それまで以下のような管理をする

1. 吸引圧の確認
- 吸引されているかどうか

2. 量、性状の変化の観察

3. 排液の処理を正しく行う
- 板クランプで集液ポートを閉じ、排液口の蓋を開けて排液する
- 吸引ボトルのゴム球を押し、バルーンを膨張させる
- 板クランプを開き低圧持続吸引を開始し、吸引圧を確認する

■ 術後のリハビリテーション

腋窩リンパ節郭清による腕や肩の運動障害、リンパ浮腫の予防のために、指や肘の曲げ伸ばし運動、腕の挙上運動を行う。

- 指の曲げ伸ばし運動 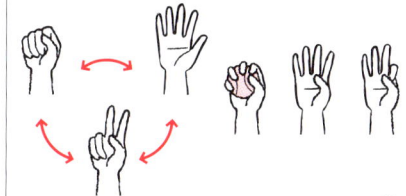
- ひじの曲げ伸ばし運動 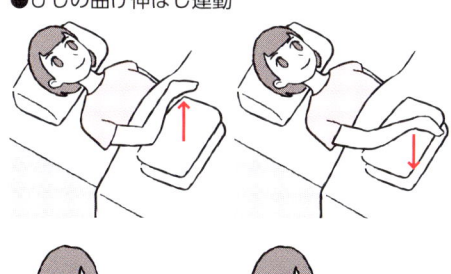
- 腕の挙上運動・肩関節運動

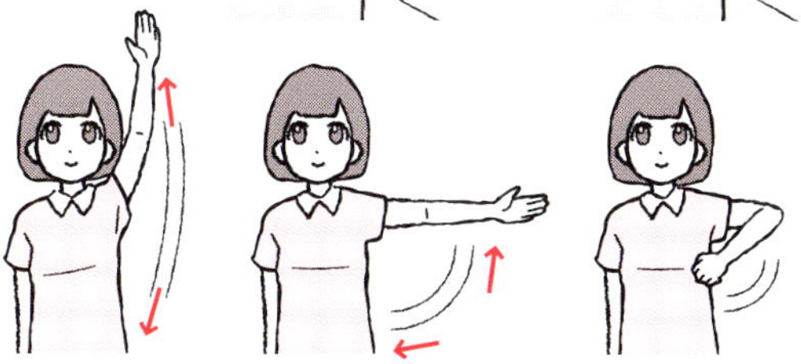

日本乳癌学会編，乳癌診療ガイドラインの解説 2006年版，金原出版より改変

参考文献（発行年順）

1. 白井正彦他．カラーアトラス眼科手術．1996，診断と治療社
2. 野中廣志．看護に役立つ検査事典．1997，照林社
3. 野中廣志．看護に役立つ「なぜ・何」事典．1998，照林社
4. 野中廣志．続看護に役立つ「なぜ・何」事典．1999，照林社
5. 山岸節子．自分で描ける病態関連図．2000，照林社
6. 野中廣志．看護に役立つ観察「なぜ・何」事典．2003，照林社
7. 野中廣志．看護の数式「なぜ・何」事典．2005，照林社
8. 山本真樹．面白いほどよくわかる人体のしくみ　複雑な「体内の宇宙」が図解とイラストで一目でわかる．2005，日本文芸社
9. 第3版医学大辞典．2005，医歯薬出版株式会社
10. 堀内　勁他．カンガルーケア．2006，メディカ出版
11. 渡辺重行他．心電図の読み方パーフェクトマニュアル．2006，羊土社
12. 安藤幸夫．人体の不思議．2006，ナツメ社
13. 関口敦．ICU・CCU・心臓血管外科・循環器病棟の看護のポイント147．2007，メディカ出版
14. 真弓俊彦．コツを覚えて必ずできる！体腔穿刺－部位・臓器別にみる間違いのない穿刺のポイント．ビジュアル基本手技8．2008，羊土社
15. 太田　博明他編．これだけは知っておきたい周産期ケアQ&A．2008，総合医学社
16. 増田敦子．解剖生理をおもしろく学ぶ．2008，医学芸術社
17. 篠原尚他．イラストレイテッド外科手術―膜の解剖からみた術式のポイント．2010，医学書院
18. 日本糖尿病学会編．科学的根拠に基づく糖尿病診療ガイドライン2010．2010，南江堂
19. 松尾　理訳．カラー図解　症状の基礎からわかる病態生理第2版．2011，メディカルサイエンスインターナショナル
20. 藤井信吾．臨床解剖学に基づいた婦人科手術シリーズ1．2012，診断と治療社
21. 本田佳子．栄養療法のギモンQ&A100+9．2012，メディカ出版
22. 山中英治．栄養療法のギモンQ&A100+9．2013，メディカ出版
23. 日本医薬品集．医療医薬品フォーラム．2013，じほう
24. 香川靖雄他．人体の構造と機能及び疾病の成り立ち．2013，南江堂
25. 尾野敏明他．知ってて安心急変対応．2013，照林社
26. 道又元裕監．見てわかる呼吸器ケア．2013，照林社
27. 大地陸男．生理学テキスト第7版．2013，文光堂
28. エキスパートナース編集部．看護に使える数値・指標まとめてブック．2013，照林社

■欧文索引

A

- AAV［順応性補助呼吸］ 32
- A-C［大動脈冠動脈］ 90
- AC［上腕囲］ 108, 109
- ACE［アンジオテンシン変換酵素］ ... 77, 78
- ACE阻害薬 77
- ACTH［副腎皮質刺激ホルモン］ .. 101, 157, 229
- ACTH放出ホルモン 157
- A-Cバイパス術 88
- ADH［抗利尿ホルモン］
  .... 15, 77, 131, 157, 163, 173
- ADL［日常生活動作］ .. 72, 131, 172, 215, 239, 240, 245, 246, 261, 274, 278, 284
- ADP［アデノシン二リン酸］ 5, 85
- AED［自動体外式除細動器］ 89
- AIUEO TIPS 222
- Alb［アルブミン］ 108
- ALL［急性リンパ性白血病］ 180
- ALP［アルカリホスファターゼ］ 247
- ALS［2次救命処置］ 89, 241
- ALT［アラニンアミノトランスフェラーゼ］
  .... 117, 196, 199, 247, 250, 254
- AMC［上腕筋周囲長］ 108, 109
- AMI［急性心筋梗塞］ 53, 91
- AML［急性骨髄性白血病］ 180
- Anderson基準の土肥変法 263
- ARB［アンジオテンシンⅡ受容体拮抗薬］ .. 77, 78
- AST［アスパラギン酸アミノトランスフェラーゼ］
  .... 117, 196, 199, 247, 250, 254
- ATP［アデノシン三リン酸］ 5, 164, 247

B

- BLS［1次救命処置］ 89
- BMI［体格指数］ 108
- BMS［ベアメタルステント］ 93
- BPSD［行動心理症状］ 248
- Bradleyの神経支配のループ 325
- Bricker手術 202
- BUN［血液尿素窒素］ 108, 254

C

- cAMP［環状アデノシン1リン酸］ 81, 85
- CAPD［持続携行式腹膜透析］ 203
- Cattell法 146
- CBTI［不眠症向け認知行動療法］ 255
- CCS［CCS固定］ 274
- CDP［シチジン二リン酸］ 247
- Child法 146
- Cho-E［コリンエステラーゼ］ 108
- CHS［コンプレッション・ヒップ・スクリュー］
  .... 274, 276
- CKD［慢性腎臓病］ 233
- COPD［慢性閉塞性肺疾患］ 44
- COX-1［シクロオキシゲナーゼ1］ 85
- CPD［クエン酸・リン酸・ブドウ糖液］ . 191
- CPK［クレアチンホスホキナーゼ］
  .... 82, 126, 196
- CPM［持続的他動運動装置］ ... 276, 278
- CPR［心肺蘇生］ 89
- CRF［副腎皮質刺激ホルモン放出因子］ .. 101
- CRH［副腎皮質刺激ホルモン放出ホルモン］ .. 157
- CRP［C反応性蛋白］ 279
- CT［コンピュータ断層撮影］ 108
- CTZ［化学受容性嘔吐引き金帯］ 127
- CVH［中心静脈栄養法］ 126
- CVP［中心静脈圧］ 66, 67, 90, 140, 191

D

- DES［薬剤溶出性ステント］ 92, 93
- DESIGN 293
- DIC［播種性血管内凝固症候群］ ... 84, 181, 318
- DNA［デオキシリボ核酸］ 83, 106
- DP［膵尾側切除術］ 147
- DPP-4［ジペプチジルペプチダーゼ4］
  .... 192, 193
- DTI［深部組織損傷］ 290

E

- ECCE［水晶体嚢外摘出術］ 299
- ECG［心電図］ 89
- ED［勃起障害］ 243
- EMMV［拡大分時強制換気］ 32
- EPA［エイコサペンタエン酸］ 85
- ePTFE［延伸ポリテトラフルオロエチレン］ ... 96

329

F

5-HT［5-ヒドロキシトリプタミン］ …… 85, 127
F_1O_2［吸入気酸素濃度］ …………… 22, 29
FXa阻害薬 ………………………………… 85

G

GABA［γ-アミノ酪酸］ ……… 247, 254, 255
GCS［グラスゴーコーマスケール］ … 222, 223
G-CSF［顆粒球コロニー刺激因子］ ……… 83
GI［グリセミック指数］ ………………… 183
GVHD［移植片対宿主病］ ……………… 191

H

Harris-Benedictの式 …………………… 193
Hb［血色素］ ……………………… 29, 30, 68
HbA1c［ヘモグロビンエーワンシー］ … 169
HD［血液透析］ …………………………… 203
HDL［高密度リポ蛋白］ …………… 165, 196
HF［血液濾過］ …………………………… 203
HLA［ヒト白血球抗原］ ………………… 191
HMG-CoA［ヒドロキシメチルグルタリル補酵素A］
 ………………………………………… 196
HMG-CoA還元酵素阻害薬 ……………… 196
HPV［ヒトパピローマウイルス］ ……… 322

I

ICCE［水晶体嚢内摘出術］ ……………… 299
ICGR15［インドシアニングリーン15分停滞率］
 ………………………………………… 143
IDDM［インスリン依存性糖尿病］ …… 165
IgA［免疫グロブリンA］ …………… 191, 246
IgE［免疫グロブリンE］ ………………… 55
IgG［免疫グロブリンG］ …………… 191, 246
IgM［免疫グロブリンM］ …………… 191, 246
IMV［間欠的強制換気］ ………………… 32
IOL［眼内レンズ］ ……………………… 299
IPD［間欠的腹膜透析］ ………………… 203
IPSS［国際前立腺症状スコア］ ………… 316
IST［注入硬化療法］ …………………… 138
ITB［髄腔内バクロフェン療法］ ……… 252
IVH［経中心静脈高カロリー輸液、高カロリー輸液］
 ………………………………………… 149

J

JCS［ジャパンコーマスケール］ …… 222, 223
JRC［日本蘇生協議会］ …………………… 89

L

LAD［左前下行枝］ ………………………… 90
LC［腹腔鏡下胆嚢摘出術］ ……………… 146
LDH［乳酸脱水素酵素］ ………………… 199
LDL［低密度リポ蛋白］ …………… 165, 196
LED［発光ダイオード］ …………………… 30
LOS［低心拍出量症候群］ ………………… 90

M

M［粘膜層の癌］ ………………………… 113
Marriottの誘導 …………………………… 53
Miles術 …………………………………… 151
MMT［徒手筋力テスト］ ………………… 242
MMV［強制分時換気］ …………………… 32
MP［固有筋層までの癌］ ………………… 113
MRC［英国医療審議会］ ………………… 10
MRI［磁気共鳴撮影］ …………………… 322
MRSA［メチシリン耐性黄色ブドウ球菌］ … 178

N

NGSP［国際標準値］ …………………… 169
NIDDM［インスリン非依存性糖尿病］ … 165, 192
NK-1［ニューロキニン-1］ ……………… 127
NMDA［メチルアスパラギン酸］ ……… 248
NPPV［非侵襲的陽圧換気］ ……………… 44
NPUAP［米国褥瘡諮問委員会］ ………… 290
NRS［数字評定尺度］ …………………… 294
NSAIDs［非ステロイド性抗炎症薬］ … 105, 295

O

OAB［過活動膀胱］ ……………………… 176
ODC［酸素解離曲線］ …………………… 28

P

$PaCO_2$［動脈血二酸化炭素分圧］ …… 3, 6, 7
PaO_2［動脈血酸素分圧］ ………… 3, 9, 28, 29
PAP［肺動脈圧］ ………………………… 66
PCI［経皮的冠動脈インターベンション］ … 92, 93
PCWP［肺動脈楔入圧］ ………………… 66

PD［膵頭十二指腸切除術］ ……… 147, 203
PDE［ホスホジエステラーゼ］ ……… 85
PDE3阻害薬 ……… 85
PEA［水晶体乳化吸引術］ ……… 299
PEEP［呼気終末陽圧換気］ ……… 32
PEG［経皮内視鏡的胃瘻造設術］ ……… 135, 136
PEIT［経皮的エタノール注入療法］ ……… 142
PFN［髄内固定法］ ……… 275
PIP［近位指節間関節］ ……… 269
PPN［末梢静脈栄養］ ……… 129
PTCA［経皮経管冠状動脈形成術］ ……… 92, 93
PULL法 ……… 135
PVC［心室期外収縮］ ……… 90

Q

QRS［キューアールエス］ ……… 53
QT［QT間隔］ ……… 53, 191, 248

R

R on T型心室期外収縮 ……… 53
RAP［右房圧］ ……… 66
RCA［右冠動脈］ ……… 90
RFA［ラジオ波焼灼術］ ……… 142
r-GTP［γ-グルタミル・トランスペプチダーゼ］ ……… 247
RNA［リボ核酸］ ……… 106
Robsonのstage分類 ……… 201
ROM［関節可動域］ ……… 266, 267, 276
ROMエクササイズ ……… 266
RVP［右室圧］ ……… 66

S

SaO_2［動脈血酸素飽和度］ ……… 28, 29, 68
SBT［ゼングスターケン・ブレークモアチューブ］ ……… 139
S-Bチューブ ……… 137
SBバック ……… 327
SCC［扁平上皮癌関連抗原］ ……… 322
SCJ［扁平円柱上皮接合部］ ……… 322
SE［漿膜に露出している癌］ ……… 113

SI［隣接臓器に直接浸潤している癌］ ……… 113
SIMV［同期的間欠強制換気］ ……… 32
SLR［下肢伸展挙上テスト］ ……… 231, 264, 265
SM［粘膜下層までの癌］ ……… 113
SpO_2［経皮的酸素飽和度］ ……… 30
SS［漿膜下層までの癌］ ……… 113
SSRI［選択的セロトニン再取り込み阻害薬］ ……… 233
SSS［洞不全症候群］ ……… 53, 94

T

T_3［トリヨードサイロニン］ ……… 56
T_4［テトラヨードサイロニン］ ……… 56
TAE［経カテーテル肝動脈塞栓術］ ……… 143
TCA［トリカルボン酸回路］ ……… 164
T-cho［総コレステロール］ ……… 108
TDM［治療薬物濃度モニタリング］ ……… 253
TG［トリグリセリド］ ……… 108
THA［人工股関節置換術］ ……… 275
Tmax［最高血中濃度到達時間］ ……… 254
TP［総蛋白質］ ……… 108, 147
TPN［完全静脈栄養］ ……… 129
t-PA［組織プラスミノーゲンアクチベータ］ ……… 85
TPPV［気管切開下陽圧換気］ ……… 44
TSF［上腕三頭筋皮下脂肪厚］ ……… 108, 109
TUR-P［経尿道的前立腺切除術］ ……… 319
TXA_2［トロンボキサンA_2］ ……… 85
Tチューブ ……… 140

V

VAS［視覚アナログ尺度］ ……… 294
VC［嘔吐中枢］ ……… 127
Vf［心室細動］ ……… 53, 94
VLDL［超低密度リポ蛋白］ ……… 196
VT［心室頻拍］ ……… 53, 94

W・Y

Whipple法 ……… 146
WHO［世界保健機関］ ……… 48, 233
Yグラフト置換術 ……… 97

■和文索引

あ

アイウエオチップス	222
アイスノン	75
アシスト	32
アシドーシス	6, 28, 160
——，呼吸性	160
——，代謝性	160
亜硝酸剤	82
アセチルコリン	213
圧覚	283
圧痕の残らない浮腫	163
圧痕の残る浮腫	163
圧受容体	47
アデニールシクラーゼ促進薬	81
アデノシン三リン酸	5
アデノシン二リン酸	5
アトピー性皮膚炎	288
アナフィラキシーショック	55, 191
アメンチア	221
アラキノン誘導体	198
アルカローシス	6, 21, 161
——，呼吸性	21, 161
——，代謝性	161
アルコール冷却	75
アルドステロン症	187
αグルコシダーゼ阻害薬	193
α₁遮断薬	77
アルブミン製剤	190
アレルギー反応	191
アンカ	74
アンジオテンシンⅡ受容体拮抗薬	77
アンジオテンシン変換酵素阻害薬	77
安静	261
——時の血圧	261
——時の呼吸	261
——時の心拍数	261
——時の尿量	261
——時の皮膚温	261
——デメリット	261
——メリット	261
アンモニア	115
——の生成	282

い

胃亜全摘出術	133
胃液	102
胃炎薬	125
胃潰瘍	105
胃癌	113
息切れ	19
いきみ動作	50
維持液	128
意識障害	220
——の観察	222
——の原因	220
意識レベル	222
萎縮	291
異常呼吸	14
異常呼吸音	13, 19
胃切除後の食事	134
胃洗浄	130
胃全摘出術	133
痛み	284, 294
1号液	128
一次性ネフローゼ症候群	188
胃チューブ	132, 148
胃腸運動調整薬	124
一側肺全切除術	36
溢流性尿失禁	176
胃粘膜微小循環改善薬	125
胃粘膜防御因子増強薬	124
胃バルーン	138
イリデクトミー	300
イレウス	122
——，機械的	122
——，機能的	122
——，痙攣性	122
——，絞扼性	122
——，単純性	122
——，複雑性	122
——，閉塞性	122
——，麻痺性	122
イレオストミー	152

胃瘻造設術	135
——，開腹	135
——，経皮内視鏡下	135
インクレチン	193
インスリン	194, 195
——，混合型	194, 195
——，持効型	194, 195
——，速効型	194, 195
——，中間型	194, 195
——，超速効型	194, 195
インスリン依存性糖尿病	165
インスリン非依存性糖尿病	165

う

ウィッツェル法	135
ウィリス動脈輪	237
ウィルヒョウ転移	113
ウェアリングオフ現象	251
ウェルニッケ中枢	225, 239
ヴォーン・ウィリアムズ分類	80
右室圧	66
右心不全	70
うっ血乳頭	62
うつ熱	58
右房圧	66
ウルシュタインの5分類	304
ウロキナーゼ製剤	85
ウロナーゼ	85
ウロビリノーゲン	175
運動性失語	239
運動麻痺性膀胱	174

え

永久気管孔	33
エイコサペンタエン酸	85
栄養状態低下	106
栄養状態の把握	108
栄養法の選択	129
腋窩切開法	34
えくぼ症状	327
エストロゲン	324
エタノール注入療法	142
エネルギー補給剤	127

エリスロポエチン・・・・・・・・83	回転性めまい・・・・・・・・285	過用症候群・・・・・・・・266
L-ドーパ製剤・・・・・・・・251	開腹胃瘻造設術・・・・・・・・135	カリウム・・・・・・・・46, 159
嚥下障害・・・・・・・・226	外膜・・・・・・・・49	カリウム保持性利尿薬・・・・・197
嚥下のメカニズム・・・・・・・・226	解離性大動脈瘤・・・・・・・・11	カリクレイン・・・・・・・・71
塩酸・・・・・・・・102	カイロ・・・・・・・・74	顆粒球・・・・・・・・158
延髄・・・・・・・・2, 210	カウンターショック・・・・・・・・88	顆粒球コロニー刺激因子・・83
——出血・・・・・・・・49	化学受容体・・・・・・・・47	カルシウム・・・・・・・・159
塩分制限・・・・・・・・76	化学的調節・・・・・・・・57	カルシウム拮抗薬・・・・・77, 82
塩類下剤・・・・・・・・198, 199	過活動膀胱・・・・・・・・176	加齢の皮膚状態・・・・・・・・308
	過換気・・・・・・・・7	眼圧降下薬・・・・・・・・297
お	過換気症候群・・・・・・・・21	眼圧上昇・・・・・・・・302
横隔膜・・・・・・・・4	過換気療法・・・・・・・・256	鼾音・・・・・・・・13
横隔膜可動域・・・・・・・・4	角質層・・・・・・・・287	感覚性失語・・・・・・・・239
黄色便・・・・・・・・178	拡大乳房切断術・・・・・・・・326	眼科手術・・・・・・・・297
黄体ホルモン・・・・・・・・324	拡大分時強制換気・・・・・・・・32	眼科麻酔・・・・・・・・297
黄疸・・・・・・106, 120, 181	喀痰・・・・・・・・8, 17	換気血流分布不均等・・・・・9
嘔吐・・・・・・104, 107, 110	——吸引・・・・・・・・22	肝機能障害・・・106, 107, 115
応答期・・・・・・・・88	——吸引チューブ・・・・・・・・17	眼球振盪・・・・・・・・285
嘔吐中枢・・・・・・・・104	——性状分類・・・・・・・・8	眼球頭位反射・・・・・・・・214
悪寒戦慄・・・・・・・・61	角膜反射・・・・・・・・214	間欠的強制換気・・・・・・・・32
悪心・・・・・・・・107	下行性網様体・・・・・・・・214	観血的動脈圧モニター・・・65
オッペンハイム反射・・・・・218	下肢静脈瘤・・・・・・・・98	間欠的腹膜透析・・・・・・・・203
温罨法・・・・・・・・74	下肢伸展挙上テスト・・・・・231	還元ヘモグロビン・・・・・・・9
オン・オフ現象・・・・・240, 251	下肢深部静脈血栓症・・・・・73	肝硬変・・・・・・115, 116, 118
温覚・・・・・・・・283	下肢の浮腫・・・・・・・・70	看護師によるリハビリ・・・263
温湿布・・・・・・・・74	臥床・・・・・・・・232	間質性肺炎・・・・・・・・19
音声障害・・・・・・・・225	ガス白内障・・・・・・・・303	間質性膀胱炎・・・・・・・・314
音伝導のメカニズム・・・・・227	下腿三頭筋・・・・・・・・232	肝障害度・・・・・・・・143
温パップ・・・・・・・・74	過多月経・・・・・・・・310	冠状動脈・・・・・・・・69, 92
	片麻痺・・・・・・・・49	癌性胸膜炎・・・・・・・・42
か	滑車神経・・・・・・・・212	肝性昏睡・・・・・・・・107
過圧力・・・・・・・・33	活動エネルギー量・・・・・193	肝性脳症・・・・・・107, 115
外因性発熱物質・・・・・・・・58	合併切除術・・・・・・・・36	乾性ラ音・・・・・・・・13
外眼筋麻痺・・・・・・・・169	カテコラミン製剤・・・・・79, 81	関節・・・・・・・・235
開胸開腹法・・・・・・・・35	ガーデン分類・・・・・・・・234	——の痛み・・・・・・・・235
開胸術・・・・・・・・34	カートリッジ製剤・・・・・195	——の構造・・・・・・・・235
外呼吸・・・・・・・・25	過敏性腸症候群治療薬・・199	関節液貯留・・・・・・・・235
開始液・・・・・・・・128	カフ・・・・・・・・33	関節可動域・・・・・・266, 268
外痔核・・・・・・・・154	カフ圧・・・・・・・・31, 33	——エクササイズ・・・・・266
咳嗽・・・・・・・・18	——の過圧力・・・・・・・・33	——測定・・・・・・・・268
介達牽引・・・・・・・・272	——の減圧・・・・・・・・33	関節内注射・・・・・・・・235
階段の昇降・・・・・・・・270	粥状便・・・・・・・・189	関節リウマチ・・・・・・・・246
回腸導管造設術・・・・・・・・202	痒み・・・・・・・・288	——による関節変形・・246
外転神経・・・・・・・・212	痒み物質・・・・・・・・118	感染・・・・・・・・184

333

完全静脈栄養	129
肝臓癌	142
浣腸	206
——の禁忌	207
浣腸剤	199
眼底鏡	238
眼底血圧	62
眼底検査	62
眼底所見	62
肝動脈塞栓術	143
肝動脈内注入療法	144
眼内レンズ挿入術	298
間脳	210
γ-アミノ酪酸	254
顔面神経	212
——麻痺	169, 212, 241
緩和ケア	284

き

期外収縮	69
機械的イレウス	122
機械的下剤	199
気化熱	156
気管形成術	36
気管呼吸音	13
気管支拡張症	17
気管支拡張薬	26
気管支形成術	36
気管支喘息	16
気管支肺胞呼吸音	13
気管切開	31
気管切開下陽圧換気	44
気管内挿管	33
気管内チューブ	33
気管軟骨	31
気胸	11, 20
起居動作	270
起座位	23
起座呼吸	23, 69
器質性便秘	205
キース・ウェジナー分類	63
基礎代謝量	193
喫煙の循環器への影響	87
ぎっくり腰	231

キット製剤	194
気道狭窄	16
気道潤滑薬	26
気道粘液修復薬	26
気道粘液溶解薬	26
気道分泌細胞正常化薬	26
キニノーゲン	71
希尿	175
機能性便秘	205
機能的イレウス	122
吸気性喘鳴	12
球後麻酔	297
90度姿勢	292
吸収熱	58
嗅神経	212
急性胃腸炎	111
急性呼吸促迫症候群	20
急性骨髄性白血病	180
急性心筋梗塞	66
急性腎不全	173
急性リンパ性白血病	180
吸息期と呼息期と同じ長さの喘鳴	12
吸息のときに強く聴かれる喘鳴	12
吸着薬	200
橋	210
——出血	49
胸郭成形術	41
胸腔穿刺	25
胸腔ドレーン	39, 40
胸腔内圧	41
凝固因子	158
胸骨正中切開法	35
胸式呼吸	4
狭心症	11, 72
強心薬	81
胸水	25, 42, 43
強制分時換気	32
胸痛	11, 71
胸部大動脈瘤	11
胸膜炎	11
胸膜癒着術	42
虚血性心疾患	92

去痰薬	26
起立性低血圧	51, 63
キルシュナー鋼線牽引	272
筋萎縮性側索硬化症	241
筋弛緩薬	252
筋腫分娩	311
筋腫ポリープ	311
筋肉の疲労	230
筋力維持・増強運動	264
筋力低下	232
筋力トレーニング	265
筋力判定	242

く

空腹	100, 101
空腹中枢	171
クエン酸中毒	191
クスマウル呼吸	14
くも膜下出血	236
——の好発部位	237
——の再出血予防	237
クラウゼ小体	57, 283
グラスゴーコーマスケール	222, 223
クラックル音	13
クラッチフィールド牽引	272
グリセミック指数	183
グリセリン浣腸	199, 208
——禁忌体位	208
グリセロール	249
グリソン牽引	272
クルドスコピー	320
車椅子移乗	270
クローズパウチ	151
クロール	159

け

経カテーテル動脈塞栓療法	143
経管栄養	136
経管栄養剤	137
経口腸管洗浄薬	199
頸静脈圧の測定	70
経静脈栄養	129
頸静脈の怒張	70

経腸栄養 ……………………… 129	血小板 ………………………… 158	高血圧 …… 48, 50, 62, 76, 207
頸動脈洞反射 ……………………… 2	血小板減少 …………………… 181	抗血小板薬 …………………… 85
経尿道的前立腺切除術 ……… 319	血小板減少性紫斑病 ………… 181	抗血栓薬 ……………………… 85
経鼻カニューレ ………………… 29	血漿分画製剤 ………………… 190	高血糖 …………… 165, 185, 186
経皮的冠動脈形成術 ……… 92, 93	血性痰 …………………………… 8	抗コリン薬 ……… 26, 125, 251
経鼻空腸減圧チューブ ……… 148	血栓除去術 …………………… 154	好酸球 ………………………… 158
経鼻経管栄養法 ……………… 132	血栓性静脈炎 ………………… 280	高脂血症治療薬 ……………… 196
経皮経管冠動脈形成術 ………… 93	血栓溶解薬 …………………… 85	恒常性 ………………………… 160
経皮的冠動脈インターベンション	血痰 …………………………… 18	高浸透圧高血糖症候群
……………………………… 92	血中ガスの変化 ………………… 6	………………………… 171, 185
経皮的動脈血酸素飽和度 ……… 30	血尿 …………………………… 175	高浸透圧利尿薬 ……………… 256
経皮内視鏡的胃瘻造設術 …… 135	血便 …………………………… 111	鋼線牽引 ……………………… 272
頸部筋腫 ……………………… 311	欠乏性食欲不振 ……………… 101	後側方切開法 …………………… 34
経腹膜的右腎摘出術 ………… 201	下痢 ……………………… 111, 189	好中球 ………………………… 158
頸部の観察 ……………………… 70	下痢便 ………………………… 178	高張性脱水 …………………… 162
傾眠 …………………………… 221	ケルニッヒ徴候 ……………… 236	抗てんかん薬 ………………… 253
痙攣性イレウス ……………… 122	減圧開頭術 …………………… 256	行動心理症状 ………………… 248
痙攣性便秘 …………………… 205	牽引 …………………………… 272	抗糖尿病薬 …………………… 192
ケーゲル体操 ………………… 177	──の観察 ………………… 273	後頭葉 ………………………… 210
下剤 …………………………… 198	牽引性網膜剝離 ……………… 302	抗トロンビン薬 ………………… 86
──, 塩類 ……………… 198, 199	減呼吸 …………………………… 14	高尿酸血症 …………………… 250
──, 機械的 ………………… 199	言語障害 ……………………… 225	──改善薬 ………………… 250
──, 刺激性 ………………… 199	倦怠感 ………………………… 116	──の生活指導 …………… 250
──, 湿潤性 ………………… 199	原発開放隅角緑内障 ………… 301	──の治療指針 …………… 250
──, 膨張性 ………………… 199	原発閉塞隅角緑内障 ………… 301	抗認知症薬 …………………… 248
血圧 ………………………… 47, 64		抗パーキンソン薬 …………… 251
──上昇 ……… 47, 62, 76, 83	**こ**	抗ヒスタミン薬 ……… 126, 308
──調節 ……………………… 47	高圧浣腸 ………………… 206, 207	項部硬直 ……………………… 236
──低下	降圧薬 …………………… 77, 78	抗不整脈薬 …………………… 80
……… 47, 54, 63, 64, 67	降圧利尿薬 …………………… 77	──の分類 ………………… 80
──と腎臓の関係 …………… 79	好塩基球 ……………………… 158	抗プラスミン製剤 ……………… 84
血液 …………………………… 158	構音障害 ……………………… 225	抗ペプシン薬 ………………… 125
血液凝固因子製剤 …………… 190	口蓋垂の偏位 ………………… 224	硬便 …………………………… 179
血液凝固促進薬 ………………… 84	抗潰瘍薬 ……………………… 123	硬膜外ドレーン ……………… 257
血液製剤 ……………………… 190	抗ガストリン薬 ……………… 125	硬膜外ブロック ……………… 258
血液便 ………………………… 178	口渇 …………………………… 157	硬膜下ドレーン ……………… 257
血管運動中枢 …………………… 47	高カリウム血症 ………… 46, 191	肛門手術 ……………………… 154
血管強化薬 ……………………… 84	硬化療法 ……………………… 139	絞扼性イレウス ……………… 122
血管の弾力性 …………………… 48	高カロリー輸液剤 …………… 127	抗利尿ホルモン ……………… 157
血球 …………………………… 158	交感神経刺激薬 ………………… 26	高流量システム ………………… 29
血胸 ……………………………… 11	交感神経抑制薬 ………………… 77	誤嚥性肺炎 ………………… 18, 42
血腫除去術 …………………… 256	後期ダンピング症候群 ……… 134	股関節可動域 ………………… 245
血漿 ……………………… 156, 158	抗凝固薬 ………………………… 86	呼気性喘鳴 ……………………… 12
血漿新鮮凍結血漿 …………… 190	抗狭心症薬 ……………………… 82	呼吸運動 ………………………… 4

呼吸音	13, 19	
呼吸音減弱	19	
呼吸改善薬	26	
呼吸器の構成	3	
呼吸筋	4	
——麻痺	42	
呼吸困難	10, 19, 23	
呼吸刺激薬	26	
呼吸性アシドーシス	160	
呼吸性アルカローシス	21, 161	
呼吸性移動	25	
呼吸中枢興奮薬	26	
呼吸調節	2	
——化学性調節	2	
——神経性調節	2	
——体液性調節	2	
——反射性調節	2	
呼吸不全	32	
呼吸抑制	40	
国際前立腺症状スコア	316	
黒質	210	
黒色石	121	
黒色便	178	
鼓室形成術	304	
呼息が延長する喘鳴	12	
骨芽細胞	233	
骨手術後の感染	279	
骨折	272	
——治癒過程	271	
——治癒期間	271	
骨セメント	275	
骨粗鬆症	233, 234	
骨盤牽引	272	
骨盤底筋	176, 177	
——強化体操	177	
骨梁構造	234	
ゴードン反射	218	
呼名反応	214	
コレシストキン	145	
コレステロール胆石	121	
コロストミー	152	
混合型インスリン	194, 195	
昏睡	221	
昏睡度分類	115	
昏迷	221	

さ

サイアザイド系利尿薬	197	
細菌性ショック	55	
サイクリック AMP 剤	81	
催下浣腸	206	
再生不良性貧血	181	
催吐反射	214	
細胞外陰イオン	159	
細胞外液	156	
細胞外液類似液	128	
細胞外陽イオン	159	
細胞内陰イオン	159	
細胞内液	156	
細胞内陽イオン	159	
坐骨神経痛	243	
坐剤	199	
左心不全	20, 69	
嗄声	224	
右左短絡型	9	
3 号液	128	
三叉神経	212	
3-3-9 度方式	222	
30 度側臥位	293	
酸性臭	111	
酸性膜	282	
酸素	5	
——解離曲線	28	
——投与	27, 29, 30	
——の滝	28	
——飽和度	9	
——流量	28	
散瞳	238	
散瞳薬	297	
残尿感	315	
三半規管	285	

し

シェファー反射	218	
痔核	154	
——切除術	154	
弛緩性便秘	205	
ジギタリス製剤	81	
子宮筋腫	310, 311, 312, 313	
——核出術	322	
子宮頸癌	322	
四丘体	210	
糸球体	167	
子宮体癌	322	
子宮脱	321	
子宮摘出術	322	
刺激性下剤	199	
刺激伝達経路	46	
止血薬	84	
持効型インスリン	194, 195	
自己他動運動	264	
視床	210	
視床下部	210	
視床出血	49	
視神経	212	
耳石器	285	
自然気胸	11	
持続的他動運動	276	
舌の偏位	224	
失語症	225	
湿潤性下剤	199	
湿性ラ音	13	
自動運動	264	
自動介助運動	264	
ジフェニール誘導体	198	
耳閉感	286	
脂肪乳剤	127	
脂肪便	178	
尺側偏位	246	
ジャクソンの安全三角	31	
ジャパンコーマスケール	222, 223	
習慣性便秘	205	
修正 MRC 息切れスケール	10	
12 角形モザイク説	48	
収斂薬	200	
粥腫	50	
粥状動脈硬化	50	
縮瞳	238	
——予防薬	297	
宿便	207	

手術後の回復過程・・・・・・・・64	食道静脈瘤・・・・・・・・・139	人工股関節置換術・・・・・・・274
出血・・・・・・・・・・・・173	食道切除術・・・・・・・・・140	人工呼吸器・・・・・・・・・32
——時の安静・・・・・・・・68	食道バルーン・・・・・・・・138	——の観察項目・・・・・・・32
出血性ショック・・・・・・・・54	食欲中枢・・・・・・・・・100	人工骨頭置換術・・・・・275, 276
術後回復液・・・・・・・・・128	食欲不振・・・・・・・・・101	人工膝関節置換術・・・・・・・278
術後血圧・・・・・・・・・・64	——, 欠乏性・・・・・・・101	人工髄液・・・・・・・・・260
術後の呼吸・・・・・・・・・42	——, 中枢性・・・・・・・101	腎後性疾患・・・・・・・・・174
腫瘍摘出術・・・・・・・・・256	——, 中毒性・・・・・・・101	心室細動・・・・・・・・52, 53
循環血液量・・・・・・・・・67	——の原因・・・・・・・・101	——除去・・・・・・・・・88
循環障害の5P・・・・・・・・54	徐呼吸・・・・・・・・・・14	心室性頻拍・・・・・・・・・53
順応性補助呼吸・・・・・・・・32	除細動・・・・・・・・・・88	滲出性網膜剥離・・・・・・・302
瞬目麻酔・・・・・・・・・・297	触覚・・・・・・・・・・・283	浸潤麻酔・・・・・・・・・297
除圧・・・・・・・・・・・292	ショック・・・・・・・・54, 55	新生血管・・・・・・・・・166
昇圧薬・・・・・・・・・・・79	——, アナフィラキシー	腎性疾患・・・・・・・・・174
漿液性痰・・・・・・・・・・8	・・・・・・・・・・55, 191	新鮮血輸血・・・・・・・・・190
消化・・・・・・・・・・・103	——, 細菌性・・・・・・・55	腎前性疾患・・・・・・・・・174
消化管運動改善薬・・・・・・・126	——指数・・・・・・・・・54	心臓・・・・・・・・・・・46
消化管運動調整薬・・・・・・・199	——, 出血性・・・・・・・54	——促進中枢・・・・・・・47
消化酵素・・・・・・・・・102	——, 神経原性・・・・・・55	——の調節・・・・・・・・46
消化性潰瘍・・・・・・・・・105	——, 心原性・・・・・・・55	腎臓摘出・・・・・・・・・201
——の進行度による分類	——の種類・・・・・・54, 55	心タンポナーデ・・・・・87, 90
・・・・・・・・・・・・・105	ショートラン型心室期外収縮	心停止・・・・・・・・46, 53
——の深さによる分類・・・105	・・・・・・・・・・・・・53	浸透圧・・・・・・・・・・157
上行性網様体・・・・・・・・214	除脳硬直・・・・・・・・・238	浸透圧利尿薬・・・・・・・・249
小呼吸・・・・・・・・・・14	除皮質硬直・・・・・・・・238	心嚢穿刺・・・・・・・・・87
硝子体手術・・・・・・・・・303	徐脈・・・・・・・・・・・71	心不全・・・・・・70, 173, 191
小腸液・・・・・・・・・・102	徐脈頻脈症候群・・・・・・・53	腎不全・・・・・・・・・・173
小脳・・・・・・・・・・・210	自律神経・・・・・・・・・213	心不全点数・・・・・・・・・263
小脳出血・・・・・・・・・・49	——障害・・・・・・・・・169	深部知覚・・・・・・・・・282
漿膜下筋腫・・・・・・・・・311	止痢薬・・・・・・・・・・200	深部反射・・・・・・・・・219
静脈血栓塞栓症・・・・・・・73	シーリングテスト・・・・38, 39	心房細動・・・・・・・・52, 53
——の予防・・・・・・・・277	痔瘻・・・・・・・・・・・154	——除去・・・・・・・・88, 89
静脈の還流・・・・・・・・・98	——切除術・・・・・・・・154	
上腕筋囲長・・・・・・・・・108	腎機能障害・・・・・・・・・187	**す**
上腕三頭筋皮下脂肪厚・・・・108	心筋梗塞・・・・・・11, 69, 70, 72	膵液・・・・・・・・・・・102
上腕周囲長・・・・・・・・・108	神経因性膀胱・・・・・・・・173	髄液採取・・・・・・・・・259
上腕部測定・・・・・・・・・108	神経原性ショック・・・・・・55	膵炎・・・・・・・・・・・107
褥瘡・・・・・・・・・・・290	神経成長因子・・・・・・・・47	膵管減圧チューブ・・・・・・148
——のNPUAP分類・・・・291	神経の興奮伝達・・・・・・・213	髄腔内バクロフェン療法・・・252
——の評価・・・・・・・・293	心原性ショック・・・・・・・55	膵臓癌・・・・・・107, 119, 120
——予防・・・・・290, 292, 293	人工血管・・・・・・・・・96	錐体外路・・・・・・・・・217
食道癌・・・・・・・・114, 139	——置換術・・・・・・・・97	——障害・・・・・・・217, 240
食道再建術・・・・・・・・・140	——バイパス移植術・・・・96	錐体路・・・・・・・・・・216
食道手術・・・・・・・・・140	人工肛門・・・・・・・151, 152	——障害・・・・・・・216, 252

膵頭十二指腸切除術 ····· 147	成分輸血 ········· 190	**そ**
髄内固定 ············· 274	赤核 ············ 210	早期ダンピング症候群 ··· 134
水分調節 ············· 157	脊髄視床路 ······· 210	造血薬 ················ 83
水平位 ················ 23	脊椎起立筋 ······· 232	臓側胸膜 ·········· 25, 41
水泡音 ················ 13	舌咽神経 ········· 212	相対不応期 ············ 88
髄膜刺激症状 ········· 236	舌下神経 ········· 212	掻痒感 ··············· 288
睡眠衛生 ············· 255	赤血球 ··········· 158	側臥位 ················ 23
睡眠薬 ··············· 254	摂食中枢 ········· 100	側頭葉 ··············· 210
水様下痢便 ··········· 111	絶対不応期 ········ 88	続発性骨粗鬆症 ······· 233
頭蓋直達牽引 ········· 272	切迫性尿失禁 ·· 176, 315	阻血 ················· 292
頭蓋内圧降下薬 ······· 249	切迫流産 ········· 321	組織液 ··············· 156
頭蓋内圧亢進 ·· 62, 239, 256	セメントレス ····· 275	組織修復促進薬 ······· 125
頭蓋内圧亢進症状 ····· 207	セロトニン受容体拮抗薬 · 126	速効型インスリン ·· 194, 195
──のアセスメント ··· 249	線維柱帯 ········· 300	速効型インスリン分泌促進薬
スクウィージング ······ 17	──切開術 ······· 300	···················· 193
スタム法 ············· 135	──切除術 ······· 300	ソルビトール ········· 168
ステロイドホルモン ··· 307	遷延性排尿 ······· 316	
ステントグラフト ····· 97	再延性排尿 ······· 316	**た**
ステント血栓閉塞症 ··· 92	前脛骨筋 ········· 232	体位ドレナージ ···· 17, 24
ステント留置 ·········· 92	全血輸血 ········· 190	体位変換 ········ 270, 292
ストーマ ········ 152, 153	洗浄術 ··········· 260	体液 ················· 156
──周囲の皮膚トラブル · 152	洗浄赤血球 ······· 190	体液性因子 ············ 47
──造設 ············· 153	前側方切開法 ······ 34	体温 ·············· 56, 58
──の位置決め ······· 153	喘息発作 ·········· 16	──下降 ··········· 74, 75
──の壊死 ··········· 152	穿頭術 ··········· 260	──上昇 ··········· 56, 58
──の狭窄 ··········· 152	穿頭洗浄術 ······· 260	──調節 ······ 56, 57, 287
──の脱出 ··········· 152	前頭葉 ··········· 210	──調節障害 ······ 27, 169
──の脱落 ··········· 152	前方腋窩切開法 ····· 35	──調節中枢 ···· 56, 57, 58
──のヘルニア ······· 152	喘鳴 ··········· 12, 19	体格指数 ············· 108
ストレス ········ 105, 112	──, 吸気性 ········ 12	対光反射 ············· 214
ストレス性胃潰瘍 ····· 112	──, 吸息期と呼息期で同じ長	第Ⅲ度完全房室ブロック ··· 53
スピードトラック牽引 ··· 272	さの ·············· 12	体脂肪率 ············· 108
スルホニル尿素薬 ····· 192	──, 吸息のときに強く聴かれ	代謝性アシドーシス ··· 160
スワンガンツカテーテル · 66	る ················ 12	代謝性アルカローシス ··· 161
スワンネック変形 ····· 246	──, 呼気性 ········ 12	大出血 ············ 67, 68
	──, 呼息が延長する ··· 12	代償期肝硬変 ········· 117
せ	──, 両期性 ········ 12	大腿屈筋群 ··········· 232
制酸薬 ··············· 124	喘鳴音 ············ 13	大腿骨頸部骨折
静止膜電位 ············ 46	せん妄 ··········· 221	·········· 234, 244, 276
正常呼吸音 ············ 13	前立腺炎 ········· 317	──の危険因子 ······· 244
成人の医療用 BLS アルゴリズム	前立腺癌 ········· 319	──の手術法 ········· 274
····················· 89	前立腺摘出術 ····· 319	大腿骨転子部骨折 ····· 234
生体リズム ··········· 229	前立腺肥大症	大腿四頭筋 ··········· 232
制吐薬 ··············· 126	······ 173, 316, 317, 319	

大腸癌・・・・・・・・121	胆石症・・・・・・・・120	聴神経・・・・・・・・212
──の転移・・・・・121	胆石疝痛・・・・・・・120	超速効型インスリン・・194, 195
大腸ポリープ・・・・・150	胆石の種類・・・・・・121	腸閉塞・・・・・・・・122
大殿筋・・・・・・・・232	断続性ラ音・・・・・・13	腸腰筋・・・・・・・・232
大動脈－冠状動脈バイパス術	胆嚢摘出術・・・・・・145	聴力障害・・・・・・・227
・・・・・・・・・90, 91	蛋白質同化ステロイド剤・・83	直達牽引・・・・・・・272
大動脈反射・・・・・・2	ダンピング症候群・・・134	直腸癌・・・・・・・・149
大動脈瘤・・・・・・・97		直腸性便秘・・・・・・205
──ステントグラフト留置術	**ち**	鎮咳薬・・・・・・・・26
・・・・・・・・・・97		沈下性肺炎・・・・・・42
体内時計・・・・・・・229	チアゾリジン薬・・・・193	鎮痛薬・・・・・・・・296
第Ⅱ度モビッツ・・・・・53	チアノーゼ・・・・・・9	
体熱の産生・・・・・・56	チエノピリジン誘導体・・85	**つ**
大脳基底核・・・・・・210	遅延型溶血反応・・・・191	
大脳半球・・・・・・・210	チェーンストークス呼吸・・14	椎間板ヘルニア・・・・231
ダイリューター・・・・29	知覚障害・・・・・・・282	対麻痺・・・・・・・・233
唾液・・・・・・・・・102	知覚神経刺激・・・・・222	痛覚・・・・・・・・・283
濁音・・・・・・・・・19	知覚の伝導・・・・・・283	痛風・・・・・・・・・250
ダグラス窩・・・・・・149	知覚麻痺性膀胱・・・・174	──治療薬・・・・・250
ダグラス窩腹腔鏡診・・320	蓄尿・・・・・・・・・184	──の生活指導・・・250
多形性心室頻拍・・・・53	腟式単純子宮全摘出術・・322	ツーピース型パウチ・・151
多呼吸・・・・・・・・14	チャドック反射・・・・218	ツルゴール反応・・・・162
脱臼予防・・・・・・・277	中核症状・・・・・・・248	
脱水・・・・59, 156, 162, 173	中間型インスリン・・194, 195	**て**
脱水補給液・・・・・・128	中心静脈圧・・・・・・66	
タッピング・・・・・・17	中心静脈栄養法・・・・129	低位前方切除術・・・・149
脱分極・・・・・・・・46	中心性チアノーゼ・・・9	低栄養・・・・・・・・291
他動運動・・・・・・・264	中枢神経・・・・・・・210	低換気・・・・・・・・7
多尿・・・・・・・175, 184	中枢神経興奮薬・・・・26	定型的乳房切断術・・・326
痰・・・・・・8, 17, 18, 22	中枢性嘔吐・・・・・・104	低血圧・・・・・・・・51
──の色・・・・・・18	中枢性化学受容体・・・2	低血糖・・・・・・170, 195
──の喀出困難・・・22	中枢性過高熱・・・・・58	──による脳症状・・170
──の排出・・・・・17	中枢性筋弛緩薬・・・・252	抵抗自動運動・・・・・264
単一神経障害・・・・・169	中枢性食欲不振・・・・101	低酸素・・・・・・・7, 15
胆管減圧チューブ・・・148	中枢性麻痺・・・・・・224	低酸素血症・・・・・・9, 42
単球・・・・・・・・・158	中毒性食欲不振・・・・101	低酸素症・・・・・・・28
炭酸脱水素酵素阻害薬・・197	注入硬化療法・・・・・139	低体温・・・・・・・・60
胆汁・・・・・・・・・102	中脳・・・・・・・・・210	低体温療法・・・・・・256
胆汁酸・・・・・・・・102	中膜・・・・・・・・・49	低張性脱水・・・・・・162
胆汁酸結合性レジン・・196	昼夜逆転・・・・・・・229	低流量システム・・・・29
胆汁性腹膜炎・・・・・145	腸運動抑制薬・・・・・200	笛音・・・・・・・・・13
単純性イレウス・・・・122	超音波乳化吸引術・・・298	適正体重・・・・・・・183
弾性ストッキング・・98, 280	聴覚神経刺激・・・・・222	鉄化合物製剤・・・・・83
弾性包帯・・・・・98, 280	聴覚の伝達・・・・・・227	デュシェンヌ跛行・・・245
	長期臥床・・・・・・・232	電解質・・・・・・・・159
		点眼麻酔・・・・・・・297

電気毛布 ・・・・・・・・・・・・・・・・・・・・ 74
点滴 ・・・・・・・・・・・・・・・・・・・・・・・・ 127

と

動眼神経 ・・・・・・・・・・・・・・・・・・ 212
動悸 ・・・・・・・・・・・・・・・・・・・・・・・・ 52
同期的間欠強制換気 ・・・・・・ 32
洞機能不全症候群 ・・・・・・・・ 53
洞休止 ・・・・・・・・・・・・・・・・・・・・ 53
瞳孔異常 ・・・・・・・・・・・・・・・・ 238
糖質輸液剤 ・・・・・・・・・・・・・・ 127
等尺性運動 ・・・・・・・・・・・・・・ 264
透析 ・・・・・・・・・・・・・・・・・・・・ 203
動注ポンプ ・・・・・・・・・・・・・・ 144
等張性運動 ・・・・・・・・・・・・・・ 264
頭頂葉 ・・・・・・・・・・・・・・・・・・ 210
糖尿病 ・・・・・・・・・・・・・・・・・・ 171
　──意識状態の観察 ・・・・ 185
　──合併症 ・・・・・・・・・・・・ 165
　──感染の観察 ・・・・・・・・ 184
　──傷 ・・・・・・・・・・・・・・・・ 172
　──空腹感 ・・・・・・・・・・・・ 171
　──口唇・皮膚の観察 ・・ 182
　──食事量の観察 ・・・・・・ 182
　──睡眠状態の観察 ・・・・ 186
　──創傷治癒の阻害 ・・・・ 172
　──体重の観察 ・・・・・・・・ 183
糖尿病昏睡 ・・・・・・・・・・・・・・ 171
糖尿病性ケトアシドーシス
　・・・・・・・・・・・・・・・・・・・・ 170, 185
糖尿病性網膜剥離 ・・・・・・・・ 166
糖尿病神経障害 ・・・・・・・・・・ 168
糖尿病腎症 ・・・・・・・・・・・・・・ 167
糖尿病網膜症 ・・・・・・・・・・・・ 166
橙皮状 ・・・・・・・・・・・・・・・・・・ 327
洞房結節 ・・・・・・・・・・・・・・・・ 46
動脈圧モニター ・・・・・・・・・・ 65
動脈血二酸化炭素分圧 ・・・・ 6
動脈硬化 ・・・・・・・・・・・・・・ 49, 50
動脈瘤 ・・・・・・・・・・・・・・・・・・ 207
徒手筋力テスト ・・・・・・・・・・ 242
トータル・ペイン ・・・・・・・・ 284
トータルマスク ・・・・・・・・・・ 44
ドパミン ・・・・・・・・・・・・ 240, 251
　──受容体拮抗薬 ・・・・・・ 126
　──受容体刺激薬 ・・・・・・ 251
　──分解抑制薬 ・・・・・・・・ 251
　──分泌刺激薬 ・・・・・・・・ 251
ドライスキン ・・・・・・・・・・・・ 308
トラベクレクトミー ・・・・・・ 300
トラベクロトミー ・・・・・・・・ 300
トランスデューサー ・・・・・・ 65
ドレインパウチ ・・・・・・・・・・ 151
ドレナージ術 ・・・・・・・・・・・・ 256
トレンデレンブルグ跛行 ・・ 245
トロッカーカテーテル ・・・・ 43
トロンビン直接阻害薬 ・・・・ 86

な

ナイアシン ・・・・・・・・・・・・・・ 196
内因性発熱物質 ・・・・・・・・・・ 58
内胸動脈−冠状動脈バイパス術
　・・・・・・・・・・・・・・・・・・・・・・ 90, 91
内痔核 ・・・・・・・・・・・・・・・・・・ 154
内臓性食欲低下 ・・・・・・・・・・ 101
内側毛帯 ・・・・・・・・・・・・ 210, 214
内膜 ・・・・・・・・・・・・・・・・・・・・ 49
内リンパ水腫 ・・・・・・・・・・・・ 286
ナトリウム ・・・・・・・・・・・・・・ 159

に

Ⅱ型房室ブロック ・・・・・・・・ 53
2号液 ・・・・・・・・・・・・・・・・・・ 128
ニコチン酸 ・・・・・・・・・・・・・・ 196
二次性低血圧 ・・・・・・・・・・・・ 51
二次性ネフローゼ症候群 ・・ 188
日周期リズム ・・・・・・・・・・・・ 229
日本の結核事情 ・・・・・・・・・・ 15
乳癌 ・・・・・・・・・・・・・・・・・・・・ 326
乳酸 ・・・・・・・・・・・・・・・・・・・・ 230
乳酸菌薬 ・・・・・・・・・・・・・・・・ 200
乳び尿 ・・・・・・・・・・・・・・・・・・ 175
乳房温存療法 ・・・・・・・・・・・・ 326
乳房の視診 ・・・・・・・・・・・・・・ 327
乳房の触知 ・・・・・・・・・・・・・・ 327
ニューロキニン受容体拮抗薬 ・・ 126
尿意切迫感 ・・・・・・・・・・・・・・ 315
尿管S状結腸吻合術 ・・・・・・ 202
尿管皮膚瘻 ・・・・・・・・・・・・・・ 202
尿酸 ・・・・・・・・・・・・・・・・・・・・ 250
　──合成阻害薬 ・・・・・・・・ 250
　──排泄性薬 ・・・・・・・・・・ 250
尿失禁 ・・・・・・・・・・・・・・・・・・ 176
尿色の変化 ・・・・・・・・・・・・・・ 175
尿の混濁 ・・・・・・・・・・・・・・・・ 314
尿pH補正薬 ・・・・・・・・・・・・ 250
尿量 ・・・・・・・・・・・・・・・・・・・・ 68
尿路変更術 ・・・・・・・・・・・・・・ 202
妊娠高血圧症候群 ・・・・・・・・ 318
認知症 ・・・・・・・・・・・・・・・・・・ 248
　──の症状 ・・・・・・・・・・・・ 248
　──の病期 ・・・・・・・・・・・・ 248

ね

熱 ・・・・・・・・・・・・ 56, 57, 58, 60, 61
　──の産生 ・・・・・・・・ 56, 57, 58
　──の放散 ・・ 56, 57, 60, 265
　──の分利 ・・・・・・・・・・・・ 61
熱気浴 ・・・・・・・・・・・・・・・・・・ 74
熱傷 ・・・・・・・・・・・・・・・・・・・・ 289
熱伝導率 ・・・・・・・・・・・・・・・・ 156
ネブライザー機能付マスク ・・ 29
ネフローゼ症候群 ・・・・・・・・ 188
粘液産生分泌促進薬 ・・・・・・ 125
粘液性痰 ・・・・・・・・・・・・・・・・ 8
粘膿性痰 ・・・・・・・・・・・・・・・・ 8
捻髪音 ・・・・・・・・・・・・・・・・・・ 13
粘膜下筋腫 ・・・・・・・・・・・・・・ 311

の

脳幹 ・・・・・・・・・・・・・・・・・・・・ 214
脳幹反射 ・・・・・・・・・・・・・・・・ 214
脳幹網様体 ・・・・・・・・・・・・・・ 210
脳血管障害 ・・・・・・・・・・・・・・ 49
脳血栓 ・・・・・・・・・・・・・・・・・・ 238
濃厚栄養剤 ・・・・・・・・・・・・・・ 136
濃厚血小板 ・・・・・・・・・・・・・・ 190
脳梗塞 ・・・・・・・・・・・・・・・・・・ 239
脳室持続排液 ・・・・・・・・・・・・ 257
脳室ドレーン ・・・・・・・・・・・・ 257
濃縮尿 ・・・・・・・・・・・・・・・・・・ 175
脳出血 ・・・・・・・・・・・・・・・・・・ 238

──瞳孔の観察 238	白濁尿 175	鼻中隔彎曲矯正術 306
──による失明 238	白内障 298	鼻中隔彎曲症 306
脳循環・代謝改善薬 247	播種性血管内凝固症候群 181	非定型的乳房切断術 326
脳神経 212	パチニ層板小体 283	比熱 156
脳性過高熱 58	白血球 158	皮膚 282, 287, 291
膿性痰 8	白血病 180	──の観察 287
膿性便 111	発熱 58, 59	──の湿潤 291
脳脊髄液 259	──時の必要エネルギー量	──の神経 282
脳塞栓 238	193	──の清潔 282
脳代謝量 211	──の影響 58	──のバリア機能 282, 287
脳内出血 49	──パターン 61	──の摩擦・ずれ 291
脳のブドウ糖消費 211	発熱反応 191	皮膚掻痒感 118
ノルアドレナリン 79, 213	ハッフィング 17	ヒマシ油 198
ノルアドレナリン前駆体 251	鼻マスク 44	非麻薬性鎮痛薬 296
	バビンスキー反射 218	肥満 109
は	パルスオキシメーター 30	びまん性神経障害 169
バイアル製剤 195	バルビツレート 256	ヒュー・ジョーンズの分類 10
肺うっ血 20	半昏睡 221	氷頸 75
肺炎 18, 19	反射性嘔吐 104	表在知覚 282
肺区域 37	反射性尿失禁 176	標準体重 108
肺区域切除術 36, 39	反射性膀胱 174	氷枕 75
肺高血圧症 72	絆創膏牽引 272	病的反射 218
肺梗塞 11	反跳現象 249	氷嚢 75
肺浸潤 191		表皮 287
肺水腫 20, 191	**ひ**	ビリルビン 102, 119, 175
肺切除術 36, 40	ビオー呼吸 14	ビリルビンカルシウム石 121
肺全摘出術 38	非回転性めまい 285	ビリルビン尿 119, 175
肺塞栓 11	被殻出血 49	ビルロートⅠ法 133
肺摘除術 36	皮下脂肪 287	ビルロートⅡ法 133
肺動脈圧 66	皮下組織の弾力性の低下 291	非裂孔原性網膜剥離 302
肺動脈楔入圧 66	ピグアナイド薬 193	疲労物質 230
排尿困難 316	腓骨神経麻痺 274, 277	ピロリ菌 105
排尿痛 314, 315	──の予防 277	貧血 310
肺の拡張障害 9	皮質下出血 49	頻呼吸 14, 19
肺の低換気 9	非侵襲的陽圧換気 44	頻尿 311, 314, 315
肺部分切除術 36, 39	ヒスタミン 118	頻脈 52, 71
バイブレーター 17	ヒスタミンH_2受容体拮抗薬 124	
肺胞呼吸音 13	非ステロイド性抗炎症薬	**ふ**
肺縫縮術 41	105, 295	5-HT_2拮抗薬 85
廃用症候群 233	非代償期肝硬変 117	フィブレート誘導体 196
──予防 277	ビタミンB_{12}製剤 83	フェイスマスク 29
肺葉切除術 36	ビタミンC 83	不感蒸泄 156
パーキンソン病 240, 251	ビタミンK依存性凝固因子合成	腹腔カテーテル 203
白色下痢便 111, 178	阻害薬 86	腹腔鏡下胆嚢摘出術 146

腹腔鏡診 320
腹腔穿刺 131
複合知覚 282
副雑音 13
複雑性イレウス 122
腹式広汎性子宮全摘出術 322
腹式呼吸 4
腹式単純子宮全摘出術 322
副神経 212
副腎皮質ステロイド薬 256, 307
腹水 116, 131
副鼻腔炎手術 305
腹部膨満 110
腹膜翻転部 149
浮腫 163, 306
――，圧痕の残らない 163
――，圧痕の残る 163
――，下肢の 70
婦人科手術後の排尿障害 325
不正性器出血 310
不整脈 69
付属器摘出術 324
豚の皮症状 327
プチアリン 102
物理的調節 57
ブドウ糖 124, 164, 165, 211, 230
――の1日必要量 5
――の消費 164, 211, 230
――の役割 164
不眠 228
――治療アルゴリズム 255
――のメカニズム 228
ブラ 20
プラーク 50
ブラジキニン 71
ブルジンスキー徴候 236
フルフェイスマスク 44
ブルンストロームの筋力判定テスト 242
プレクロッティング 96
ブレブ 20
ブローカ中枢 225, 239
プロゲステロン 324

プロスタグランジン 71
プロスタグランジン製剤 85
プロトンポンプ阻害薬 124
プロブコール 196
プロラクチン 326
分泌腺 102

へ

ベアメタルステント 92
平均血圧 48
閉塞隅角緑内障 301
閉塞性イレウス 122
閉塞性黄疸 118
ベインブリッジ反射 2
壁側胸膜 25, 41
壁内筋腫 311
ペーシングスパイク 95
ペーシングモード 95
ペースメーカー植込み術 94
β遮断薬 77, 82
ヘパリン 86
ペプシン 102
ヘーリング・ブロイアー反射 2
ヘルニア部位 243
便 178
――形成 189
――性状 111
――性状の異常 178
変形性股関節症 245
変形性膝関節症 235
ベンチュリーマスク 29
便秘 50, 179, 205, 313
――，器質性 205
――，機能性 205
――，痙攣性 205
――，弛緩性 205
――，習慣性 205
――，直腸性 205
便秘予防 205

ほ

膀胱炎 314
膀胱癌 315
房室ブロック 69

房水 300
傍脊柱弧状切開法 35
膨張性下剤 199
乏尿 173, 175, 312
防腐薬 200
泡沫状ピンク色痰 18
ホーエン・ヤーンの重症度分類 240
補助呼吸 32
ボタン穴変形 246
ホットパック 74
ポートによる動注化学療法 144
骨の形成 233, 271
骨を作る仕組み 233
ホフマン反射 218
ホーマンズ徴候 73
ホメオスターシス 160
ポリペクトミー 150
ポリポーシス 150
本態性高血圧 48
本態性低血圧 51

ま

マイスネル触覚小体 283
マイルス術 151
マーキング 153
マグネシウム 159
マスクの種類 44
マスクの選択 44
末梢静脈栄養 129
末梢神経 212, 213
――障害 168
末梢性化学受容体 2
末梢性筋弛緩薬 252
末梢性チアノーゼ 9
末梢性麻痺 224
麻痺 291
――患者の移動 270
――患者の起居動作 270
――患者の体位交換 270
――，外眼筋 169
――，片 49
――，顔面神経 169, 212, 241

―――, 呼吸筋 ・・・・・・・・・・・ 42
―――, 中枢性 ・・・・・・・・・・ 224
―――, 対 ・・・・・・・・・・・・・・ 233
―――, 腓骨神経 ・・・・ 274, 277
―――, 末梢性 ・・・・・・・・・・ 224
―――, 迷走神経 ・・・・・・・・ 226
麻痺性イレウス ・・・・・・・・・・ 122
麻薬性鎮痛薬 ・・・・・・・・・・・・ 296
慢性硬膜下血腫 ・・・・・・・・・・ 260
慢性中耳炎 ・・・・・・・・・・・・・・ 304
慢性閉塞性肺疾患 ・・・・・・・・ 44
慢性副鼻腔炎 ・・・・・・・・・・・・ 305
慢性膀胱炎 ・・・・・・・・・・・・・・ 314
マンニトール ・・・・・・・・・・・・ 249
満腹 ・・・・・・・・・・・・・・・・・・・・ 100
満腹中枢 ・・・・・・・・・・・ 100, 171

み

ミニパウチ ・・・・・・・・・・・・・・ 151
脈圧 ・・・・・・・・・・・・・・・・・・・・・ 48
脈拍 ・・ 52, 67, 69, 71, 94, 263
―――の異常 ・・・・・・・・・・・ 52
―――の欠損 ・・・・・・・・・・・ 88
脈絡膜剥離 ・・・・・・・・・・・・・・ 303
ミリガン・モルガン法 ・・・ 154

む

ムーアの4相 ・・・・・・・・・・・・・ 64
無気肺 ・・・・・・・・・・・・・・・・・・・ 42
蒸しタオル ・・・・・・・・・・・・・・・ 74
ムスカリン受容体拮抗薬 ・・ 124
ムチン ・・・・・・・・・・・・・・・・・・ 102
無尿 ・・・・・・・・・・・・・・ 173, 312
無抑制膀胱 ・・・・・・・・・・・・・・ 174

め

迷走神経 ・・・・・・・・・・・・・・・・ 212
―――麻痺 ・・・・・・・・・・・・ 226
メサンギウム細胞 ・・・・・・・・ 167
メニエール病 ・・・・・・・・・・・・ 286
めまい ・・・・・・・・・・・・・・・・・・ 285
―――発生のメカニズム ・・ 286
免疫グロブリン製剤 ・・・・・・ 190

も

網膜症 ・・・・・・・・・・・・・・・・・・ 166
網膜剥離 ・・・・・・・・・・・ 166, 302
―――, 牽引性 ・・・・・・・・・ 302
―――, 滲出性 ・・・・・・・・・ 302
―――, 糖尿病性 ・・・・・・・ 166
―――, 非裂孔原性 ・・・・・ 302
―――, 裂孔原性 ・・・・・・・ 302
網膜復位術 ・・・・・・・・・・・・・・ 302
網様体脊髄反射 ・・・・・・・・・・ 214
もうろう状態 ・・・・・・・・・・・・ 221

や

薬剤溶出性ステント ・・・・・・・ 92
薬物血中モニタリング ・・・ 253
やせ ・・・・・・・・・・・・・・・・・・・・ 109

ゆ

融解熱 ・・・・・・・・・・・・・・・・・・ 156
有酸素療法 ・・・・・・・・・・・・・・ 109
輸液製剤 ・・・・・・・・・・・・・・・・ 128
輸血 ・・・・・・・・・・・・・・・・・・・・ 190
―――の副作用 ・・・・・・・・ 190
輸血後移植片対宿主病 ・・・ 191
輸血後紫斑病 ・・・・・・・・・・・・ 191
湯たんぽ ・・・・・・・・・・・・・・・・・ 74

よ

溶血性黄疸 ・・・・・・・・・・・・・・ 181
溶血反応 ・・・・・・・・・・・・・・・・ 190
葉酸製剤 ・・・・・・・・・・・・・・・・・ 83
腰椎穿刺 ・・・・・・・・・・・・・・・・ 259
腰椎前方固定術 ・・・・・・・・・・ 280
腰椎椎間板ヘルニア ・・・・・ 243
腰痛 ・・・・・・・・・・・・・・・・・・・・ 230
溶媒能力 ・・・・・・・・・・・・・・・・ 156
4号液 ・・・・・・・・・・・・・・・・・・ 128

ら

ライスネル膜 ・・・・・・・・・・・・ 286
ラジオ波焼灼療法 ・・・・・・・ 142
ラッセル音 ・・・・・・・・・・・・・・・ 19
ラパコレ ・・・・・・・・・・・・・・・・ 146

ラパロスコピー ・・・・・・・・・・ 320
卵巣摘出術 ・・・・・・・・・・・・・・ 324
卵巣囊腫摘出術 ・・・・・・・・・・ 324

り

リザーバー付きマスク ・・・・・ 29
理想体重 ・・・・・・・・・・・・・・・・ 183
利尿薬 ・・・・・・・・・・・・・・・・・・ 197
リハビリ実施・中止の判定 ・・ 263
留置バルーンカテーテル ・・ 204
両期性喘鳴 ・・・・・・・・・・・・・・・ 12
良肢位 ・・・・・・・・・・・・・・・・・・ 262
緑色便 ・・・・・・・・・・・・・・・・・・ 178
緑内障 ・・・・・・・・・・・・・ 300, 301
―――, 原発開放隅角 ・・・ 301
―――, 原発閉塞隅角 ・・・ 301
―――, 閉塞隅角 ・・・・・・・ 301
リン ・・・・・・・・・・・・・・・・・・・・ 159
輪状軟骨 ・・・・・・・・・・・・・・・・・ 31
リンパ球 ・・・・・・・・・・・・・・・・ 158

る

ルフィニ小体 ・・・・・・・・ 57, 283
ループ利尿薬 ・・・・・・・・・・・・ 197
ルーワイ法 ・・・・・・・・・・・・・・ 133

れ

冷罨法 ・・・・・・・・・・・・・・・ 74, 75
冷覚 ・・・・・・・・・・・・・・・・・・・・ 283
冷湿布 ・・・・・・・・・・・・・・・・・・・ 75
冷パップ ・・・・・・・・・・・・・・・・・ 75
レーザー光凝固療法 ・・・・・ 166
レジン ・・・・・・・・・・・・・・・・・・ 196
裂孔原性網膜剥離 ・・・・・・・ 302
レボドパ製剤 ・・・・・・・・・・・・ 251
連続性心室期外収縮 ・・・・・・ 53
連続性ラ音 ・・・・・・・・・・・・・・・ 13

ろ・わ

ローエンバーグ徴候 ・・・・・・・ 73
ロータブレーター ・・・・・・・・・ 92
ロッソリモ反射 ・・・・・・・・・・ 218
ワンピース型パウチ ・・・・・・ 151

装丁：林　慎吾（D.tribe）
カバー・扉イラスト：石山綾子
本文イラスト：村上寛人／磯正子／アート工房
本文DTP：アート工房

看護の「なぜ・何」QA

2013年11月5日　第1版第1刷発行	著　者	野中　廣志
2022年1月17日　第1版第9刷発行	発行者	有賀　洋文
	発行所	株式会社　照林社
		〒112-0002
		東京都文京区小石川2丁目3-23
		電話　03-3815-4921（編集）
		03-5689-7377（営業）
		http://www.shorinsha.co.jp/
	印刷所	共同印刷株式会社

●本書に掲載された著作物（記事・写真・イラスト等）の翻訳・複写・転載・データベースへの取り込み、および送信に関する許諾権は、照林社が保有します。

●本書の無断複写は、著作権法上の例外を除き禁じられています。本書を複写される場合は、事前に許諾を受けてください。また、本書をスキャンしてPDF化するなどの電子化は、私的使用に限り著作権法上認められていますが、代行業者等の第三者による電子データ化および書籍化は、いかなる場合も認められていません。

●万一、落丁・乱丁などの不良品がございましたら、「制作部」あてにお送りください。送料小社負担にて良品とお取り替えいたします。(制作部☎0120-87-1174)

検印省略（定価はカバーに表示してあります）
ISBN978-4-7965-2309-7
©Hiroshi Nonaka/2013/Printed in Japan